医用阿尔法核素应用策略

余　飞　　冯钰天　主编

U0256674

上海大学出版社

·上海·

图书在版编目(CIP)数据

医用阿尔法核素应用策略 / 余飞，冯钰天主编．
上海：上海大学出版社，2024.7. -- ISBN 978 - 7 - 5671 -
5002 - 7

Ⅰ. R73
中国国家版本馆 CIP 数据核字第 2024B4S205 号

责任编辑　李　双　位雪燕
封面设计　杨梦蝶　缪炎栩
技术编辑　金　鑫　钱宇坤

医用阿尔法核素应用策略
余　飞　冯钰天　主编
上海大学出版社出版发行
（上海市上大路 99 号　邮政编码 200444）
（https://www.shupress.cn　发行热线 021 - 66135112）
出版人　戴骏豪
＊
南京展望文化发展有限公司排版
上海光扬印务有限公司印刷　各地新华书店经销
开本 889mm×1194mm　1/16　印张 23.75　字数 606 千
2024 年 8 月第 1 版　2024 年 8 月第 1 次印刷
ISBN 978 - 7 - 5671 - 5002 - 7/R·57　定价　158.00 元

编 委 会

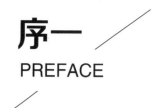

1895 年，德国物理学家威廉·康拉德·伦琴发现了 X 射线，为放射治疗提供了科学依据。1896 年，法国物理学家亨利·贝克勒尔发现了铀的放射性，预示着核辐射在医学领域具有广阔的临床应用前景。1942 年，美国医学专家索尔·赫兹（Saul Hertz）成功地运用碘-131 治疗甲状腺功能亢进症患者，此举标志着放射性核素治疗核医学领域正式步入临床应用阶段。2013 年，美国食品药品监督管理局（FDA）批准了全球首款阿尔法核素治疗药物 Xofigo，这标志着阿尔法核素药物的临床应用开启了新篇章。

肿瘤已成为我国城乡居民健康的重大威胁，其防治工作亟须核医学的有力支撑。阿尔法核素作为一种新型治疗核素，凭借其独特的高传能线密度和极短的作用距离，可在精准定向杀伤肿瘤细胞的同时，最大程度地保护周围的健康组织。然而，在我国，以往的基础研究和临床应用主要集中在贝塔核素上，阿尔法核素在医疗实践中的应用仍面临诸多挑战，与国际先进水平存在一定差距。特别是在精准医学和个性化治疗领域，仍需进一步加强基础研究和临床应用的深度融合。

我国在医用核技术领域已达到世界领先水平，预计到 2025 年，部分阿尔法核素的规模化临床供应将得以实现。在这一背景下，余飞教授、冯钰天教授、程震教授、刘志博教授、顾龙教授等专家学者共同编纂的《医用阿尔法核素应用策略》一书应时而生。本书详尽且系统地阐述了如何利用阿尔法核素这一具有巨大潜力的新型核素，以革新和优化现行的肿瘤治疗方案。纵观全书，从基础理论的深入解析到临床应用的全面探讨，为广大医务工作者提供了探索肿瘤治疗新领域的视角，并展示了治疗肿瘤的新希望。

《医用阿尔法核素应用策略》作为我国首部系统阐述医用阿尔法核素的学术专著，不仅深刻反映了当前医疗技术的现状，更是一次勇敢的探索。该书的出版将有力促进中国核医学在国际阿尔法核素医学应用领域中发挥更大的作用。

中国科学院院士

2024 年 7 月

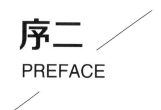

　　悠悠民生，健康为本。我国目前新发肿瘤病例数量高达 480 余万例/年，标准化发病率平均每年增长 1.4％。实现肿瘤的精准治疗，是守护国民健康、提升国家整体医疗水平的关键。在众多医学技术中，放射性核素药物以其放射性杀伤肿瘤组织，实现微小病灶的精准清除，达到较好的治疗效果。因此，医用放射性核素药物的高质量发展，对于推动健康中国建设意义重大。

　　医学科学研究的终极目标实际上就是实现精准医疗。阿尔法核素药物凭借其精准定位、高效治疗以及安全性，正逐步成为肿瘤精准治疗领域的"未来蓝海"。然而，在我国，该领域的基础研究与临床应用较为薄弱。基于此，苏州大学苏州医学院核医学专业的 96 级杰出校友、同济大学核医学研究所所长余飞教授牵头，联合冯钰天教授、程震教授、刘志博教授、顾龙教授等专家共同编纂了《医用阿尔法核素应用策略》一书。

　　《诗经》云："绵绵瓜瓞，民之初生。"本书之发布，正如初生之瓜瓞，承载着民众对健康的殷切期望。纵观本书，汇聚了国内外顶尖科研院所及高校的顶尖科学家，他们对基础科学研究领域具有深刻洞察；同时，书中还融入了国内知名三甲医院医学专家及核药领域的领军企业研发带头人的临床实践经验，这确保了书籍内容的科学性和权威性。

　　肿瘤精准治疗之路，漫漫而修远。作为我国首部贯通医用阿尔法核素从基础研究到核药研发、再到科研转化、临床应用乃至场景监管的全链条肿瘤核素治疗专著，《医用阿尔法核素应用策略》旨在打通多学科链接堵点，引导肿瘤治疗领域的科研人员及临床医生深入理解医用阿尔法核素的理论关键，加快推动高质量临床实践。我相信，本书的出版将有助于构建基于放射性核素药物的肿瘤精准治疗理论体系，并将推动国内医用阿尔法核素的临床实践应用发展。

中国工程院院士

2024 年 7 月

With the development of a greater understanding of the biochemical basis of cancer, came an appreciation of molecular targets that differentiate malignant cells from their normal brethren. This knowledge led to a conceptually appealing approach to radiation treatment — radiopharmaceutical therapy (RPT) — wherein a compound binds with a high degree of specificity to a cancer-associated target to deliver a therapeutic radionuclide to tumors selectively. Although there may be some quibbling about the exact date, the era of RPT began in the 1940s when Dr. Saul Hertz used radioactive iodine to treat patients with thyroid disease, first for hyperthyroidism and a few years later, for adenocarcinomas. It is not widely appreciated that the first clinical proof-of-principle for RPT was for a disease other than cancer, reminding us to broaden our horizons when we think about how to use TAT in the future best. It is important to note that this seminal research could not have been done without the long-standing collaboration between Dr. Hertz and a physicist at MIT, Dr. Arthur Roberts, even though they shared authorship of relevant publications. Although Dr. Roberts' role is not as well known, it is important to appreciate that the success of RPT in general and TAT, in particular, has always been critically dependent on contributions from physicians and scientists working together as a team.

The expansion of RPT beyond radioiodine therapies, despite their clinical success, took many years. This was largely because human physiology did not provide other readily exploitable natural targets with the specificity needed for disease treatment. As the focus of biological investigation moved from the organ to the cellular level, a vast array of cancer-associated and cancer-specific molecules — antigens, receptors, transporters, enzymes and the like — was discovered. The emergence of these molecular targets provided the stimulus for developing complementary radioactive vectors, leading to the remarkable growth of RPT as a viable treatment option. Moreover, the ability to contemplate targeting at the cellular rather than organ level provided the impetus for combining these cell-specific targeting vectors with radiation that has a cellular range of action, i.e. alpha-particles. Although the exquisite cytotoxicity of alpha particles has been appreciated for more than a century, without a way to exploit their short range of action and high relative biological effectiveness, they remained conceptual rather than practical advantages. It was not until 1997, about 50 years after the advent of radioiodine therapy, that the era of clinical TAT began with groundbreaking studies using a ^{213}Bi-labeled antibody by David Scheinberg in leukaemia patients.

Since that time, the field of TAT has grown at a remarkable pace spurred on by game—changing advances in radiochemistry, molecular biology, and our ability to monitor and understand the behavior of TAT agents in living systems. This has led to the clinical translation of numerous novel TAT agents differing in radionuclide, targeting vector, and clinical setting, making an increasingly meaningful contribution to our cancer treatment armamentarium. Nonetheless, we have only begun to scratch the surface of TAT's potential, which can only be reached by educating and involving scientists and clinicians from around the world.

In this book, Drs. Yu Fei, Cheng Zhen, Liu Zhibo, Gu Long and Feng Yutian have created a timely and much-needed reference work that provides a comprehensive framework for understanding where the TAT field is, how it got there, and where it is going. The book is divided into three sections, with the first presenting an overview of alpha-particle-emitting radionuclides and TAT. The second section is devoted to radiochemical aspects — namely, radionuclide production and radiolabeling chemistry. The book culminates in a final section, likely the most exciting for many readers, presenting the current status and prospects for the clinical translation of TAT.

I am confident that this book will become an essential resource for scientists and clinicians alike who want to learn more about the exciting field of TAT. TAT is poised to have an expanded impact on the clinical domain; however, it will not reach its true potential without contributions from a new generation of researchers with fresh ideas. Readers of Chinese are fortunate to have this book available, and hopefully it will motivate some of them to join the world TAT community.

Finally, the timing of its publication is propitious — 2024 being the Year of the Dragon. I apologize in advance for errors in interpretation and cultural appropriation. Among other things, the dragon symbolizes power and strength, which are exactly the properties that make alpha particles so promising for targeted radiotherapy. However, this power must be balanced by refinement and grace, which in mythology is represented by the phoenix – in our case, sophisticated molecular targeting agents that subtly work in harmony with the potent alpha particle to deliver a new form of therapy that is both effective and restrained. So, in the following pages, I hope you enjoy learning more about the dragon and the phoenix and are inspired to move the concept from the realm of legend to the real world, where TAT can have a meaningful impact on cancer therapy.

Michael R. Zalutsky
Duke University Medical Center
Durham, NC, USA
July, 2024

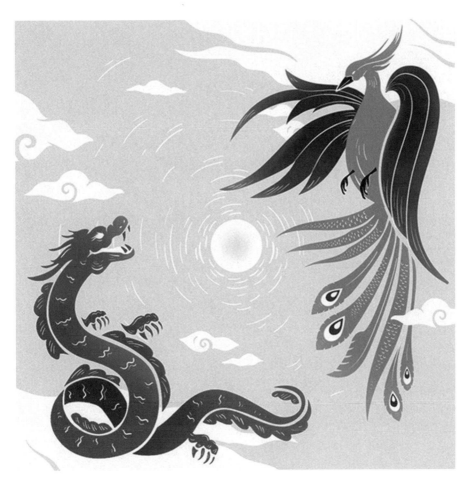

Illustration Credit: Aldilla Larasas
"The Innovator's Tale of the Phoenix and Dragon"
https://ssir.org/articles/entry/the_innovators_tale_of_the_phoenix_and_dragon
Stanford Social Innovation Review
Stanford Center on Philanthropy and Civil Society

随着对癌症生物化学基础的深入研究,我们逐渐识别出能够区分良性和恶性细胞的分子靶点。这一认识为放射治疗领域引入了一种极具吸引力的概念——放射性药物治疗(RPT),即通过与癌症相关靶点高度特异性结合的化合物,选择性地将治疗性放射性核素输送至肿瘤部位。尽管关于 RPT 确切起源的时间点可能存在一些争议,但普遍认为其始于 20 世纪 40 年代,当时 Saul Hertz 博士首次使用放射性碘治疗甲状腺疾病患者。最初,这一治疗用于甲状腺功能亢进症,随后几年内扩展至甲状腺癌的治疗。值得注意的是,RPT 的首次临床原理验证是在非肿瘤疾病中进行的,这一事实提醒我们,在探讨未来如何最佳应用靶向放射疗法(TAT)时,应持有更广泛的视野。尤为重要的是,这项开创性研究离不开 Hertz 博士与麻省理工学院的物理学家 Arthur Roberts 博士的长期合作。尽管他们在相关学术出版物上共同署名,但 Roberts 博士的贡献往往被低估。然而,我们必须认识到,无论是 RPT 还是 TAT 的成功,始终高度依赖于医生和科学家作为一个团队共同合作的贡献。

尽管放射性碘治疗在临床上取得了成功,但 RPT 向其他领域的扩展却历经多年。这主要是因为人体生理结构并未提供其他易于利用且具备疾病治疗所需的特异性天然靶点。随着生物学研究的焦点从器官转移到细胞层面,研究者们发现了大量与肿瘤相关或具有肿瘤特异的分子,如抗原、受体、转运蛋白、酶等。这些分子靶点的出现,为开发互补的放射性载体提供了动力,从而推动了 RPT 作为一种可行治疗方案的显著发展。此外,将靶向目标从器官层面转向细胞层面的能力,为细胞特异性靶向载体与具有细胞作用范围的辐射(如 α 粒子)的结合提供了动力。尽管人们早在一个多世纪前就已经认识到 α 粒子具有极高的细胞毒性,但由于无法有效利用其短作用距离和高相对生物有效性,这些优势一直停留在理论层面,难以付诸实践。直到 1997 年,即放射性碘治疗出现约 50 年后,David Scheinberg 在白血病患者身上开展的开创性的 ^{213}Bi 标记抗体研究,才标志着临床靶向放射疗法(TAT)时代的到来。

随后,在 TAT 领域中的放射化学、分子生物学,以及对 TAT 药物在活体系统内行为的监测和理解能力迅速发展。这一进步促进了许多新型 TAT 药物在放射性核素、靶向载体和临床应用方面的转化,显著增强了肿瘤治疗的武器库。然而,我们仅仅触及了浅层次的 TAT 潜力,如果要挖掘其全部潜力,必须动员全球科学家和临床医生的广泛参与。

本书由余飞博士、程震博士、刘志博博士、李雅雯博士、冯钰天博士和顾龙博士等共同编纂,是一本及时且迫切需要的参考书,为理解 TAT 领域的现状、发展历程和未来方向提供了全面的框架。本书共分为三个部分,第一部分概述了发射 α 粒子的放射性核素和 TAT 药物。第二部分专注于放射化学方面,即放射性核素的生产和放射性标记化学。本书在第三部分达到高潮,这部分对于许多读者来说可能最为激动人心，它介绍了 TAT 药物在临床转化中的当前状况和未来前景。

我坚信，本书将成为科学家和临床医生在深入了解 TAT 这一令人振奋的领域时不可或缺的参考资料。TAT 有望在临床领域产生更广泛的影响。然而，如果没有新一代研究人员的贡献和新颖想法，其真正的潜力恐难以发挥。中国的读者能够拥有这本书是幸运的，希望它能激励其中一些人加入全球 TAT 社群。

最后，本书的出版恰逢其时，正值 2024 年龙年之际。在此，我提前为可能存在的解释失误和文化误用表达歉意。龙象征着力量和强大，这与 α 粒子在靶向放射治疗中展现出的潜力不谋而合。然而，这种力量的展现必须通过精致和优雅进行平衡，而在神话传说中，这种平衡则由凤凰象征。在 TAT 的背景下，凤凰象征着精密的分子靶向药物，它们与强大的 α 粒子巧妙协作，提供了一种既有效又安全的新型治疗方法。因此，在本书中，我希望大家能更深入理解龙与凤凰之间的平衡，并从中获得灵感，将这一概念从神话带入现实，使 TAT 在肿瘤治疗中发挥重要作用。

迈克尔·R.扎卢茨基

杜克大学医学中心

北卡罗来纳州达勒姆，美国

2024 年 7 月

前言
FOREWORD

人民健康是民族昌盛和国家强盛的重要标志。当前,肿瘤疾病严重危害人民健康,精准治疗是实现全民健康的重要环节。令人瞩目的是,放射性核素药物因具有较好的"靶向性和安全性",已成为肿瘤精准治疗的革命性手段。目前,用于治疗肿瘤的放射性核素主要有两类:发射 α 射线的阿尔法核素和发射 β 射线的贝塔核素。过去,国内外主要使用贝塔核素,而阿尔法核素的射线效力比常规贝塔核素高 2~3 个数量级,能够导致肿瘤细胞的 DNA 双链发生不可修复的断裂,阿尔法核素在临床应用上展现出四大独特优势:更高能量、更短射程、更耐乏氧环境、更易防护。更重要的是,相较于贝塔核素,阿尔法核素可以显著提高免疫应答,具有通过免疫途径发挥更强的抗肿瘤效应的潜力,这为当前肿瘤免疫治疗面临的总体响应率低以及复发和转移难控的临床难题提供了重要突破方向。因此,阿尔法核素在肿瘤精准治疗中展现出巨大潜力,推动了核医学治疗模式和理念的重大变革,并有望为我国人民健康做出重大贡献。

然而,由于阿尔法核素更复杂的辐射生物效应机制和标记成药技术以及在体影像评价尚在发展阶段,全球范围内对阿尔法核素研究仍处于起步阶段。在我国,目前尚缺乏全面、系统的学术专著,深入阐释阿尔法核素的基本理论和临床应用。此外,国内外各研究机构在阿尔法核素的科学研究与临床应用上存在较多差异,这进一步凸显了制定统一标准和规范应用的迫切需求。

自 2013 年起,我们团队即对阿尔法核素的作用机理及其临床应用进行初步探索。2022 年,我和美国杜克大学的冯钰天教授共同发起,在程震教授、刘志博教授、顾龙教授的全力支持下,邀请了国内外在阿尔法核素领域著名的专家学者(涵盖核医学、核物理、核化学、核药学、放射医学、放射防护学、临床医学等多个专业领域)共同编撰《医用阿尔法核素应用策略》一书,力求从不同专业视角深入阐释阿尔法核素治疗的基本原理、成药技术、临床应用以及未来发展趋势。全书共分为 3 编,11 章,内容覆盖"阿尔法核素及治疗总论-阿尔法核素制备及药物构建策略-阿尔法核素药物治疗及转化研究"全链条理论体系。其中,第一编着重介绍了多种医用阿尔法核素的辐射防护、辐射生物学和内照射剂量学;第二编重点解读了阿尔法核素的制备技术和标记技术,为后续临床应用转化奠定了坚实基础;第三编结合临床数据和病例分析,展示了阿尔法核素治疗策略在多种难治性肿瘤中的显著疗效,并探讨了阿尔法核素治疗在临床应用中的挑战和前景。

本书凝结了编委会全体专家在医用阿尔法核素领域的深入研究探索和丰富经验成果,不仅系统总结了当前医用阿尔法核素的研究进展,还提出了未来的应用策略与方向,为医学界和科研工作者提供了极具价值的参考与指导。此外,本书的出版得到了国家自然科学基金(项目编号:82071956、82272030)、中华医学会医学教育分会/全国医学教育发展中心教育研究立项课题(项目编号:

2023B261)、上海市公共卫生优秀学科带头人计划(项目编号：GWVI-11.2-XD32)、同济大学研究生教材建设项目(项目编号：2023JC17)、同济大学国际化创新培养项目培育计划(项目编号：GJHCX2404)、同济大学研究生全英文课程项目(项目编号：YWKC2419)的支持和资助。我们期望通过本书的专业普及，让更多人了解阿尔法核素在肿瘤治疗领域的独特魅力。鉴于本书编纂时间紧迫以及编写团队全球化的挑战，加之临床诊疗技术在编写过程中亦在不断迭代更新，我们深知本书可能存在不足之处。编委会衷心期待并热烈欢迎广大读者提出宝贵的意见和建议，以便我们在后续的修订再版中完善本书，确保其为读者提供更加准确、全面的知识和指导。

本书由中国医师协会核医学医师分会会长、中华医学会核医学分会第九届主任委员黄钢教授担任主审，他的专业见解与深刻洞察为本书增添了厚重的学术底蕴，更是本书得以高质量出版的重要保障；世界砹-211标记核素药之父、美国杜克大学 Michael R. Zalutsky 教授担任顾问，他不辞辛劳，认真翻译并审阅全书，也激励着每一位编者在追求科学的道路上勇往直前。

最后，编委会满怀敬意与感激之情，向尊敬的柴之芳院士与詹启敏院士致以最深的谢意。两位院士在百忙之中，拨冗为《医用阿尔法核素应用策略》一书亲笔作序，以其深厚的学术造诣和宏阔的科学视野，指引了医用阿尔法核素应用策略的思路与方向。这不仅是对本书内容的高度认可与鼓励，更是对医用核技术领域未来发展的殷切期望与指引。

阿尔法核素，未来已至！

同济大学医学院核医学研究所

余　飞

2024 年 7 月

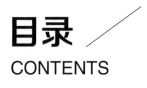

目录
CONTENTS

第二编 阿尔法核素制备及药物构建策略

第三编 阿尔法核素药物治疗及转化研究

第一编

阿尔法核素及治疗总论

第一章

医用阿尔法核素概述

第一节　核物理基本知识

19 世纪末,人类先后发现了 X 射线、放射性和电子,从而揭开了近代物理学的序幕,并将物质结构的研究推入微观领域。

一、原子与原子核的基本性质

世界万物皆由原子和分子构成,每一种原子对应一种化学元素。例如,氢原子对应氢元素,氧原子对应氧元素。截至 2022 年底,包括人工制造的不稳定元素,有 118 种元素出现在元素周期表上。

1911 年,卢瑟福在粒子散射实验的基础上提出了原子的核式模型假设,即原子是由原子核和核外电子组成。从此以后,原子就被人们分成两部分来研究:一个是核外电子的运动,其构成了原子物理学的主要内容;另一个是原子核,成了原子核物理学的主要研究对象。原子和原子核是物质结构的两个层次,既有联系,又有区别。

1897 年,英国科学家汤姆孙发现了电子,这也是人类首次发现微观粒子。电子是带负电荷的,其值为

$$e = 1.602\ 177\ 33 \times 10^{-9}\ \text{C}$$

电荷是量子化的,即任何电荷只能是 e 的整数倍。

电子的质量为

$$m_e = 9.109\ 389\ 7 \times 10^{-31}\ \text{kg}$$

原子核是带正电荷的,集中了原子的全部正电荷。原子的大小用核外运动的电子所占的空间范围来表征,可以将原子设想为电子以原子核为中心、在距核非常远的若干轨道上运行。原子的大小用原子半径表示,约为 10^{-8} cm 的数量级,如铝原子的半径约为 1.6×10^{-8} cm。

原子核的质量远大于核外电子的总质量,所以原子的质量中心和原子核的质量中心非常接近。

(一) 原子的壳层结构

根据原子的核式模型,原子核核外电子沿一定的轨道运动,因此其又被称为轨道电子。

轨道电子离原子核的距离并非取任意值,电子轨道遵循一定的规律形成彼此分离的壳层。

最靠近原子核的一个壳层称为 K 层，其外面依次为 L 层、M 层、N 层、O 层等，以此类推。通常用量子数 n（$n=1,2,3,\cdots$）代表壳层，并分别对应 K 层、L 层、M 层等。每个壳层最多可容纳 $2n^2$ 个电子，例如，K 层最多可容纳 2 个电子；L 层最多可容纳 8 个电子；M 层为 18 个电子；等。K 层外的其他壳层又可分成若干支壳层，支壳层的数目等于 $(2l+1)$ 个，其中 $l=n-1$，l 为描述电子轨道的量子数。例如对于 L 层，$l=n-1=1$，就有 3 个支壳层；M 层、N 层分别有 5 个和 7 个支壳层。通常用壳层符号及其右下标的罗马数字来表示支壳层，例如，L_I 表示 L 壳层的第一个支壳层，M_{II} 表示 M 层的第二个支壳层，并分别称为 L_I 层和 M_{II} 层。

处于不同壳层的电子势能不同，通常用能级表示势能大小。由于原子核带正电，电子带负电，当电子由无穷远处移动到靠近原子核的位置时电场力会做功，K 层的能级为最低，在 K 层以外，依次为 L_I，L_{II}，L_{III}，M_I，M_{II}，$\cdots$，但在外壳层顺序会有例外。能级的能量大小等于该壳层电子的结合能。结合能是负值，通常以 keV 为单位，K 壳层电子的结合能绝对值最大。若使该壳层电子脱离原子核的束缚而成为自由电子，就需要外界对电子做功。

（二）原子核的组成及其稳定性

1896 年，贝克勒尔（Becquerel）发现用黑纸严密包裹的铀盐仍可以使照相底片感光，这表明铀盐能放射出可透过黑纸的射线，这是人类第一次在实验室里观察到原子核变化，这标志着原子核物理学的开端。1903 年，卢瑟福证实 α 射线是带正电荷的氦原子核，而 β 射线是电子，并于 1911 年提出原子的核式模型。1932 年，查德威克（Chadwick）发现了中子；1932 年海森堡（Heisenberg）提出了原子核由质子和中子组成的假设。

1. 原子核的组成及表示

中子和质子的质量相差甚微，它们的质量分别为

$$m_n(\text{中子})=1.008\,664\,92\ u$$
$$m_p(\text{质子})=1.007\,276\,46\ u$$

式中：u 为原子质量单位。

1960 年，国际纯粹与应用化学联合会（IUPAC）规定把 ^{12}C 原子质量的 1/12 定义为原子质量单位，用 u 表示（c 为光速），

$$1\ u=1.660\,540\,2\pm0.000\,001\,0\times10^{-27}\ \text{kg}$$
$$=931.494\,013\ \text{MeV}/c^2$$

中子为中性粒子，质子为带有单位正电荷的粒子。原子核可用符号来表示。例如，$^A_Z X_N$ 中，N 表示核内中子数，Z 表示核内质子数（即原子序数），A（$A=N+Z$）为核内的核子数，又称质量数。核素符号 X 与质子数 Z 具有唯一的、确定的关系，例如，^4_2He、$^{16}_8O$、$^{238}_{92}U$ 等。实际上，简写 $^A X$ 就足以代表一个特定的核素，Z 和 N 往往可以省略。

Z 在原子核中为质子数，在原子中则为原子序数。只要元素符号 X 相同，不同质量数的元素在元素周期表中的位置相同，具有基本相同的化学性质。例如，^{235}U 和 ^{238}U 都是铀元素，两者相差 3 个中子，其化学性质及一般物理性质几乎相同，但它们却是两个完全不同的核素，核性质完全不同。

2. 原子核相关的常用术语

（1）核素

核素（nuclide）是指核内具有一定数目的中子和质子以及特定能态的一种原子核或原子。例如，

$^{208}_{86}$Ti，$^{208}_{82}$Pb 是独立的两种核素，其具有相同的质量数，核内质子数不同；$^{60}_{27}$Co 和 $^{60m}_{27}$Co 也是独立的两种核素，其核内含有相同的质子数和中子数，但这两种核素所处的能态是不同的。

核力：核力是使核子组成原子核的作用力，属于强相互作用力的一类。原子核中有中子、质子，质子是带正电的，所以质子之间会互相排斥。非常强大的核力将它们吸引在一起，使它们在非常小的区域形成原子核。核力是短程力，只有在原子核尺度上才显现出来。核力有如下基本性质：短程性、饱和性、电荷无关性、交换性、非中心力。

（2）同位素和同位素丰度

与某元素具有相同的原子序数（即质子数）、质量数不同的核素称为该元素的同位素（isotope）。同位是指该同位素的各核素在元素周期表中处于同一个位置，它们具有基本相同的化学性质。例如，氢的同位素有三种核素：氢（^{1}H）、氘（^{2}H）、氚（^{3}H）。一些元素如锰、铍、氟、铝等，在天然条件下，只存在一种核素，可称其为单一核素，但不能说它们只有一种同位素。将某元素中各同位素天然含量的原子数占该元素总原子数的百分比称为同位素丰度。例如，天然存在的氧的同位素有三种核素：^{16}O、^{17}O 和 ^{18}O，它们的同位素丰度分别为 99.756%、0.039% 和 0.205%。

结合能：两个或几个自由状态的粒子结合在一起时释放的能量。自由原子结合为分子时放出的能量称为化学结合能，分散的核子组成原子核时释放的能量称为原子核结合能。原子核是核子凭借核力结合在一起构成的，要把其分开，需要能量，此即原子核的结合能。

比结合能：原子核的结合能与核子数之比，称为比结合能（specific binding energy），也称为平均结合能。比结合能越大，原子核中核子结合得越牢固，原子核越稳定。

（3）同质异能素

同质异能素或同核异能素（isomers）是指与核素本身的原子序数和质量数相同，但寿命较长的激发态原子核。其与基态原子核的 A 和 Z 均相同，只是能量状态不同。一般在元素符号的质量数 A 后加上字母 m 表示这种核素的原子核一般处于较高能态，例如，$^{87m}_{38}$Sr 称为 $^{87}_{38}$Sr 的同质异能素。同质异能素所处的能态又称同质异能态，其与一般激发态的核素在本质上并无区别，只是其半衰期较长。

同中异位素：具有相同中子数 N 和不同质子数（原子序数）Z 的一类核素。例如，硼-12 和碳-13 的原子核都有 7 个中子，所以它们互为同中子异味素；硫-36、氯-37、氩-38、钾-39 以及钙-40 也护为同中子异位素，因为它们的原子核都有 20 个种子。1934 年美国科学家古根海默首先提出这个名词，同位素 isotope 中质子（p）数相同，同中子异位素中中子（n）数相同，所以在 isotope 中用 n 替换 p 构成 isotone。因为核力作用同等地存在于质子和中子之间，所以同中子异位素与同位素在核物理学中起着同等的作用。

3. 原子核的稳定性

根据原子核的稳定性，可以将核素分为稳定的核素和不稳定的放射性核素。原子核的稳定性与核内质子数和中子数之间的比例存在着密切的关系。

由一个或多个核子（中子和质子）密集组成原子核，中子确保了核子们能够紧密结合在一起，不因带相同电荷的质子间互相排斥而解体。原子核中，核子越多，中子数超过质子数越多，这样核子们更能稳定地结合。

二、原子核的放射性

不稳定核素的原子核会自发地转变成另一种原子核或另一种状态，并伴随着一些粒子或碎片的发射,故其又被称为放射性原子核,例如,$^{210}_{84}\text{Po}$(发射 α 粒子)、$^{222}_{88}\text{Ra}$(发射 α 粒子、β 粒子)、$^{198}_{79}\text{Au}$(发射 β 粒子)。

在无外界影响的情况下,这种原子核自发地发生转变的现象称为原子核的衰变,核衰变有多种形式,比如 α 衰变、β 衰变、γ 衰变、自发裂变及发射中子和质子的衰变过程。

现今已对放射性原子核进行了各种测量,并积累了大量资料。为便于使用和查阅,汇编成了"衰变纲图"和同位素表。在一个典型的核素衰变纲图中,用实线表示的能态为原子核基态,箭头向左表示原子序数 Z 减少,向右表示 Z 增加。箭头线上则标示了放射粒子的类型及其动能或动能最大值。如图 1-1 所示是镭($^{226}_{88}\text{Ra}$)的衰变纲图,它可通过发射 4.785 MeV 的 α 粒子直接衰变到基态,也可以通过发射 4.602 MeV 的 α 粒子先衰变到激发态、后者再通过发射 0.186 MeV 的 γ 射线而跃迁到基态。在这两种衰变方式中,前一种方式的分支比(即发生的概率)是 94.4%,后一种方式的分支比是 5.5%。

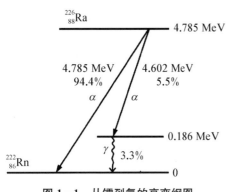

图 1-1　从镭到氡的衰变纲图

(一)放射性衰变的基本规律

一个放射源包含同一种核素的大量原子核,但它们不会同时发生衰变,而是有先有后。本节仅讨论单一放射性核素的衰变规律。

单位时间内放射性原子核发生衰变的数量($-\mathrm{d}N/\mathrm{d}t$)与当前放射性原子核的总数 N 成正比,即:

$$-\mathrm{d}N/\mathrm{d}t = \lambda N \tag{1-1}$$

式中:λ 为放射性核素的衰变常数。

λ 表示单位时间内一个原子核发生衰变的概率,表征了某种核素放射性衰变的快慢。将式(1-1)积分,可得

$$N = N_0 \mathrm{e}^{-\lambda t} \tag{1-2}$$

式中:N_0 为初始时刻放射性核素的原子核数量;N 为经过 t 时间衰变后,放射性核素的原子核数量。

任何放射性物质,其原有的放射性原子核的数量将随时间的推移而变少,即随着时间变化,放射源(或放射性样品)中放射性核素的原子核数量呈指数下降。放射性活度(activity,简称活度)常用符号 A 表示,是指单位时间内放射性核素发生衰变的数量。放射源的强弱可用放射性活度度量。

根据活度的定义,可得到活度随时间的衰减规律:

$$A = -\mathrm{d}N/\mathrm{d}t = \lambda N$$
$$A = A_0 \mathrm{e}^{-\lambda t} \tag{1-3}$$

式中:$A_0 = \lambda N_0$ 为初始时刻的放射性活度;A 为经过 t 时间衰变后,核素的放射性活度。

活度的国际单位制专用名称为贝可勒尔(Becquerel),简称贝可(Bq),曾用名居里(Ci),1 Ci = 3.7×10^{10} Bq。

通常除了衰变常数(λ)外,还用半衰期($T_{1/2}$)和平均寿命(τ)来表征核素衰变的快慢。放射性核素数量或放射性活度衰减至原有核素的一半所需的时间称为半衰期,由衰变公式可得

$$T_{1/2} = \frac{\ln 2}{\lambda} \approx \frac{0.693}{\lambda} \tag{1-4}$$

每一种放射性核素的半衰期都是唯一的,其可以表征放射性核素。此外,平均寿命与衰变常数及半衰期之间的关系则为

$$\tau = \frac{1}{N_0} \int_0^\infty \lambda N t \, \mathrm{d}t = \frac{1}{\lambda} \approx 1.44 \, T_{1/2}$$

若一种核素存在几种衰变方式,核素的衰变常数则为各个分支衰变常数(λ_i)之和:

$$\lambda = \sum \lambda_i$$

各衰变方式的分支比为

$$R_i = \lambda_i / \lambda$$

第 i 支衰变,其分支放射性活度为

$$A_i = \lambda_i N = \frac{\lambda_i}{\lambda} A = \frac{\lambda_i}{\lambda} A_0 \mathrm{e}^{-\lambda t} \tag{1-5}$$

分支放射性活度与总放射性活度成正比。分支放射性活度随时间按 $\mathrm{e}^{-\lambda t}$ 指数衰减而不是 $\mathrm{e}^{-\lambda_i t}$ 指数衰减,这是因为任何放射性活度随时间的衰减都是由于放射性原子核数量(N)的减少,而 N 的减少是所有分支衰变的总体结果。

原子核的衰变往往是多代的,母核衰变为子核,子核继续衰变,这样一代又一代地连续进行,直至最后衰变为稳定核,这种衰变称为多代衰变或连续衰变(successive decay)。例如,^{232}Th 经过 α 衰变后变为 ^{228}Ra,^{228}Ra 再经接连两次的 β$^-$ 衰变后变为 ^{228}Th,^{228}Th 再经过若干次 α 与 β 衰变,直至变为稳定核 ^{208}Pb 为止。

(二)衰变类型

放射性核素能自发地发射各种射线,如 α 粒子、正负 β 粒子或 γ 射线。有的放射性核素在发射 α 或 β 粒子的同时还发射 γ 射线。此外,一些放射性核素还发射质子、中子和其他粒子。原子核在衰变过程中释放的能量称为衰变能,可近似看作发射粒子的动能。如果衰变后的子核处于激发态,则激发态与基态能量之差也是衰变能的一部分。

原子核的衰变方式大体上可分为 α 衰变、β 衰变、γ 衰变和自发裂变。放射性核素以其中一种方式或不同的组合方式发生衰变。原子核在衰变过程中质能守恒,电荷也守恒。

1. α 衰变

不稳定核自发地放射出 α 粒子(即氦原子核)而发生的转变称为 α 衰变。α 衰变后的子核与衰变前的母核相比,电荷数减少 2,质量数减少 4。可以用下列公式表示 α 衰变:

$$^A_Z \mathrm{X} \rightarrow \, ^{A-4}_{Z-2} \mathrm{Y} + ^4_2 \mathrm{He} + Q$$

式中:X 表示母核;Y 表示子核;A 和 $A-4$ 表示衰变前后的质量数;Z 和 $Z-2$ 表示衰变前后的电荷数;Q 表示衰变能。

衰变能等于母核的静止质量与子核及粒子静止质量之差所对应的能量,因此只有母核与子核静止质量之差大于α粒子的静止质量时,才能保证衰变能大于零,衰变才可能发生。

一般重核($A > 140$)才会发生α衰变,如铀、氡、钍等核。铍核(^{8}Be)是能够发生α衰变的最轻的核。

α粒子能量是分立的,不连续的,其具体大小取决于母核与子核所处的能级状态,通过α粒子能量测得的衰变能之差能够反映母核或子核能级间的能量之差。

2. β衰变

原子核自发地放射出正负电子或获得一个轨道电子而发生的转变,统称为β衰变。β衰变可进一步细分,将发射电子、正电子、俘获轨道电子分别称为β$^-$、β$^+$衰变、电子俘获。β粒子实质上是电子或正电子。在β衰变中,子核与母核的质量数相同,只是电荷数相差1。β$^-$衰变相当于原子核的一个中子变成质子,而β$^+$衰变和轨道电子俘获相当于原子核的一个质子变成中子。

(1) β$^-$衰变

$$_Z^A X \rightarrow _{Z+1}^A Y + e^- + \bar{v} + Q$$

(2) β$^+$衰变

$$_Z^A X \rightarrow _{Z-1}^A Y + e^+ + v + Q$$

与α衰变的不同之处在于,β衰变中电子或正电子的能量是连续的而非分立的,且具有最大能量。一次β$^-$衰变或β$^+$衰变会发射出2个粒子(β$^-$粒子与反中微子或β$^+$粒子与中微子),子核的动能可以忽略,衰变能近似等于2个粒子的动能之和。但每个粒子分配到的能量可以是零与衰变能之间的任何值,其中取中间位置的概率要比两端的大,因而在多次衰变中每一种粒子总体的动能分布将是一个两端低中间高的连续谱分布。

(3) 电子俘获:又称为逆β衰变,主要发生于贫中子核素。指不稳定原子核吸收一个核外轨道电子,使核内的一个质子转变为中子和中微子的衰变类型。新产生的子核一般以不稳定激发态的形式存在在跃迁到基态的同时可以释放γ(X)光子。

$$_Z^A X + e^{-1} \rightarrow _{Z-1}^A Y + v + Q$$
$$_{26}^{55} Fe + e^{-1} \rightarrow _{25}^{55} Mn + v + 0.231 \text{ MeV}$$

3. γ衰变

原子核可以处在不同的激发态(excited state),低能态可以激发到高能态,高能态通过释放γ射线又可以退激发到低能态(如基态)。处于激发态的原子核向低激发态或基态跃迁过程中,会放出γ光子,这样的衰变过程称为γ衰变。原子核能级的间隔一般在10^{-3} MeV以上,故γ射线能量低限是10^{-3} MeV,高端可达到 MeV 能量级。

γ衰变与α、β衰变不同,不会导致元素的变化,只是改变了原子核的内部状态。发生γ衰变的条件是原子核处于激发态。

处于激发态的原子核可以通过γ跃迁退激发,也可以通过发射内转换电子退激发。较高能态向较低能态跃迁时可以将激发能直接交给核外的电子,使其离开原子,这种现象称为内转换(internal conversion, IC),发射出的电子称为内转换电子。无论是电子俘获过程还是内转换过程,因原子的内壳层缺少了电子而出现空位,外层电子将会来填充这个空位,因此两个过程都会伴随着特征 X 射线和俄歇电子的发射。俄歇电子是由于原子中的电子被激发而产生的次级电子。当原子内壳层的电子被激发形成一个空洞时,电子从外壳层跃迁到内壳层的空洞并释放出能量;虽然能量有时以光子的形式被释放出来;这种能量可以被转移到另一个电子,导致其从原子激发出来。这个被激发的电子就是俄歇电子。这个过程被称为俄歇效应,以发现此过程的法国物理学家俄歇命名。

4. 自发裂变

原子核裂变(fission)指重核分裂成两个或多个原子核的现象,可分为自发裂变与诱发裂变两种。自发裂变是指原子核在没有外来粒子轰击的情况下自行发生的裂变,一般可表示为

$$_Z^A X \rightarrow _{Z_1}^{A_1} Y_1 + _{Z_2}^{A_2} Y_2$$

式中:$A = A_1 + A_2$;$Z = Z_1 + Z_2$。

重核的自发裂变概率很低,但会随着质量数增加而增大。除了自发裂变这种衰变方式,重核还可以通过发射 α 粒子或 γ 射线衰变。

三、射线与物质相互作用

电离辐射可以分为带电粒子辐射和非带电粒子辐射两种。带电粒子通过物质时,同物质原子中的电子和原子核发生碰撞进行能量的传递和交换,该过程中的一种主要作用是带电粒子直接使原子电离或激发;带电粒子与物质的相互作用的主要方式包括电离、激发、散射、轫致辐射,而非带电粒子则通过次级效应产生次级带电粒子使原子电离或激发。

带电粒子从原子核附近掠过,在原子核库伦场的作用下,运动和速度发生变化,带电粒子的一部分动能变成具有连续能谱的 X 射线辐射出来,这种辐射称为轫致辐射。

带电粒子与靶物质原子核库仑场发生相互作用时候,尽管带电粒子的运动方向与速度发生变化,但是不辐射光子,不激发原子核,则这种相互作用满足动能和动量守恒定律,属于弹性碰撞,也称弹性散射。

在带电粒子与原子核发生核反应中,当一个粒子与其反粒子发生碰撞时,它们的质量可能转化为 γ 辐射的能量,这种辐射称为湮没辐射。

(一) 带电粒子与物质相互作用

1. 电离损失

电离损失是带电粒子能量损失的一种方式。

(1) 电离与激发

由于入射粒子和靶原子核外电子之间的库仑力作用,快速运动的带电粒子通过物质时,电子会受到吸引或排斥,使入射粒子损失部分能量,而电子获得一部分能量。如果传递给电子的能量足以使电子克服原子的束缚,那么这个电子就会脱离原子成为自由电子;而靶原子由于失去一个电子而变成带一个单位正电荷的离子即正离子,这一过程称为电离。电离过程可以用下式表示:

$$A \rightarrow A^+ + e^-$$

式中:A 为原子;A^+ 为正离子;e^- 为电子。

如果入射带电粒子传递给电子的能量较小,不足以使电子摆脱原子核的束缚而成为自由电子,只使电子从低能级状态跃迁到高能级状态(原子处于激发态),该过程称为原子的激发。处于激发态

的原子是不稳定的。原子从激发态跃迁回到基态,该过程称为原子退激,释放的能量以光子形式发射出来。

（2）电离能量损失率

带电粒子与物质原子中核外电子的非弹性碰撞,导致原子的电离或激发,这一过程是带电粒子通过物质时动能损失的主要方式。这种相互作用引起的能量损失称为电离损失。

入射带电粒子在物质中穿过单位长度路程时由于电离、激发过程所损失的能量称为电离能量损失率。电离能量损失率亦体现物质对带电粒子的阻止本领。

电离能量损失率随入射粒子速度的增加而减小,两者呈平方反比关系,即电离能量损失率与入射粒子电荷数平方成正比,入射粒子电荷数越多,能量损失率就越大;电离能量损失率与介质的原子序数和原子密度的乘积成正比,高原子序数和高密度的物质具有较大的阻止本领。

2. 辐射损失

辐射损失是带电粒子能量损失的另一种方式。

由经典电磁理论可知,高速运动的带电粒子突然加速或减速会发射出具有连续能量的电磁辐射,通常称为韧致辐射,韧致辐射的能量最小值为0,最大值为电子的最大动能。X射线管和X光机产生的X射线就是韧致辐射。β粒子在通过介质时,由于受到原子核库仑场的作用,其运动速度的大小和方向都发生了变化,这表明存在加速度,因此伴有韧致辐射产生,最大能量为β粒子的最大动能。

辐射能量损失率为

$$S_{rad} \equiv \left(-\frac{dE}{dX} \right)_{rad} \propto \frac{z^2\,Z^2}{m^2} \cdot NE \qquad (1-6)$$

式中:z 为入射粒子的电荷数;Z 为吸收物质的原子序数;m 为入射带电粒子的质量;E 为入射带电粒子的能量。

由此可知,电子的韧致辐射能量损失率比重带电粒子如质子、α粒子等大得多。由于韧致辐射损失与 Z^2 成正比,因此,原子序数大的物质,其韧致辐射能量损失大于原子序数小的物质。在对 β 衰变进行防护时要考虑降低韧致辐射的产生。

3. 射程

一定能量的带电粒子在入射方向所能穿透的最大距离称为带电粒子在该物质中的射程;入射粒子在物质中行经的实际轨迹的长度称为路程。

重带电粒子(如α粒子)质量大,在其与物质原子的核外电子作用时,运动方向几乎不变,但其能量在穿透物质的过程中会逐渐损失。特别是当α粒子接近其射程终点时,其能量损失率会显著增加,导致在射程的末端形成一个能量沉积的高峰,这个高峰称为布拉格峰。因此,其射程与路程相近。5.3 MeV的α粒子在标准状态空气中的平均射程 $\bar{R} \approx 3.84$ cm,同样能量的α粒子在生物肌肉组织中的射程仅为 $30\sim40\ \mu m$,人体皮肤的角质层就可把它挡住。因而绝大多数α辐射源不存在外照射危害问题,但当它进入体内,由于其射程短并且电离本领高,会造成集中在辐射源附近的组织损伤。β粒子射程要比α粒子大得多。当β粒子通过物质时,由于电离碰撞、韧致辐射和散射等因素的影响,其径迹十分曲折,经历的路程远大于通过物质层的厚度。此外,β粒子具有从零到某一确定最高值的连续能量,因此β粒子在该物质中的最大射程 R_{max} 与β粒子的最大能量 E_{max} 相对应。

4. 正电子湮灭辐射

原子核 β^+ 衰变会产生正电子。快速运动的正电子通过物质时，与负电子一样，主要通过电离损失与辐射损失而损失能量。能量相同的正电子和负电子在介质中的射程基本相等。但是正电子不稳定，当其达到热化温度（电子动能为 0.025 eV）时，它会在扩散过程中与介质中的电子发生湮灭：

$$e^+ + e^- \rightarrow \gamma\,(0.511\,\text{MeV}) + \gamma(0.511\,\text{MeV})$$

因此，快速运动的正电子通过介质时除了发生与电子相同的效应外，还会产生 0.511 MeV 的 γ 湮灭辐射。

（二）γ 射线与物质相互作用

在 γ 射线通过物质并与原子相互作用时主要有光电效应、康普顿效应和电子对效应三种作用过程，这三种效应的发生都具有一定的概率，通常以截面 σ 表示作用概率的大小。若以 σ_{ph} 表示光电效应截面，σ_c 表示康普顿效应截面，σ_p 表示电子对效应截面，则 γ 射线与物质作用的总截面为

$$\sigma = \sigma_{ph} + \sigma_c + \sigma_p \tag{1-7}$$

1. 光电效应

当 γ 光子通过物质时，与物质原子中束缚的电子发生作用，光子把全部能量转移给某个束缚电子，使之发射出去，而光子本身消失了，该过程称为光电效应（图 1-2）。光电效应中发射出来的电子称为光电子。在光电效应中，入射光子能量一部分用来克服被击中电子的结合能，另一部分则转化为光电子动能。

原子中束缚得越紧的电子参与光电效应的概率也越大，因此，K 壳层上打出光电子的概率最大。发生光电效应时，若从原子内壳层上打出电子，原子就处于激发态。这种激发态是不稳定的，有两种退激方式：一种是外壳层电子向内层跃迁填充空位，发射特征 X 射线，使原子恢复到较低能量状态；另一种是原子的退激直接将能量传递给外壳层中某一电子，使其从原子中发射出来，这个电

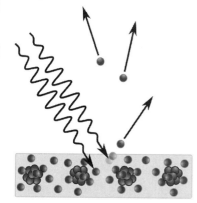

图 1-2　光电效应示意图

子称为俄歇电子。因此，发射光电子的同时还伴随有特征 X 射线、俄歇电子的产生，这些粒子将继续与物质作用，转移它们的能量。

2. 康普顿效应

入射 γ 光子同原子中外层电子发生碰撞，入射光子仅有一部分能量转移给电子，使其脱离原子成为反冲电子；而入射光子则变成一个新的光子即散射光子，散射光子能量小于入射光子，运动方向也发生了改变，这一过程如图 1-3 所示。

反冲电子具有一定动能，等于入射 γ 光子和散射光子的能量之差（$E_e = E_\gamma - E_{\gamma'}$）。散射光子能量 $E_{\gamma'}$ 随散射角不同而不同，因而反冲电子的能量 E_e 也呈一定分布。反冲电子在物质中会继续产生电离和激发等过程，对物质产生作用和影响，即有的散射光子可能从物质中逃逸，有的在物质中再发生光电效应或康普顿效应等，最终一部分被物质吸收，一部分逃逸出去。

3. 电子对效应

当一定能量的 γ 光子进入物质时，γ 光子在原子核库仑场作用下会转化为一对正负电子，

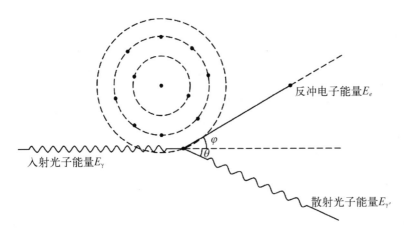

E_γ 为入射光子能量；$E_{\gamma'}$ 为散射光子能量；θ 为散射光子和入射光子间的夹角即散射角；φ 为反冲电子的反冲角

图 1-3 康普顿效应示意图

这一现象称为电子对效应，这一过程如图 1-4 所示。电子对效应发生是有条件的：在原子核库仑场中，只有当入射 γ 光子的能量 $E_\gamma \geqslant 1.02\,\text{MeV}$ 时才可能发生电子对效应。入射光子的能量部分转化为正负电子对的静止能量（$0.51\,\text{MeV} + 0.51\,\text{MeV} = 1.02\,\text{MeV}$），部分转化为正负电子的动能。

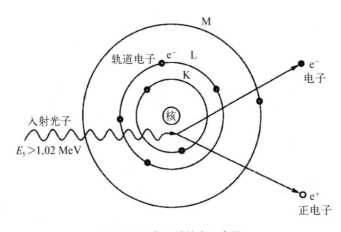

图 1-4 电子对效应示意图

（三）中子与物质相互作用

中子不带电，不能直接引起物质原子的电离或激发。但由于不受核外电子库仑场的影响，即使低能量的中子也可深入原子核内部，与原子核作用发生弹性散射、非弹性散射或引起其他核反应。这些过程的发生导致中子在物质中被慢化和被吸收，并产生一些次级粒子，如反冲质子、γ 射线、α 粒子及其他带电粒子等。这些粒子都具有一定的能量，它们继续同物质发生相应的作用，最终使物质原子发生电离和激发。因此，中子同物质的相互作用也可被称为一种电离辐射。

中子与原子核的相互作用分为两类：中子的散射，中子与原子核发生弹性散射与非弹性散射并产生反冲核；中子的俘获，中子被原子核俘获而形成复合核，再衰变产生其他次级粒子。

1. 中子的散射

中子与靶核发生弹性散射，其中靶核没有发生状态变化，散射前后中子与靶核的总动能守恒。当靶核为氢核且两者对心碰撞时，氢核的动能 $T_h = T_n$，即中子把自己的动能全部转移给了氢核。

在非弹性散射中，中子的部分能量被反冲核吸收，反冲核一般会处于激发态，这时不仅有中子出射,而且会发射 γ 射线。例如,中子与碳原子核发生非弹性散射时会产生 4.43 MeV 的 γ 射线。在中子引起的其他核反冲中还会有质子和 α 粒子等发射出来,这些次级粒子在物质中通过电离效应损失其能量。

2. 中子的俘获

中子进入原子核形成复合核后,往往处于激发态。处于激发态的复合核可能发射一个或多个光子,这一过程称为辐射俘获;也可能发射一个或多个粒子而回到基态,这一过程称为中子核反应。例如,$^6Li + n \rightarrow ^3H + \alpha$

有几种重原子核(如 ^{235}U),俘获一个中子后会分裂为 2 个或 3 个较轻的原子核,同时发出 2 个或 3 个中子以及很大的能量(约 200 MeV),这就是裂变反应。

四、放射性核素在核医学中的应用

放射性核素自然衰变原子的特性可应用于生活中的多个方面,比如,通过放射性核素释放的辐射和患者体内组织的相互作用可实现其医学诊断(识别)和治疗。核医学即利用放射性核素产生的电离辐射对疾病进行诊断和治疗,以非侵入性的方式了解生物体内的功能和病变,并为患者提供个性化的医疗手段。

(一) 核医学诊断

核医学诊断是指根据放射性示踪原理对患者进行疾病检查的一种诊断方式。在核医学诊断中,含有放射性核素的药物分子可能与生物体内特定过程或器官相关,会在体内集中到特定组织或器官,然后通过放射性核素释放的辐射,如 γ 射线或 β^+ 射线,被专用的 γ 摄影机、单光子发射计算机断层扫描(single photon emission computed tomography,SPECT)或正电子发射计算机断层扫描(positron emission tomography,PET)捕捉生成图像,显示药物分子在患者体内的分布,揭示组织或器官的功能和异常情况。

(二) 核医学治疗

1. 核医学治疗的概念

核医学治疗是将含有治疗剂量的放射性核素引入患者体内,以治疗恶性肿瘤或其他疾病。用于治疗的放射性核素释放的辐射如 β^- 射线或 α 射线,可杀死或抑制肿瘤等异常细胞的生长,亦可缓解疼痛。辐射作用于体内的靶标,对异常细胞产生破坏作用。

2. 核医学治疗的原理

辐射介导的细胞死亡是核医学治疗的基本原理。选择性地向肿瘤传递电离辐射的最终目标是破坏癌细胞,这可以通过发射的粒子或 γ 射线直接介导,也可以通过水的辐射分解产生的活性氧(reactive oxygen species,ROS)间接介导。辐射和 ROS(游离羟基自由基 HO·)均可显著损害细胞结构和细胞器,包括细胞核和其中所含的 DNA。根据电离辐射的性质,辐射介导的 DNA 损伤可能包括氧化碱基、脱碱基位点、单链断裂、双链断裂、DNA 交联和复杂染色体重排的产生等。尽管 DNA 损伤被认为是辐射诱导的细胞死亡的主要原因,但也有相关研究认为 ROS 介导的线粒体和细胞膜损伤也起到了一定作用。未修复的 DNA 损伤和细胞损伤的产生可能导致细胞凋亡和有丝分裂障碍,这是辐射诱导细胞死亡的两个主要机制。在有丝分裂期间,电离辐射引起的延迟 DNA 损伤会导致染色体异常分离和具有多个微核的巨细胞形成,通过细胞凋亡、坏死或衰老而死亡,最终导致癌细胞死亡,或者使它们失去继续分裂和生长能力。然而,正常细胞也会受到辐射的影响,但正常细胞通常具备更好的修复机制,可以更好地抵抗辐射引起的损伤。

核医学治疗的关键挑战之一是确保癌细胞受到足够的辐射剂量,同时尽量减少对周围正常组织的损害,因此需要靶向放射性药物的助力。

目前,已在核医学治疗中得到广泛应用或具有潜力的放射性核素有几十种,包括发射 α 粒子、β^- 粒子、俄歇电子及 X 射线等的核素。其中,α 衰变方式主要为一些比铅重的核素和一些镧系和锕系元素,由于阿尔法(α)核素具有较强的电离杀伤效应等特点,现已成为核医学治疗中的重要核素。核医学治疗方式除了同位素放射性治疗、伽马射线放疗,还有质子治疗、硼中子俘获治疗、重离子治疗等。

第二节　医用阿尔法核素的特点、性质及制备方法

一、医用阿尔法核素的特点

β 粒子发射体是目前用于内照射治疗的主要核素,其能量通常为 50～2 300 keV,传能线密度(linear energy transfer,LET)通常为 0.2 keV/μm,生物组织内射程为 0.5～5 mm,最大射程≤12 mm。β 粒子发射体主要有两方面的缺点:一是电子的射程长,这会导致正常组织受到不必要的辐射照射;二是电子的 LET 低,这会导致细胞杀伤效率低。β 核素药物临床治疗剂量较高(50～300 mCi),这虽然有利于肿瘤中辐射剂量的均匀分布,但也易导致肿瘤周围正常组织的辐射损伤,并且有相关研究表明会有相当部分患者呈现耐受无应答的现象。

俄歇电子也具有一定的治疗作用,其产生于放射性核素的电子俘获或内转换过程。大多数俄歇电子的能量低于 25 keV,生物组织内射程小于 0.5 μm,多为 10 nm,LET 值为 10～25 keV/μm,当衰变位置靠近 DNA 时才会产生治疗作用。近年来,将俄歇电子核素用于治疗越来越受到关注,代表性核素除了 ^{125}I 还有铜-64(^{64}Cu)、铟-111(^{111}In)、碘-123(^{123}I)、铊-201(^{201}Tl)等。

α 粒子具有氦原子核的质量和电荷,相当于是一个裸露的 $^4_2$He 核,含有 2 个中子和 2 个质子,带有 2 个正电荷。与电子相比,α 粒子的质量约是电子的 7 300 倍,这抑制了 α 粒子的偏移,因此其在介质中穿行时没有散射,轨迹几乎是线性的。α 粒子是单能的,初始动能为 4～9 MeV。

目前,已发现 100 多种放射性核素在发生放射性衰变时会释放出 α 粒子。然而,适合应用于肿瘤治疗的医用 α 核素数量却很有限,通常需要满足一些要求。医用 α 核素应具有合适的半衰期,其半衰期既不能太长(小于 20 d)也不能太短,一方面应限制因半衰期过长而引起的辐射长期毒性作用,另一方面半衰期又不能太短,应能满足实际生产、制备、检验和配送的要求,并在这一系列过程完成后仍能保留足够剂量用于对患者的治疗。通常情况下,半衰期在几十分钟到十几天的 α 核素都可用于 α 核素靶向治疗,对于短寿命的 α 核素(如半衰期＜2 h 的 ^{213}Bi 及 ^{212}Bi),放射性核素发生器(如 ^{225}Ac/^{213}Bi)和体内发生器(^{212}Pb/^{212}Bi)将有助于解决其在转运过程中剂量迅速衰减的问题。

医用 α 核素主要具有以下特点:

1. 较高的 LET

相比于 β 粒子的 LET(0.2 keV/μm),α 粒子具有较高的 LET(50～230 keV/μm),其每单位路径长度沉积的能量高出 β 粒子 400～500 倍,最高可达 1 500 倍。高 LET 辐射对肿瘤的杀伤效应并不依赖于氧合水平和细胞增殖程度,所以对肿瘤细胞来讲,α 粒子造成的损害比 β 粒子造成的损害更难

修复。

2. 较强的相对生物学效应

相对生物学效应(relative biological effectiveness,RBE)是评价治疗效果的一个重要指标。α粒子在其穿行路径末端接近布拉格峰的最大能量,有较高的 RBE,可在细胞核内引起强烈电离,对细胞的 DNA 双链和 DNA 簇杀伤力高,高能量和窄组织范围的结合保证了在短半径内沉积大量能量,且不依赖水分子裂解产生的氧自由基,不受细胞周期的影响,可使 DNA 双链无法完成自身的断裂修复而产生永久性损伤并引发细胞死亡,从而在保留周围正常组织的情况下有效杀死目标的肿瘤细胞。而β粒子仅能打断 DNA 的单链,且产生的 DNA 损伤是可修复的。这是α粒子发射体的一个关键优势,因为 DNA 双链断裂对细胞来说比单链断裂更难存活。相关模拟和实验表明,几个α粒子穿过细胞核就足以杀死一个细胞,而要达到同样的生物杀伤效果,β粒子需要超过 10 000 个。

RBE 对 LET 的依赖性可以通过细胞损伤类型和程度的若干差异来解释。首先,高 LET 辐射通常比低 LET 辐射引起更多不可修复的双链 DNA 断裂,由于α粒子引起电离辐射的距离近似于双链 DNA 的直径,因此在 LET 为 100～200 keV/μm 时发生双链 DNA 断裂的速率最大;其次,高 LET 辐射比低 LET 辐射导致更严重的染色体损伤,包括在有丝分裂时破碎的染色体和复杂的染色体重排;最后,高 LET 照射比低 LET 照射引起更明显的 G2 期延迟,这些细胞周期差异背后的机制尚未完全阐明,但可能与低 LET 辐射和高 LET 辐射诱导的基因表达差异有关。

3. 射程短、毒副作用较低

暴露于α粒子的细胞死亡仅在α粒子穿过细胞核时发生;穿过细胞质的α粒子对细胞增殖没有影响。α粒子速度慢、射程短,在组织中的穿透距离仅为 50～100 μm(仅相当于 5～10 个细胞直径范围);而β粒子射程范围为 1 000～10 000 μm。因此,α粒子可将递送的剂量限制在较窄的区域内,形成真正靶向肿瘤细胞的辐射,仅对周边少数几个肿瘤细胞起作用,在保护周围健康组织的同时,最大限度地减少瘤旁正常组织、细胞的辐射损伤,能够将药物引起的不良反应降到最低。从理论上来讲,α粒子发射体暴露于非靶组织会产生不必要的毒性,但比β粒子发射体的风险小。

4. 旁观者效应

旁观者效应(bystander effect)通常指受到辐射照射时不仅受到直接辐射的细胞会受到影响,周围的细胞可能也会受到间接的辐射从而引起生物效应。α粒子除了上述直接细胞毒性作用外,α辐射的细胞毒性也可由细胞核外的其他亚细胞靶标的破坏所介导,其中包括线粒体、溶酶体和细胞膜,可通过旁观者效应引起生物级联效应,对肿瘤细胞产生间接杀伤作用。旁观者效应取决于活性氧的产生,α核素可在较短的距离内产生大量的α射线,使邻近未被辐射到的非靶肿瘤细胞产生氧自由基及 DNA 损伤等靶外效应。

5. 远端效应及联合用药

远端效应是指在肿瘤的远处病变中产生治疗反应的现象,可归因于辐射诱导的免疫机制。目前已有研究证实,α粒子在灭活肿瘤细胞的同时可以提高其免疫应答能力,使肿瘤细胞对 T 细胞更敏感,此外,联合其他药物可以提高治疗效果。

6. 显像

虽然α粒子不能在体内直接成像,但伴随母体放射性核素衰变的光子、特征 X 射线或轫致辐射通常可用于核医学显像,量化靶摄取、剂量测定和治疗反应,有助于辅助药代动力学和剂量学评估。

医用α核素的上述特点使其可在对肿瘤进行高剂量杀伤的同时降低对正常组织的辐射损伤,对乏氧肿瘤细胞和对化疗以及包括β射线在内的内外放疗均不敏感或耐受的异质肿瘤细胞仍具有杀伤作用,且不受细胞周期的影响,即使在肿瘤细胞有丝分裂时也能损伤其染色体,消除了肿瘤的抵抗机制。医用α核素为常规治疗无效的病人提供了新的治疗方法,此外,其还存在远端效应,有望实现细胞水平的全身适形放射治疗,在肿瘤的靶向治疗中具有独特优势。

二、医用阿尔法核素的性质及制备方法

(一) 医用放射性核素制备方法简介

放射性核素的来源主要有两大类:第一类,天然放射性核素的提取,即从自然界存在的矿石中提取;第二类,人工放射性核素的制备,即通过反应堆辐照或加速器辐照制备。现常用的医用放射性核素主要为人工放射性核素。

医用核素是指用于医学诊断或治疗的一类特殊的同位素,通常具有放射性,是制备放射性药物的重要原料。医用放射性核素主要通过加速器辐照、反应堆辐照、高放废液提取和发生器四种方式制备,而反应堆和加速器辐照是其中最主要的两种制备方式。回旋加速器或反应堆中产生的放射性核素的类型取决于轰击粒子和目标材料的能量类型。可利用高能粒子轰击目标的核,将稳定核素转化为放射性核素。

1. 加速器辐照

此处加速器主要指回旋加速器,回旋加速器制备的多为丰质子核素,特点是中子较少,通过电子捕获或正电子发射而获得,具有比活度高、半衰期短、一般发射 β^+ 或单能 γ 射线等特点。加速器制备的医用核素除了常用的 ^{18}F、^{11}C、^{13}N 外,目前对 ^{64}Cu、^{123}I、^{124}I、^{103}Pd、^{89}Zr 等核素的制备也有较多研究与临床应用。

不同的加速器能量和加速粒子种类可以产生不同的医用核素,可根据能量区间将加速器划分为 13～30 MeV 加速器、30～45 MeV 加速器、45～70 MeV 加速器、D 核加速器和 α 粒子加速器,其分别可生产不同核素。① 13～30 MeV 加速器:^{18}F、^{11}C、^{68}Ga、^{89}Zr、^{44}Sc、^{64}Cu、^{86}Y、^{90}Nb、^{99m}Tc、^{111}In、^{67}Ga、^{57}Co、^{44}Sc、$^{225}Ac(^{226}Ra$ 靶$)$、^{76}Br、^{201}Tl、^{103}Pd、^{123}I、^{68}Ge、^{99m}Tc、^{99}Mo、^{88}Y、^{127}Xe;② 30～45 MeV 加速器:^{44}Ti、^{47}Ti、^{62}Zn、^{55}Co、^{195m}Hg、^{206}Bi;③ 45～70 MeV 加速器:$^{225}Ac(^{232}Th$ 靶$)$、^{82}Sr、^{67}Cu、^{22}Na、^{52}Fe、^{122}Xe、^{28}Mg、^{128}Ba、^{97}Ru、^{117m}Sn;④ D 核加速器:^{155}Tb、^{22}Na;⑤ α 粒子加速器:^{211}At、^{193m}Pt、^{111}Sn。

2. 反应堆辐照

反应堆制备的主要是丰质子核素,用于放射性药物的反应堆核素主要有 ^{99}Mo、^{131}I、^{177}Lu 等。

据国际原子能机构发布的《2021 年核技术评论》,截至 2020 年 11 月,全球可用于同位素生产的研究堆共 82 座。当前用于医用同位素生产的研究型反应堆主要有荷兰高通量反应堆(45 MW)、比利时 2 号反应堆(BR2)(100 MW)、南非基础原子研究装置(SAFARI-1)(20 MW)、澳大利亚开放池式轻水堆(OPAL)(20 MW)等。法国开放堆芯池式轻水堆(OSIRIS)与加拿大国家研究通用反应堆(NRU)曾在全球同位素供应方面作出了重要贡献,但这两个反应堆已分别于 2015 年与 2018 年关停,不再用于生产同位素。全球范围内,用于医用核素生产的大多数反应堆已经服役接近或超过 50 年,预计到 2030 年,将仅有澳大利亚 OPAL,德国慕尼黑研究堆Ⅱ(FRM-Ⅱ)与印度尼西亚 RSG-GAS,中国 CARR、CMRR、HFETR 6 座反应堆可用。

我国用于放射性核素制备的反应堆有中国原子能科学研究院中国先进研究堆(CARR)、中国核

动力研究设计院高通量工程试验堆(HFETR)和岷江试验堆(MJTR)、中国工程物理研究院中国绵阳研究堆(CMRR)4座,此外秦山三期2座CANDU重水堆也可用于^{60}Co等同位素的制备。

近几年,国内也开展了相关的同位素制备研究。中国工程物理研究院核物理与化学研究所依托CMRR建成了甲级放射性操作场所和生产质量管理规范(GMP)厂房,拥有完整的裂变核素和堆照同位素的生产制备能力,能够规模生产^{99}Mo、^{131}I、^{125}I、^{177}Lu等堆照医用核素,并掌握^{89}Sr、^{32}P等核素的制备工艺。

3. 高放废液提取

高放废液中含^{90}Sr、^{137}Cs、^{147}Pm以及锕系元素等,可用于工业放射源及部分医用核素的制备,比如^{90}Sr可用于医用敷贴器和^{90}Sr/^{90}Y发生器的制备。

从高放废液中提取医用同位素的优势有:① 不需要用反应堆或加速器消耗中子或使用复杂设备生产放射性核素,产率高;② 高放废液中回收了某些裂片核素后,废液的放射性水平会大大降低,可简化对其的进一步处理和处置过程。

4. 发生器

放射性核素发生器是一种能从较长半衰期母体核素中分离出短半衰期子体核素的装置。发生器的研制和发展为远离反应堆和加速器的地区应用短寿命核素提供了便利条件。

1920年,Failla研制成功世界上第一个核素发生器即^{226}Ra/^{222}Rn发生器。我国放射性核素发生器的研制与应用已有三十多年历史,其间先后研制了^{99}Mo/^{99m}Tc、^{113}Sn/^{113m}In、^{132}Te/^{132}I、^{90}Sr/^{90}Y、^{140}Ba/^{140}La、^{188}W/^{188}Re和^{68}Ge/^{68}Ga等放射性核素发生器。

（二）医用阿尔法核素的性质及制备方法概述

医用α核素的临床应用很大程度上取决于该核素的衰变性质。子体核素(作为母体的α核素放射性衰变后产生的核素)的半衰期应尽可能短,以确保所有后续辐射仅限于肿瘤靶向,并且最好能从体内快速清除,以避免脱靶毒性作用。此外,还必须考虑母体核素和子体核素的衰变动力学和肿瘤生长动力学之间的关联。侵袭性肿瘤的治疗可能更适用半衰期较短的核素,能最大限度地提高剂量率和辐射强度。恶性肿瘤的治疗更适合采用半衰期较长的α核素,使α粒子能持续地靶向照射肿瘤和肿瘤微环境。

综合考虑α核素的衰变性质、制备方法及可获取性、体内代谢途径、药物靶向性等因素,目前适用于靶向治疗的医用α核素主要有锕-225(^{225}Ac)、铋-213(^{213}Bi)、砹-211(^{211}At)、铅-212(^{212}Pb)、钍-227(^{227}Th)、镭-223(^{223}Ra)、铋-212(^{212}Bi)、铀-230(^{230}U)、钍-226(^{226}Th)、铽-149(^{149}Tb)等,见表1-1。

表 1-1　用于靶向治疗的 α 放射性核素

核素	半衰期	衰 变 类 型	α粒子能量/MeV	组织射程/μm	可成像射线能量/keV
^{225}Ac	10.0 d	α(100%)	5.830(52.4%)	50~90	—
^{213}Bi	45.59 min	α(2.2%),β(97.8%)	5.875(2.2%)	40~100	γ:440.5(26.1%)
^{212}Pb	10.64 h	β(100%)	—	600	γ:238.6(43.3%)

核素	半衰期	衰 变 类 型	α粒子能量/MeV	组织射程/μm	可成像射线能量/keV
^{212}Bi	60.54 min	α(35.98%),β(64.02%)	6.051(25.1%)	40~100	γ：727.3(6.3%),583.2(84.5%)
^{227}Th	18.7 d	α(100%)	6.038 5(24.2%)	50~70	γ：236(12.3%)
^{223}Ra	11.43 d	α(100%)	5.716(51.6%)	46~70	γ：269.5(13.7%)
^{230}U	20.8 d	α(100%)	5.888(67.4%)	50~70	—
^{226}Th	30.57 min	α(100%)	6.337(75.5%)	50~90	
^{211}At	7.21 h	α(42%),电子俘获(EC)(58%)	5.869(41.8%)	55~80	X射线：77(12.7%),79(21%)
^{149}Tb	4.1 h	α(17%),EC/β$^+$(83%)	3.967(16.7%)	25~30	β$^+$：511

1. 锕-225(^{225}Ac)

锕在水溶液中以+3价离子的形式存在,与+3价镧有相似的化学性质。事实上,La^{3+}经常被用作Ac^{3+}的非放射性替代物。Ac^{3+}是碱性较强的金属离子,这意味着Ac配合物的放射性标记可能需要在碱性条件下进行。

目前,^{225}Ac在医学上的应用由于缺乏能够承受反冲能量的螯合配体而受到限制。虽然1,4,7,10-四氮杂环十二烷-1,4,7,10-四羧酸(DOTA)通常被用作放射性金属的螯合剂,但它并不是^{225}Ac的理想螯合剂,尽管相比于环己基二亚乙基三胺五乙酸(CHX-DTPA)、1,4,7,10,13-五氮杂环十五烷、乙二胺四乙酸(EDTA)和乙酸盐等螯合剂,Ac从DOTA的脱落并不严重,但体内和体外的相关研究表明,随着时间的推移,Ac也会产生脱落。另外,放射性金属与DOTA配体络合时,要使DOTA环上的氮供体基团去质子化并将放射性金属结合到DOTA的大环内,这一过程往往需要加热。第一代Ac螯合剂普遍的不稳定性以及DOTA络合时对加热的要求均促进了对新螯合剂的开发。在^{225}Ac发生α衰变后,螯合剂几乎不可能保持对子体核素的螯合作用,基于^{225}Ac的治疗药物,必须考虑其子体核素的去向及其控制。

^{225}Ac主要进入人体肝脏,但也积聚在股骨、肾脏和心脏,尽管它在肝脏和骨骼中的浓度会随着时间而升高,但可以将其从肾脏和心脏中清除。

^{225}Ac本身不发射强γ射线,不能用γ光谱直接检测,因此在检测时必须留出时间让其可检测的子体^{213}Bi生长,再通过γ谱仪进行检测。此外,也可利用其子体钫-221(^{221}Fr)发射的218 keV的γ射线进行检测,尽管^{221}Fr的半衰期仅为4 min且可能会从母体同位素的位置反冲和扩散。

^{225}Ac是^{237}Np衰变链的一部分,半衰期为9.9 d,^{225}Ac仅发生α衰变(5.830 MeV,100%),相继通过4次α衰变产生4个能量在5.8~8.4 MeV的α粒子,并经2次β衰变转变为稳定的^{209}Bi,衰变链如图1-5所示。从衰变性质来看,^{225}Ac比美国食品药品管理局(Food and Drug Administration,FDA)批准的^{223}Ra更具优势,因为它不发射高能γ辐射。相比其他医用α核素,^{225}Ac的衰变链更复杂,会产生6个主要的放射性核素子体,虽然这些子体和^{225}Ac均可对癌细胞进行有效杀伤,但衰变时发射的高能α粒子带给子核的反冲能量通常大于100 keV,这会导致子体核素的脱落及其在体内的重新分布,从而损害非靶健康组织并造成治疗效果下降,因此^{225}Ac及其衰变子体的去向是^{225}Ac

药物使用所面临的重要问题。此外，^{225}Ac 近 10 d 的半衰期便于其药物的集中生产和配送，无须在医院现场制备。

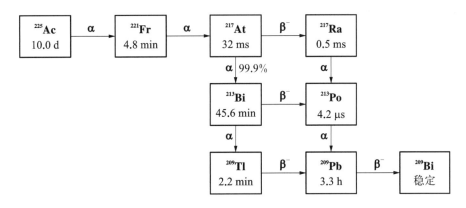

图 1-5 ^{225}Ac 的衰变链

^{225}Ac 的制备方式有以下几种：

第一种，^{225}Ac 最常用的获得方式是 ^{229}Th/^{225}Ac 发生器，该发生器以长寿命的 ^{229}Th 为母体（$T_{1/2}=7\,880\,a$），从中衰变分离产生 ^{225}Ac，该方法可获得高纯度的 ^{225}Ac。^{229}Th 通过 ^{233}U 衰变纯化获得的，仅存量在美国橡树岭国家实验室、德国卡尔斯鲁厄超铀元素研究所、俄罗斯奥布宁斯克物理与动力工程研究所和加拿大的核实验室。^{233}U 是易裂变核素，利用核反应堆通过中子辐照 ^{232}Th 的方式获得，可用作核反应中的核燃料，但其受《不扩散核武器条约》保护，几乎无法实现技术转移。

第二种，利用高能加速器发射高能质子散射 ^{232}Th 靶制备。但该方法产生的 ^{225}Ac 中含有 $0.2\%\sim0.3\%$ 的 ^{227}Ac 杂质（$T_{1/2}=21.7\,a$），且无法通过化学方法分离。用该方法制备的 ^{225}Ac 核素可用于药物开发，临床Ⅰ期和Ⅱ期，国际原子能机构将 ^{227}Ac 的阈值设定为 2%，但是常规医用和上市产品则以纯度更高的 ^{225}Ac 为首选，并且还需慎重考虑并解决患者在医院废物罐中排放的含 ^{227}Ac 放射性废物这一难题。目前美国能源部（Department of Energy，DOE）的同位素项目正在常规供应以这种方式生产的 ^{225}Ac，并已证明其与从 ^{229}Th 发生器中获得的 ^{225}Ac 产品性能相似。这意味着美国现在的供应水平可以支持以该方法制备的 ^{225}Ac 的药物临床前和常规临床研究。最近，DOE 已向 FDA 提交了一份药物主文件，以支持该 ^{225}Ac 产品的临床使用。

第三种，在第二种制备方法中，^{225}Ra 可以作为副产物从混合物中分离出来，通过其衰变实现较高纯度 ^{225}Ac 的间接获取。但该工艺生产的收率仅为 10%，与 ^{225}Ac/^{227}Ac 混合物路线相比，该路线还会产生大量废物，导致总体经济效益较低。

第四种，利用质子回旋加速器或辐照 ^{226}Ra 制备，这种方法多被美国和欧洲的公司采用。理论上，应用该工艺路线的 ^{225}Ac 产量有可能达到每月 4 TBq。然而，实际上 ^{226}Ra 靶材的稀缺性和靶材冷却的问题可能会成为限制其生产的主要因素，合理预估实际产量仅为理论产量的 1/10。

第五种，利用 γ 射线辐照 ^{226}Ra 产生 ^{225}Ac，可通过低能量回旋加速器实现，但 ^{226}Ra 及其气态子体 ^{222}Rn 需要特殊的防护措施，镭靶来源于遗留的各种医用镭疗针，据国际原子能机构（International Atomic Energy Agency，IAEA）估计，现存镭针中 ^{226}Ra 总活度可达 37 TBq。

另外，利用中等能量质子辐照 ^{232}Th 靶或通过高通量反应堆辐照 ^{226}Ra 和 ^{227}Ac 靶的制备方法也在尝试中。

2018 年,全球通过²²⁹Th 获得的²²⁵Ac 仅为 1.7 Ci(62.9 GBq),远远无法满足放射性药物研发和临床应用的需求。目前全球对²²⁵Ac 大规模生产的总投资额已经超过十亿美元,并且大多集中在欧洲和美国,预计到 2032 年,全球²²⁵Ac 的理论产能可以达到 670 Ci,届时²²⁵Ac 来源短缺问题将会得到有效缓解。

2. 铋-213 核素(²¹³Bi)

²¹³Bi 是²²⁵Ac 的子体同位素,半衰期为 45.59 min,通过 α(2.2%)衰变和 β⁻(97.8%)衰变,衰变链如图 1-5 所示。²¹³Bi 连续衰变为稳定²⁰⁹Bi 的过程会发射能量为 0.6～2 MeV 的 β⁻粒子和能量为 5.9～8.4 MeV 的 α 粒子,其总发射能量的 90% 可归因于 α 粒子,这也可以解释其具有更高的细胞毒性的原因。此外,能量为 440 keV 的高能 γ 射线提供了 SPECT 成像和剂量估算的可能性,但²¹³Bi 较短的半衰期一定程度上限制了其核素偶联药物的制备。

²¹³Bi 主要通过²²⁵Ac/²¹³Bi 发生器获得。德国卡尔斯鲁厄超铀元素研究所采用离子交换法使用 AG MP-50 阳离子交换树脂进行²²⁵Ac 和²¹³Bi 的分离,利用²²⁵Ac 和²¹³Bi 等不同离子在树脂与介质中分配系数不同的原理实现分离。

因为²¹³Bi 较高的细胞毒性及其可与螯合剂充分配位的特点,人们正在对²¹³Bi 的临床有效性进行更多的探索。²¹³Bi 的半衰期短且需要通过螯合剂连接到靶向分子,因此该靶向分子须能尽快到达其作用位点,²¹³Bi 的靶向分子是其药物研发的重点。

3. 铋-212 核素(²¹²Bi)

如图 1-6 所示,²¹²Bi 的半衰期为 60.54 min。²¹²Bi 的制备方法为直接从母体放射性核素²²⁸Th($T_{1/2}$=1.91 a)或²²⁴Ra(半衰期为 3.66 d)衰变产生,²²⁸Th 和²²⁴Ra 都是²³²Th 衰变链的子体,再通过离子交换法分离得到²¹²Bi,但这两条路线都涉及气体子体²²⁰Rn 的产生,在实际生产过程中要注意安全防护。²¹²Bi 的半衰期短,这使其放射性标记和样品制备过程变得较为复杂。最近研发的²²⁴Ra/²¹²Bi 发生器已经解决了部分问题,因为该发生器可同时产生²¹²Pb 和²¹²Bi,且产量很高。此外,²¹²Bi 的一个会发出高能 γ 辐射(2.6 MeV)的反冲子体核素²⁰⁸Tl 也对研究²¹²Bi 带来了一定的挑战。

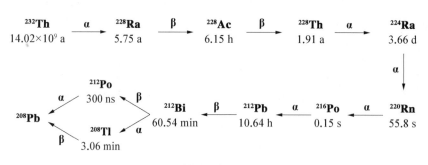

图 1-6 ²¹²Bi 和²¹²Pb 的衰变链

²¹²Bi 可通过 36% 的 α 衰变产生²⁰⁸Tl($T_{1/2}$=3.06 min),也可以通过 64% 的 β 衰变产生²¹²Po($T_{1/2}$=300 ns),这两个子体都可衰变产生稳定的²⁰⁸Pb。²¹²Bi 半衰期较短,需要快速靶向及放射性标记可高效完成的载体分子。由于²¹²Bi 到稳定²⁰⁸Pb 的衰变链短且子体的半衰期短,故²¹²Bi 子体核素的体内释放问题可以忽略不计。

4. 铅-212 核素(²¹²Pb)

²¹²Pb 的半衰期为 10.64 h,本身是 β 发射体,同时也可以作为 α 粒子²¹²Bi 和²¹²Po 的发生器,衰变

链如图 1-6 所示。由于 ^{212}Bi 半衰期较短,单独使用 ^{212}Bi 治疗体内肿瘤的效率较低,通常是将 ^{212}Pb 作为 ^{212}Bi 的体内 α 核素发生器使用。在 ^{212}Bi 放射性药物的开发中使用 ^{212}Pb 作为体内发生器,而不是直接使用 ^{212}Bi,可以将治疗所需的药量降低到十分之一,并且 ^{212}Pb 较长的半衰期有利于药物的生产、配送和给药。基于蒙特卡罗模型的模拟显示,将整个衰变链纳入分析,^{212}Pb 和 ^{225}Ac 具有相似的相对生物学效应(relative bidogical effectiveness,RBE)。但 ^{212}Pb 面临与 ^{212}Bi 类似的问题,即衰变为子体 ^{208}Tl 时会发射高能的 γ 射线(2.6 MeV)。

^{212}Pb 的制备主要通过天然钍系衰变链分离,母体核素可以是 ^{228}Ra($T_{1/2}=5.75$ a)、^{228}Th($T_{1/2}=1.91$ a)或中间衰变产物 ^{224}Ra($T_{1/2}=3.66$ d)。短半衰期的 ^{224}Ra 已成为首选放射性核素源,因为使用它可以最大限度地减少辐射。目前有公司已经使用 ^{224}Ra/^{212}Pb 发生器和离子交换树脂柱分离的方法实现了 ^{212}Pb 的日常生产。

^{224}Ra 和 ^{212}Pb 的母体核素 ^{228}Th 的来源主要有:① 通过核反应堆中子轰击 ^{226}Ra;② 通过核反应堆中子辐照 ^{231}Pa;③ 天然钍系衰变,但其放射性比活度较低,需要储备 ^{232}Th 原料才能制备出 ^{212}Pb。

^{212}Pb 已成为靶向 α 核素治疗(targeted therapy,TAT)家族较为活跃的一名新成员,这主要是因为:① 其具有共轭能力;② 其衰变是产生两个 α 发射体(^{211}Bi 和 ^{212}Po)的最佳衰变模式,与其他衰变链复杂的 α 核素如 ^{225}Ac 相比,^{212}Pb 的衰变子体较少,且最终衰变为稳定的 ^{208}Pb,而且 ^{212}Pb 也基本没有子体反冲的问题,相关研究表明,其子体 α 核素都会保留在肿瘤部位,脱靶毒性较低;③ 半衰期较短;④ 制备方法相对成熟,制备成本相对较低;⑤ 可与诊断核素 ^{203}Pb 形成比较理想的诊疗一体化核素对;⑥ 可发射用于成像研究的 γ 射线。

5. 镭-223 核素(^{223}Ra)

^{223}Ra 半衰期为 11.43 d,衰变链如图 1-7 所示。在衰变为稳定核素 ^{207}Po 的过程中会产生 4 个高能 α 粒子、2 个 β 粒子和 γ 射线。^{223}Ra 发出的 α 粒子平均能量为 5.78 MeV,其高 LET 值可以打断 DNA 双链,杀死癌细胞,而低能 γ 射线(269 keV)则有利于 SPECT 成像。虽然 ^{223}Ra 可发射多个 α 粒子,能提供更高的细胞毒性和具有潜在的治疗效果,但 ^{223}Ra 很难与生物分子形成稳定的配合物,因此对其标记药物的研究相对较少。

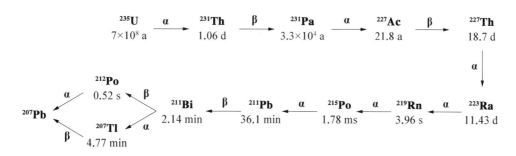

图 1-7 ^{223}Ra 的衰变链

^{223}Ra 与钙同族,具有良好的亲骨性。^{223}Ra 是首个被批准用于临床治疗的 α 靶向治疗核素,但其在衰变过程中会有氡(^{219}Rn)气体产生,氡是放射性气体,吸入人体后,其发生衰变产生的 α 粒子会对人的呼吸系统造成辐射损伤,有引发肺癌的风险。

^{223}Ra 的制备方法:① 通过 ^{235}U 衰变链产生,该方法基于天然铀矿石(含 0.7% 的 ^{235}U)或其子体 ^{231}Pa 的开采,产量非常有限;② ^{227}Ac/^{227}Th/^{223}Ra 发生器获得,^{227}Ac 可以通过在核反应堆中热中子

辐照^{226}Ra 靶获得;③ 通过质子加速器辐照天然^{232}Th 靶获得。

6. 砹-211核素(^{211}At)

砹是最重的天然卤素,其同位素^{211}At 于 50 多年前即代替碘同位素被用于致敏淋巴细胞的特异性失活。^{211}At 半衰期为 7.21 h,如图 1-8 所示,其衰变遵循双分支过程,第一个分支发生 α 衰变(5.869 MeV,42%)生成^{207}Bi,随后通过电子捕获生成稳定的^{207}Pb;第二个分支通过电子俘获(58%)生成^{211}Po,随后发射 α 粒子生成稳定的^{207}Pb。两个分支都会发射出一个 α 粒子,这说明^{211}At 是 100%的 α 发射器。此外,它的一个子体^{211}Pu 发射 X 射线(77~92 keV),还可用于成像。^{211}At 子体^{211}Po 的半衰期很短,另一子体^{207}Bi 的数量也很少且在衰变过程中仅发射一个 α 粒子,所以^{211}At 的潜在放射性毒性可以忽略不计。

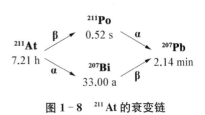

图 1-8　^{211}At 的衰变链

^{211}At 的 LET 值为 100 keV/μm,因此对癌细胞的杀伤能力较强。^{211}At 有足够长的半衰期,可满足药物分子标记的时间要求。其他医用靶向 α 核素的放射性同位素都是金属,它们的放射性标记依赖于偶联和螯合工艺,而^{211}At 是卤素,不仅具有与碘相似的化学性质,还具有类金属性质,如 C—At 键相对较弱,而游离 At 的释放会导致毒性,与碘类似,游离的 At 会在甲状腺、胃和脾脏、肺等具有巨噬细胞的器官中积累。尽管^{211}At 和碘在标记化学、碳—卤素键强度、亲脂性和碳—卤素键的体内稳定性方面存在一定差异,但对^{211}At 标记放射性药物的开发仍建立在放射性碘标记药物研究的基础上。^{211}At 每次衰变仅发射一个 α 粒子,因此可以更好地控制脱靶效应。

^{211}At 的制备主要有两种:第一种研究较多,是利用 α 粒子辐照^{209}Bi 靶,该方法反应截面高,副产物含量少。α 粒子回旋加速器的入射能量(E_α)阈值约为 20 MeV,为避免杂质核素^{210}At 的产生($T_{1/2}=8.1$ h,衰变子体^{210}Po 具有极毒性,$T_{1/2}=138.4$ d),须严格控制入射 α 粒子能量,使其低于 29 MeV。第二种利用^{6}Li、^{7}Li 轰击 Bi 靶产生^{211}Rn,再装配成^{211}Rn/^{211}At 发生器生产^{211}At,但是生产^{211}Rn 所需的特殊设备和技术并不常见,从共生的^{207}At 和^{207}Po 中分离^{211}At 也较为困难。总体来说,^{211}At 在靶向 α 治疗中的应用因低可用性和低供应能力受到一定的限制。

7. 钍-227核素(^{227}Th)

^{227}Th 的半衰期为 18.7 d,与^{223}Ra 同是锕系衰变链中的核素(图 1-7)。^{227}Th 经过 5 次 α 衰变和 2 次 β 衰变转变成稳定的^{207}Pb,其半衰期与^{223}Ra 接近,适用于靶向治疗。^{227}Th 衰变链共发射 5 个 α 粒子,可用作体内 α 粒子发生器,增加递送到肿瘤组织的辐射剂量。与^{225}Ac 相同,^{227}Th 的应用受到螯合剂对高反冲能量承受能力的限制。

^{227}Th 的制备方法与^{223}Ra 相同,最常见的方法是从^{227}Ac($T_{1/2}=21.8$ a)母体中分离获取。获取^{227}Ac 之后,可将其作为^{227}Th 与^{223}Ra 发生器的母体,^{227}Ac/^{227}Th/^{223}Ra 发生器的化学分离通常采用离子交换法。

钍是一种具有复杂配位化学性质的亲氧金属。在高 pH(>7)下,钍以各种不溶于水的氧化物的形式从溶液中沉淀出来,从而使其配位变得困难。钍通常以+4 价的氧化态存在,它的配位数为 4~15,最常见的配位数是 8,DOTA 是^{227}Th 的常用配体。在不到一个半衰期的时间内,^{227}Th 和^{223}Ra 处于瞬态平衡状态。^{223}Ra 衰变产生的 2 个子体核素为铅同位素^{211}Pb 和^{207}Pb,它们可以在标记反应中与^{227}Th 竞争配体。铅和钍都可以作为+4 价金属与同一配体配位,比如,一个八齿配体 Me-2,3-HOPO 与 CD33 靶向抗体林妥珠单抗(Lintuzumab)偶联后成功利用^{227}Th 进行了标记。

8. 铽-149 核素(^{149}Tb)

^{149}Tb 的半衰期为 4.1 h,发生 α 衰变(17%,$E_\alpha = 3.97$ MeV)、电子俘获(76%)和 β$^+$ 衰变(7%,730 keV),其衰变链如图 1-9 所示。^{149}Tb 可用于 PET 诊断,同时也是极具潜力的医用 α 治疗核素。

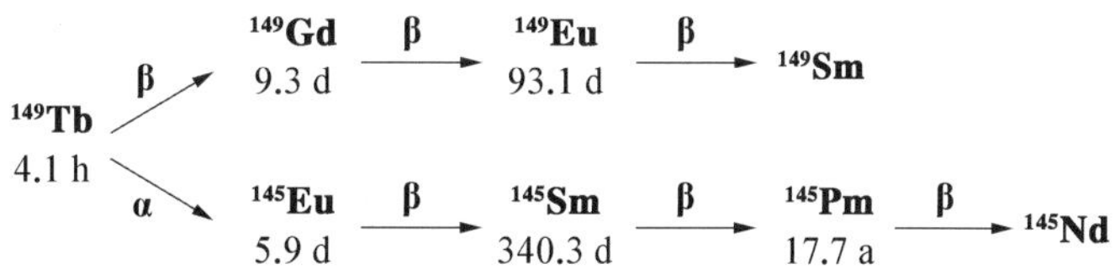

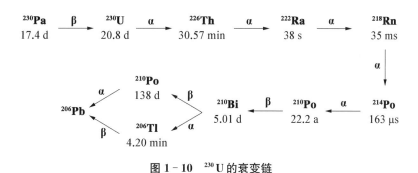

图 1-9　^{149}Tb 的衰变链

^{149}Tb 的制备方法主要有:① 通过高能回旋加速器轰击^{152}Gd 靶获得,但是需要高度富集的^{152}Gd 靶材,而目前^{152}Gd 的富集度只能达到 30% 左右;② 通过高能质子(1.4 GeV)对钽靶的层裂反应获得,这种方法可以生产居里级水平的^{149}Tb,但是高能加速器的成本较高且目前质量分离效率较低;③ 通过质子诱导散裂反应和重核诱导核反应获得,但是轻核(如质子、氘核或 α 粒子)引发的核反应截面通常更高。

9. 铀-230 核素(^{230}U)

^{230}U 的半衰期为 20.8 d,其衰变链如图 1-10 所示。^{230}U 经过 5 次 α 衰变转变为寿命较长的^{210}Po ($T_{1/2} = 22.2$ a),这些 α 粒子的能量均比较高(5.99~7.83 MeV),释放出的 α 粒子总能量达到 34 MeV,对肿瘤细胞的杀伤能力很强。^{230}U 半衰期相对较长,其子体反冲带来的核素脱靶及再分布的影响较大,因此可否直接用于体内靶向治疗还需要进一步研究。

图 1-10　^{230}U 的衰变链

^{230}U 的制备方法主要有:① 通过加速器加速质子及氘核辐照^{231}Pa 直接获取,但^{231}Pa 靶难以大量获取且活度较高;② 通过^{230}Pa 的衰变获得,^{230}Pa 是利用加速器加速质子或氘核轰击^{232}Th 靶,通过相应的核反应获取的,反应截面较高。

10. 钍-226 核素(^{226}Th)

^{226}Th 的半衰期为 30.57 min(图 1-10)。目前对^{226}Th 的研究较少,但其也是潜在的医用 α 核素。^{226}Th 的子核半衰期较短,子核半衰期最长的为^{222}Ra,仅有 30 多秒。因此,^{226}Th 在应用过程中子核反冲导致的体内重新分布对靶向治疗的影响较小。

^{226}Th 的制备主要是通过^{230}U/^{226}Th 发生器获取,然后采用离子交换树脂法分离。^{230}U 作为^{226}Th的体外发生器母体,20 d 左右的半衰期可以减小发生器的换料频率,同时也为远距离运输提供了便利。

第三节 阿尔法核素治疗的发展历程

一、治疗核医学的起源

利用放射线进行治疗始于体外放射治疗(放疗),而放疗起源于 X 射线的发现。1895 年威廉·伦琴首次发现了 X 射线,他还发现 X 射线能够穿透人体,从而可以对骨骼等高密度的物质进行显影。随着 X 射线诊断应用的蓬勃发展,其可选择性杀死快速分裂细胞的能力也得以显现。1896 年,埃米尔·格鲁布(Emil)使用来自简易 X 射线管的 X 射线治疗了乳腺癌和淋巴瘤患者,从而发现了放射线对癌症的治疗作用。

1898 年,居里夫妇发现了放射性元素钋和镭,为治疗核医学和 α 核素治疗奠定了基础。1902 年,居里夫妇从 500 kg 放射性沥青铀矿石中分离提炼出了 0.1 g 极纯净的镭的化合物,并准确地测定了它的原子量,鉴定为镭- 226(^{226}Ra)。研究人员发现这种独特的放射性核素具有特殊的生物特性,可用于治疗恶性肿瘤。随后,^{226}Ra 被迅速应用到医疗领域中,尤其是对癌症的治疗。1905 年,居里夫人创制镭针,并使用镭针进行了首例放射性同位素插入治疗,观察到当暴露于 ^{226}Ra 的 α 粒子照射下时,相对健康细胞,肿瘤细胞被破坏的速度更快。此后,镭针还被用于宫颈癌和前列腺癌的治疗。

1914 年,Wright 第一次将近距离放射治疗与体外放射治疗技术相结合,治疗了一名宫颈癌患者。随后,通过放射性核素的腔内放置、间质植入技术和全身给药,近距离放射治疗方法在癌症治疗方面得到迅速发展。随着新型放射性核素的发展,包括铯- 137(^{137}Cs)、钴- 60(^{60}Co)、铱- 192(^{192}Ir)、碘- 125(^{125}I)、钯- 103(^{103}Pd)、钌- 109(^{109}Ru)、锶- 90(^{90}Sr)、碘- 131(^{131}I)和锎- 252(^{252}Cf)等具有不同类型辐射的放射性核素被适当地选择用于治疗癌症。同时,新的应用技术使放射剂在被治疗的肿瘤病灶内能更好地分布,从而使放射性核素能够被更安全地使用。

由于外照射放射治疗和近距离放射治疗在治疗晚期和全身性病灶中的作用有限,许多研究者将注意力转向基于放射性治疗药物的治疗核医学,希望找到可以选择性地消耗癌细胞、同时又能保护健康组织的药物。在过去几十年细胞和分子生物学取得巨大进步的基础上,尤其是随着精准医疗这一新兴医疗理念的兴起,放射性靶向药物逐渐使这种可能性转变为现实,利用放射性靶向药物进行靶向诊断及治疗已成为临床核医学、肿瘤学及放射性药物领域的研究热点。

放射性靶向药物是将具有靶向作用的分子与放射性核素偶联在一起,通过具有高亲和力或高特异性的靶向分子载体选择性地将放射性核素(弹头)精准地引导至癌细胞高度表达的靶点上,利用放射性核素衰变时产生的不同射线,发挥诊断或治疗的作用。当核素衰变释放高能 α、β$^-$ 或俄歇电子时,通过靶向分子的引导可以对癌细胞产生细胞毒性剂量的电离辐射,同时最大限度地减少对周围组织的损伤,这种放射性靶向治疗的方法现已在肿瘤的精准医疗中被广泛采用。

二、放射性靶向治疗药物的发展历程

在一百多年的发展进程中,核医学在靶向诊断和靶向治疗方面都取得了巨大进展。近年来,核医学在精准医学中的作用凸显,更快、更准确的疾病诊断和治疗挽救了无数人的生命,并提高了医疗服务,提升了患者的生存质量。通过不断地迭代和整合式创新,放射性靶向药物在肿瘤诊疗领域也

展现出巨大的潜力。

据统计,2021 年全球放射性药物市场价值约 43.8 亿美元,2023 年约增至 103 亿美元,年复合增速为 8.85%;2021 年全球放射性靶向治疗药物占比 16.60%,规模达 7.27 亿美元。放射性靶向治疗药物的市场正在大幅增长,多种靶向放射性治疗药物现已获批用于治疗癌症等疾病。

(一) 小分子放射性靶向治疗药物

1936 年,^{32}P 磷酸盐被用于治疗白血病。1939 年,^{89}Sr 被用于治疗骨转移瘤。1941 年,索尔·赫兹(Saul)首次将^{131}I 用于对甲亢的治疗;1942 年,塞缪尔·塞德林(Samuel)将^{131}I 用于对甲状腺肿瘤的治疗。这些核医学先驱们开启了放射性核素的靶向治疗应用。1946 年,美国佐治亚理工学院的生物物理学家约翰·劳伦斯(John)和他的团队,首次成功地将放射性磷注射到人体内以治疗肿瘤,这一历史性事件被认为是放射性药物的发展里程碑之一,进一步激发了人类探索放射性药物在治疗领域的发展。

20 世纪 50 年代后,放射性药物开始被广泛地应用于病症诊断和治疗。1951 年,Na^{131}I 作为药物正式获 FDA 批准;1993 年,^{89}SrCl 被 FDA 批准用于缓解骨转移所引起的疼痛;1997 年,基于^{153}Sm-EDTMP 的亲骨性,其获批用于缓解骨转移所引起的疼痛;2018 年,^{131}I-MIBG 获批用于治疗恶性、复发性或已经扩散且不能通过手术切除的罕见肾上腺肿瘤(嗜铬细胞瘤)和副神经节瘤,MIBG 即碘苄胍(Iobenguane),是一种胍类似物,对交感神经系统和相关肿瘤组织具有特异性亲和力。

(二) 放射性配体疗法的进展

20 世纪 80 年代末,密歇根大学的学者们开发出了一种放射性配体疗法(radioligand therapy,RLT)——肽受体放射性核素疗法(peptide receptor radionuclide therapy,PRRT)。该方法针对癌细胞上大量存在的特定标志物,开发出工程化肽或抗体并携带一种放射性核素,其能对肿瘤细胞产生辐射杀伤,从而开发出对抗癌症的有效药物。

2018 年 1 月,首个镥-177(^{177}Lu)标记的 PRRT 药物(Lutathera)(^{177}Lu-DOTATATE)获 FDA 批准上市,用于生长抑素受体(somatostatin receptor,SSTR)阳性的胃肠胰神经内分泌瘤(neuroendocrine tumors,NETs)的治疗。将 β 放射性核素^{177}Lu 与生长抑素类似物 Dotatate 结合起来靶向肿瘤细胞上的 SSTR,^{177}Lu-DOTATATE 是第一个上市用于 PRRT 的放射性药物。Lutathera 由放射性药物专业公司 Advanced Accelerator Applications(AAA)公司研发,AAA 完成 Lutathera 的临床研究。该药物在获得突破性的临床数据后,先后获得欧洲药品管理局(European Medicines Agency,EMA)(2017 年)和 FDA(2018 年)的上市批准。Ⅲ期 NETTER-1 临床试验对 229 名无法手术的 SSTR 阳性晚期中肠神经的胃肠胰腺神经内分泌瘤(GEP-NET)晚期患者进行了研究。结果表明,Lutathera 能够显著减少 NETs 患者的肿瘤体积并延长患者的生存期。与传统的治疗方法(高剂量奥曲肽 LAR 治疗组)相比,Lutathera 使肿瘤体积缩小 65% 以上,延长了患者的无进展生存期(20 个月生存率百分比为 65%,对照组为 11%)和疾病缓解率(18%,对照组为 3%),同时疗效更持久、疾病稳定期更长。

2018 年 1 月,诺华宣布以 39 亿美元收购 AAA 公司,获得其 RLT 药物^{177}Lu-DOTATATE。2018 年 12 月,诺华再斥资 21 亿美元收购了 Endocyte 公司,获得 RLT 药物(Pluvicto)(^{177}Lu-PSMA-617)。^{177}Lu-PSMA-617 是针对前列腺特异性膜抗原(prostate specific membrane antigen,PSMA)阳性的转移性去势抵抗性前列腺癌(metastatic castration-resistant prostate cancer,mCRPC)开发的 RLT 药物。其临床Ⅲ期 VISION 试验的结果表明,与标准护理相比,Pluvicto 结合标准护理可将患者的

死亡风险降低 38%,并增加了患者的无进展生存期(8.7 个月,对照组为 3.4 个月)和总生存期(15.3 个月,对照组为 11.3 个月)。2022 年,Pluvicto 与一种用于 PSMA 靶向正电子发射断层扫描成像(PET)的示踪剂 ^{68}Ga gozetotid(Locametz)一起获得了 FDA 和 EMA 的批准。Pluvicto 也成为首个获批用于 mCRPC 的 RLT 药物。

上述两种 ^{177}Lu 药物的获批及诺华的两次收购,堪称放射性治疗药物乃至整个放射性药物领域的里程碑事件,极大地激发了人们对放射性药物的研发及投资热情。

(三) 放射免疫治疗药物

2000 年代初期,抗体偶联技术的发展促进了基于单克隆抗体(mAb)的靶向放射免疫治疗药物的研发。Zevalin(钇 - 90 标记的抗 CD20 单克隆抗体, ^{90}Y-ibritumomab tiuxetan)及其竞品 Bexxar(碘- 131 标记的抗 CD20 单克隆抗体, ^{131}I-tositumomab)是最早出现在市场上的这一放射性药物新类别中的两种,均被批准用于治疗非霍奇金淋巴瘤。

Zevalin 是由抗 CD20 单克隆抗体 ibritumomab 与 β 核素 ^{90}Y 通过螯合剂 tiuxetan 连接组成的,靶向癌症蛋白标志物 CD20。该产品由制药公司 IDEC Pharmaceuticals 开发,是 FDA 批准的第一个放射免疫治疗药物,相继被 FDA(2002 年)和 EMA(2004 年)批准用于治疗复发性或难治性、低度性或滤泡性非霍奇金淋巴瘤患者,且对利妥昔单抗耐药的患者仍具有较高的反应率,同时也可作为一线化疗取得部分或完全缓解的滤泡性非霍奇金淋巴瘤患者的巩固治疗手段。

Bexxar 是由抗 CD20 单克隆抗体 tositumomab 与 β 核素 ^{131}I 共价结合组成的。该药物于 20 世纪 90 年代末开始研发,获得了较好的临床试验数据,其关键研究招募了 40 名非霍奇金淋巴瘤患者,这些患者在尝试利妥昔单抗免疫治疗和几轮化疗失败后已没有其他治疗方法可选择。Bexxar 的疗效持续超过 2 年(中位 25 个月),63% 的患者肿瘤明显缩小,29% 的患者病情完全缓解。这些结果得到了另外四项单臂研究的支持,总体缓解率范围为 47%～64%,中位缓解持续时间为 13～16 个月。该药物于 1994 年被 FDA 授予孤儿药资格,于 1998 年获得快速通道资格;2003 年,其获得 FDA 和 EMA 批准,用于治疗利妥昔单抗难治性或化疗后复发的患者;2004 年,其适应证扩大到未接受过利妥昔单抗治疗的患者;2006 年,Bexxar 的使用量达到顶峰,此后其销售额开始以每年 30% 的速率下降;2014 年,出于销量下降的预测和替代疗法可用性的考虑,Bexxar 停止生产。

(四) 阿尔法核素治疗药物——二氯化镭(^{223}RaCl$_2$)

当 β 核素治疗药物 Zevalin 和 Bexxar 出现时,使用 α 核素的靶向放射性核素疗法也在开发酝酿中。

Xofigo(^{223}RaCl$_2$)是第一个进入市场的 α 核素药物,它的上市开启了 α 核素药物研发的新纪元。Xofigo 由 Algeta 公司开发,后来由 Bayer(拜耳)公司以 29 亿美元收购。在其Ⅲ期 ALSYMPCA 临床试验中,与安慰剂相比,该药物可使患者死亡风险降低 30%,并将患者的平均寿命从 11.2 个月延长至 14.0 个月。FDA 于 2013 年批准 Xofigo 上市,用于对伴症状性骨转移且无已知内脏转移的 mCRPC 患者的治疗,EMA 于 2018 年批准其上市。

Xofigo 具有高功效和靶向特异性,注入血液后,其活性成分 ^{223}Ra 离子会像钙离子一样出于自然趋向性与骨骼的羟基磷灰石形成复合物,而选择性地靶向骨骼,进而治疗肿瘤骨转移,其对骨转移区域具有高度特异性。不同于 β 核素药物如 ^{89}SrCl 和 ^{153}Sm-EDTMP 仅能缓解骨转移引起的疼痛,Xofigo 除能减缓晚期前列腺癌骨转移患者的疼痛外,还体现出较强的治疗作用,从而延长患者生存期,而通常该类患者已无太多可供选择的治疗方案。

尽管 Xofigo 的市场表现明显优于同期的其他放射性治疗药物,巅峰时期的年销售额达到 3 亿～4 亿美元,但它也面临着巨大的挑战。首先,前列腺癌的药物市场发展迅速,Xofigo 有许多非放射性的药物竞品;其次,在 2017 年开展的一项临床试验中,使用 Xofigo 与 Zytiga(醋酸阿比特龙, abiraterone acetate)联合治疗化疗前的 mCRPC 患者,由于联合用药比单独使用醋酸阿比特龙导致了更多的骨折和死亡事件,使得该试验被提前终止,这也引起了人们对其安全性的担忧;最后,Xofigo 还面临着与新近批准的靶向 RLT 药物 Pluvicto 的竞争,与 Xofigo 不同,药物 Pluvicto 不限于骨转移,可在更广泛的 mCRPC 患者群体中发挥作用。

尽管面临着诸多挑战,Xofigo 仍然是一种已获批准的治疗前列腺癌骨转移的有效治疗药物,且仍有多项与该药物相关的临床试验正在进行。

三、阿尔法核素靶向治疗的兴起

近年来,靶向放射性治疗药物开发发展迅速。尽管 β 核素标记的奥曲肽及其类似物以及 PSMA 小分子抑制剂已逐步进入临床试验,并取得了显著疗效,但部分肿瘤患者在接受 β 核素标记的靶向药物治疗后,病情仍不能得到较好的控制。例如,虽然发射 β 射线的 ^{177}Lu-PSMA-617 已显示出对 mCRPC 具有良好的治疗效果,但仍有约 30% 的患者对 ^{177}Lu 耐受或治疗后病情仍持续进展,且弥漫性骨髓浸润的患者是禁用此类药物的。因此,针对利用其他疗法(包括化疗等)难以治疗以及对发射 β 射线的药物治疗无效的晚期患者,α 核素靶向治疗药物是一种新的选择。

TAT 技术属于靶向放射性核素治疗(targeted radionuclide therapy,TRNT)的范畴,TAT 可以对原发性和转移性肿瘤进行全身性的靶向治疗,对白血病、mCRPC、NETs、卵巢癌、转移性黑色素瘤等疾病,尤其对血液系统肿瘤及全身广泛分布的微小肿瘤、散在性肿瘤和微小转移灶展现出良好的治疗效果。临床研究表明,TAT 对大肿瘤和大体积疾病也具有显著的治疗效果,并对乏氧肿瘤、β 射线耐受肿瘤有效,其远端效应可实现细胞水平的全身适形放射治疗,在放射性药物治疗中具有显著优势。

^{223}RaCl$_2$ 注射液(Xofigo)作为首个获得 FDA 批准的 α 核素靶向药物已经上市。Sgouros 等利用 ^{213}Bi 标记的抗体 HuM195 对 9 名白血病患者进行了临床Ⅰ期的剂量爬坡试验,试验结果较好,这是首次在人体内使用 α 核素开展的临床试验。一些 α 核素靶向药物如 ^{225}Ac-PSMA-617,^{211}At-MX35F(ab')$_2$、^{212}Pb-TCMC-曲妥珠单抗等正处于临床研究阶段。此外,在新技术方面,如 TAT 与单克隆抗体、多肽、纳米粒子等靶向治疗方法相结合的融合疗法等也不断有新的尝试,且已取得了一定的成果。

医用 α 核素已受到了越来越多的关注,将来有可能替代 β 核素成为放射性靶向治疗的主力军。作为放射性靶向治疗药物家族的新成员,TAT 药物正在悄然兴起,在肿瘤治疗领域展现出了良好的应用前景。

第四节　阿尔法核素治疗面临的挑战

一、靶向阿尔法核素治疗药物的载体

近年来,基于 TAT 药物的论文及临床试验数量大幅增长,TAT 药物已成为放射性治疗药物和治疗核医学领域的研究热点。目前,处于临床试验阶段的 TAT 药物见表 1-2。

表 1 - 2 临床在研的 TAT 药物

核素	药 物	靶 点	肿瘤类型	临床阶段/期
^{225}Ac	^{225}Ac-MT1 - 201	MC1R	转移性葡萄膜黑色素瘤	I
	^{225}Ac-Lintuzumab	CD33	急性骨髓性白血病	I / II
	^{225}Ac-FPI - 1966	FGFR3	表达 FGFR3 的肿瘤	I / II
	^{225}Ac - DOTA-daratumumab	CD38	难治性浆细胞骨髓瘤	I
	^{225}Ac-FPI - 1434	1GF - 1R	实体瘤	I / II
	^{225}Ac - DOTA-M5A	CEA	肠癌	I
	^{225}Ac-JNJ - 69086420	HK2	前列腺癌	I
	^{225}Ac - J591	PSMA	前列腺癌	I / II
	^{225}Ac-PSMA-I&T	PSMA	前列腺癌	II
	^{225}Ac-RYZ101	SSTR	神经内分泌瘤	I / II
	(^{225}Ac - DOTATATE)	SSTR	神经内分泌瘤	I / II
^{212}Pb	^{212}Pb-DOTAM · GRPR1	GRPR1	表达 GRPR1 的肿瘤	I
	^{212}Pb-DOTAMTATE	SSTR	神经内分泌瘤	I
	^{212}Pb-Pentixather	CXCR - 4	非典型肺类癌	早期 I
^{227}Th	^{227}Th-BAY2701439	HER2	表达 HER2 的肿瘤	I
	^{227}Th-BAY2315497	PSMA	前列腺癌	I
^{211}At	^{211}At-OKT10-B10	CD38	浆细胞骨髓瘤	I
	^{211}At-BC8-B10	CD45	急性白血病、骨髓增生异常综合征	I / II

α 核素的载体主要有小分子配体、多肽、抗体和抗体片段以及纳米材料等,要尽量保证这些载体在体内高效到达靶肿瘤组织并可滞留足够长的时间,且不降解、不脱靶,从而减小对正常组织的辐射剂量。下面主要从药物载体的角度,对 TAT 药物的研发现状进行概述。

(一) 小分子靶向药物

小分子配体可以迅速渗透到肿瘤组织中,且能从体内循环系统中被快速清除,因此药物的毒性反应相对较低,是目前放射性药物研究中最常用的配体。近年来,靶向 PSMA 的小分子抑制剂和靶向成纤维细胞激活蛋白(fibroblast activation protein,FAP)的小分子抑制剂是放射性药物的研发热点。

PSMA - 617 和 PSMA I&T 是两种研究较多的 PSMA 小分子抑制剂,^{177}Lu-PSMA - 617 的成功商业化促进了业内对靶向 PSMA 的 α 核素药物的研发。第一项基于 PSMA 的 TAT 临床研究成果发表于 2016 年,两名患有 mCRPC 的患者接受了利用[225]Ac-PSMA – 617(100 kBq/kg)的治疗方法。第 1 例患者因弥漫性骨髓浸润不适合[177]Lu-PSMA – 617 治疗;第 2 例患者对[177]Lu 药物耐药。经[225]Ac-PSMA – 617 治疗后,两例患者的病情均有显著改善,血清中的前列腺特异性抗原(prostate specific antigen,PSA)降至可测量水平以下,临床影像学显示病灶完全缓解;此外,未见血液学毒性,唯一和治疗相关的副作用是口干症,这是由唾液腺的高摄取引起的。综合考虑疗效和毒性,[225]Ac-PSMA – 617(100 kBq/kg)的临床表现优于[177]Lu-PSMA – 617,尤其对不适于采用[177]Lu 药物治疗或对[177]Lu 耐药的患者别具疗效。在另外一项研究中,[225]Ac-PSMA – 617 被用于终末期 mCRPC 患者的末线治疗,研究结果显示,82%的初治患者 PSA 下降超过 90%,其中 41%的患者检测不到 PSA,并且在治疗后 12 个月仍处于疾病缓解状态。为减少治疗相关毒性特别是口干症,也开发了一些替代方案如"鸡尾酒"疗法,即[225]Ac-PSMA – 617 和[177]Lu-PSMA – 617 共同给药。

在一项有关[213]Bi-PSMA – 617 的临床研究中,一名 mCRPC 患者经常规治疗疾病进展后,接受了两个周期的[213]Bi-PSMA – 617 治疗,11 个月后通过 PET 显像观察到了明显的治疗反应。此外,患者的生化指标也显著改善,PSA 水平从 237 $\mu g/L$ 下降到 43 $\mu g/L$。然而,[213]Bi-PSMA – 617 的剂量学估算表明,尽管其剂量处于临床应用可接受的水平,但它比[225]Ac-PSMA – 617 具有更高的靶向损害。

FAP 高表达于肿瘤微环境中的肿瘤相关成纤维细胞(cancer associated fibroblasts,CAFs),是一个极具吸引力的恶性肿瘤诊疗靶点,以 FAP 为靶点的放射性治疗药物可以对 CAFs 产生电离辐射并发挥抗肿瘤效应,α核素靶向小分子抑制剂如[225]Ac-FAPI – 04 和[225]Ac-FAPI – 46 均在肿瘤模型动物体内展现出良好的疗效。

(二) 多肽靶向药物

多肽是氨基酸的低聚物,制备方便,清除迅速。生长抑素多肽类似物是近年来 NETs 靶向治疗研究的热点,FDA 已经批准 Lutathera([177]Lu -DOTATATE)上市用于 SSTR 阳性 NETs 患者的治疗。现也有多款α核素标记的靶向 SSTR 的药物正在开发。

研究表明,[225]Ac-RYZ101([225]Ac – DOTATETAT)治疗作为一种有前景的治疗选择,为[177]Lu-DOTATATE 难治或已达到其最大处方周期患者的治疗增加了一个新的维度。此外,也有临床前研究探索了其在小细胞肺癌治疗中的应用,结果表明,其对 SSTR 阳性的小细胞肺癌颇具治疗潜质,与卡铂和依托泊苷联合使用效果更佳。

以 DOTAM 为双功能配体,开发了[212]Pb 的 SSTR 靶向药物。在动物模型中,相关研究评估了[212]Pb-DOTAMTATE的治疗效果,结果显示,在接受 3 个治疗周期 370 kBq 的[212]Pb-DOTAMTATE 后,至第 31 周研究结束时,79%的小鼠的肿瘤消失。目前,一项[212]Pb-DOTAMTATE(Alpha Medix)的 I 期临床试验正在进行,初步结果已显示出该药物良好的安全性。诺华公司的靶向 FAP 的多肽药物[225]Ac-FAP-2286 处于临床 I / II 期阶段。

(三) 抗体靶向药物

抗体对细胞外抗原具有高度亲和力和特异性,G 型免疫球蛋白(IgG)单克隆抗体(mAb)是目前最常用的肿瘤显像和治疗载体,其分子量约为 150 kDa,但是单克隆抗体在血液中的循环时间较长,且到达肿瘤组织的量较少,在关键器官(尤其是肝脏)中积累增多。针对这些问题,研究者利用现代蛋白质工程技术生产抗体片段,并开发了单结构域抗体、双抗体、微型抗体、蛋白质支架和更复杂的双特异性抗体等。相关研究表明,抗体的重组片段不仅提高了药物的机体清除率,而且也相应地提高了肿瘤的渗透率。因此,抗体一直是靶向α核素治疗中最常用的靶向载体。

^{211}At-Anti CD45 和骨髓移植的协同治疗延长了弥散性白血病模型小鼠的生存期,且治疗后血清学毒性较小,4 周后白细胞计数恢复正常。目前,一种 ^{211}At 标记靶向 CD45 的放射免疫治疗药物已进入Ⅰ/Ⅱ期临床试验,用于治疗在供体干细胞移植前复发或难治性高风险急性白血病患者。

林妥珠单抗 Lintuzumab(也称为 HuM195)是一种人源化的靶向白血病细胞的抗 CD33 单克隆抗体,糖蛋白 CD33 在大多数髓系白血病细胞、骨髓单核细胞等细胞表面高表达,HuM195 与 CD33 结合形成的免疫复合物能迅速内化至细胞内,以确保 α 衰变发生在细胞内,因此,针对白血病的核素偶联药物的开发中,HuM195 已成为研究最多的抗体之一。相关研究评估了 ^{213}Bi-HuM195 在白血病患者中的药代动力学和剂量学(包括接受化疗后患者的最大耐受剂量)。该药物还开展了一项晚期髓性白血病患者的剂量爬坡试验。^{213}Bi 因受半衰期短的限制,后续对 ^{225}Ac-HuM195 的研究结果表明,单剂量 ^{225}Ac-HuM195 (kBq 范围)可诱导肿瘤消退,提高肿瘤小鼠的无进展生存期。基于良好的临床前数据,开展了两项Ⅰ期剂量爬坡临床试验研究,以确定 ^{225}Ac-HuM195 的安全性、药理学和生物活性,并将该药物与化疗相结合。目前 ^{225}Ac-HuM195 已进入Ⅱ期临床试验,以评估其在 60 岁及以上急性髓系白血病患者中的疾病缓解率,初步结果显示,接受 72 kBq/kg 剂量的患者的缓解率为 69%,然而,由于 4 级血小板减少的高发生率(46%),在接下来进行的临床试验中,将剂量降至 55.5 kBq/kg。

达雷妥尤单抗(Daratumumab)是一种针对骨髓瘤的抗体,用 ^{225}Ac 标记的 Daratumumab 在临床前体外和体内都显示出较好的抗肿瘤作用,该药物目前处于Ⅰ期临床。

除了血液系统恶性肿瘤之外,已开发出几种针对实体肿瘤的放射性药物。胰岛素样生长因子受体(IGF-1R)是一种在多种肿瘤细胞表面过表达的致癌蛋白。以免疫缺陷小鼠结直肠癌、放射耐药肺癌或前列腺癌异种移植肿瘤为模型,对 ^{225}Ac 标记的 AVE1642(一种靶向 IGF-1R 的单克隆抗体)的治疗效果进行了评估,结果显示,单剂量(1.85~14.8 kBq)的抗肿瘤效果明显,肿瘤体积明显减小。该药物现已处于Ⅰ/Ⅱ期临床。

曲妥珠单抗(Trastuzumab)是另一种 IgG 抗体,靶向人表皮生长因子受体 2(HER2),用于治疗实体肿瘤,如乳腺癌、卵巢癌和胃癌。一项早期研究探索了 ^{213}Bi-曲妥珠单抗对结肠癌和胰腺异种移植肿瘤模型的治疗效果,结果显示,该药物在两种模型中都表现出抗肿瘤作用。另一项随访研究比较了 ^{212}Bi、^{213}Bi 和 ^{212}Pb 标记 Trastuzumab 的治疗效果,结果表明,^{212}Pb 具有更好的治疗指数,并且只需要较低的剂量(370~1 480 kBq)就能产生有效的细胞毒性反应。还有一项初步研究证实了 ^{227}Th-Trastuzumab 在乳腺癌和卵巢癌细胞系中的治疗作用。

目前,靶向 α 治疗药物的研究呈现出从短半衰期核素转向长半衰期核素的趋势,因此 ^{225}Ac 和 ^{227}Th 已成为 TAT 药物中的热点核素。

（四）纳米制剂

纳米材料具有高表面体积比、高负载能力和易于功能化的特点,从而具有高通透性、高细胞摄取性能和滞留效应,可透过肿瘤细胞的血管内皮间隙,携带 α 核素进入肿瘤组织,对肿瘤细胞产生内照射损伤,因此,对纳米材料的开发也是近年来研究的重点。纳米颗粒表面被靶向分子功能化后,可促进药物在癌细胞中的剂量积累和细胞毒性作用。将靶向 α 核素疗法和纳米制剂策略相结合,可能具有潜在的协同治疗效应。

纳米粒子不仅能改变 α 核素的生物分布和药代动力学,同时也可改变 α 衰变过程中子体核素的再分布:纳米粒子或脂质体可以隔离 α 衰变产生的子体核素,防止其释放到血液中。

根据相关研究报道,用于递送 α 核素的材料类别主要包括自组装的囊泡结构(脂质体和聚合物体)、碳纳米管和无机纳米颗粒(层状纳米颗粒和沸石)等。最早用于放射性核素递送的纳米颗粒之一是沸石纳米结构,研究表明,通过使用多孔沸石纳米颗粒作为递送材料,可使 ^{223}Ra 气态子体 ^{219}Rn 的保留率达到 90%～95%。通过将 α 核素包裹在多孔材料中,可减少子体释放,例如,由包裹 ^{223}Ra 的 $LaPO_4$ 制成的纳米粒子壳能够在 35 d 内保留高达 88% 的 ^{223}Ra(及其子体)。类似的策略即用多孔纳米材料或纳米颗粒外壳包裹也被用于提高 ^{225}Ac 子体的保留率。

Karpov 等最近的一项工作证明了金属涂层的包裹作用,组织学分析显示,将 ^{225}Ac 包裹在二氧化硅核中,并涂上金或二氧化钛,在给药后 10 d 内未产生明显的毒性作用,且在非靶器官中未检测到放射性摄取。用 ^{225}Ac 标记的二氧化钛纳米颗粒被靶向神经激肽-1(NK-1)受体的肽片段功能化,可选择性地将 ^{225}Ac 递送到胶质瘤细胞。另外,也可以将 ^{225}Ac 掺入脂质体纳米颗粒中,这些纳米颗粒可以穿过血脑屏障,并通过整合素 $\alpha_v\beta_3$ 靶向分子将 α 核素的细胞毒性剂量传递给胶质母细胞瘤细胞。除了 ^{225}Ac,金纳米颗粒也被用于递送其他 α 核素,如 ^{211}At。

尽管目前基于纳米制剂策略的治疗 α 核素均处于临床前阶段,尚未开展临床试验,但纳米技术的临床应用将逐渐成熟,为靶向治疗提供了更广阔的应用前景。

二、阿尔法核素治疗面临的困难与挑战

靶向 α 治疗已被证明对多种癌症包括对传统治疗产生抵抗或耐药的肿瘤,是一种有效治疗策略。但由于一些困难和挑战,靶向 α 核素治疗还没有像其他疗法那样成为肿瘤学的金标准治疗方法。目前,已上市和处于临床试验阶段的 TAT 药物,其临床前安全性研究、临床试验以及上市后的不良反应,均表现出不同程度的肝肾毒性、血液毒性和骨髓抑制,这些不良反应主要是由于 α 核素药物体内稳定性、核素脱靶、衰变子体再分布、高 LET 特性等原因造成的,这也是开发 α 核素药物都会面临的挑战。

1. 阿尔法核素的子体核素

用于靶向治疗的 α 核素往往处于一个衰变链中,部分衰变链复杂的 α 核素,会经多次 α 衰变和 β 衰变,在衰变至稳定核素之前会有一系列子体核素产生,这给 TAT 药物的开发带来了诸多挑战。

α 核素在使用中需要考虑子体核素的反冲脱靶问题,子体会出现反冲效应,反冲之后的子体具有较大的动能,很容易脱离化学键的束缚而从靶点脱离。子体不受控制地循环和沉积,随着循环系统在体内重新分布并对正常组织器官造成一定的辐射损伤,导致脱靶毒性作用。

使子体反冲最小化以尽量减小使用过程中子体反冲脱靶的影响是扩大靶向 α 核素治疗药物应用的基本步骤,靠设计新的配体不能有效解决反冲子体的问题(因为螯合剂需要承受的能量太大)。目前,解决措施主要有:① α 核素封装于纳米载体中。目前有些可封装 α 核素的新型纳米制剂已显示出保留反冲子体的能力,但这些纳米制剂的测试仍处于临床前阶段,距应用于患者治疗还有较远的距离。② 选择适宜的靶向分子,使药物能被肿瘤细胞快速摄取。③ 局部给药。

这些子体核素也对药物开发的处方工艺及质量稳定性提出了挑战,同时,带衰变链的 α 核素的定量测量也是难题之一。子体核素仍然会发生进一步的衰变,释放不同形式、多种能量的射线(α、β、γ),加之母体核素与子体核素平衡状态的不同,都会加大对母体核素及子体活度进行快速、准确测量的难度,对其放射化学纯度的精确测定也变得更为复杂。目前用于 β 核素药物测量的 Radio-TLC、Radio-HPLC 等放射性检测器不具备核素甄别能力,无法满足 TAT 药物的研发要求。

2. 配合物的稳定性

为了实现最佳的治疗效果,针对特定肿瘤,应使 α 核素的物理半衰期、相对生物学效应与载体的大小和生物半衰期相匹配。使用发射 α 粒子的放射性核素治疗剂必须利用其固有的组织靶向特性,或者需要将放射性核素稳定地结合到靶向配体上,从而促进其对肿瘤的识别。TAT 药物在体内的稳定性取决于母体放射性核素的化学性质。例如,^{211}At 作为一种卤素,其化学性质有利于对单克隆抗体的直接放射性标记;而其他发射 α 粒子的核素大多具有金属性质,需要螯合反应来标记抗体、肽和小分子;也有一些放射性核素不能与螯合剂形成稳定的配合物,比如,^{223}Ra 与生物分子的螯合和结合在很大程度上是不成功的。

α 衰变引起的药物辐射自分解效应更强,会导致化学键断裂从而使核素从配体中脱落,考虑到血液中存在着不同的蛋白质及其具有的高结合能力,这些脱落的放射性核素与其原始配体重新结合的可能性相当小,使得药物的体内稳定性变差。游离的放射性核素和金属,特别是 f 区元素(镧系元素和锕系元素)对生物受体具有高结合亲和力,这会导致其随内源性螯合作用而沉积在组织中。由于多种生物过程被破坏,放射性金属(及其衰变产物)的体内污染还会导致金属和放射性毒性,详见表 1-3。

表 1-3 脱落的放射性核素组织分布与相关毒性

脱落的放射性核素	组 织 分 布	相关不良反应
^{225}Ac	肝脏	肝功能异常
^{211}At	甲状腺	未报告(I 期临床试验)
^{213}Bi	肾脏	肾毒性
^{212}Pb	小肠	腹痛
^{223}Ra	肠道细胞膜	恶心、腹泻、呕吐和外周水肿

3. 核素的供应

快速、高效、经济的核素制备及分离纯化是核素能投入规模化临床应用的必备技术,足量 α 核素的获取是制约其临床应用的亟待解决的问题。在临床上实施靶向 α 治疗要求 α 发射体易于获得且成本合理,而这两个条件目前尚未满足。例如,目前 ^{225}Ac 的产量每年仅能支持几百名患者的用量,且预计在不久的将来,没有一个单一的生产来源能够达到规模从而使 ^{225}Ac 的使用足够广泛。但是,随着 α 核素靶向治疗显示出越发突出的临床获益,更多的人力物力被投入进来解决核素短缺的问题,供应问题只是暂时的技术问题。

4. 耐药

尽管缺乏对 α 辐射的耐药机制的研究,但癌细胞可能会发展出应对 α 核素辐射递送的耐药策略,比如下调药物靶向的表面蛋白的表达等。因此,有必要扩大现有的靶向药物和表面靶向位点库以应对具有获得性耐药的肿瘤以及低抗原表达的癌症。

5. 治疗剂量评估

临床需要一个合理的剂量学标准以指导用药,在保证疗效的同时避免出现毒副作用。目前,虽已有关于 α 核素药物安全剂量方面的研究,但关于其用药剂量仍处于探索阶段。α 核素及其子体的剂量测定计算更具挑战性,因为需要考虑的因素范围很广,比如,肿瘤内和肿瘤间的异质性,包括抗原表达和血管形成的变化,都会严重影响药物与癌症细胞之间的相互作用。在这种情况下,配对采用诊疗一体化药物是相对可行的替代方案,但是,诊断成像并不能提供关于子体再分布及其影响的信息。

三、阿尔法核素治疗的未来展望

TAT 在肿瘤学中是一种非常有前景的治疗方法,这种疗法通过在靶向药物的引导下将高细胞毒性的 α 核素递送到肿瘤部位。α 核素产生的辐射比其他类型的辐射更有利于对肿瘤细胞的杀伤,因为它们具有更高的 LET 和更窄的路径范围,具有更高的治疗性能和更低的潜在副作用。对 FAP、趋化因子受体(CXCR4)、NTSR1、胆囊收缩素 2 受体(CCK2 - R)、表皮生长因子(EGFR)、HER2、程序性死亡配体 - 1(PD - L1)等新靶点的不断探索,靶向小分子、多肽、单克隆抗体、蛋白药物等新型药物的不断涌现,螯合(放射性标记)、检测和剂量学等方面的技术进步,对同位素和疾病特征更为深入的认识,这些因素均有力地推动了 TAT 药物研究的发展,特别是在微小肿瘤、散发性肿瘤和微小转移灶的靶向治疗方面,显示出了可喜的应用前景。

尽管靶向 α 核素治疗在临床前和临床研究中都取得了积极的结果,尤其体现在某些对传统治疗具有抵抗性的肿瘤采用该方法可被部分或完全清除,但 TAT 仍面临一些挑战,比如,放射性核素稀缺、精确的剂量测定及计算和药物的子体释放等方面的问题。不断有新的研究工作针对性地解决这些问题,例如,研究发现 TAT 药物的毒性可以通过对靶向分子和螯合剂的改进而最小化;一些新的脂质体或纳米颗粒递送系统具有递送更高剂量的能力,并且减小子体向邻近组织的释放;进一步开发并改进适用于发射 α 粒子放射性核素的剂量测定方法等。

目前,国外已有多个大型药企及科创公司正在进行 α 核素药物的研发:Bayer(拜耳)公司建立了开发靶向 PSMA 抗原(前列腺癌)、靶向间皮素(MSLN)和 HER2 抗原(乳腺癌、胃癌等)的 α 核素(主要为 ^{227}Th)药物研发平台;RayzeBio 公司聚焦 ^{225}Ac 与大环肽类似物标记,实现肿瘤靶标特异性结合;德国 ITM 公司也正在进一步推进包括 ^{225}Ac 标记药物在内的肿瘤适应证拓展研究;美国 Lantheus 公司正在开发 ^{227}Th-PSMA 药物;全球知名药企诺华公司、澳大利亚 Telix 公司均在开展针对前列腺癌靶向治疗的 ^{225}Ac 核素药物 I 期临床试验;放射性疗法制药公司 POINT Biopharma 的核心产品包括 ^{225}Ac 标记的 FAP 和 PSMA;美国 Fusion Pharmaceuticals 公司作为主推 TAT 药物的放射性制药公司,正在进行针对 IGF - 1R、成纤维细胞生长因子受体 3(FGFR3)、神经降压素受体 1(NTSR1)靶点的 ^{225}Ac 药物(^{225}Ac-FPI - 1434、^{225}Ac-FPI - 1966、^{225}Ac-FPI - 2059)的临床 I 期研究。

据不完全统计,目前处于临床前研究的 α 核素药物管线近 40 个,处于临床 I 期的有 20 多个,2020 年全球 α 核素市场估计为 6.7 亿美元,预计到 2027 年将增长至 52 亿美元。相关专业的新公司的成立、有前景的临床试验数据、更多放射性配体治疗产品的进展以及投资者资金的流入,都为这一领域的不断扩大作出了贡献。以临床需求发展为导向,开发更多的 TAT 药物将是未来放射性药物发展的一个重要方向。

第五节　阿尔法核素及治疗的相关术语

近年来,随着核素类药物的蓬勃发展,尤其是治疗性核素药物逐渐走入人们的视野,建立中英文对照的标准术语体系至关重要。建立该标准的核心目的如下:

（1）促进国内外的学术交流，帮助学者们在建立共识标准术语的基础上更加有效地进行科学交流。

（2）促进学者和商业化合作伙伴的交流，帮助学者们更加科学和高效地将学术发现讲解给有一定背景知识的非专业人士，从而促进科学成果商业化，提高核素类药物的大众接受度。

（3）提供参考标准，促进标准术语广泛及正确地使用，避免使用容易产生歧义、误会，或者模棱两可的术语。

（4）建立核素类药物领域独有的有关专业术语的标准用法。

（5）填补现有的中英文对照核素类药物标准术语的空白。

2015年，为了满足核素类药物领域快速发展和频繁出现的不一致的学术术语使用，欧洲核医学学会的药物开发委员会成立了一个国际工作小组，旨在建立核医学和核素类药物领域的标准术语。该工作小组的成员由欧洲核医学学会、放射药物科学学会、美国核医学与分子影像学会和国际放射药物药理学会的会员组成。该工作小组成立之后，在全球范围内展开了问卷调查，并且搜集整理了相关问题和资料。经过两年的时间，工作小组最终在2017年召开的国际核素药科学学会上公开了标准术语指南。经过一系列的公开讨论和意见反馈，该标准术语指南于2017年年底发表。

本章节在此基础上，结合我国核医学科、核素类药物和放射化学的发展情况，总结出中英文对照的标准术语，供大家参考。

1. 放射性，活度及其单位

放射性（radioactivity）是放射性同位素（又称放射性核素，radionuclide，radioisotope）自发产生核反应，并且进行放射性衰变的现象。

放射性活度简称为活度（activity），是测量放射性含量的术语，其国际标准单位为贝克（Becquerel，Bq），另外一个常用单位是居里（Curie，Ci）。

2. 放射性核素，同位素和核反应

放射性核素（radionuclide）一般定义为含有放射性的同位素。Radionuclide有时可与radioisotope互换，但是radioisotope是统称，而radionuclide通常指具体的某个放射性核素。根据放射性核素的物理性质，可以将其分为贝塔核素（β-particle emitting radionuclide），简称β-emitters；阿尔法核素（α-particle emitting radionuclide），简称α-emitters，以此类推。核反应通常以方程式描述，比如，$^{18}O(p, n)^{18}F$是生产氟-18所发生的核反应，其中，^{18}O是起始物同位素，其可以是放射性的也可以是非放射性的；p指质子，此处表示引发核反应的粒子（incidental particle）；n指中子，此处表示核反应产生的产物核素之外的粒子。

3. 比活度及摩尔比活度

比活度（specific activity）描述每一克被测物质的放射性活度，通常用其来描述作为放射化学起始物的放射性核素的性质。根据因放射性核素的生产和纯化流程所导致的不同比活度，可以将放射性核素分为有载体（carrier-added）和无载体（no-carrier-added）的核素。例如，用核反应堆和镥-176靶材直接生产的镥-177是有载体的核素，因为镥-176靶材并不能通过化学方法从镥-177放射性核素中分离出来，因此镥-177产品中的镥-176就是载体。相反的，同样用核反应堆生产，如果使用镱-176靶材生成镱-177，镱-177衰变生成镥-177，此时，镥-177产物可以通过化学方法从镱同位素中分离出来，那么通过此种方法生产的镥-177不含有非放射性的镥-176

载体,所以是无载体放射性核素。比活度通常也用来量化成药后的放射性核素药物。

类似地,摩尔比活度(molar activity)指每一摩尔的物质的放射性活度。因为比活度和摩尔比活度的性质,描述测量的比活度值的同时,必须写明测量时间。

4. 放射化学产率

放射化学产率(radiochemical yield,RCY)是指放射化学标记反应中,同一放射性核素在产物中的放射性活度与放射性核素在起始物中的放射性活度之比,同时还要进行衰变矫正(decay correct),将这两个放射性活度值矫正到同一时间。因为在放射化学过程中,放射性核素的物质的量往往远小于其他反应物的物质的量,所以用放射化学产率描述核素药标记和放射化学过程的产率。

5. 放射化学纯度

放射化学纯度(radiochemical purity)常用来判断产物中除了所需要的放射性物质外,是否含有其他放射性物质(同放射性核素)。放射化学纯度和化学纯度不同,因为在100%放射化学纯的产品中,仍然有可能含有其他非放射性的化学物质。类似的概念,放射性核素纯度(radionuclidic purity)指产物中非主要(杂质)放射性核素的含量;放射性同位素纯度(radioisotopic purity)是指产物中同元素但是不同核素的含量,但并不包括不同元素的放射性核素。

6. 放射性核素药物治疗和靶向核素药物治疗

放射性核素药物治疗为 radiopharmaceutical therapy(RT);放射性核素靶向治疗为 targeted radionuclide therapy(TRT);针对阿尔法核素的阿尔法核素靶向治疗为 targeted α-particle therapy(TAT);基于多肽和多肽受体的核素药为 peptide receptor radionuclide therapy(PRRT);基于蛋白和配体的核素药为 radionuclide ligand therapy(RLT)。国际药企诺华集团的上市产品 Pluvicto 就是 RLT 的典型代表。

7. 辐射剂量学

辐射剂量学(radiopharmaceutical dosimetry)是通过药物代谢和药物动力学来计算放射性核素药给生物组织所产生的辐射剂量的学科。

8. 辐射自裂解

辐射自裂解(radiolysis)是指放射性核素药的放射性对药物本身和药物在溶液中微环境的负面影响。辐射自裂解来源于放射性核素药的辐射剂量对药物溶液微环境,和分子本身产生的裂解效应,可降低药物的放射化学纯度,产生杂质放射化学产物。

此章节建立的中英文对照的标准术语,可以为放射化学、放射药学、核医学和核素药物治疗等领域之间的高效、科学的交流奠定基础,对核素药物的商业化推广也有一定的促进作用。

9. 吸收剂量

电离辐射授予单位质量物质的平均能量 de 与该单位物质的质量 dm 之比,称为吸收剂量(absorbed dose)即:$D = de/dm$。

吸收剂量是反映被照射物质吸收电离辐射能量大小的物理量。吸收剂量的国际制单位:Gy(戈瑞)。

10. 照射量

X 射线或 γ 射线在质量为 dm 的空气中释放出的全部正、负电子,完全被空气所阻止时形成的同种符号离子的总电荷绝对值 dQ 与空气质量 dm 之比,称为照射量(exposure)。即:$X = dQ/dm$。

照射量是直接度量 X 射线或 g 射线对空气电离能力的量。照射量的国际制单位:C·kg^{-1}(库仑·千克$^{-1}$)。

11. 当量剂量

当量剂量(equivalent dose)是反映各种射线或粒子被吸收后引起的生物效应强弱的电离辐射量。它不仅与吸收剂量有关,而且与射线种类、能量有关,当量剂量是在吸收剂量的基础上引入一个与辐射类型及能量有关的权重因子(w_R)得到:$H_{t,R}=w_R \cdot D_{t,R}$。式中:$D_{t,R}$称器官剂量,是辐射 R 在组织或器官 T 中产生的平均吸收剂量。国际制单位:Sv(希沃特),$1 \text{ Sv}=1 \text{ J} \cdot \text{kg}^{-1}$。

(本章作者:杜进　李洪玉　冯钰天)

第二章

阿尔法核素与辐射防护

从发现铀的放射性,到临床医用核素,已历经百年。近年来,医用同位素的高速发展,使放射性核素药物在临床应用上得到了空前的重视,但不可忽视的是,大量放射性药物的使用,也会带来一系列放射卫生学方面的问题,放射性核素的合理应用与辐射防护的动态平衡也在不断地促进着核医疗与辐射防护的发展。在充分利用阿尔法核素等电离辐射的同时,必须严防 α 射线带来的健康损害和环境污染的风险。因此,本章主要介绍 α 核素放射防护的基本理论知识、工作场所及人员的辐射防护等。

第一节　辐射防护的基本理论知识

电离辐射防护是一个与放射源使用密切关联的系统工作,不管是天然放射性照射,还是人工辐射源使用、医疗照射等,辐射防护是其能正常开展工作的前提,而辐射防护三原则是指导一切放射源实践活动的核心,贯穿于辐射防护的全过程。

一、放射源实践

放射源实践的含义为任何引入新的放射源或照射途径,或扩大受照人员范围,或改变现有的照射途径,从而使人们受到照射或受到照射的可能性或受到照射的人数增加的人类活动。具体为:① 放射源的产生和放射性物质在医学、工业、农业或教学与科学研究中的应用,包括与已涉及或可能涉及辐射或放射性物质照射的应用有关的活动;② 核能的生产,包括核燃料循环中涉及或可能涉及放射性物质照射的各种活动;③ 某些加以控制的涉及天然放射源照射的实践等。简单而言,放射源实践是指使总的辐射照射增加的受控人类活动。

由于辐射情况与事件的发生过程涉及较多放射源,这些放射源可大致归纳为三种状态:一是为开发、生产和应用的目的,经计划慎重选择引进的受控正常运行的放射源(如各种辐射实践);二是在计划运行过程中,因操作失误、设备故障或自然灾害等,或因恶意事件而演变成的失控状态的放射源;三是早已存在的天然放射源等。基于上述三种状态的特性,依次出现了计划照射实践、应急照射实践和现存照射实践,导致个人、人群或公众受到照射。个体或多个个体可能受到单一放射源的照射,也可能受到多个放射源的照射,但总有一个起主导作用的放射源。

（一）计划照射实践

计划照射是指那些在照射发生之前可以对放射防护进行预先计划的,以及那些可以合理地对照射的大小和范围进行预估的照射情况。在引入一项计划照射时,应当考虑与放射防护相关的各个方面,包括设计、建造、运行、退役、废物管理,以及占用的土地和设施的恢复,并需考虑潜在照射及正常照射。计划照射也包括对患者的医疗照射。所有类型的照射都可能在计划照射中发生。

计划照射应当对正常照射以外的条件引起的潜在照射有适当的重视,应当对潜在照射评价和放射源安全等相关问题给予应有的关注。由于引进了辐射实践活动,必然会产生两种照射:一是正常照射,即可以预期发生的某一确定水平的照射;二是潜在照射,即预期不一定发生的照射,由于偏离了计划情况而可能存在非计划的照射。

1. 计划照射

国际放射防护委员会(International Commission on Radiological Protection,ICRP)在第 60 号出版物的建议中,将计划照射主要分为职业照射、医疗照射、公众照射。

(1) 职业照射

《国际放射防护委员会 2007 年建议书》将职业照射定义为:工作人员在工作时所受到的照射。任何有害物质的职业照射包括所有工作过程中遭受的照射,而不问其来源。然而由于辐射无处不在,直接应用上述定义势必将使所有工作人员受到放射防护的管理,所以职业照射仅限于在正常场合下,运营管理者或操作者在负有责任的情况下所受到的照射,职业照射不包括来自豁免实践的照射。

《电离辐射防护与辐射源安全基本标准》(GB 18871—2002)对于职业照射的定义为:除了国家有关法律法规和国家标准所排除的照射以及依据其予以豁免的实践或源所产生的照射外,工作人员在其工作过程中所受到的所有照射。在实际工作过程中,雇主对工作人员的防护负主要责任。此外,放射源的许可证持有者(如果与雇主不同)也对工作人员的防护负有责任。职业照射过程中对于工作人员的界定必须明确,ICRP 将工作人员定义为任何专职、兼职或临时性受雇于雇主的人员,而这些人员清楚知道关于职业放射防护的权利和义务。自主经营者既是雇主又是工作人员。从事涉及辐射的医疗职业工作人员所受照射也属职业照射,在医疗卫生领域主要指直接从事放射相关工作的照射,在放射性药物生产方面主要指合成、分装、运输等过程受到的职业照射。

(2) 医疗照射

医疗照射是指为了诊治疾病、照顾或抚育患者的人员,健康、保健体检的被检者,以及为生物医学研究目的的志愿者所接受医用电离放射源的照射。在受到医疗照射的群体中,以诊治疾病的患者占绝大多数,对于这一受照群体国内外尤为关注。《国际放射防护委员会 2007 年建议书》中把医疗照射特别加以限定为患者的医疗照射,由此可见医疗照射是指在放射诊断、核医学诊疗、介入放射学诊疗和放射治疗过程中患者所接受的医用辐射的照射,但是在放射性核素治疗中对患者的抚育者或照顾者以及生物医学研究中的志愿者的防护也应给予考虑。

医疗照射实践属于计划照射情况,但由于其特殊的一面,又需要有与其他计划照射情况不同的防护方案。医疗照射的特殊性表现为:① 患者和被检者从自身诊治疾病或保健体检的目的出发是自愿的有意识接受的照射;② 照射所带来的利益与潜在危险同在一个个体身上体现;③ 照射是不均匀的,只限身体有限部分,其剂量大小因人、照射方式、照射部位和照射频率变化较大。

(3) 公众照射

公众照射是指除职业照射和患者医疗照射之外的其他公众所受到的放射照射。公众照射可来自多种源,如人类的实践和大气层核试验及核事故。尽管天然放射源的照射是公众照射组分中最大的来源,但不能就此轻视较小的又比较容易控制的人工源对公众产生的照射,每个源可对多个个体产生照射。在实际的辐射医疗实践中,公众照射主要包括核医学诊疗后,患者体内的放射性核素发生的射线,尤其是 γ 射线对公众的照射,特别是对与患者近距离接触的公众。必须指出,针对怀孕工作人员的胚胎和胎儿的照射应当作公众照射来管理。

2. 潜在照射

计划照射是可以合理控制放射源的照射,是预知存在的某一确定水平的照射。然而,由于偏离计划的操作程序和事故,包括放射源的失控和恶意事件,可能会引起较高的照射。尽管这种操作程序是计划的,但这种引发高剂量的照射却不是计划发生的。ICRP 将这些照射称为潜在照射。偏离计划的操作程序和事故常常是可以预见的,并且它们的发生概率也是可以估计的,但是不能对它们进行详细的预测。即放射源的失控和恶意事件是不易预测的,因而需要有特殊的应对方法。

潜在照射与正常运行时计划操作引起的照射之间常常是相互联系的。例如,在正常运行期间降低照射行动可能会增加潜在照射的概率。又如,对长寿命的废物进行贮存而不是进行扩散排放,可以降低排放引起的照射,但可能会增加潜在照射。为了控制潜在照射,需要进行一些监督和设施维修活动,这些活动也可能会增加潜在照射。

在引入一个计划照射情况的计划阶段,就应当考虑潜在照射。例如,增加临床核医学活动,就应当认识到核医学科运营可能会增加潜在照射的可能性,在应用正当性和最优化原则时,应当充分考虑潜在照射。

核医学科潜在照射通常分为三种情形:第一种,涉及受照人数较少,尤其是操作者受照,其危害是直接影响到受照射人员的健康,例如,操作者可能擅自进入一个正在工作的场所,或未在屏蔽的情况下操作;第二种,涉及受照人数较多,尤其是放射性药物使用定量不准时,其不仅会增大危害患者健康的风险,也会增大附近人员其他危害;第三种,照射发生在遥远的未来且将长时期内释放剂量,例如,固体废物存放地点未及时清除,或清除不彻底,或遗落到未有监测的地方等,自发生后的很长时间内,潜在照射均伴随着相当大的不确定性。

(二)应急照射实践

应急照射实践,是指在一个计划照射的运行期间发生的或由恶意行为产生的或其他意外情况所致的照射情况。由于意外事件导致放射源的失控,可能会造成较高的照射剂量,此时需要采取紧急防护行动以避免或降低有害后果。

与"正常照射"相比,由于放射源失控而引起的照射称为异常照射,异常照射包括应急照射和事故照射。应急照射是指在辐射事故中,为抢救生命、防止伤害或制止事故扩大而采取的紧急行动中自愿接受的照射;事故照射是指因事故而使人员非自愿的、意料之外所受到的照射。

即使在设计阶段已经采取了措施降低潜在照射的概率和可能造成的后果,但仍可能需要提供相关的应急准备和响应。应急照射情况是意外情况,可能会引起公众成员或工作人员的照射或环境污染。照射可能是非常复杂的、由几个独立途径或是同时起作用、辐射危害可能伴随化学性危害等。因为实际的应急照射情况大多不可预测,所以防护措施需灵活地根据实际情况逐步开展。

由于存在多个、独立或同时、并随时间变化的照射途径的可能性,在实施防护措施时应着重于所有途径可能导致的总照射。因此必须制定总体防护规划,这个防护规划通常包括评估放射情况和实施不同防护措施。在应急照射情况演变期间,这些措施很可能随时间而发生变化,而当应急照射情况可能影响到明显不同的地理区域时,这些措施则可能随地点而发生变化。在应急照射情况下,当短时间内剂量可能会达到高水平时,应当对严重确定性效应的预防给予特别关注。在重大应急情况下，由于健康效应的评价是不确定的，必须对社会、经济和其他后果给予应有的考虑。

应急计划应发展成可以处理所有可能的情景。应急计划的制订是一个多步骤的反复过程，包括评估、计划、资源分配、培训、演习、监察及修订等。辐射应急响应计划应当整合到综合危害应急管理计划之中。假如发生应急照射情况，第一个问题就是判明应急情况的性质。初始响应应当以一种一致且灵活的方法按照应急计划去执行。最初实施的防护策略将是应急计划中针对相关事件所描述的那些对策。

应急响应程序不可避免地随着时间的推移从一个仅有很少信息向一个可能具有极多信息发展的过程，预期的防护和那些受影响的相关事物随着时间的推移也有极大的类似增加。应急照射情况考虑三个阶段：早期阶段（可以分为报警和可能的释放阶段）、中期阶段（以任何释放的停止和释放源再次得到控制为开始）和晚期阶段。在任何阶段，决策者都必须关注事件性质、对未来的影响、防护措施的有效性以及其他因素中受到直接或间接影响的那些因素。因此，一个有效的响应必须随着其影响的定期评价灵活地推进。

（三）现存照射实践

现存照射（既存照射、持续照射）是指由早已就位的放射源（如天然放射源）引起的照射情况。由天然放射源造成的照射是典型的持续照射。从放射防护的角度，更为关注的是那些可控天然放射源的照射情况。既往由事故或事件所造成的环境中长寿命放射性残留物的持续照射，也属于现存照射。现存照射引起公众的持续照射，其剂量率通常或多或少保持不变，是近乎恒定的，也可以是若干年期间内缓慢下降的，主要取决于核素的半衰期。

现存照射可能会产生足够高的照射，对此应当采取放射防护行动计划，至少需要考虑这些行动。典型的例子是住宅和工作场所中的氡，以及天然存在的放射性物质。对涉及现存的人工照射情况作出放射防护决策也是必要的，比如，因未按照辐射防护体系管理的操作而引起的放射性物质释放导致的环境中的放射性残留物，或来自一个事故或一个放射事件的放射性污染土地，还有一些剂量水平较低的现存照射。至于现存照射的哪些成分是没有责任进行控制的，需要监管机构作出判断，这不仅取决于放射源或照射的可控性，也取决于主要的经济、社会和文化状况，以及对放射源的排除和豁免。

现存照射情况可能是很复杂的，其可以涉及多个照射途径，并且通常会产生从较低至几十毫西弗（mSv）的年个人剂量分布。照射途径的多样性和个人习性的重要性将导致照射情况难以控制。

ICRP建议，参考水平可以作为现存照射的一个重要指标，参考水平应当与未实施现存照射情况下照射的最优化过程一起使用，其目的是实施最优化的或循序渐进的防护策略，将个人剂量降低到参考水平之下。然而，低于参考水平的照射也应进行评价以查明防护是否最优化或是否需要采取进一步的防护措施。最优化过程的终点不能固定在事先规定的水平，防护最优化水平取决于具体的情况。当防护行动已经实施时，参考水平也可用作评价防护策略有效性的准则。现存照射情况的参考水平通常应当设定在1～20 mSv范围内。

在现存照射情况下，个人应当知道相关的照射情况以及降低受照剂量的措施。当个人生活方式成为照射的关键环节时，还须对相关个人进行辐射监测、评价、教育与培训。例如，在核事故或辐射事件之后，生活在污染土地上的人们是这类照射的典型情况。在大多数的现存照射下，把照射降低到接近或近似视为"正常"情况的水平既是受照射个人的意愿，也是行政管理部门的意愿。

二、辐射防护的目的

辐射是能量的一种传播方式,在传播能量的过程中使物质发生电离。电离辐射的作用对象如果是人体,则会对人体产生辐射危害,这种危害可以发生在受照的个体,也可出现在其后代。人类在应用放射线的时候,就伴随着辐射危害的可能,所以,电离辐射的实践和放射防护应如同一驾马车的两个车轮一样需并行,不可偏废。

伦琴发现 X 射线不久,《德国医学周刊》报道了一位工程师因接触 X 射线而诱发放射性皮炎,这是人类第一次认识到 X 射线的辐射危害。电离辐射应用的初期,人们没有注意到辐射损伤的严重性,对辐射防护毫无意识,事后回顾性调查发现,至少有 336 名死者的死亡原因是辐射照射,其中,251 人的死亡源自辐射所致的皮肤癌,56 人的死亡源自辐射所致的恶性贫血或白血病。20 世纪 20 年代后人们逐渐认识到放射防护的重要性,并对电离辐射的应用加以必要的限制,职业辐射危害事件逐渐减少。历史上一些意外事件,比如,可移动放射源事故、辐射的医学应用事故和核电厂事故导致的电离辐射也危害了不少人。随着生产力的发展和科学技术的进步,人们已经积累了丰富的电离辐射防护知识和经验,在通常的职业照射条件下,能够很好地控制放射源的使用,人工辐射照射水平大大地降低,其造成的辐射危害也随之降低到可接受水平。放射防护在电离辐射的应用过程中,真正地起到了为人类保驾护航的作用。

确定性效应和随机性效应共同构成了电离辐射危害,这种危害不仅发生在受照者本人身上,也可能会发生在受照者的后代身上。人们可以通过一系列的防护手段,降低辐射危害,但不能完全消除辐射危害。基于这一问题,放射防护界就必须明确:既然不可以完全消除电离辐射的危害,那么放射防护有什么作用? 辐射危害降低到什么程度才能够被认为是安全的? 放射防护的目的是什么?

这些问题都不能以简单的方式回答,首先不能将辐射诱发的确定性效应和随机性效应相提并论。确定性效应存在阈剂量,对任何人,只要其器官、组织受到的辐射剂量达到相应的剂量阈值时,必然出现确定性效应(有害的组织反应),而且确定性效应的严重程度也必然会随着受照剂量的增加而加重。所以,在所有的辐射实践中,只要把人员受照剂量控制在器官或组织相应阈剂量以下,就完全可以避免有害的确定性效应发生,把确定性效应的发生概率降低到足够低。这说明通过有效的放射防护,可以完全避免确定性效应的发生。

与确定性效应不同,随机性效应不存在剂量阈值,它的出现是由于单个细胞受电离辐射后出现的变异,这种变异不仅不能被机体识别,还会通过细胞分裂的方式传给下一代细胞,甚至通过生殖细胞传给下一代个体,因此随机性效应不能完全被避免。在小剂量和低剂量率照射条件下,随机性效应和剂量之间呈线性关系,没有阈剂量,随机性效应一旦发生,其后果的严重性与辐射剂量无关。目前,在放射防护方面只能采取有效的措施或方法把随机性效应的发生概率限制到可以接受的水平,即发生概率在 $10^{-5} \sim 10^{-4}$ 范围内。通过有效的放射防护,不能完全消除随机性效应的发生,只能降低其发生的概率,这个可以被接受的范围就是职业人员的正常死亡率。

综上所述,放射防护的目的就是在使用电离辐射的过程中,尽量避免有害的确定性效应的发生,降低随机性效应的发生概率,使之达到可以接受的水平。

电离辐射是柄双刃剑,人们在从事电离辐射相关的实践中获得利益,但也存在潜在照射的风险。放射防护的目的一旦确立,放射防护的任务也随之明朗。放射防护的任务就是既要促进人类进行的有益的放射实践活动,推动核与辐射技术的利用和发展,又要最大限度地预防和降低由电离辐射造成的对人类健康的危害和对环境安全的影响。

三、辐射防护的原则

任何剂量的电离辐射都会带来一定程度的辐射危害,鉴于人们从事这些电离辐射活动的目的是获取相应的利益,为此不得不承担一定的危险。因此,在放射防护的保驾护航下,电离辐射实践活动必须围绕放射防护目的进行,为了达到这一目的,ICRP 制定了辐射实践正当性、辐射防护最优化和个人剂量限值的放射防护原则。由这三项原则构成的放射防护体系已被相关国际组织及绝大多数国家采纳。

ICRP 在 1990 年的建议书中,给出了实践和干预情况下的防护原则,这些原则是防护体系的基础,并且已提出了一套用于计划照射、应急照射以及现存照射情况的原则。在放射防护三原则中,实践正当性原则和防护最优化原则是与放射源相关的,适用于所有照射情况;剂量限值原则是与个人相关的,适用于计划照射情况。

实践正当性原则是指任何改变照射情况的决定都应当利大于弊。这意味着通过引入新的放射源、减小现存照射或降低潜在照射的危险,人们能够取得足够的个人或社会利益以弥补其造成的损害。

防护最优化原则是指在考虑了经济和社会因素后,遭受照射的可能性、受照射人员数目以及个人所受剂量的大小均应保持在可合理达到的尽可能低的水平。这意味着在主要情况下防护水平应当是最佳的,取利弊之差的最大值。为了避免优化过程的严重不公平,应当对个人受到特定放射源的剂量或危险加以限制。

个人剂量限值原则涉及的是受控放射源职业照射和公众个人受照剂量,是与个人相关的,它适用于除医疗照射外的计划照射情况。个人剂量限值是指除了患者的医疗照射外,任何个人受到来自受监管的放射源的计划照射的剂量之和不能超过国际放射防护委员会推荐的相应限值。

图 2-1 所示为计划照射情况下运用个人剂量限值与在所有情况下对单个放射源运用约束或参考水平之间的概念差异。

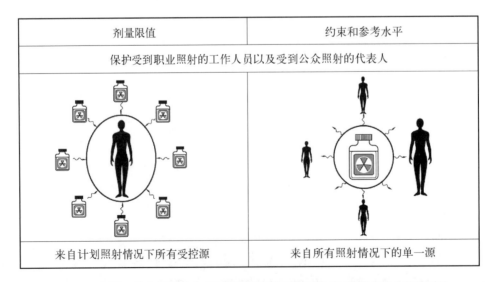

剂量限值	约束和参考水平
保护受到职业照射的工作人员以及受到公众照射的代表人	
来自计划照射情况下所有受控源	来自所有照射情况下的单一源

图 2-1 保护工作人员和公众成员的剂量限值与剂量约束、参考水平之间的对比

（一）辐射实践正当性

任何一项放射实践,在开展之前均需要综合考虑放射实践带来的利益和为此冒的风险。正当性原则是与放射源相关的,为实现对放射源的控制,减少放射实践对职业人员和公众的照射,在引入伴有辐射照射的任何实践之前,都必须经过正当性判断。它要求在进行任何伴有辐射的实践活动时,必须权衡利弊,只有在考虑了社会、经济和其他相关因素之后,引入的实践对个人或社会带来的利益足以弥补其可能引起的辐射危害时,该实践才是正当的。若引进的某种实践活动不能带来超过代价的纯利益,则不能采用此种放射实践。当然所考虑的后果不限于辐射危害,还包括该活动的其他危险和代价等。辐射危害有时只是全部危害中的一小部分,因此,实践正当性远远超越了放射防护的范围。正是由于这些原因,正当性判断应以净利益为正值。

1. 正当性原则的应用

针对职业照射和公众照射,正当性原则的应用有两种不同的方法,它取决于是否可以直接控制放射源。

第一种方法用于引入新的活动,在这里对放射防护预先进行了计划且可以对放射源采取必要的行动。正当性原则应用于这些情况,要求只有当计划照射对受照射个人或社会能够产生净利益且足以抵消它带来的辐射危害时才可以引入。必须注意,当有新信息、新技术出现时,该放射实践的正当性需要重新审视判断。

第二种方法用于主要通过改变照射途径,而非直接对放射源施加作用以控制照射的情况。在现存照射情况和应急照射情况下,正当性原则用于决定是否采取行动以避免进一步的照射。减小剂量的任何决定都会带来某些不利因素,必须由做出这种决定带来的利益大于危害来证明其是正当的。

在这两种方法中,政府或国家管理部门通常承担着判断正当性的责任,以确保最广泛意义上的国家利益和社会整体利益,因而不必对每个人有益。然而,用作正当性判断的信息可能包括许多方面,也可能是由政府部门以外的用户或其他组织或人员告知的。同样,经常通过公众磋商告知正当性判断,判断的依据之一就是相关放射源的大小。

2. 非正当性照射

情况特殊除外,以下与放射相关的实践都被认为是不正当的:

第一,故意添加放射性物质或进行活化,使食品、饮料、化妆品、玩具、私人珠宝或装饰品等产品的放射性活度增加从而引起照射。

第二,在未查询临床症状情况下,为了职业、健康保险或法律目的而开展的放射检查,除非此检查预期能够为被检查个人的健康提供有用的信息或能够为重要的犯罪调查提供证据,且必须对获得的影像进行临床评估,否则照射过程就被认为是不正当的。

第三,对无症状的人群进行涉及辐射照射的医学筛选检查,除非对受检查个人或整个人群的预期利益足以弥补经济和社会成本(包括辐射危害),应当考虑筛选程序检查疾病的可能性,对查出疾病给予有效治疗的可能性,以及对于某些疾病,控制这些疾病给整个社会带来的利益。

3. 医疗照射正当性判断的特殊性

医疗照射的正当性判断的职权经常归于专业人员,而非政府部门。医疗照射的主要目标是给患者带来纯利益,采用某一特定程序的正当性就成了从业医师的责任。医生经周密权衡认为使用某一放射诊疗程序会给患者带来净利益,那么这种专业上的判断就构成了使患者接受这种照射的正当理由。因此医疗机构对开展放射诊疗工作人员的执业条件十分严格。他们必须经过放射卫生防护专业培训,熟知所采用的程序及该程序的危险与利益。《电离辐射防护与辐射源安全基本标准》(GB18871—2002)指出:医疗照射实践及其用放射源的申请者,在申请书中应说明执业医师在辐射防护方面的资格;承诺只有具备有关法规规定的或许可证中写明的辐射防护专业资格的执业医师,才允许开具使用放射源的检查申请单或治疗处方。

(二) 辐射防护最优化

辐射防护的最优化,计划用于已认为具有正当性的情况。对个人剂量或危险限制的防护最优化原则是防护体系的核心,适用于所有的照射,即计划照射、应急照射和现存照射。在过去的几十年中,遵循最优化原则已显著地降低了职业照射和公众照射的剂量水平。

辐射防护最优化是一种放射源相关的过程原则,遭受照射的可能性(不一定受到的照射)、受照射人员数目以及个人剂量大小均应保持在可合理达到的尽可能低的水平。

只要一项实践被判定为正当的并予以采纳,就需要考虑如何有效地使用放射源且降低其对职业人员和公众的照射与危险。辐射防护最优化的本质是在付出代价与所获得净利益之间进行权衡,以求得以最小的代价获得最大的利益。

1. 可合理达到的尽可能低的水平

ICRP 指出可通过运用代价与利益分析的方法来理解可合理达到的尽可能低的水平,并在其第 26 号出版物中指明了进行这种分析的简单方法。

对一项含有辐射照射的实践,其正当性和最优化条件可用以下数学方程来帮助分析:

令 B 代表所产生的纯利益;V 代表该项事业的价值(即毛利益);P 代表该项事业所用的基本生产代价;X 代表用于辐射防护而付出的代价;Y 代表该项事业带来的辐射危害代价;S 为集体有效剂量。当利益与代价能用同一尺度表示时,则有

$$B = V - (P + X + Y) = (V - P) - (X + Y) \qquad (2-1)$$

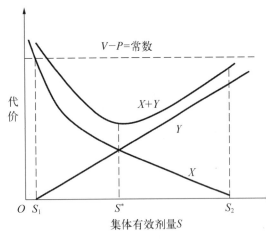

图 2 - 2 正当性与最优化示意图

式中,V,P 是与辐射照射无关的参数,而 X,Y 都是集体有效剂量(S)的函数(图 2-2)。

正当性条件就是纯利益 $B > 0$,即

$$(V - P) > (X + Y) \qquad (2-2)$$

最优化条件(即引进的实践获得净利益达到最大)为

$$\frac{\mathrm{d}B}{\mathrm{d}S} = \frac{\mathrm{d}(V-P)}{\mathrm{d}S} - \frac{\mathrm{d}(X+Y)}{\mathrm{d}S} = 0$$

$$\frac{\mathrm{d}X}{\mathrm{d}S} + \frac{\mathrm{d}Y}{\mathrm{d}S} = 0 \qquad (2-3)$$

集体有效剂量 S 对应于 $(X+Y)$ 的最低点的值 S^*,可写成

$$\left(\frac{\mathrm{d}X}{\mathrm{d}S}\right)_{S^*} = -\left(\frac{\mathrm{d}Y}{\mathrm{d}S}\right)_{S^*} \qquad (2-4)$$

式(2-4)表示减少单位集体有效剂量所耗去的防护费用,必须与降低 1 man·Sv 而减少的危害相抵

消，就是把剂量保持在"可合理达到的尽可能低的水平"。

防护最优化并非剂量的最小化，而是经过仔细地对辐射危害和保护个人进行权衡的评价结果，最优化就是通过持续、反复的过程，寻求达到防护的最佳水平（如选择最佳防护方案等）。

辐射防护最优化应在计划的立项阶段就予以考虑，并贯穿于放射实践或设施的选址、设计、操作、运行和退役的全过程，应定期审核以确定是否需要调整。最优化是一个前瞻性的反复过程，旨在防止或降低未来的照射。

最优化方法有很多种，如直观分析法、多因素分析法、代价-利益分析法和决策分析法等。

大多数防护最优化方法倾向于强调对社会及全体受照人口的利益与危害分析。但利益与危害通常不会在社会中以相同的方式分配，因而最优化可能在某一个个人与另一个个人之间引起相当大的不公平。为缩小或限制这种不公平，可以在最优化过程中对特定放射源使个人受到的剂量或危险加以限制，因此 ICRP 引入了放射源相关的约束概念。但由于照射情况不同，这种限制和约束也不同。对于计划照射情况，个人可能受到的剂量限制称为剂量约束；对于潜在照射情况，个人可能受到的剂量限制则称为危险约束；对于应急照射和现存照射情况，放射源相关的限制称为参考约束。

2. 剂量约束

剂量约束是指除患者的医疗照射之外，针对计划引进的放射实践活动中具体的放射源所引起的个人剂量预先确定一种限制，其限制性量值称为剂量约束值。其目的是剔除任何导致个人剂量高于所选定剂量约束值的防护方案等情况，是对该放射源进行防护最优化时预期剂量的上限，作为放射源防护最优化时的约束条件，是代表防护的基本水平并非最佳水平。

任何实践对工作人员和公众照射的个人剂量约束值等于个人剂量限值，即工作人员为 20 mSv/a；公众成员为 1 mSv/a。在防护设计过程中，不能把剂量约束值视为目标值，防护最优化将确定一个在约束值以下的可接受的剂量水平，这个经优化的剂量水平才是设计防护的预期值。如《电离辐射防护与辐射源安全基本标准》（GB18871—2002）中指出剂量约束值通常应在公众照射剂量限值的 10%～30%（即 0.1～0.3 mSv/a）的范围之内。对于职业照射，剂量约束是一个用来限制选择范围的个人剂量数值，因此在最优化过程中仅需考虑那些预期所引起的剂量低于约束值的选择。对于公众照射，剂量约束是公众成员从一个特定可控放射源的计划作业中接受的年剂量上限，必须强调剂量约束值不能用作或理解为规定的监管限值。

3. 危险约束

在计划照射情况下，可能存在不是计划发生的照射，即潜在照射。当引入一个辐射实践在判断应用正当性和最优化原则时就应当对潜在照射危险予以充分考虑。

危险约束与剂量约束一样，是与放射源相关的，原则上来自各项获准放射实践的所有潜在照射所致的个人危险与正常照射剂量限值所引起的健康危害处于同一数量级水平。针对职业照射，20 mSv/a 是个上限值，不能利用其估计危险。考虑到估计一个不安全状况的概率及其所致剂量时可能存在很大的不确定性，ICRP 建议采用危险约束通常是适当的。在 ICRP 剂量限值体系已得到实施且防护得到最优化的情况下，根据既往正常职业照射的普遍情况，平均个人年职业照射有效剂量应低于 5 mSv。因此对工作人员的潜在照射，ICRP 推荐通用的危险约束值为每年 2×10^{-4}，它相当于平均职业年剂量 5 mSv 的癌症致死概率。对于公众的潜在照射，ICRP 推荐的危险约束值为每年 1×10^{-5}。

4. 参考约束

在应急照射或可控的现存照射情况下,用参考约束表示限值剂量或危险水平,计划允许发生的照射在该约束以上时就判断为不合适,因而应当设计并优化防护措施,所选择的参考约束数值取决于所考虑的照射的主要情况。当一个应急照射情况已经发生或已经明确一个现存照射情况,且已经采取了防护行动时,可以对工作人员和公众成员的剂量进行测量或评价。此时,参考约束可以作为一种具有不同功能的基准,通过它能够对防护选择进行回顾性的判断。实施某个计划的防护策略引起的剂量分布可能包含也可能不包含参考约束以上的照射,这取决于该策略的成效。然而,如果包含参考约束以上的照射,应该努力把参考约束以上的照射降低到参考约束之下。

剂量约束、危险约束和参考约束与放射防护最优化一同用于对个人剂量的限制,剂量约束、危险约束和参考约束是最优化不可分割的一部分,约束为最优化过程提供了一个期望的上限。其目标是保证剂量不超过或保持这一水平,以进一步考虑经济和社会因素后,将所有的剂量降低到可合理达到的尽量低的水平。

医疗照射的参考约束,即《电离辐射防护与辐射源安全基本标准》(GB18871—2002)放射诊疗和核医学诊断的医疗照射指导水平。ICRP对计划照射(除患者的医疗照射外)这一剂量水平的限制沿用了术语"剂量约束";对应急照射和现存照射,则采用术语"参考约束"进行描述。诊断参考约束已经应用在医学诊断(即计划照射)中,以表明在常规条件下患者的剂量水平或某个特定的核医学过程所注射放射性药物或试剂所含放射活度。选定的剂量约束或参考约束数值依赖于所考虑照射的环境,无论是剂量约束、危险约束还是参考约束都不代表"危险"与"安全"的分界线,也不表示改变个人相关健康危害的梯级。

ICRP 2007年报告防护体系中不同类型的剂量限制与照射情况、照射类型的关系见表2-1。

表 2-1　ICRP 2007 年报告防护体系中不同类型的剂量限制与照射情况、照射类型的关系

照射情况类型	职业照射	公众照射	医疗照射
计划照射	剂量限值、剂量约束	剂量限值、剂量约束	诊断参考约束[①]、剂量约束[②]
应急照射	参考约束[③]	参考约束	不适用[④]
现存照射	不适用[⑤]	参考约束	不适用[④]

注：① 患者。② 仅指抚育者、照顾者及生物医学研究志愿者。③ 长期的恢复作业应作为计划中的职业照射的一部分。④ 不适用。⑤ 在受影响区域内长期从事补救工作或从事延续性工作所接受的照射应作为计划中的职业照射的一部分,即使辐射放射源是"现存"的。

(三) 个人剂量限值

个人剂量限值是辐射防护基本原则的重要组成部分。对在受控放射源实践中规定的个人受到的有效剂量或当量剂量不得超过的数值称为个人剂量限值。个人受到所有有关实践合并产生的照射,应当遵守该剂量限值,或者在潜在照射的情形下遵守对危险的某些控制。其目的是保证正常情况下个人不会受到从这些实践带来的被断定为不可接受的辐射危险。不是所有的放射源都能在放射源的所在处采取行动施加控制,所以在选定剂量限值前应该先确定哪些放射源是可以控制的放射源。

实践正当性和辐射防护最优化与放射源相关,因为其涉及对放射源的引用和安全防护是否正当

和适宜。而个人剂量限值涉及受控放射源职业照射工作人员和公众个人的受照剂量,所以个人剂量限值与人有关。实践正当性是最优化过程的前提,个人剂量限值是最优化剂量的约束条件。

由于个人剂量限值是不可接受剂量范围的下限,适用于避免发生确定性效应。所以,不能把个人剂量限值直接作为防护设计和人员工作安排的依据。任何将个人剂量限值作为防护设计和人员工作安排的出发点,并在实践中执行尽可能与个人剂量限值接近的做法,以及把个人剂量限值作为评价防护设施的主要标准的做法,都是对放射防护三原则的误解。评价防护设施的标准应该是是否做到了最优化,而不是是否超过了个人剂量限值。个人剂量限值是不允许超过的值。

四、放射源干预

放射源干预指任何旨在减少或避免不属于受控实践的或因事故而失控的放射源所致的照射或潜在照射的活动,即通过影响放射源现存形式来降低总的照射的人类活动,如移开现存的放射源、改变照射途径或减少受照人数。放射源干预就是采取防护行动或补救行动。防护行动是指为避免或减少公众成员在持续照射或应急照射情况下的受照剂量而进行的一种干预。补救行动是指在涉及持续照射情况下的干预,当超过规定的行动水平时所采取的行动,旨在减少可能受到的照射剂量。

一般有两种情况需要实施放射源干预行动,即应急照射情况下的干预与持续照射情况下的干预。

要求采取防护行动的应急照射情况:已执行应急计划或应急程序的事故情况与紧急情况,即需要立即采取某些超出正常工作程序的行动以避免事故发生或减轻事故后果的状态,有时也称为紧急状态;也泛指立即采取超出正常工作程序的行动,审管部门或干预组织确认有正当理由需要进行干预的其他任何应急照射情况。

要求采取补救行动的持续照射情况:持续照射是指没有任何不间断人类活动予以维持而长期持续存在的非正常公众照射,这种照射的剂量率基本上是恒定的或者是缓慢下降的;以往事件所造成的环境或工作场所放射性残存物的照射,以及未受通知与批准制度控制的以往的实践和放射源的利用所造成的放射性残存物的照射,审管部门或干预组织确认有正当理由进行干预的其他任何持续照射情况。

(一)干预的正当性判断

只有根据健康保护和社会、经济等因素综合考虑,预计干预的利大于弊时,干预才是正当的。在干预情况下,为减少或避免照射,只要采取的防护行动或补救行动是正当的,则应采取这类行动。

在应急照射情况下,如果任何个人所受的预期剂量(指若不采取防护行动或补救行动,预期会受到的剂量,而不是可防止的剂量。可防止的剂量是指采取防护行动所减少的剂量,即不采取防护行动的情况下预期会受到的剂量与在采取防护行动的情况下预期会受到的剂量之差)或剂量率接近或预计会接近可能导致严重损伤的阈值,则采取防护行动总是正当的。

在持续照射情况下,如果剂量水平接近或预计会接近国家标准规定值时,则无论在什么情况下采取防护行动或补救行动总是正当的。只有当放射性污染和剂量水平很低不值得花费代价去采取补救行动或是放射性污染非常严重和广泛,采取补救行动花费的代价太大时,采取补救行动不具有正当性。

（二）干预的最优化选择

为减少或避免照射而要采取的防护行动或补救行动的形式、规模和持续时间均应是最优化的，以谋取最大的利益，从总体上考虑，能获得最大的净利益。弊与利之间的差额用同样的量表示，比如代价，包括"忧虑"的社会代价在内，对每一项所采取的防护行动的代价均为正值，而且在计划这项行动的细节中应使其达到最大值。干预的代价不是仅用金钱表示的代价，有些防护或补救措施可能会带来非放射性危险或严重社会影响。例如，居民短期离家未必花费很多钱，但可能使家庭成员暂时分离而造成焦虑，长期撤离或永久移居既很费钱，有时也会带来精神创伤。在考虑进行干预的许多情况中，有不少情况是长期存在的，不要求紧迫行动，而由事故引起的，如果不及时采取措施就可能会造成严重照射危害的应急情况，干预计划应作为正常运行程序中不可缺少的一部分。

（三）干预的剂量准则

在干预时，应针对具体情况建立实施干预的剂量准则。

应急照射情况下，实施干预的剂量准则为：① 急性照射的剂量行动水平，即器官或组织受到急性照射，任何情况下预期都应进行干预的剂量行动水平，例如，全身（骨髓）受到急性照射，2 d 内预期吸收剂量为 1 Gy，准则对其他器官或组织的剂量行动水平也都作了详细规定。② 应急照射情况下的通用优化干预水平和行动水平，用可防止的剂量表示，即当可防止的剂量大于相应的干预水平时，则表明需采取这种防护行动。在确定可防止的剂量时，应适当考虑采取防护行动时可能发生的延误，可能会干扰行动的执行或降低行动效能的其他因素，应在应急计划中根据标准规定的准则给出相应的需采取的防护行动（包括隐蔽、撤离、碘防护、临时避迁和永久再定居）的不同干预水平。

持续照射情况下，若器官或组织受到持续照射，应考虑任何情况下预期都应进行干预的剂量行动水平或剂量准则。

五、辐射防护的基本标准

辐射防护的基本标准实质就是个人剂量限值，辐射防护的第三条原则要求的是最基本的剂量限值。为了便于管理，通常在基本剂量限值的基础上再制定辅助的剂量限制标准。

《电离辐射防护与辐射源安全基本标准》（GB18871—2002）是我国现行的辐射防护的基本标准，其从式样上看它是一本防护文件；从内容上看，它大体上包括两个部分：行为准则和剂量限值。行为准则包括在放射源开发、应用实践活动中人们应当负的责任和应当遵守的规则及要求；剂量限值是指在实践中对职业照射人员个人和公众成员个人规定的不能超过的受照剂量的数值。《国际放射防护委员会 1990 年建议书》与《国际放射防护委员会 2007 年建议书》中的剂量限值大小没有变化，其在《电离辐射防护与辐射源安全基本标准》（GB18871—2002）与 ICRP 及其他国际标准中是一致的。

（一）基本限值

下面介绍我国基本标准对受控实践正常运行情况下，职业照射和公众照射剂量限值的表述。其中的各项条款都是国家强制性的，在任何的辐射实践中都必须遵守的。

1. 职业照射剂量限值

应对任何工作人员的职业照射水平进行控制，使之不超过下述限值：

（1）由审管部门决定的连续 5 年的年平均有效剂量（但不可作任何追溯性平均），20 mSv；

（2）任何一年中的有效剂量，50 mSv；

（3）眼晶体的年当量剂量，150 mSv；

(4) 四肢(手和足)或皮肤的年当量剂量,500 mSv。

对于年龄在 16～18 岁接受涉及辐射照射就业培训的学徒和年龄在 16～18 岁在学习过程中需要使用放射源的学生,应控制其职业照射使之不超过下述限值:

(1) 年有效剂量,6 mSv;

(2) 眼晶体的年当量剂量,50 mSv;

(3) 四肢(手和足)或皮肤的年当量剂量,150 mSv。

在特殊情况下,剂量限值可进行如下临时变更:

(1) 依照审管部门的规定,可将剂量平均期破例延长到 10 个连续年;在此期间内,任何工作人员所接受的年平均有效剂量不应超过 20 mSv,任何单一年份不应超过 50 mSv;当任何一个工作人员自延长平均期开始所接受的剂量累计达到 100 mSv 时,应对这种情况进行审查。

(2) 剂量限制的临时变更应遵循审管部门的规定,任何一年中的有效剂量不得超过 50 mSv,临时变更的期限不得超过 5 年。

2. 公众照射剂量限值

辐射实践使公众中有关成员受到的平均剂量估计值,不应超过下述限值:

(1) 年有效剂量,1 mSv;

(2) 特殊情况下,如果 5 个连续年的年平均剂量不超过 1 mSv,则某一单一年份的有效剂量可提高到 5 mSv;

(3) 眼晶体的年当量剂量,15 mSv;

(4) 皮肤的年当量剂量,50 mSv。

3. 慰问者及探视人员的剂量限制

在电离辐射医学应用的防护中,基本标准中的公众照射剂量限值不适用于患者的慰问者,例如,并非他们的职责、明知会受到照射却自愿帮助护理、探视、慰问正在接受医学诊断或治疗的患者的人员。但是,应对患者的慰问者所受的照射加以约束,使他们在患者诊断或治疗期间所受的剂量不超过 5 mSv。儿童限制于 1 mSv 以下。

2001 年国际原子能机构(Internation Atomic Energy Agency,IAEA)《国际辐射防护和辐射源安全基本安全标准》(GSR Part 3)提出了修改建议,主要针对职业照射的个人眼晶体的当量剂量。

对于年龄在 18 岁以上的工作人员的职业照射,剂量限值为:

(1) 连续 5 年以上年平均有效剂量为 20 mSv(5 年内 100 mSv),并且任何单一年份内有效剂量为 50 mSv;

(2) 连续 5 年以上眼晶体接受的年平均当量剂量为 20 mSv(5 年内为 100 mSv),并且任何单一年份内当量剂量为 50 mSv;

(3) 一年中四肢(手和足)或皮肤接受的当量剂量不超过 500 mSv。

对于年龄在 16～18 岁接受涉及辐射的就业培训的实习生和年龄在 16～18 岁在学习过程中使用放射源的学生,其职业照射的剂量限值为:

(1) 一年中有效剂量为 6 mSv;

(2) 一年中眼晶体接受的当量剂量为 20 mSv;

(3) 一年中四肢(手和足)或皮肤接受的当量剂量不超过 150 mSv。

个人剂量限值不包括天然辐射照射剂量,其中规定的剂量限值不适用于医疗照射,也不适用于无任何负责方负责的天然放射源的照射。职业照射的总剂量包括在规定期间内职业外照射引起的剂量和在同一期间内因摄入放射性核素所致的内照射的待积剂量之和。

同样,该剂量限值也不适用于应急照射。但在应急照射结束后,承担恢复和重建作业的人员应视为职业受照人员,应按正常的职业辐射防护基本标准进行防护,他们受到的照射不应超过职业照射剂量限值。一旦应急干预阶段结束,从事恢复工作(如工厂与建筑物修理,废物处置或厂区及周围地区去污等)的工作人员所受的照射应满足职业照射防护基本标准规定的有关职业照射的全部具体要求。

(二)次级限值

次级限值分为用于外照射的次级限和内照射的次级限两类。

用于外照射的次级限值有浅表剂量当量限值和深部剂量当量限值。浅表剂量当量限值为每年 500 mSv,用以防止皮肤的确定性效应的发生;深部剂量当量限值为每年 20 mSv,用以限制随机性效应的发生率。

用于内照射的次级限值是年摄入量限值(ALI)。摄入与 ALI 相应活度的放射性核素后,工作人员受到的待积剂量将等于职业性放射工作人员的年待积剂量限值。ALI 可根据下式确定:

$$\text{ALI} = \frac{20}{\sum_T W_T \cdot h_{50,T}} = \frac{20}{h_{50}} \qquad (2-5)$$

式中:W_T 为组织权重因子;$h_{50,T}$ 为摄入活度为 1 Bq 的放射性核素后在靶器官 T 中产生的待积当量剂量;h_{50} 为摄入活度为 1 Bq 放射性核素后产生的待积有效剂量;20 为年有效剂量限值。

国家对各种放射性核素年摄入量限值都已作了规定。因此,发生内照射时,只要监测人员体内的该核素的放射性活度就可计算得到该人员所受的剂量。

(三)导出限值

在辐射防护监测中,有许多测量结果很难用当量剂量来直接表示。但是,可以根据基本限值,通过一定模式推导出一个供防护监测结果比较适用的限值,这种限值称为导出限值。实际工作中,可以针对辐射监测中测量的任一个量(如工作场所的当量剂量率、空气放射性浓度、表面污染和环境污染等)推导出相应的导出限值。例如,假定参考人工作时每分钟空气吸入量为 0.02 m³/min,辐射工作人员 1 年工作 50 周,每周工作 40 h,1 年总计工作 2 000 h,1 年内工作人员吸入的空气量为 2.4×10³ m³,则导出空气浓度(derived air concentration,DAC)就等于放射性核素的年摄入量限值。

ALI吸入 与参考人 1 年工作时间内吸入的空气量之比即为 DAC(Bq/m³),

$$\text{DAC} = \frac{\text{ALI}_{\text{吸入}}}{2.4 \times 10^3} \qquad (2-6)$$

上述参考人是由 ICRP 提出的、用于辐射防护评价的一种假设的成年人模型,其解剖学和生理学特征并不是实际的某一人群组的平均值,而是经过选择,作为评价内照射剂量的具有统一的解剖学和生理学基础的人体模型。

规定导出限值,目的在于确定一个数值,只要监测结果不超出这一数值,几乎可以肯定辐射防护的基本限值已经得到了遵守。但是,超过导出限值却不一定意味着违反了基本限值,它只是提示需要对具体情况进行仔细的调查。

(四)管理限值

管理限值是审管机构用指令性限值作为管理的约束值的一种形式,要求运行管理部门根据最优化进一步降低。指令性限值不仅用于剂量,也可用于其他由运行管理部门直接控制的对象,管理限值只用于特定场合,如放射性流出物排放的管理限值。在设置指令性限值时就应明确其目的,其不能替代防护最优化的过程。

大部分操作中的防护标准是按照有约束的最优化过程而不是按照剂量限值来建立的。这时,适用于某些选定类型的操作的强制性剂量约束值,就会是一个有用的管理工具。

管理限值应低于基本限值或相应的导出限值,而且在导出限值和管理限值并存的情况下,优先使用管理限值,即管理限值要求更严,以保证基本限值得以实施。

（五）参考水平

参考水平不是剂量限值,主要是在职业照射中为使人员的受照剂量达到最优化而指定的某一剂量限值的一个份额。在放射防护实践中任何可测的量不论其是否存在限值,都可以建立参考水平,超过此水平就应采取相应的行动或决策。这些行动可以是单纯的数据记录或调查原因与后果,甚至采取必要的干预行动等。常用的参考水平有记录水平、调查水平、干预水平等。采用这些水平可以避免不必要或徒劳的工作,从而有助于有效地利用放射源。

记录水平:高于此水平的监测结果被认为有重要意义,需要记录在案,而低于此水平的监测结果则可被忽略。对于职业性外照射个人剂量监测的记录水平,应当根据监测周期确定,记录水平一般不低于 1 mSv。

调查水平:达到或超过年有效剂量限值、年摄入量限值、单位体积物质中活度浓度导出的限值和单位面积上核素污染活度控制水平的水平,称为调查水平。可以根据预期的水平选定个人剂量和摄入量的调查水平,根据个人监测时间的周期选择相应限值的一个份额作为调查水平。调查水平的剂量下限通常为 5 mSv。

干预水平:为减少非受控放射源或事故失控放射源对人员的照射剂量而采取的行动,称为干预。针对非受控放射源持续照射情况或针对应急照射情况合理确定的可防止的剂量水平,称为干预水平或行动水平。当达到干预水平时,针对持续照射,应当采取补救行动;针对应急照射,应当采取防护行动。可防止的剂量(avertable dose)是采取补救行动或防护行动所能减少的剂量,是与预计剂量(projected dose)相比较而言的。不采取补救行动或防护行动时预计会受到的剂量,称为预计剂量。干预(行动)水平包括:剂量率水平、剂量水平和活度浓度(比活度)水平。

《电离辐射防护与辐射源安全基本标准》(GB18871—2002)规定了任何情况下预期应进行干预的剂量水平和应急照射情况下干预水平与行动水平。器官或组织受到急性照射时,任何情况下预期都应进行干预的剂量行动水平见表 2-2。器官或组织受持续照射时,任何情况下预期都应进行干预的剂量率行动水平见表 2-3。

表 2-2　急性照射的剂量行动水平

器　官　或　组　织	2 d 内器官或组织的预期吸收剂量/Gy
全身（骨髓）	1
肺	6
皮肤	3

续 表

器 官 或 组 织	2 d 内器官或组织的预期吸收剂量/Gy
甲状腺	5
眼晶体	2
性腺	3

注：在考虑紧急防护的实际行动水平的正当性和最优化时，应考虑当胎儿在 2 d 内受到大约 0.1 Gy 的剂量时产生确定性效应的可能性。

表 2-3 持续照射的剂量率行动水平

器 官 或 组 织	吸收剂量率/(Gy·a^{-1})
性 腺	0.2
眼晶体	0.1
骨 髓	0.4

通用优化干预水平用可防止的剂量表示，即当可防止的剂量大于相应的干预水平时，则表明需要采取这种防护行动。在确定可防止的剂量时，应适当考虑采取防护行动时可能发生的延误和可能干扰行动执行或降低行动效能的其他因素。

通用优化干预水平所规定的可防止剂量值是适当选定的人群样本的平均值，而不是最大受照(关键居民组中)个人所受到的剂量。但无论如何，应使关键人群的预计剂量保持在表 2-2 和表 2-3 中所规定的剂量水平以下。

一般情况下，作为防护决策的出发点，可以采用以下通用优化干预水平。

(1) 紧急防护行动水平

隐蔽的通用优化干预水平：在 2 d 以内可防止的剂量为 10 mSv；临时撤离的通用优化干预水平：在不长于 1 周的期间内可防止的剂量为 50 mSv；碘防护的通用优化干预水平为 100 mGy(指甲状腺的可防止的待积吸收剂量)。

(2) 食品通用行动水平

食品通用行动水平见表 2-4。实际应用时，应将不同核素组分别给出的水平值，单独应用于相应核素组中各种核素的活度的总和。

表 2-4 食品通用行动水平

放 射 性 核 素	一般消费食品/(kBq·kg^{-1})	牛奶、婴儿食品和饮水/(kBq·kg^{-1})
^{134}Cs, ^{137}Cs, ^{103}Ru, ^{106}Ru, ^{89}Sr	1	1
^{131}I	1	0.1
^{90}Sr	0.1	0.1
^{241}Am, ^{238}Pu, ^{239}Pu	0.01	0.001

（3）临时避迁和永久再定居

开始和终止临时避迁的通用优化干预水平：1 个月内可防止的剂量分别为 30 mSv 和 10 mSv。若预计在 1 年或 2 年之内，月累积剂量不会降低至该水平以下，则应考虑实施不再返回原来家园进行永久再定居。当预计终身剂量可能会超过 1 Sv 时，也应考虑实施永久再定居。

（六）豁免准则与水平

经过国家审管部门确认，如果某项辐射实践经判断是正当的，能满足豁免准则的要求，并能满足审管部门根据豁免准则规定的豁免水平的要求时，则可以免除审管部门对该实践和实践中的放射源实施的管理控制，不作为辐射实践对待。

1. 豁免准则

（1）被豁免的实践或放射源对个人造成的辐射危害足够低，没有必要再对它们实施管理；

（2）被豁免的实践或放射源引起的群体辐射危害足够低，通常情况下不值得再对它们实施管理控制；

（3）被豁免的实践和放射源具有其固有安全性，能满足前两项要求，并能始终得到保证。

如果经过审管部门确认，在任何实际可能的情况下，下列豁免准则都能得以满足，就可以不作更进一步的考虑而将实践或实践中的放射源予以豁免：

（1）被豁免的实践或放射源使任何公众成员在一年内受到的有效剂量预计为 10 μSv 量级或更小；

（2）该实践一年内引起的集体有效剂量不大于 1 man·Sv，或防护最优化评价结果表明豁免是最优选择。

2. 可豁免的放射源与豁免水平

依据豁免准则，下列各种实践中的放射源经过审管部门认可后，可以被豁免。

符合下列条件并具有审管部门认可的辐射发生器和符合下列条件的电子管件（如显像用阴极射线管）：

（1）正常运行操作条件下，在距设备的任何可达表面 0.1 m 处引起的周围剂量当量率或定向剂量当量率不超过 1 μSv/h；

（2）产生辐射的最大能量不大于 5 keV。

符合以下要求的放射性物质，即任何时间段内在进行放射实践的场所存在的给定核素的总活度或在实践中使用的给定的活度浓度不应超过审管部门规定的豁免水平。《电离辐射防护与辐射源安全基本标准》（GB18871—2002）附录 A 中给出的放射性核素的豁免活度浓度和豁免活度，是根据某些可能不允许无限制使用的照射情景、模式和参数推导得出的，只能作为申报豁免的基础。在考虑豁免时，审管部门会根据实际的情况逐例审查，在某些情况下也可能会采取更严格的豁免水平。在应用《电离辐射防护与辐射源安全基本标准》（GB18871—2002）附录 A 中给出的豁免水平时，必须注意以下几点：

（1）这些豁免水平原则上只适用于组织良好和人员训练有素的工作场所，即只适以小量放射性物质和放射源的工业、实验室或医学应用。例如，利用小的密封点状放射源刻度探测器，将少量非密封放射性物质溶液装入容器内，作为低活度气体核素的医学应用等；

（2）对于一种以上的放射性核素，仅当各种放射性核素的活度或活度浓度与其相应的豁免活度或豁免活度浓度值之比的和小于 1 时，才可能考虑给予豁免；

（3）除非有关照射已经被排除，否则对较大批量放射性物质的豁免，即使其活度浓度低于规定的豁免水平，也需要由审管部门作更进一步的考虑；

（4）严格禁止为了申报豁免而采用人工稀释等方法降低放射性活度浓度。

经审管部门审核后（如与放射性物质的物理或化学形态有关的条件和与放射性物质的使用或处置有关的条件），可以予以有条件的豁免。

第二节 阿尔法核素工作场所的辐射防护

阿尔法核素的使用一般属于非密封开放性工作，其工作场所包括其生产基地及临床核医学科使用场所，两者在使用量方面相差悬殊。因此，应严格按照日等效最大操作量来指导不同的放射性工作场所的放射防护要求。

一、工作场所选址

临床核医学科放射性工作单位的选址要选离居民区，且人较少到达的地方。如果操作非密封放射性物质的场所在单位内部，应尽量选择偏僻的区域，尽可能设在建筑物内；与其他部门合建时可设在无人长期居留的建筑物的底层或一端，尽量与放射治疗科室集中在一个区域；要与非放射性工作场所物理隔开，放射性物质应设有单独出入口和专用通道，防止通道交叉。

二、工作场所平面布局

根据《电离辐射防护与辐射源安全基本标准》（GB18871—2002）的要求，放射性工作场所应分为控制区（controlled area）和监督区（supervised area）。控制区即为辐射工作场所划分的一种区域，在这种区域内要求或可能要求采取专门的防护手段和安全措施，以便在正常工作条件下控制正常照射或防止污染扩展，防止潜在照射或限制其程度。监督区即未被确定为控制区，通常不需要采取专门防护手段和安全措施但要不断检查其职业照射条件的任何区域。

一般情况下，将操作非密封放射性物质的场所分为三区，即控制区、监督区和非限制区。操作非密封放射性物质活度很小的丙级工作场所不一定按三区原则布置，但是，工作场所必须具有良好的通风柜和工作台。下面以核医学为例，说明操作非密封放射性物质场所的三区分布。核医学工作场所分区及相应的年受照剂量、位置见表2-5。

表2-5 核医学工作场所分区及相应的年受照剂量、位置

分　区	年受照剂量	受照相应位置
控制区	可能超过年个人限值的3/10	制备、分装放射性药物的操作室、给药室。治疗病人的床位区等
监督区	不超过年个人限值的3/10	标记实验室、显像室、诊断病人的床位区、放射性贮存区、放射性废物贮存区
非限制区	不超过年个人限值的1/10	办公室、电梯等

三、工作场所分类

鉴于临床核医学工作场所主要是乙级或丙级非密封工作场所,为了便于实际操作,作为特例,在《核医学放射防护要求》(GBZ 120—2020)中,根据计划操作最大量放射性核素的加权活度,将核医学工作场所分成Ⅰ、Ⅱ、Ⅲ三类(表2-6)。

表2-6 临床核医学工作场所分类

分 类	操作最大量放射性核素的加权活度/MBq
Ⅰ	>50 000
Ⅱ	50～50 000
Ⅲ	<50

操作最大量放射性核素的加权活度的计算公式如下:

$$操作最大量放射性核素的加权活度=计划的日操作最大活度 \times \frac{核素的毒性权重因子}{操作性质修正因子}$$

表2-7中给出了临床核医学实践中常用的放射性核素的毒性权重因子。权重因子越大,毒性越大。表2-8中给出了临床核医学实践过程中操作性质的修正因子,越是复杂的操作,修正因子就越小。

表2-7 临床核医学实践中常用的放射性核素的毒性权重因子

类别	放 射 性 核 素	核素的毒性权重因子
A	^{75}Se、^{89}Sr、^{125}I、^{131}I	100
B	^{11}C、^{14}N、^{15}O、^{18}F、^{51}Cr、^{67}Ge、^{99}Tc^m、^{111}In、^{113}In^m、^{123}I、^{201}Tl	1
C	^{3}H、^{14}C、^{81}Kr^m、^{133}Xe	0.01

表2-8 核医学实践过程中操作性质的修正因子

操作方式和区域	操作性质修正因子
储存	100
废物处理	10
闪烁法计数和显像	10
候诊区及诊断病床区	10
配药、分装以及给药	1

续 表

操作方式和区域	操作性质修正因子
简单放射性药物制备	1
治疗病床区	1
复杂放射性药物制备	0.1

四、工作场所分级

根据操作非密封放射性物质的活度不同,工作场所和对环境的污染程度也不同,操作活度越大,污染程度就越明显。《电离辐射防护与辐射源安全基本标准》(GB18871—2002)根据非密封放射性物质的日等效最大操作活度不同将工作场所分为甲、乙、丙三级(表2-9)。

表2-9 非密封放射性物质工作场所分级

工作场所级别	日等效最大操作活度/Bq
甲级	$> 4 \times 10^9$
乙级	$2 \times 10^7 \sim 4 \times 10^9$
丙级	豁免活度值以上至 2×10^7

非密封放射性物质的日等效最大操作活度(Bq)的计算公式如下:

$$日等效最大操作活度 = 日最大操作活度 \times \frac{核素毒性组别修正因子}{操作方式修正因子}$$

放射性核素毒性组别修正因子以及操作方式与放射源状态修正因子,分别如表2-10和表2-11所示。

表2-10 放射性核素毒性组别修正因子

核素毒性组别	毒性组别修正因子
极毒	10
高毒	1
中毒	0.1
低毒	0.01

作为阿尔法核素的生产企业,也应按照《电离辐射防护与辐射安全基本标准》(GB18871—2002)要求,根据非密封放射性物质的日等效最大操作活度不同将工作场所分为甲、乙、丙三级,但基本上生产企业都在乙级以上,尤其是同时生产多种放射性核素的情况下,应严格对其进行分级分区管理。

表 2-11　操作方式与放射源状态修正因子

操 作 方 式	放射源状态修正因子			
	表面污染水平低的固体	液体溶液，悬浮液	表面有污染的固体	气体、蒸汽、粉末，压力高的液体，固体
放射源的贮存	1 000	100	10	1
很简单的操作	100	10	1	0.1
简单操作	10	1	0.1	0.01
特别危险的操作	1	0.1	0.01	0.001

五、工作场所辐射防护要求

操作非密封放射源的各级工作场所的建筑设计应符合以下基本防护要求：门、窗、内部设计和设备等尽量简单；地面与墙壁相交处和墙壁与墙壁相交处应成弧形；地面有一定坡度趋向于地漏；地面、墙面、顶棚和工作台面等表面采用不易渗透的抗酸碱腐蚀的材料作覆面或喷涂；水、电、暖气、通风管道线路应力求暗装；自来水开关采用脚踏式、肘开式或感应式；通风柜内保持一定负压，开口处负压气流速度不应小于 1 m/s；通气柜排气口应设有废气净化装置，排出的废气不应当超过管理限值。

对不同级别工作场所室内表面和设备的具体防护要求见表 2-12。

表 2-12　不同级别工作场所室内表面和设备的具体防护要求

场所级别	地　面	表　面	通风柜	室内通风	下水管道	清洗去污设备
甲级	无缝隙	易清洗	需要	机械通风	特殊要求	需要
乙级	易清洗不渗透	易清洗	需要	较好的通风	一般要求	需要
丙级	易清洗	易清洗	—	自然通风	一般要求	仅需清洗设备

（一）场所内环境及设备要求

针对非密封放射性核素操作容易引起表面污染、产生内照射危害的特点，对其操作场所环境及设备通常有一些特殊要求。

地板：地板应光滑、无缝隙、无破损。所用材料能耐酸碱，易去除放射性污染。木材及水泥地面不宜单独使用，应覆盖一层聚氯乙烯板或硬橡胶板。板与板的接缝应衔接平整。在地板与墙连接处，塑料板应上翻到离地面 20 cm 以上。地面应有一定坡度，在最低处尽可能设置地漏。

墙面：乙级场所的地面与墙面或墙面与天花板交接处应做成圆角，以利去污。丙级场所中离地面 1.5～2 m 以下的墙壁，应刷上浅色油漆。乙级以上场所的墙壁和天花板应全部刷漆。

门窗家具：为便于去污和防止表面聚积放射性物质，场所的所有门窗及各种家具都应刷漆，房门采用非手接触开闭的弹簧/自动门。

工作台面：所有工作台面均应铺上耐酸碱而又光滑的材料，如钢化玻璃台面或上釉陶瓷砖等。在瓷砖的交接处用环氧树脂、水玻璃等抹缝。有的可用不锈钢台面。

供水与排水：乙级以上场所要有冷水、热水供给设备。水龙头最好采用长臂肘开、脚踏开关或感应开关。应采用上釉陶瓷水池。放射性下水池应有明显的标志，以便和非放射性水池分开。乙级场所放射性下水道和非放射性下水道应分开。丙级场所的高毒性放射性废水必须经处理后才能直接排放。乙级以上场所的放射性废水，只能通入专门废水储存池，以便集中进行衰变、降污处理。

污物桶：室内应设置放射性污物桶和非放射性污物桶。放射性污物桶应有明显标志。桶内衬塑料膜口袋，当装满废物时，便于把整个塑料袋一起拿出，直接集中处理。

通风与通风橱：整个场所要有良好的通风，气流方向只能从清洁区到污染区，从低放射性区到高放射性区。规模较大的放射性单位，应根据操作性质和特点，合理安排通风系统，严防污染气体倒流。室内换气次数：乙级每小时 4～6 次；丙级每小时 3～4 次。根据工作性质，室内应配备必要的工作箱和通风橱等设备。通风橱操作口的截面风速必须保证不小于 1 m/s，结构上要注意减少气流死角。密闭箱内应保持 10～20 mmHg 的负压。

手套箱和操作器具：当操作的放射性活度达到乙级场所水平时，应配备相应的 α、β 和 γ 手套箱，以及用以增加操作距离的各种镊子、钳子和其他器械。安装在手套箱上的操作器械，必须有高度的可靠性、易去污，能操作各种形状和大小的物体。

照明：室内灯光要足够明亮，乙级场所的日光灯和电线最好安装在天花板内，全封闭式照明。通风橱应从外面提供照明或采用封闭式照明，照明灯的功率要大于一般照明用的功率。

（二）辐射监测要求

临床 α 核素工作场所剂量监测主要包含两个方面：一方面针对工作人员的个人剂量监测，另一方面针对工作场所内外的辐射水平监测。

1. 个人剂量监测

对涉及放射性核素的所有工作人员都必须进行常规个人剂量监测。个人剂量计应佩戴在左胸位置，必要时可在手指、腕部加戴监测局部剂量的剂量计。剂量监测应有专人组织实施。

常规监测的频率与放射性核素的滞留及排出、剂量限值、测量技术的灵敏度、辐射类型，以及在摄入量和待积当量剂量估算中的不确定度有关。用确定的频率进行监测时，不应漏掉大于 5% 年剂量限值的摄入量监测。《职业性外照射个人监测规范》（GBZ 128—2019）规定，个人剂量监测频率应为每月一次，因工作原因可以适当减少监测次数，但最长不能超过 90 d。个人剂量监测结果应符合国家相关规定。

除必要的个人外照射监测外，应特别注意采用合适的方法做好个人内照射监测。在个人监测中应按照监测计划开展皮肤污染监测和手部剂量监测。对于参加大检修或特殊操作而有可能造成体内污染的工作人员，操作前后均应接受内照射监测，必要时应依据分析结果进行待积有效剂量的估算。个人剂量档案应妥善保存，保存时间应不少于个人停止放射工作后 30 年。

2. 工作场所辐射水平监测

在使用挥发性或放射性气体的操作区，应进行气体、气溶胶活性浓度监测，表面污染监测和空气污染监测。在验证防护屏蔽效果时，应进行工作场所及其周围环境的外照射水平监测。实验室、病房、洗涤室、给药间应经常进行表面污染监测，各类表面污染的导出限值及工作场所常规监测的内容与周期见表 2-13、表 2-14。

表 2 - 13　各类表面污染的导出限值　　　　　　　　　　　　　　单位：Bq/cm

表面类型	核素的毒性权重系数分类		
	A	B	C
控制区表面和装备表面	30	300	3 000
监督区和非限制区表面个人被服、医院床单等	3	30	300
身体表面	3	30	300

表 2 - 14　工作场所常规监测的内容与周期　　　　　　　　　　　　单位：周

周期　　　内容　　　　工作场所级别	表面放射性污染	气载放射性核素的浓度	工作场所辐射水平
甲	2	1	2
乙	4	2	2
丙	8	4	4

（1）对操作高毒性、高水平放射性物质或从事放射性粉尘作业的工作人员，应在每次工作以后，对手、皮肤暴露部分及工作服、手套、鞋、帽和实验室的地板、墙壁、实验台面以及门窗把手等进行表面污染监测；

（2）对从控制区或监督区进出的物件，特别是对操作过放射性物质的物件，在携出工作场所改作他用时，应随时对其表面进行细致的污染监测，只有在污染程度低于规定的控制限值时才允许携出；

（3）对整个工作场所气载污染物变化趋势采样监测，即区域采样监测。这种监测是通过在工作场所中设置固定式区域采样器来获得空气样品，继而进行测量。这种监测方式可给出场所空气中气载污染物水平变化趋势的测量数据，这种监测方式也可以结合报警设置。固定式区域采样器的数量及其安设位置由场所中气载污染物的总体水平及其变化程度决定。

（4）定量估算工作人员摄入气载污染物摄入量的可能范围的监测，即代表性采样监测。其方法是采集工作人员呼吸带的空气样品，通过测量继而估算工作人员的污染物摄入量。最常见的采样方式是在选定的一些能合理代表工作人员呼吸带的若干位置上，通过固定式采样器采集空气样品。采样点的选择要与工作人员停留时间长的某些固定的场所相适应，所采集样品的位置应接近呼吸带位置。

（5）对特殊操作或违章操作随时进行应急监测。

各项监测结果应记录在案，包括地点、日期、使用仪器型号和监测人员姓名。

（三）工作场所的防护水平要求

核医学工作场所控制区的用房，应根据使用的核素种类、能量和最大使用量，给予足够的屏蔽防护。在核医学控制区外人员可达处，距屏蔽体外表面 0.3 m 处的周围剂量当量率控制目标值应不大于 2.5 μSv/h，控制区内屏蔽体外表面 0.3 m 处的周围剂量当量率控制目标值应不大于2.5 mSv/h；核医学工作场所的分装柜或生物安全柜，应采取一定的屏蔽防护，以保证柜体外表面 5 cm 处的周围剂量当量率控制目标值应不大于 25 mSv/h;同时在该场所及周围的公众和放射工作人员应满足个人剂量限值要求。

应根据使用核素的特点、操作方式以及潜在照射的可能性和严重程度,做好工作场所监测,包括场所周围剂量当量率水平、表面污染水平或空气中放射性核素浓度等内容。开展核医学工作的医疗机构应定期对放射性药物操作后剂量率水平和表面污染水平进行自主监测,每年应委托有相应资质的技术服务机构进行检测。核医学工作场所的放射性表面污染控制水平见表 2-15。

表 2-15　核医学工作场所的放射性表面污染控制水平　　　　　单位: Bq

表　面　类　型		α 放射性物质	
		极毒性	其　他
工作台、设备、墙壁、地面	控制区ᵃ	4	4×10
	监督区	4×10^{-1}	4
工作服、手套、工作鞋	控制区 监督区	4×10^{-1}	4×10^{-1}
手、皮肤、内衣、工作袜		4×10^{-2}	4×10^{-2}

注: a 表示该区内的高污染子区除外。

(四) 事故预防与应急对策

使用非密封放射性物质时,若发生物料外溢、喷溅或洒落等事故,可用下列方法处理。

1. 少许液体或固体粉末洒落的处理方法

如果是放射性物质的溶液溢出、喷溅或洒落,则先用吸水纸吸干净;如果是固体粉末放射性物质洒落,则用湿润的棉球或湿抹布沾干净。在以上基础上再用适当的去污剂去污。去污时采用与外科皮肤消毒时相反的顺序概念,即从未受污染部位开始,并逐渐向污染轻的部位靠近,最后对受污染较重的部位去污,切勿扩大污染范围。用过的吸水纸、湿棉球和湿抹布等都要放到搪瓷托盘内,最后集中到污物桶内,作为放射性废物待集中贮存。

2. 污染面积较大时的应急处理方法

(1) 立即告知在场的其他人员撤离工作场所,报告单位负责人和放射防护人员;

(2) 标划出受污染的部位和范围;

(3) 如果皮肤、伤口或眼睛受污染,测量出污染表面的面积,立即以流动的清洁水冲洗后再进行相应的医学处理;

(4) 如果人员的个人防护衣具受污染应当在现场脱掉,放在塑料袋内,待洗消去污染;

(5) 针对污染物的理化特性、受污染表面性质和污染程度,采用合适的去污染方法去污染;

(6) 去污染以后,经过污染检测符合防护要求时,可以恢复工作;

(7) 分析事故原因、总结教训、提出改进措施,并以书面形式向当地监管部门告知。

3. 事故预防和应急

应采取适当的防护与安全措施,尽可能减少或防止由于人为错误或其他原因导致的事故和事件,并有效减轻事故和事件造成的后果。使用非密封放射源的单位,应当分析可能发生的事故和风险,制定相应的应急预案,做好应急准备,并报审管部门备案。

发生事故(事件)后,应按照报告程序及时向审管部门报告。不缓报、瞒报、谎报或漏报。对于因事故受到伤害的人员,应配合医疗单位进行应急救援和治疗。

六、放射性药物管理

(1)核医学科根据工作需要,各医疗组讨论后向科室指定人员提交放射性药品订购计划,并向医院相关部门报送放射性药品订购申请。须在所取得的"放射性药品使用许可证"规定的范围内,购买和使用放射性药物。

(2)收到放射性药品时,应认真核对名称、出厂日期、放射性浓度、总体积及物理性状等,注意液体放射性药品是否有破损、渗漏等情况,做好放射性药物出、入库登记,并按项目要求逐项填写。贮存放射性药品容器应贴好标签,标明核素种类、日期、比活度等,妥善保管。

(3)放射性药物操作人员应取得"放射工作人员证",熟悉和掌握有关放射性核素和放射卫生的基本知识,严格遵守放射性药物使用操作规程,遵守无菌操作技术进行放射性药品的制备。使用的器械、工具不得随意放置,以防污染。

(4)建立放射性药品使用登记表,认真按照项目要求逐项填写,并做存档记录,记录使用情况,包括用量、余量及使用日期等;每月清点放射源,核实登记,做到账物相符。用完后应有注销、容器回收等记录。

(5)贮存使用放射源的场所,须配备防护措施,入口处设置醒目辐射标志及必要的报警装置。

(6)用于病人前,应由两人对放射性药品品种和用量进行严格的核对,特别是在同一时间给几个病人施药时,应仔细核对病人姓名及给药剂量。

(7)进出放射性工作场所前后要对工作人员进行表面沾污测量。

(8)放射性药品在稀释、分装时,工作人员要穿防护服、戴口罩、防护眼镜、个人剂量计等防护用品,在铅或铅玻璃等防护下进行。放射性药品在通风橱内进行分装,在使用前,按说明书核对放射性药品的标签。

(9)稀释、分装与操作放射性药品后对操作台面进行表面沾污测量,并记录。出现放射性药品洒落、污染等情况,按放射性药品洒落应急预案处理。对分装室定期进行剂量监测,无关人员不得入内。

(10)放射性药品在使用时发生不良反应,要及时处理、记录,并报上级主管部门。

(11)放射性药品使用后产生的放射性废物应分类处理,并按照医用放射性废物的放射防护管理要求执行。

第三节 阿尔法核素治疗的人员防护

无论是从技术方面考虑还是从经济方面考虑,在使用非密封放射性物质的过程中,期望完全彻底地包容放射源是不切实际的。因此,还需要采取辅助性防护措施加以补充,如拟订安全操作规则和穿戴个人防护衣具保护工作人员。

使用开放性放射性核素的人员,应根据工作性质正确穿戴相应的防护衣具,如工作服、工作帽、鞋靴、手套和口罩,必要时可穿戴隔绝式或活性炭过滤面具或特殊防护口罩。限制暴露于污染环境中的时间,遵守个人卫生规定,不留长发和长指甲,禁止在开放性放射性工作场所或污染区存放和/或食用食品、饮用水,禁止吸烟等。

一、操作人员的防护要求

(1)操作如α核素等非密封放射性物质时,应穿好工作服和工作鞋,佩戴口罩和手套,必要时应戴塑料套袖和围裙。在放射性高活度下工作,还应佩戴个人剂量计,进行外照射个人剂量监测。个人防护用品要保持清洁和完整。被放射性污染的防护用具,不得带出放射性工作场所;不能继续使用的个人防护用具,应集中妥善处理。

(2)严禁在工作场所进食、饮水、吸烟,存放食物及其他个人物品。

(3)避免使用容易导致皮肤破损的容器和玻璃器具。手若有小伤,要清洗干净,妥善包扎,戴上乳胶手套才能进行水平较低的放射性操作,若伤口较大或患有严重伤风感冒,须停止工作。不准用有机溶剂(如乙醚、氯仿、乙酸乙酯、甲苯等)洗手和涂抹皮肤,否则会增加皮肤对放射性物质的通透性。如果皮肤被污染,切忌用有机溶剂洗涤。

(4)在使用α核素完毕后,最好能洗手、淋浴、更衣,再进行核素污染检查,合格后才能离开,防止核素带离工作场所。

二、人员操作安全要求

(1)工作人员在使用放射性物质前,应做充分准备,拟定出周密的工作计划和步骤以及万一发生事故时的应急方案,检查仪器是否正常,通风是否良好,个人防护用品是否齐全。凡采用新技术、新方法时,在正式操作前必须熟悉操作的内容及放射性物质的性质(如电离辐射种类、能量、物理化学状态等)。

(2)操作放射性药物应有专门场所,如临床诊疗需要在非专门场所给药时则需采取适当的防护措施。放射性药物使用前应适当屏蔽。装有放射性药物的给药注射器,应有适当屏蔽。放射性物质的贮存容器或保险箱应有适当屏蔽。放射性物质的放置应合理有序、易于取放,每次取放的放射性物质应只限于需用的部分。

(3)操作放射性药物时,应根据实际情况,熟练操作技能、缩短工作时间并正确使用个人防护用品。对于难度较大的操作,要预先用非放射性物质做空白实验(也称冷实验),经反复练习成熟后,再开始工作。必要时还需有关负责人审批。对于危险性操作,必须有两人以上在场,不得一个人单独操作。

(4)凡开瓶、分装、煮沸、蒸发等产生放射性气体、气溶胶的操作及粉尘操作,必须在通风橱或操作箱内进行。必要时按操作情况进行气体或气溶胶放射性浓度的监测;应采取预防污染的措施,如操作放射性液体时,须在铺有吸水纸的瓷盘内进行,并根据射线的性质和辐射强度,使用相应的防护屏和远距离操作器械。

(5)操作放射性核素的工作人员,在离开放射性工作场所前应洗手和进行表面污染检测,如其污染水平超过规定值,应采取相应去污措施。

(6)控制区内不应进食、饮水、吸烟、化妆,也不应进行无关工作及存放无关物品。从控制区取出物品应进行表面污染检测,以杜绝超过规定的表面污染控制水平的物品被带出控制区。

（7）凡装有放射性核素的容器，均应贴上明显标志的标签，注明放射性核素的名称、活度等信息，以免与其他非放射性试剂混淆。

（8）放射性工作场所要保持清洁。清扫时，要避免灰尘飞扬，应用吸尘器吸去灰尘或用湿拖把。场所内的设备和操作工具，使用后应进行清洗，不得随意携带出去。

（9）放射性物质贮存室应定期进行放射防护监测，无关人员不应入内。贮存的放射性物质应及时登记建档，登记内容包括生产单位、到货日期、核素种类、理化性质、活度和容器表面放射性污染擦拭试验结果等。

（10）贮存和运输放射性物质时应使用专门容器，取放容器中内容物时，不应污染容器。容器在运输时应有适当的固定措施。

（11）经常检查人体和工作环境的污染情况，发现超限值水平的污染，应及时妥善处理。

（12）所有放射性物质不再使用时，应立即送回原地安全储存。严格管理制度，防止放射性溶液泼洒、弄错或丢失。

（13）当发生放射性物质溢出、散漏事故时，应根据单位制定的放射事故处置应急预案，使用个人防护用品、辅助用品及去污用品，及时控制、消除放射性污染；当人员皮肤、伤口被污染时，应迅速去污并给予医学处理。

（14）核医学放射工作人员应按《职业性外照射个人监测规范》（GBZ 128—2019）的要求进行外照射个人剂量监测，同时对于近距离操作放射性药物的工作人员，宜进行手部剂量和晶状体剂量监测，保证晶状体连续 5 年年平均当量剂量不超过 20 mSv，任何 1 年中的当量剂量不超过 50 mSv；操作大量气态和挥发性物质的工作人员，宜按照《职业性内照射个人监测规范》（GBZ 129—2016）的要求进行内照射个人剂量监测。

三、穿戴个人防护衣具

个人防护用具分为两类：基本个人防护衣具和附加个人防护衣具。可以根据实际需要，合理组合使用这两类个人防护衣具。

1. 基本个人防护衣具

基本个人防护衣具指通常情况下穿戴的工作帽、防护口罩、工作服、工作鞋和防护手套等。

工作帽：常以棉织品或纸质薄膜制作。留长发的工作人员应当把头发全部罩在工作帽内。

防护口罩：常用的是纱布或纸质口罩或超细纤维滤膜口罩，这些口罩对放射性气体核素没有过滤效果，仅对放射性气溶胶粒子有过滤效果。对气溶胶粒子的过滤效率比较好的口罩是超细纤维滤膜口罩，过滤效率达 99% 以上。

工作手套：常用的是乳胶手套。戴手套之前应当仔细检查手套质量，漏气或破损的手套不能使用。戴脱手套的概念正好与外科医生戴脱手套的概念相反，即手套表面是受污染面，手套内表面是清洁面，不能使手套的内面受污染。切勿戴着受污染的手套到清洁区打电话或取拿、传递开门钥匙等。

工作服：常以白色棉织品或以特定染色的棉织品制作。丙级工作场所的工作服以白色为常见。乙级工作场所的工作服则以上、下身分离的工作服为常见。禁止穿着受污染的工作服和工作鞋进入清洁区。

2. 附加个人防护衣具

附加个人防护衣具是指在某些特殊情况下需要补充采用的某些个人防护衣具。比如，气衣、个人呼吸器、塑料套袖、塑料围裙、橡胶铅围裙、橡胶手套、纸质鞋套和防护眼镜等。

四、放射工作人员的健康要求

为加强对从事接触电离辐射照射人员的管理,保障其健康与安全,国家先后颁布了《中华人民共和国职业病防治法》《放射性同位素与射线装置安全和防护条例》《工作场所职业卫生管理规定》《放射工作人员职业健康管理办法》《职业健康检查管理办法》《职业病诊断与鉴定管理办法》等法规,国家卫生健康委员会发布了《放射工作人员健康要求及监护规范》《职业健康监护技术规范》《放射工作人员职业健康检查外周血淋巴细胞畸变检测与评价》等。

《中华人民共和国职业病防治法》规定,对从事接触职业病危害作业的放射工作人员,放射工作单位应当按照国务院卫生行政部门的规定组织上岗前、在岗期间和离岗时的职业健康检查,并将检查结果书面告知放射工作人员。职业健康检查费用由放射工作单位承担。

（一）职业健康检查

放射工作人员的职业健康检查包括上岗前、在岗期间和离岗时的检查,不包括应急/事故照射检查,应急/事故照射检查属于职业健康监护范围。

1.上岗前职业健康检查

放射工作人员上岗前,应当进行上岗前的职业健康检查,符合放射工作人员健康标准的,方可参加相应的放射工作。放射工作单位不得安排未经职业健康检查或不符合放射工作人员职业健康标准的人员从事放射工作。

上岗前的医学检查不仅是淘汰不应(或不宜)从事放射工作的人员,而且是从业人员接触放射线前的本底资料,可为就业后定期检查、过量照射等提供对比和参考。此类检查应着重于评价工作人员的健康状况及其对预期从事的任务的适任性,并确定哪些工作人员需要在工作过程中采取特殊防护措施。检查项目包括:

必检项目:医学史、职业史调查;内科、皮肤科常规检查;眼科检查(色觉、视力、晶体裂隙灯检查、玻璃体、眼底);血常规和白细胞分类;尿常规;肝功能;肾功能检查;外周血淋巴细胞染色体畸变分析;胸部 X 线检查;心电图;腹部 B 超。

选检项目:耳鼻喉科;心理测试;甲状腺功能;肺功能等。

2.在岗期间职业健康检查

放射工作单位应当组织上岗后的放射工作人员定期进行职业健康检查,两次检查的时间间隔不应超过 2 年,必要时可增加临时性检查。不得安排有职业禁忌的劳动者从事其所禁忌的作业;对在职业健康检查中发现有与所从事的职业相关的健康损害的劳动者,应当调离原工作岗位,并妥善安置。

在岗期间定期检查的目的是判断放射工作人员对其工作的适任性和继续适任性,发现就业后可能出现的某些可能与辐射有关的效应及其他疾病。检查项目包括:

必检项目:医学史、职业史调查;内科、外科、皮肤科常规检查;眼科检查(色觉、视力、晶体裂隙灯检查、玻璃体、眼底);血常规和白细胞分类;尿常规;肝功能;肾功能检查;外周血淋巴细胞微核试验;胸部 X 线检查。

选检项目:心电图;腹部 B 超、甲状腺功能;血清睾酮;外周血淋巴细胞染色体畸变分析;痰细胞学检查和/或肺功能检查;使用全身计数器进行体内放射性核素滞留量的检测(从事非密封源操作的人员)。

3.离岗时职业健康检查

放射工作人员脱离放射工作岗位时,放射工作单位应当对其进行离岗前的职业健康检查,对未进行离岗前职业健康检查的劳动者不得解除或终止与其订立的劳动合同。

离岗时健康检查的主要目的是了解工作人员离开工作岗位时的健康状况,以分清健康损害的责任,特别是依据《中华人民共和国职业病防治法》所要承担的民事赔偿责任。其健康检查的结论是职业健康损害的医学证据,有助于明确健康损害的责任,保障放射工作人员的健康权益,减少社会负担。检查项目包括:

必检项目:医学史、职业史调查;内科、皮肤科常规检查;眼科检查(色觉、视力、晶体裂隙灯检查、玻璃体、眼底);血常规和白细胞分类;尿常规;肝功能;外周血淋巴细胞染色体畸变分析;胸部 X 线检查;心电图;腹部 B 超。

选检项目:耳鼻喉科;心理测试;甲状腺功能;肺功能;使用全身计数器进行体内放射性核素滞留量的检测(从事非密封源操作的人员)。

(二) 健康要求

放射工作人员应具备在正常、异常或紧急情况下,都能准确无误地履行其职责的健康条件。

1. 健康标准

(1)神志清晰、精神状态良好、无认知功能障碍,语言表达和书写能力未见异常。

(2)内科、外科和皮肤科检查未见明显异常,不影响正常工作。

(3)裸眼视力或矫正视力不应低于 4.9,无红绿色盲;耳语或秒表测试无听力障碍。

(4)造血功能未见明显异常,参考血细胞分析(静脉血仪器检测)结果,白细胞和血小板不低于参考区间下限值(见表 2-16)。

(5)甲状腺功能未见明显异常。

(6)外周血淋巴细胞染色体畸变率和微核率在正常参考值范围内。

表 2-16 放射工作人员血细胞分析参考区间

性别	血红蛋白 /(g·L^{-1})	红细胞数 /(×10^{12} L^{-1})	白细胞数 /(×10^9 L^{-1})	血小板数 /(×10^9 L^{-1})
男	120～175	4.0～5.8	4.0～9.5	100～350
女	110～150	3.5～5.1	4.0～9.5	100～350

注:高原地区应参照当地参考区间。

2. 不应从事放射性工作的指征

(1)严重的视听觉障碍。

(2)严重和反复发作的疾病,使之丧失部分工作能力,如严重造血系统疾病、恶性肿瘤、慢性心肺疾患导致心肺功能明显下降,未能控制的癫痫和暴露部位的严重皮肤疾病等。

(3)未完全康复的放射性疾病。

(三) 检查机构要求

职业健康检查应当由取得《医疗机构执业许可证》的医疗卫生机构承担。承担职业健康检查的医疗卫生机构(以下简称"职业健康检查机构")应当具备以下条件:

(1)持有《医疗机构执业许可证》,涉及放射检查项目的还应当持有《放射诊疗许可证》。

(2)具有相应的职业健康检查场所、候检场所和检验室,建筑总面积不少于 400 m²,每个独立的检查室使用面积不少于 6 m²。

（3）具有与备案开展的职业健康检查类别（接触放射因素类）和项目相适应的执业医师、护士等医疗卫生技术人员。

（4）至少具有 1 名取得职业病诊断资格（职业性放射性疾病）的执业医师。

（5）具有与备案开展的职业健康检查类别（接触放射因素类）和项目相适应的仪器、设备；开展户外职业健康检查，应当具有相应的职业健康检查仪器、设备、专用车辆等条件。

（6）建立职业健康检查质量管理制度。

（7）具有与职业健康检查信息报告相应的条件。

医疗卫生机构进行职业健康检查备案时，应当提交证明其符合以上条件的有关资料。开展职业健康检查工作的医疗卫生机构对备案的职业健康检查信息的真实性、准确性、合法性承担全部法律责任。

职业健康检查机构开展职业健康检查应当与放射工作单位签订委托协议书，由放射工作单位统一组织放射工作人员进行职业健康检查；也可以由放射工作人员持单位介绍信进行职业健康检查。

职业健康检查机构应当依据相关技术规范，结合放射工作单位提交的资料，明确放射工作单位应当检查的项目和周期。

（四）检查报告要求

职业健康检查报告分为放射工作人员个人职业健康检查报告和放射工作单位职业健康检查总结报告。

职业健康检查机构应当在职业健康检查结束之日起 30 个工作日内将职业健康检查结果，包括放射工作人员个人职业健康检查报告和放射工作单位职业健康检查总结报告，书面告知放射工作单位，放射工作单位应当将放射工作人员个人职业健康检查结果及职业健康检查机构的建议等情况书面告知放射工作人员。

职业健康检查机构发现疑似职业性放射性疾病病人时，应当告知放射工作人员本人并及时通知放射工作单位，同时向所在地卫生健康主管部门报告。发现职业禁忌的，应当及时告知放射工作单位和放射工作人员。

职业健康检查机构要依托现有的信息平台，加强职业健康检查的统计报告工作，逐步实现信息的互联互通和共享。

放射工作单位收到放射工作人员个人职业健康检查报告和放射工作单位职业健康检查总结报告后，应当根据职业健康检查报告，采取下列措施：

（1）对有职业禁忌的放射工作人员，调离或者暂时脱离原工作岗位；

（2）对健康损害可能与所从事的放射性工作相关的放射工作人员，进行妥善安置；

（3）对需要复查的放射工作人员，按照职业健康检查机构要求的时间安排复查和医学观察；

（4）对疑似职业性放射性疾病病人，按照职业健康检查机构的建议安排其进行医学观察或职业病诊断；

（5）对存在职业病危害的岗位，立即改善劳动条件，完善职业病防护设施，为放射工作人员配备符合国家标准的职业病危害防护用品。

五、患者或受检者辐射防护要求

对有正当理由施予临床核医学诊疗的患者，也应当避免一切不必要的辐射照射，在达到提供必要的诊断信息或治疗目的前提下,尽量降低所产生的照射危害。核医学诊治患者的防护必须符合放射防护基本原则,加强临床核医学的质量保证,从仪器设备、设施、放射性药物、诊治技术、操作和管理等各环节确保获取最佳诊治效果,避免失误和重复性检查。

对核医学诊断中典型成年患者所用的放射性药物的活度应参考医疗照射指导水平,以保证施用放射性药物的合理性,对儿童应根据临床实际需要和患儿的体重、体表面积或其他适用的准则尽可能减少放射性药物服用量。临床核医学诊断中的活度指导水平的使用原则如下:

(1) 当施行某种检查时,如果受检者的施用活度或剂量超过了相应指导水平,则应加以审查,对该医疗过程和设备进行检查,以判断防护是否已达到适当的最优化;如果没有最优化,则应在确保获取必需的诊断信息的同时,尽量降低受检者所受照射剂量。反之,如果施用活度或剂量显著低于相应的指导水平,而照射不能提供有用的诊断信息和给受检者带来预期的医疗利益,就应对影像质量进行评审,按照需要采取纠正行动。

(2) 不应将医疗照射指导水平视为在任何情况下都能保证达到最佳性能的指南。在实施诊断检查时,应考虑患者体质、病理条件、体重、身高和年龄等个体情况。在可靠的临床判断表明需要时,可以灵活应用,允许偏离通常施用量。

(3) 当技术改进后,如有必要,应对指导水平的使用进行适当的修改。鼓励核医学专家对常用的诊断程序中典型成年患者使用的活度展开调查;对显像施用活度与影像质量的关系进行评估,探讨最优化的活度水平。

我国规定,临床核医学科检查应对施用了放射性药物患者的陪护、探视者及家庭成员提供必要的防护措施及相应的书面指导,并对其所受剂量加以约束。对成年陪护、探视者及家庭成员,使其在患者的诊疗期间所受的剂量不超过 5 mSv;对儿童陪护、探视者及家庭成员,使其在患者的诊疗期间所受的剂量不超过 1 mSv。

六、应急及去污

在使用核素的过程中,不可避免地会发生放射性事故。一旦发生,保持镇定,严格按照事先已确定的应急预案开展应急工作,不得随意采取措施。

在应急过程中,应严格使用应急去污用品,应急去污用品主要包括:一次性防水手套、气溶胶防护口罩、安全眼镜、防水工作服、胶鞋、去污剂和/或喷雾(至少为加入清洗洗涤剂和硫代硫酸钠的水)、小刷子、一次性毛巾或吸水纸、毡头标记笔(水溶性油墨)、不同大小的塑料袋、酒精湿巾、电离辐射警告标志、胶带、标签、不透水的塑料布、一次性镊子。

应急去污时应紧急穿戴防护装备,为防止放射性物质经消化道、呼吸道、皮肤、伤口进入体内,人员在进入被污染区时,应根据沾染程度和当时条件,穿戴制式的个人防护服装,或者利用就便器材,比如,戴口罩或用毛巾等掩盖口鼻,扎紧衣服领口和袖口,必要时戴防毒面具。遵守污染区的防护规定,根据具体情况,作出一些必要的规定。比如,必须穿戴相应的个人防护器材,不得在污染区内吸烟、进食;如在污染区内停留时间较长必须进食时,应选择沾染较轻的区域,在核医学规定区内使用自带的清洁食品和饮水等。

(本章作者:涂彧 瞿述根)

第三章

阿尔法核素辐射生物学

第一节 辐射生物学基本知识

一、辐射生物学的定义

辐射生物学是一门研究生物体对辐射的响应、辐射对生物体影响及相关机制的学科。辐射指的是一种以波或粒子形式传播的能量,包括电离辐射(如 X 射线和 γ 射线)和非电离辐射(如紫外线和可见光)。这些辐射可以来自自然界,如宇宙射线和太阳辐射,也可以是人为产生的,如医学影像学中使用的 X 射线和放射治疗中的重离子辐射。

辐射生物学探究了生物体在不同类型和剂量的辐射作用下的生理和遗传效应,以及辐射对生物体结构和功能的影响。辐射对生物体的影响受多种因素影响,包括辐射类型、剂量、照射时间、生物体的种类和生长阶段等。因此,辐射生物学的研究范围涵盖了细胞和分子水平到生态系统和人类健康的全领域。

二、辐射生物学的重要性和应用领域

辐射生物学作为一门综合性学科,在人类健康、医学诊断与治疗、核能源产业,以及环境保护等领域都发挥着重要作用。以下将详细介绍辐射生物学的重要性及其在不同领域中的应用。

1. 健康风险评估与辐射防护

辐射生物学研究了生物体对辐射的影响和辐射对生物体的影响。通过深入了解辐射的生物学效应,可以进行健康风险评估,确定在不同辐射水平下可能对人类和生态系统造成的潜在风险。同时,辐射防护措施的制定也依赖于辐射生物学的研究成果,以期最大程度地保护人类和环境免受辐射的危害。

2. 放射医学的发展

辐射生物学对医学诊断和治疗有着深远的影响。在医学影像学中,通过研究辐射对不同组织的影响,医生可以更准确地判断病变和疾病的情况,提高诊断水平。此外,辐射治疗在癌症等疾病的治疗中也发挥着至关重要的作用,辐射生物学的研究为放射治疗的安全性和疗效提供了科学依据。

3. 核能产业的安全性与环保性

核能是一种重要的清洁能源,核能产业的安全性是至关重要的。辐射生物学的研究可以帮助评估核能产业的潜在辐射风险,并制定相应的安全措施,确保核能产业的安全运行,减少辐射泄漏对环

境和公众造成的影响。

4. 辐射生态学

辐射生态学研究辐射对自然生态系统的影响,尤其是在核事故后的生态恢复和环境保护方面具有重要意义。了解辐射对野生动植物种群、生态系统结构和功能的影响,有助于保护生态平衡和生物多样性,促进受影响区域的生态修复。

5. 公众健康与科学普及

辐射生物学的研究成果有助于科学家向公众传播正确的辐射知识,减少辐射引发的不必要恐慌和误解。通过科学普及,公众可以更好地了解辐射的潜在风险,学习正确使用辐射技术和遵循辐射防护原则,以保护自己和他人的健康。

辐射生物学是一门重要而广泛应用的学科,对健康风险评估、放射医学的发展、核能产业的安全性与环保性、辐射生态学,以及公众健康与科学普及等领域都有深远的影响。通过深入研究辐射与生物体相互作用的机理,可以更好地应对辐射的风险,同时最大限度地发挥辐射在医学和其他领域的应用潜力,保护人类和环境的安全与健康。

三、辐射生物学研究的主要目标和任务

深入了解辐射对生物体的影响和辐射与生物体相互作用的机制,可为人类健康、环境保护和辐射应用提供科学依据。辐射生物学的研究目标和任务主要集中在以下几个方面:

1. 生物体对辐射的响应机制

研究辐射对生物体不同细胞、组织和器官的响应机制是辐射生物学的重要目标。通过了解辐射在生物体内的相互作用过程,可以揭示辐射对 DNA、蛋白质和其他生物分子的直接或间接影响,从而阐明辐射引起的生物效应和生物损伤的形成机制。

2. 辐射遗传学研究

辐射遗传学是辐射生物学的重要分支,主要研究辐射对生物遗传信息的影响。包括辐射对基因突变、染色体畸变和遗传变异的诱导作用,以及辐射对遗传物质传递和表达的影响。深入了解辐射的遗传效应对于评估辐射暴露的长期影响和遗传风险至关重要。

3. 辐射生物学及其在医学领域的应用

辐射生物学在医学领域有着广泛应用,其主要目标之一是为放射医学提供科学依据。通过研究辐射对人体的生物效应,可以改进医学影像学的技术和诊断准确性,同时优化放射治疗方案,提高治疗效果并减少对健康组织的损伤。

4. 辐射防护研究

辐射防护是辐射生物学的重要任务之一。研究辐射的防护原则和方法,探索有效的辐射防护措施,保护受到辐射威胁的人员,包括医务人员、核能从业人员及辐射事故的应急处理人员。

5. 环境辐射生物学研究

辐射对自然生态系统的影响是辐射生物学的重要研究领域之一。研究辐射对野生动植物的生物效应和生态系统的稳定性的影响,有助于评估核事故和核设施运行可能对环境造成的影响,从而制定相应的环境保护和生态修复措施。

6. 公众教育与科普

辐射生物学的研究成果有助于公众正确理解辐射的风险和安全使用辐射的知识。科学普及的

目标是消除公众对辐射的不必要恐惧和误解，提高公众对辐射的科学认知水平，使公众能够更好地应对与辐射有关的问题。

辐射生物学的主要目标和任务涵盖了生物体对辐射的响应机制、辐射遗传学、辐射生物学在医学和核能产业中的应用、辐射防护研究、环境辐射生物学研究以及公众教育与科普等方面。通过深入研究这些内容，我们可以更好地理解辐射对生物体的影响和辐射与生物体之间的相互作用机制，从而保护人类健康、确保环境安全，并合理利用辐射在医学和其他领域的应用潜力。

四、辐射类型及其特性

辐射对生物体的影响取决于辐射类型、能量和生物体的种类。在辐射生物学中，常见的辐射类型包括α、β、γ和中子辐射。下面介绍这些辐射类型的特性及其对生物体的影响。

α辐射：α辐射是由氦原子核组成的粒子辐射。这种辐射在空气中传播距离较短，因为它们容易被气体分子阻挡。然而，一旦α粒子被吸入或摄入生物体内，它们的能量很容易被周围的生物组织吸收，导致细胞损伤。虽然α辐射的穿透能力较弱，然而，一旦α粒子经由表皮摄入或呼吸吸入后会产生内照射，可能会对皮肤和内脏组织造成严重损害。

β辐射：β辐射是由高速电子组成的粒子辐射，分为β负（β^-）和β正（β^+）两种。β负辐射是电子，β正辐射是正电子。β辐射的穿透能力比α辐射强，能够穿透皮肤和一定厚度的组织。但在比较厚的材料中，β辐射的能量逐渐减少。β辐射可对生物体的皮肤和眼睛造成伤害，还可能引起细胞损伤和遗传变异。

γ辐射：γ辐射是电磁波的一种，具有很强的穿透能力，能够穿透较厚的物质，如人体组织和混凝土。γ辐射是高能量的电磁波，对生物体的影响主要是通过直接或间接引起细胞内的电离和激发，导致细胞损伤和基因突变。γ辐射广泛存在于自然界中，也是许多核反应和放射性同位素衰变的产物。

中子辐射：中子辐射是由中子组成的无电荷粒子辐射。中子辐射是核反应堆、核爆炸或太阳辐射等产生的常见辐射之一。在生物体内，中子辐射容易与细胞核内的DNA发生相互作用，从而导致严重的细胞损伤和辐射生物学效应。

α辐射和β辐射主要是粒子辐射，穿透能力相对较弱，但在生物体内产生的损伤较大。γ辐射是高能量的电磁波，穿透能力较强，对生物体也会产生辐射损伤。中子辐射则是无电荷的粒子辐射，穿透能力较强，对细胞核内的DNA会造成严重影响。了解不同辐射类型的特性和对生物体的影响，对于辐射防护和辐射生物学的研究都具有重要意义。

1. 辐射的物理特性

辐射生物学作为研究生物体对辐射响应的学科，涉及对不同类型的辐射及其特性的研究。不同类型的辐射，其特性与作用方式有所不同。

电离辐射在与物质相互作用时，能够产生电离效应，使原子或分子失去或获得电子，形成带电粒子。电离辐射的能量高，穿透力强，具有较强的生物学效应。

除辐射类型外，辐射还有一些重要的物理特性：

剂量率：辐射的剂量率是指单位时间内的照射剂量。通常剂量率越高，辐射的生物学效应越强。

半衰期：放射性同位素的半衰期是指需要多长时间可使辐射强度减少到初始值的一半。较长的半衰期意味着辐射持续时间较长，可能对生物体造成更长期的影响。

穿透能力：某种射线或粒子穿过物质的能力。穿透能力越强，辐射能够穿透的物质越厚。

能量：以辐射形式发射、转移或接收的能量。能量越高，辐射的生物学效应越强。

α、β、γ和中子辐射这些常见的辐射类型具有不同的特性和穿透能力，可对生物体产生不同程度的生物学效应。除辐射类型外，辐射的物理特性如剂量率、半衰期、穿透能力和能量等也会对辐射的生物学效应产生重要影响。深入了解辐射的物理特性对于辐射生物学的研究和辐射防护至关重要。

2. 辐射的化学特性

辐射的化学特性是指辐射与物质发生相互作用时产生的化学变化。辐射作用下，分子和原子可能发生电离和激发，导致化学键的断裂和化学反应的发生。

电离作用：电离辐射能够从原子或分子中剥离电子，产生带电粒子（如正离子和自由电子）。这些带电粒子能够与其他分子或原子发生反应，导致化学键的断裂和分子结构的改变。电离作用是辐射对生物体产生生物学效应的重要机制之一。

激发作用：激发是指辐射能量被传递给分子或原子，使其处于一个高能态。激发态的分子或原子很不稳定，会通过辐射或与其他分子碰撞释放能量，返回到基态。在这个过程中，周围的分子可能会被激发或产生化学反应。

自由基产生：辐射作用下，分子中的化学键可能会断裂，产生高度反应性的自由基。自由基是带有未成对电子的化学物质，其会导致生物体产生氧化损伤和细胞膜的破坏。

辐射化学反应：辐射与物质发生的化学反应可以导致分子的结构和性质发生改变。辐射化学反应在辐射治疗和辐射防护中有重要应用，也在辐射损伤的修复和核反应堆的运行中发挥作用。

辐射交联：射线辐照高分子后产生各种自由基，通过自由基的相互结合而形成新的连接键，从而形成三维网状结构。这种结构的增加可以提高材料的耐热性、耐化学性和机械强度。辐射交联不需要使用催化剂或引发剂，交联速度快，产品纯度高，易于控制。

辐射接枝：高能射线引发的聚合单体在聚合物表面吸附，并与聚合物非晶区产生的自由基发生聚合反应，使聚合物分子链带有极性基团。这改变了聚合物的表面特性，赋予了材料如吸附、透过离子等功能。

辐射降解：聚合物在电离作用下主链断裂、分子量降低，结果使聚合物在溶剂中的溶解度增加，而相应的热稳定性、机械性能降低。辐射降解是无规律的，主链的每一断裂都形成较小的非均等的大分子，导致平均分子量的减少和分子量分布的变化。

辐射生物学涉及电离辐射和非电离辐射，常见的辐射类型包括α、β、γ和中子辐射在与物质相互作用时会产生不同的化学特性，比如，电离作用、激发作用、自由基产生和辐射化学反应。深入了解辐射的化学特性对于研究辐射对生物体的影响和制定辐射防护策略至关重要。

3. 辐射的生物学特性

辐射的生物学特性是指辐射对生物体的影响和生物体对辐射的影响。辐射对生物体的影响是多方面的，主要表现在以下几个方面：

细胞损伤：辐射能够直接或间接导致细胞内DNA的断裂和化学键的断裂，引起细胞损伤。细胞损伤可能导致细胞死亡、遗传变异和致癌变化。

遗传效应：辐射的遗传效应是指辐射对生物体遗传物质的影响，可能导致基因突变和遗传物质的改变。这些变化可能对后代产生影响。

癌症：辐射与癌症之间存在密切关系。长期暴露于辐射环境中可能增加癌症发生的风险,尤其是甲状腺癌、乳腺癌和白血病等。

放射性损伤：大剂量的辐射暴露可能导致急性放射性损伤,表现为恶心、呕吐、脱发、皮肤烧伤等症状。这种损伤通常发生在暴露后的短时间内。

慢性效应：较低剂量的长期辐射暴露可能导致慢性效应,表现为慢性疾病的增加,如心血管疾病、白内障、免疫抑制等。

放射性防护和治疗：辐射生物学的研究有助于制定放射性防护措施,降低人类接受辐射的风险。同时,辐射在医学上也被广泛用于癌症治疗。

辐射生物学的研究为制定辐射防护策略和放射治疗提供了重要的科学依据。

五、辐射与生物组织的相互作用

辐射生物学是研究生物体对辐射的响应和辐射与生物体相互作用的学科,辐射与生物组织的相互作用是辐射生物学的核心内容之一。辐射可以通过直接作用和间接作用与生物组织相互作用,引起细胞和组织的生物学效应。以下重点介绍辐射与生物组织的相互作用。

1. 直接作用

辐射与生物组织的直接作用是指辐射粒子直接与细胞内的生物分子相互作用,引起化学或物理变化。在直接作用中,辐射粒子与细胞内的分子(如 DNA、蛋白质和脂质等)直接相互作用,导致分子的结构和功能发生改变。

DNA 的直接作用：辐射与 DNA 的直接作用会导致 DNA 链断裂、碱基损伤和交联等。这些损伤可能导致细胞死亡、遗传突变和致癌变化。细胞内的 DNA 损伤还可能触发细胞周期检查点和 DNA 修复机制,以保护细胞免受损伤。

蛋白质的直接作用：辐射与细胞内的蛋白质直接作用也可能导致蛋白质结构的改变和功能的损失。蛋白质是生物体内的重要功能分子,包括酶、激素、细胞信号分子等。辐射造成的蛋白质结构和功能的改变可能干扰细胞内的代谢和信号传导,影响细胞的正常功能。

细胞膜的直接作用：细胞膜是细胞的保护屏障,它通过膜上的蛋白质和其他分子来控制物质的进出。辐射与细胞膜的直接作用可能导致膜上的蛋白质发生结构改变,影响细胞对外界环境的感知和信号传导。

细胞器的直接作用：细胞器是细胞内的重要功能结构,如线粒体、内质网和高尔基体等。辐射直接作用于细胞器可能导致其结构和功能改变,干扰细胞的能量代谢和蛋白质合成等过程。

2. 间接作用

辐射与生物组织的间接作用是指辐射粒子与细胞周围的分子(如水分子)相互作用,产生活性自由基或其他反应物质,这些活性物质与细胞内的生物分子相互作用,导致化学或物理变化。间接作用是辐射生物学中重要的生物学效应机制之一。

辐射与水的相互作用：在生物体内,水是主要的组织成分之一。辐射与水的相互作用是产生间接作用的重要步骤。当辐射穿过生物组织时,会与水分子相互作用,形成激发的水分子(激发态水分子)或离解的水分子(离解产物)。这些激发态水分子和离解产物是活性自由基和其他反应物质的重要来源。

活性自由基的产生：辐射与水分子相互作用,产生活性自由基,如羟基自由基($\cdot OH$)和水合电子自由基(e_{aq}^-)。这些活性自由基对生物体的影响是非常重要的,因为它们是高度反应性的分子,如水合电子自由基与氧气结合会形成负氧离子,羟基自由基在一定条件下可能生成过氧化氢,还可以与细胞内的 DNA、蛋白质和脂质等生物分子发生相互作用,引起细胞损伤和遗传变异。

DNA 损伤:活性自由基可与细胞内的 DNA 发生直接作用,导致 DNA 链断裂、碱基损伤和交联等。这些 DNA 损伤可能触发细胞内的 DNA 修复机制,也可能导致细胞死亡或致癌变化。

细胞膜和细胞器的间接作用:活性自由基还可以与细胞膜上的脂质发生相互作用,引起脂质过氧化反应,导致细胞膜的结构和功能发生改变。此外,活性自由基还可以与细胞内的细胞器,如线粒体和内质网等发生相互作用,影响细胞的能量代谢和蛋白质合成等过程。

放射性损伤和间接效应:活性自由基的产生和其与生物分子发生的间接作用是导致放射性损伤和间接效应的重要原因。放射性损伤是指细胞和组织受到辐射后产生的直接损伤,而间接效应是指细胞和组织受到辐射后产生的间接损伤,即由活性自由基等产生的间接作用所导致的损伤。

六、辐射的生物效应和健康影响

辐射可以通过与生物体内分子和细胞相互作用,引起一系列生物效应。这些生物效应可以是直接的物理和化学效应,也可以是间接的细胞和遗传效应。对于不同类型的辐射,其生物效应和健康影响也有所不同。

1. 辐射诱导的生物效应

DNA 损伤:辐射可以直接作用于细胞的 DNA 分子,导致 DNA 的断裂、缺失和氧化损伤。这些 DNA 损伤可能会导致细胞死亡、突变和遗传损伤,从而对生物体产生不良影响。

细胞死亡:高剂量的辐射可以直接杀死细胞,特别是在辐射区域内暴露的细胞。这种细胞死亡可以导致组织和器官功能障碍,对生物体的健康产生显著影响。

细胞周期和增殖受损:辐射可以影响细胞的周期和增殖能力,导致细胞周期停滞或失控增殖。这可能导致细胞功能异常和肿瘤的形成。

遗传损伤:辐射可以引起细胞的遗传损伤,包括染色体畸变、染色体缺失和转座子活动等。这些遗传损伤可能在后代中产生不良影响。

癌症发生:长期暴露于辐射中,特别是高剂量辐射,会增加癌症的发生风险。某些辐射类型,如紫外线和 γ 射线,被认为是致癌因子。

放射性损伤:辐射剂量超过安全水平时,可能导致急性放射性损伤。这种损伤可能表现为皮肤灼伤、恶心、呕吐、血细胞减少等症状。

遗传效应:辐射对生殖细胞的损伤可能导致遗传效应,即影响后代的遗传变异和疾病风险。

免疫系统抑制:高剂量的辐射可能对免疫系统产生抑制作用,使生物体更容易受到感染和疾病的侵袭。

总体而言,辐射可以引起各种生物效应,从细胞水平到组织和器官水平都可能受到影响。生物体对辐射的敏感性和反应程度取决于辐射剂量、辐射类型、辐射暴露时间以及生物体的个体差异。因此,合理评估和管理辐射暴露对于保护生物体的健康至关重要。辐射生物学研究对于理解辐射对生物体的影响和对健康的影响至关重要。通过深入研究辐射诱导的生物效应,可以更好地制定辐射防护策略,保护辐射工作者和公众的健康,减少辐射活动对环境的影响,并推动辐射科学的发展。

2. 辐射对健康的影响

辐射是一种能量传播形式,具有足够能量的辐射可以与生物体的分子和细胞相互作用,引发一系列生物效应,从而对生物体健康产生影响。在辐射生物学中,辐射对生物体健康的影响是复杂的,并且与辐射类型、剂量、暴露时间、辐射能量和生物体的个体差异等因素密切相关。

急性放射性损伤:高剂量的辐射暴露会导致急性放射性损伤,表现为皮肤灼伤、恶心、呕吐、腹泻、血细胞减少等症状。这种急性损伤主要出现在辐射剂量大的事故或放射治疗中,严重的急性放射性损伤可能危及生命。

白血病和肿瘤:长期暴露于辐射中,特别是在高剂量辐射环境下,可能增加白血病和肿瘤的发生风险。这是由于辐射对细胞和基因的影响可能导致细胞异常增殖和遗传损伤,从而促进癌症的形成。

遗传效应:辐射对生殖细胞的损伤可能导致遗传效应,即影响后代的遗传变异和疾病风险。这对于人类的后代和种群的遗传健康具有重要意义。

免疫系统影响:辐射可能对免疫系统产生抑制作用,使生物体更容易受到感染和疾病的侵袭。

非癌症影响:除了癌症外,辐射还可能对其他器官和系统产生不良影响,如心血管系统、神经系统、生殖系统等。

慢性健康效应:低剂量的长期辐射暴露可能导致慢性健康影响,如生活质量下降、生殖能力下降等。

需要指出的是,辐射对健康的影响并不都是负面的。在医学领域,放射线在放射治疗和医学影像中广泛应用,对于治疗癌症和诊断疾病具有重要作用。合理和安全地利用辐射技术,可以为人类带来益处。

为了保护生物体健康,辐射防护是必不可少的。辐射防护包括制定合理的辐射剂量标准和限值,采取个人防护措施,监测辐射暴露水平,对辐射工作人员进行培训和监督,以及对辐射事故进行预防和应急准备。在辐射防护中,应用ALARA(as low as reasonably achievable)原则,即"尽量低剂量、尽量短时间、尽量远距离",以确保辐射暴露保持在安全水平以下。

综上所述,辐射对生物体健康的影响是复杂多样的,它与多个因素相互交织。合理评估和管理辐射暴露对于保护生物体的健康至关重要。对辐射生物学的研究不断深入,有助于我们更好地理解辐射的生物效应和健康影响,从而更好地保障人类和环境的健康与安全。

七、辐射病的临床表现和治疗

辐射病是辐射暴露后可能出现的一种临床症状集合,其严重程度取决于辐射剂量、暴露时间和辐射类型。在辐射生物学中,了解辐射病的临床表现和治疗是十分重要的。

1. 辐射病的临床表现

辐射病根据发病时间的不同,可以分为急性辐射病和慢性辐射病。

急性辐射病:急性辐射病是在辐射暴露后短时间内出现的症状,严重的急性辐射病常见于高剂量的辐射暴露,如核事故或放射治疗事故。其临床表现主要包括:早期反应,在辐射暴露后几小时内出现,表现为恶心、呕吐、头痛、乏力、腹泻等症状。中期反应,在暴露后几天到数周内出现,主要表现为白细胞减少、血小板减少、贫血等症状,可能导致感染和出血等并发症。晚期反应,在暴露后数周到数月内出现,表现为器官功能损害,如肺部、肠道、中枢神经系统等受损。

慢性辐射病:慢性辐射病是长期低剂量辐射暴露后可能出现的症状。慢性辐射病主要表现为疲劳、消化不良、免疫力下降、生殖功能障碍等症状。

2. 辐射病的治疗

辐射病的治疗是一个综合性的过程,需要根据病情严重程度和患者个体差异来制定个体化的治疗方案。

急性辐射病的治疗:对于急性辐射病患者,早期的治疗重点是支持症状治疗,包括控制恶心、呕吐、腹泻等症状,维持水电解质平衡,预防感染和出血等并发症。在中期和晚期,可能需要进行骨髓移植、生长因子治疗等,以帮助恢复造血功能和免疫功能。

慢性辐射病的治疗:对于慢性辐射病患者,治疗重点是提高生活质量和缓解症状。支持症状治疗包括营养支持、生长因子治疗、免疫调节治疗等。对于特定器官受损的情况,可能需要针对性的治疗,如肺部治疗、肠道保护等。

预防:辐射病的最佳治疗是预防。在核事故或放射治疗中,应严格控制辐射剂量,保护辐射工作者和公众免受过度辐射暴露。此外,采取个人防护措施,避免长期处于高剂量辐射环境,也是预防辐射病的重要手段。

综上所述,辐射病是辐射暴露后可能出现的一系列临床症状,其治疗需要综合考虑病情和个体差异,早期诊断和及时治疗对于改善患者预后至关重要。预防辐射病的最佳途径是避免辐射暴露和采取合理的辐射防护措施。

第二节 阿尔法核素对细胞的辐射生物学效应

与光子和电子相比,α粒子的物理和放射生物学特性引起了人们对发射α粒子的放射性核素在癌症治疗领域中的应用的关注。当α粒子与生物组织相互作用时,其产生的电离辐射可以通过两种途径释放能量,启动复杂的分子通路。

第一种途径称为直接效应,DNA、脂质、蛋白质等生物分子直接吸收射线能量,α粒子有足够的能量从原子或分子中提取电子,导致它们电离,失去一个电子以及形成自由基阳离子。

第二种途径称为间接效应,能量被转移到丰富的分子中,最常见的是电离发生在普遍存在的水分子上,导致水分解生成具有细胞毒性的活性氧(ROS),如具有高反应活性的羟基自由基,它们可以与几乎所有内源性生物分子发生反应,其水平的上调会导致氧化应激并诱导细胞死亡。

一、直接效应

1. DNA 断裂

α粒子穿过细胞核的实际距离与其细胞毒性相关。对于固定在肿瘤细胞上的等量的放射性核素偶联药物,α粒子以直线轨迹行进,在生物组织中的平均路径长度为 $50\sim100~\mu m$,能量能够选择性地高度局域化地沉积在极短距离的感兴趣组织或肿瘤细胞中,而邻近的正常组织受到的辐射量较少。因此,α粒子在单位长度径迹上传递的能量能够很高,即沿粒子轨迹的传能线密度(LET)为 $50\sim230~keV/\mu m$,与低 LET 辐射相比,其在相应的细胞直径范围内具有更高的吸收剂量和更大的电离数量,提供了更高的相对生物学效应(relative biological effectiveness,RBE)。在相同的辐射吸收剂量下,α粒子的生物效应是β粒子的 $3\sim7$ 倍,可以在较低的活度下引起与β粒子相同的效果,因此对细胞更具侵略性。

高细胞毒性的α粒子的主要靶标是 DNA,穿过细胞核以及通过细胞核的实际距离与细胞毒性相关。由于两条 DNA 链之间的距离几乎与 α 粒子两次电离之间的距离相同,单个 α 粒子轨迹可导致 DNA 双链断裂(double strand breaks,DSB)。DSB 的产生会唤起无数的细胞反应和途径,包括细胞凋亡、有丝分裂灾难、自噬、坏死,细胞周期停滞和 DNA 修复等。其中,为了维持基因组的完整性,细胞被赋予了冗余的 DNA 修复机制,具体的修复途径取决于 DNA 损害程度。因受到灾难性细胞损伤,这些修复系统也可能失效导致细胞死亡。

高 LET 辐射与高 RBE、低氧增强比和较低的细胞周期依赖性、放射敏感性有关。通常,放射敏感性的提升会导致 DNA 损伤修复的有效性变差,抗凋亡和促生存因子水平降低,并预防癌症干细胞的持续增殖。更重要的是,在高 LET 辐射后,DNA 断裂的性质更复杂,细胞修复其造成的损伤的能力较差,未重新连接的 DSB 比例会更高。同时肿瘤细胞的 DSB 修复机制本身就存在缺陷,应激也会造成 DSB 修复机制受损,因此 α 粒子导致的 DNA 双链断裂常常是不可修复的。

大多数癌细胞具有缺氧的特征,缺氧作为实体瘤治疗的核心问题会对治疗结果产生负面影响,是低 LET 辐射治疗癌症的常见耐药机制。缺氧肿瘤细胞的放疗阻力主要是由于对低 LET 辐射的敏感性降低,因为发射 β 粒子的放射性核素主要依靠氧自由基的形成间接破坏 DNA,随着细胞氧浓度的降低,自由基形成减少,从而使缺氧细胞对电离辐射的敏感性低于常氧细胞。DNA 损伤严格依赖于氧气供应,并且随着缺氧持续时间延长会进一步影响肿瘤细胞的放射敏感性,这种现象被称为氧效应。尽管氧气的存在可能会增强癌症的进展,但其对于通过放射分解 DNA 大分子中的水而造成辐射损伤,以及使细胞对放射性核素靶向治疗敏感来说至关重要。α 粒子等高 LET 辐射能够直接切割 DNA 双链,不依赖于肿瘤氧合。与传统的低 LET 射线或 γ 射线辐射相比,高 LET 辐射可能对辐射耐受的癌症类型极为有效,利用 α 粒子发射放射性核素靶向缺氧肿瘤细胞是克服光子照射阻力、改善辐射抗性、提高缺氧肿瘤治疗效果的一种非常有前景的策略。

2. 细胞膜的 α 辐照

对 DNA 的直接损伤通常被认为是电离辐射细胞杀伤作用的主要引发因素。然而,越来越多的证据表明,核外靶点/细胞事件也可能在确定电离辐射的生物反应及介导电离辐射的毒性中发挥关键作用。由于 α 粒子必须穿过细胞膜,包含多种细胞器的细胞质和核膜才能到达细胞核。因此,它们可能在各种细胞器和细胞质中也会产生一些影响。

α 粒子的全细胞辐照包括核穿越,产生的核受损可以调节核外其他信号传导过程,因此靶向细胞膜和细胞器等亚细胞结构启动电离辐射损伤反应的演进过程在很大程度上是未知的。这主要是因为很难在不影响细胞核的情况下选择性地靶向胞浆。α 粒子微束照射允许使用准直和电磁聚焦组件将辐射束缩小到亚细胞尺寸,以剖析高度局部剂量沉积后细胞损伤反应的潜在分子事件,其是在亚细胞尺度上探索 α 粒子放射生物学的有力工具。

细胞膜由脂质、蛋白质和少量的碳水化合物组成,主要成分脂质中包含鞘磷脂。酸性鞘磷脂酶最初被确定为细胞膜更新所需的溶酶体水解酶,同时酸性鞘磷脂酶参与辐射应激。在细胞被细胞外源发射的 α 粒子照射时,穿透细胞膜和核包膜后,α 粒子在细胞核与 DNA 发生约 60 次相互作用,出现两次膜穿越。相比较而言,这两次穿越看似无关紧要,但沿 α 粒子轨迹的点状密集电离圆柱的宽度与质膜 5~10 nm 的厚度一致。α 粒子的膜穿越期间,在相对较窄的几纳米尺度上发生的电离聚类足以触发膜介导的鞘磷脂途径的诱导,即电离辐射通过活化酸性鞘磷脂酶催化鞘磷脂水解产生神经酰胺,可聚集成富含神经酰胺的大型平台脂筏。神经酰胺作为对各种细胞应激源的快速凋亡反应的第二信使,是诱导细胞凋亡的关键介质。缺乏酸性鞘磷脂酶活性已被证实可表达辐射诱导的神经酰胺生成和凋亡缺陷。电离辐射激活酸性鞘磷脂酶的能力表明不需要 DNA 损伤,一旦生成神经酰胺就可能在诱导细胞凋亡中发挥巨大作用。α 粒子已被证明能够迅速增加神经酰胺的膜浓度,激活鞘磷脂途径以诱导细胞凋亡。在 α 粒子靶向放射免疫治疗和其他高 LET 放射治疗的背景下,尤其在造血细胞和内皮细胞等以神经酰胺途径作为重要的即时应激反应的靶细胞中,无论是增强对靶细胞的致敏效果还是降低不必要的正常组织毒性作用,这一发现都尤为重要。在更宏观的背景下探讨这些关于 α 粒子生物学的机制,可能有助于减轻其广泛暴露于环境时产生的影响。

3. 细胞质的 α 辐照

放射生物学曾普遍认为,沉积到细胞核足够高剂量的能量最终会导致该细胞的破坏,而细胞质,细胞的重要部分,并且参与维持细胞完整性的大多数细胞过程发生的细胞环境,很少被考虑在辐射效应内。因为早在 1970 年,Munro 等表明细胞质对电离辐射的敏感性远低于细胞核,但如今细胞质对辐射不敏感的观点正在被重新探讨。在电离辐射暴露中,粒子穿过细胞质的可能性极高,因此在辐射损伤评估中不应忽视细胞质辐照对毒性的贡献。

电离辐射是一种特征明显的氧化剂,携带的能量足以使物质的原子或分子中的电子成为自由基,导致激发和电离现象,从而产生自由基。此外,它还能激活氧化酶和一氧化氮合酶,从而攻击细胞中的关键分子。当靶向细胞照射,α 粒子横穿细胞质后可诱导脂质过氧化显著增加,如 4 -羟基壬烯醛水平升高,从而诱导下游反应产生毒性。4 -羟基壬烯醛的积累可能导致环氧合酶- 2 表达增加,涉及 4 -羟基壬烯醛和环氧合酶- 2 的脂质过氧化信号通路可能在细胞质辐照诱导的细胞毒性中起关键作用。在正常人肺成纤维细胞中,环氧合酶- 2 已被证明与电离辐射相关的旁观者效应密切相关。鉴于细胞质辐照和旁观者效应在细胞反应和表型上都具有相似性,因此这两种现象会共享一些信号通路。然而,这一途径可能只是 α 核素激活的众多途径之一。

细胞质还包含许多不同的细胞器,其中线粒体是正常细胞和癌细胞等体内发现的细胞类型中细胞能量稳态的主要部位,是构成细胞质的重要部分,占细胞体积的 25%,是突出的辐射靶,在辐射诱导的细胞反应中发挥着重要作用。线粒体含有 2~10 个拷贝的线粒体 DNA(mtDNA),mtDNA 是一种 16 kb 的双链闭合环状分子,编码电子传递链的 13 种蛋白质、22 个转录 RNA 和 2 个核糖体 RNA 分子。线粒体中 mtDNA 很容易受到产生的自由基的影响,主要是因为:① mtDNA 位于线粒体内膜附近,电子传递链在此产生自由基;② mtDNA 没有保护性组蛋白;③ 线粒体的 DNA 修复能力有限。由于 mtDNA 编码电子传递链成分,ROS 诱导的突变可能会导致氧化磷酸化障碍,抑制电子传递,增大 ROS 的产生速率,造成更多的线粒体和细胞损伤。

线粒体是极化的细胞器,功能与极化状态直接相关。它们维持高电荷(内部为负电荷)膜电位,在能量稳态中起着至关重要的作用。膜电位的损失伴随着各种细胞反应,包括细胞色素 C 释放,并参与细胞凋亡。高 LET 辐照能造成线粒体膜电位的损失,导致强烈去极化反应,这也与电离辐射引起膜结构发生脂质过氧化等变化相关。此外,α 粒子微束靶向细胞质照射能够通过增加线粒体裂变动力相关蛋白 1(DRP1)基因表达水平,减少 MFN2、MFN1 和 OPA12 融合基因,有助于裂变增强,导致线粒体碎裂,降低代表呼吸链功能的细胞色素 C 氧化酶和琥珀酸脱氢酶活性。

电离辐射也可以通过钙释放机制从内质网释放,提高细胞内钙离子水平,钙离子可被线粒体吸收,导致 ROS/活性氮升高、mtDNA 损伤、ATP 合成改变、线粒体去极化以及细胞色素 C 和半胱天冬酶 3 等释放。

辐照后线粒体中检测到的信号还能通过钙离子依赖性的线粒体通透性转变而被传输到邻近的

线粒体，从而增强 ROS 的产生。因此电离辐射线粒体损伤也在旁观者效应中发挥作用，其总体影响超出了将靶标简单地归因于 DNA 或其他亚细胞结构所能解释的范围。延迟毒性归因于细胞内 ROS 的增加及线粒体的受累；细胞外 ROS 也可引起细胞外效应，即与直接受辐照细胞相邻的细胞中发生 DNA 损伤。因此，靶向 α 粒子辐射的生物效应涉及异常复杂的多分子途径，是互相串扰不能分离的整体概念。

二、间接效应

辐射照射细胞时，两者之间立即发生生物—物理相互作用，即辐射和细胞的原子之间发生碰撞导致电子的抛射和电离。过去，人们认为 DNA 是电离辐射与其产生的自由基相互作用的最关键的靶点，因此人们普遍认为 DNA 损伤在辐射相互作用后立即发生。然而，近 20 年来，经典的辐射生物学核靶范式受到辐射非靶效应的挑战。

电离辐射不直接靶向细胞核，相邻的未辐照细胞可接收来自辐照细胞的信号并产生损伤响应，表现出与辐照细胞类似的改变，称为非靶效应。非靶效应包括与直接受辐射细胞存在通信连接或由可溶性信号分子产生的旁观者效应、在直接受辐射细胞后代中发生的基因组不稳定性（genomic instability）和远隔效应（adaptive response）等三种类型。

1. 旁观者效应

辐射诱导旁观者效应（radiation induced bystander ettect，RIBE）指受辐照细胞产生的信号在未受辐照的细胞中诱导的效应与在受辐照细胞中产生的效应相似。旁观者效应的潜在机制可分为两种：一种为辐照和非辐照细胞之间存在物理接触，其主要通过间隙连接产生细胞间通信；另一种是辐照细胞释放的一系列可溶性信号分子介导非辐照细胞中的旁观者效应。

旁观者效应参与 α 粒子照射。间隙连接作为最通用的细胞连接之一，广泛存在于各种细胞中，细胞通过它们进行信息交换。间隙连接作为一种特殊的膜结构，是连接相邻细胞的低阻通道，在激发态下传递电脉冲，在正常状态下运输参与代谢和生长的小分子。旁观细胞中的间隙连接胞间通信被证明为参与旁观者效应的直接证据。旁观者效应的机制与细胞的距离及位置相关。只有 1% 的细胞核被 α 粒子穿过，但 30% 的细胞中姐妹染色体交换增加，表明细胞不需要被粒子穿过（剂量等于零）就会被杀死，可见旁观者的细胞也能与被照射的细胞进行交流，其中细胞膜在细胞间通信中起着核心作用。当利用 α 粒子治疗恶性骨肿瘤时，α 粒子不直接聚集在肿瘤部位，而是积累在病变周围，因此 α 粒子诱导的旁观者效应参与了抗肿瘤生长过程。

除了间隙连接外，可溶性信号传导为介导旁观者效应的另一种机制。信号传导过程分为照射细胞产生的细胞间信号传导和接收信号后旁观细胞的细胞内信号传导。细胞间信号传导物质主要为活性氧（ROS）和 NAD(P)H。因正常的细胞生命活动依赖于氧化剂和抗氧化剂的平衡，当这种平衡被破坏时，就会发生氧化应激状态，导致恶性肿瘤等一系列病理改变。当 α 粒子辐照细胞时，其可诱导细胞内过氧化氢以及超氧阴离子的产生，而氧化代谢水平的上调参与激活旁观者效应的信号通路。另外，炎症相关因子也参与 α 粒子诱导的旁观者效应。白细胞介素-8（IL-8）是趋化因子家族的一种细胞因子，通过与其特异性受体结合而广泛参与生物体的生命活动，α 粒子诱导的 IL-8 增加可促进炎症反应，同时也是促进 ROS 水平增加的关键因素。环氧合酶-2（COX-2）相关级联反应、细胞内信号分子、p53 依赖性及非依赖性等生物信号通路也是介导旁观者效应的重要因素。

对旁观者效应背后潜在机制的探索大多针对基因表达的研究。旁观者细胞中的突变类型主要是点突变,而发生在受照射细胞中的突变类型主要是缺失。由于 ROS 被认为主要诱导点突变,故 ROS 的产生是旁观者细胞中突变产生的主要机制。此外,在细胞信号传导方面,旁辐射和直接辐射的细胞对辐射的反应不同。了解旁观者效应背后的机制,以及它在辐射致癌过程中可能发挥的作用是非常重要的。

旁观者效应涉及"全有或全无"的切换机制。一旦触发,它不依赖于照射剂量,表现出大致相同的反应效果,可持续较长时间,并在细胞繁殖时传播给下一代。旁观者信号的诱导依赖于辐射源还是细胞尚未完全明确,因为辐射源或细胞类型与旁观者效应有着复杂的关系。旁观者效应在照射后对细胞杀伤的贡献率为 30%。非靶效应的贡献取决于肿瘤、宿主,以及剂量和剂量率等物理因素。

在恶性肿瘤的 α 核素放射治疗过程中,重要的是保护非照射区域内的正常组织,从而减少旁观者效应,同时这种保护不应影响辐射杀死肿瘤细胞的能力。

2. 基因组不稳定性

基因组不稳定性是电离辐射诱发的一种发生在基因组的持续性序列结构改变,并导致细胞表型变化的现象。主要特征是连续许多代细胞持续发生增加自发突变率或基因组相关的变化。不稳定性指在这些细胞中观察到的细胞畸变是非克隆性的,即在持续突变的过程中,每一代细胞必须产生新的畸变。畸变类型包括新发染色体畸变、更高水平的姐妹染色单体交换、微核、转化、基因扩增、基因突变、平板培养效率降低、致死性突变(生殖细胞延迟死亡)和体外微卫星不稳定性。基因组不稳定性是肿瘤发生和发展的标志。在受照射细胞的子代中,基因组不稳定的频率比单个基因突变的预期频率高几个数量级,提示在这种表型的基础上可能存在更复杂的现象。影响基因组不稳定性的因素包括辐射质量和剂量、剂量率、遗传易感性和细胞类型等多种因素。

相关研究表明,基因组不稳定性和辐射剂量是非线性相关的,但可以在极低剂量下诱导,比如在细胞群中,单个 α 粒子穿过细胞核。目前普遍认为基因组不稳定性不是由辐射对 DNA 的直接损伤引起的,而是与基因组不稳定性诱导相关,包括表观遗传改变、持续性氧化应激等。基因组不稳定性会促进肿瘤的进化、获得癌症的新特征,也与神经变性病等其他疾病状态发生发展相关。

基因组不稳定性和旁观者效应有一个共同点,即两者都涉及未辐照细胞的非靶效应,表现出通常与直接辐射暴露相关的反应,但基因组不稳定性发生在受辐照细胞的后代中,旁观者效应发生在受辐照细胞的近邻细胞中。此外,有证据表明,两者有一个共同的机制:都是由辐射引起的应激和损伤引起的炎症反应引起的。在基因组不稳定的情况下,基因突变、染色体畸变和(或)延迟致死会在许多代之后的细胞群体中出现,也就是说,事件发生在许多代之前辐照的细胞的后代中,而中间的几代显然是正常的。在旁观者效应的例子中,染色体畸变、细胞致死性、突变或致癌转化出现在本身没有被带电粒子穿过的细胞中,但它们离被带电粒子穿过的细胞很近。虽然有迹象表明,基因组不稳定可能发生在旁观者细胞的后代,但证据是不一致的。

3. 远隔效应

放射远隔效应是指除了受照射的病灶,非受照射的病灶也会缩小。

肿瘤细胞受到电离辐射后 DNA 双链断裂,细胞膜受损,快速释放肿瘤相关抗原(tumor associated antigen,TAA),导致危险相关分子模式的释放,这些危险信号共同招募并激活自然杀伤细胞(natural kill cell,NK)和树突状细胞(dendritic cell,DC)的免疫功能。细胞质 DNA 还可以通过环鸟苷酸-腺苷酸合酶(cyclic GMP-AMP synthase,cGAS)-干扰素基因刺激因子(stimulator of interferon genes,STING)通路诱导Ⅰ型干扰素的表达,促进 DC 成熟、分化为抗原呈递细胞(antigen-presenting cell,

APC)与趋化因子的分泌,增强 T 细胞启动及 T 细胞募集,同时,肿瘤细胞表面死亡受体 Fas 和 CD80 等表达上调,增强 T 细胞的识别和杀伤作用。通过以上多种机制,放射性核素治疗不仅可以增加免疫细胞亚群的浸润,还可通过全身免疫反应,引起肿瘤的消退。

α射线治疗可增强机体免疫应答的概率,这是发生远隔效应的重要机理。α射线是一种免疫原性细胞死亡诱导剂,可激发机体的适应性免疫,产生有效的抗肿瘤保护作用。在 α 射线治疗后,肿瘤微环境中初始和活化的 CD8+T 细胞、Th1 和调节性 T 细胞、未成熟树突状细胞、单核细胞、M1 巨噬细胞以及活化的自然杀伤细胞的比例均发生变化。此外,α射线还可上调炎症细胞因子基因组和适应性免疫通路。肿瘤内,α射线治疗联合 TLR 激动剂 CpG、抗 PD-1 等各类免疫抑制剂,可有效促进 CD8+T 细胞的浸润、控制肿瘤的进展、消除携带弱免疫原性恶性肿瘤的转移病灶。

第三节　阿尔法核素治疗的肿瘤辐射生物学效应

一、阿尔法核素治疗的基本原理

α核素治疗是一种放射性核素治疗方法,利用放射性同位素释放的高能量 α 粒子来治疗肿瘤。α 粒子是一种高能量、低穿透力的辐射粒子,相较于其他放射性粒子(如 β 和 γ 射线),α 粒子在生物组织中传播的距离较短,但其能量释放密度较高,因此对肿瘤细胞有更强的杀伤作用。

二、阿尔法核素治疗的工作原理

α核素治疗的工作原理基于 α 粒子的特性和肿瘤细胞的生物学反应。

α粒子的作用:α粒子是带有正电荷的高能量粒子,在组织中传播的距离通常仅为数十微米。因此,一旦 α 粒子被引入体内的肿瘤组织,它们很快就会与周围的肿瘤细胞相互作用。

DNA 损伤:α粒子与肿瘤细胞的核酸(DNA)相互作用,导致 DNA 链断裂和氧基自由基的形成。这些严重的 DNA 损伤干扰了细胞的生存和复制机制,阻碍了肿瘤细胞的增殖。

细胞凋亡:受损的肿瘤细胞通常会启动自毁程序,即细胞凋亡。细胞凋亡是一种规定性细胞死亡过程,通过这种方式,受损细胞被安全地排出体外,从而减少了对周围正常组织的伤害。

间接效应:除了直接与 DNA 相互作用导致细胞损伤外,α粒子还会激活周围细胞中的水分子,形成高度活性的氧基自由基。这些自由基会对细胞膜、酶和其他细胞结构造成氧化损伤,从而加剧对肿瘤细胞的杀伤效应。

肿瘤靶向性:α核素治疗具有很强的肿瘤靶向性。在治疗过程中,α粒子通常通过特异性的载体或分子靶向到肿瘤细胞表面的特定受体上。这使得 α 粒子能够更精确地作用于肿瘤细胞,而不对正常组织造成明显的损伤。

综上,α核素治疗利用放射性同位素释放的 α 粒子对肿瘤细胞进行有选择性的杀伤。α 粒子的高能量和低穿透力使其能够更精确地作用于肿瘤组织,从而在一定程度上减少了对周围正常组织的伤害。

三、阿尔法核素的选择和特性

在 α 核素治疗中,选择合适的放射性同位素是至关重要的。常用的 α 放射性核素有锕-225 和砹-211 以及镭-223 等。选择合适的 α 核素,应考虑以下特性:

半衰期：α放射性同位素的半衰期应适中，既要保证足够的放射性活性，又要避免患者在治疗后长时间持续暴露于辐射。

靶向性：α放射性同位素需要能够靶向肿瘤细胞，因此需要选择具有特异性靶向性的载体或分子靶向物。

放射性能量：α粒子的能量释放密度高，因此具有更强的杀伤作用。但其穿透力有限，只能在肿瘤细胞表面产生辐射效应，减少对周围正常组织的伤害。

放射性检测：α粒子在生物体组织中的传播距离很短，很难被常规的放射性检测设备检测到。因此，在治疗过程中需要采取特殊的防护措施，以确保患者和医护人员的安全。

四、阿尔法核素的输送方式

α核素治疗是一种利用放射性同位素释放的高能量α粒子杀伤肿瘤细胞的放射性核素治疗方法。然而，α粒子在生物体内传播的距离有限，因此需要将其有效地输送到肿瘤细胞表面。为了实现更精准的靶向和更高的治疗效果，α核素通常与抗体或肽结合，利用它们的靶向特性将核素输送到肿瘤细胞上。

五、靶向肿瘤细胞的机制

α核素独特的特性使α核素治疗成为肿瘤治疗领域的新兴研究方向。然而，α粒子的高能量和低穿透力也意味着它在体内传播的距离有限，因此必须将其有效地输送到肿瘤细胞表面，以实现高度靶向的治疗效果。在α核素治疗中，靶向肿瘤细胞的机制主要有以下几种方式。

1. 抗体导向的阿尔法核素治疗

抗体导向的α核素治疗（Radioimmunotherapy，RIT）是一种利用抗体的高度特异性将核素导向到肿瘤细胞表面的α核素治疗方法。该方法具体步骤如下：

抗体选择：选择能与肿瘤细胞表面抗原高度特异性结合的抗体。这些抗体通常通过免疫技术制备，以确保其能够与肿瘤细胞表面的特定抗原结合。

核素标记：将α核素与抗体结合。核素标记可以通过化学标记或辐射同位素标记的方法实现。

靶向肿瘤细胞：标记了α核素的抗体被输送到患者体内，通过血液循环输送到肿瘤细胞表面的特定抗原上。

核素释放：抗体与肿瘤细胞表面的抗原结合使得α核素在肿瘤部位富集，其释放的高能量的α粒子就会直接作用于肿瘤细胞并造成DNA损伤，从而杀伤肿瘤细胞。

2. 肽导向的阿尔法核素治疗

除了抗体，肽也可以用作α核素的载体，将核素输送到肿瘤细胞上。肽是由氨基酸组成的短链蛋白质，肽也可以通过特异性结合肿瘤细胞表面的抗原。肽导向的α核素治疗方法的具体步骤如下：

肽选择：选择与肿瘤细胞表面抗原高度特异性结合的肽。这些肽通常通过蛋白质工程技术设计和筛选，以确保其能够与肿瘤细胞表面的特定抗原结合。

核素标记：将α核素与肽结合。核素标记可以通过化学标记或辐射同位素标记的方法实现。

靶向肿瘤细胞：标记了α核素的肽被输送到患者体内，通过血液循环输送到肿瘤细胞表面的特定抗原上。

核素释放：肽与肿瘤细胞表面的受体结合使得α核素在肿瘤部位富集，其释放的高能量的α粒子就会直接作用于肿瘤细胞并造成DNA损伤,从而杀伤肿瘤细胞。

3. 纳米颗粒导向的阿尔法核素治疗

在α核素治疗中,还可以利用纳米颗粒作为核素的载体,将核素输送到肿瘤细胞表面。纳米颗粒具有较大的比表面积和较高的载药能力,可以同时携带多种药物和核素,增强α核素的靶向性。

纳米颗粒制备:选择合适的纳米材料,通过生物合成或化学合成制备核素输送纳米颗粒。

核素标记:将α核素与纳米颗粒结合,形成核素输送纳米颗粒体系。

靶向肿瘤细胞:载带核素的纳米颗粒被输送到患者体内,通过血液循环输送到肿瘤细胞表面。

核素释放:载带核素的纳米颗粒在肿瘤部位富集后,核素释放的高能量α粒子就会直接作用于肿瘤细胞并造成DNA损伤,从而杀伤肿瘤细胞。

综上所述,α核素治疗作为一种前沿的肿瘤治疗方法,其独特的特性使靶向肿瘤细胞成为其重要的机制之一。通过与抗体、肽或纳米颗粒结合,α核素可以高度靶向地输送到肿瘤细胞表面,从而实现更精准、更有效的肿瘤治疗。

六、阿尔法核素的体内行为和分布

α核素的输送方式为靶向肿瘤细胞提供了有效途径,通过将α核素与特异性靶向分子结合,实现对肿瘤细胞的高度选择性治疗。然而,一旦α核素被输送到体内,其体内行为和分布对于治疗效果至关重要。在α核素治疗中,核素的体内行为受其化学性质、靶向分子的特性、生物体的代谢过程等多种因素影响。以下将重点探讨α核素在体内的行为和分布情况。

α核素的体内代谢:α核素在体内遵循特定的代谢途径。在靶向分子的帮助下,α核素通常通过血液循环输送到肿瘤细胞所在的位置。然后,核素与肿瘤细胞表面的特定抗原结合,进入细胞内部。一旦核素进入细胞核,其高能量的α粒子就会直接作用于细胞核内的DNA,造成DNA断裂和损伤,从而杀伤肿瘤细胞。

核素的体内稳定性:在输送α核素之前,需要将核素与靶向分子结合,形成稳定的复合物。这样可以确保核素在体内的输送过程中不会失去其辐射活性,并能在靶向肿瘤细胞时释放出α粒子。

靶向分子的特性:靶向分子是将核素输送到肿瘤细胞的关键因素。靶向分子的选择应考虑肿瘤细胞表面的特定抗原,以确保核素能够高度选择性地结合到肿瘤细胞上。不同的靶向分子可能对核素的体内行为和分布产生不同的影响。

血液循环:α核素输送到体内后,通过血液循环在整个生物体内传播。在血液循环中,核素可能与其他生物分子相互作用,可能导致部分核素被排除或分解。因此,保证核素的稳定性和有效输送对治疗效果非常重要。

生物体的清除机制:α核素在体内的分布和清除受到生物体的代谢和排泄机制的影响。部分核素可能会被肾脏或肝脏清除,因此需要考虑核素的代谢途径,以确保足够的核素可以到达肿瘤部位,并实现有效的治疗效果。

综上所述,α核素治疗的体内行为和分布是该治疗方法的重要因素之一。通过选择合适的靶向分子、确保核素的稳定性和有效输送,以及考虑生物体的代谢和清除机制,可以实现对肿瘤细胞的高度选择性治疗,最大限度地减少对周围正常组织的损伤。然而,α核素治疗仍需进一步的研究和临床实践,以完善其对体内行为和分布的了解,并最终为患者带来更好的治疗效果。随着技术的不断发展和研究的不断深入,相信α核素治疗将在未来发挥更大的潜力,为肿瘤患者提供更有效的治疗选择。

七、阿尔法核素对肿瘤细胞的辐射生物学效应

1. 阿尔法核素对肿瘤细胞的毒性

α核素独特的物理性质可使其对肿瘤细胞产生强烈的辐射生物学效应。作为一种新兴的肿瘤治疗方法,与传统的放射治疗方法相比,α核素能够实现更高度的肿瘤细胞毒性,这使α核素治疗成为肿瘤治疗领域备受关注的研究方向。本节将重点探讨α核素对肿瘤细胞的毒性及其辐射生物学效应。

α粒子的物理性质:α核素释放的α粒子是一种带正电的高能量粒子。由于其较大的质量和双电荷,α粒子在空气中的传播距离较短,通常仅为几厘米。然而,当α粒子与物质相互作用时,它们会失去能量并在很短的距离内释放其能量,导致高度局部的辐射剂量。这使α核素对肿瘤细胞的杀伤效果明显优于其他类型的辐射治疗。

α粒子对 DNA 的直接破坏:α粒子能够直接作用于细胞核内的 DNA。一旦α粒子进入肿瘤细胞的细胞核,它们会与 DNA 发生物理碰撞,并释放出大量的能量,导致 DNA 链断裂和损伤。这种直接作用导致 DNA 的严重损伤,阻碍了细胞的正常复制和分裂,进而导致肿瘤细胞的死亡。

α粒子的高传能线密度:α粒子的 LET 值较高,表示它们在物质中的能量沉积速率高。由于高 LET 值,α粒子在生物体内传播的距离较短,但能够对细胞的 DNA 造成严重损伤。相比之下,传统的低 LET 辐射,如 X 射线和 γ 射线穿透生物组织较远,对细胞的 DNA 造成的损伤相对较小。这使得α核素具有更强的肿瘤细胞毒性,尤其在治疗那些对传统放疗不敏感的肿瘤时显得尤为有效。

高度靶向性的体内行为:α核素与靶向分子结合后,能够高度靶向地输送到肿瘤细胞表面。这使得α粒子能够更加精确地作用于肿瘤细胞,减少对周围正常组织的伤害。α核素与肿瘤细胞结合后,其辐射生物学效应将主要集中在肿瘤细胞上,最大限度地提高治疗效果。

有效的内部照射:α核素治疗实现了对肿瘤细胞的内部照射,与传统的外部照射相比,内部照射的效果更为显著。α粒子能够穿透细胞膜进入细胞内部,直接作用于细胞核内的 DNA。这种内部照射使得α核素能够更好地杀伤肿瘤细胞,从而提高治疗的成功率。

综上所述,α核素对肿瘤细胞的辐射生物学效应主要体现在其高能量、高 LET 值、高度靶向性以及内部照射的特点上。这些特性使得α核素在肿瘤治疗中具有独特的优势,能够实现对肿瘤细胞的高度选择性杀伤,从而有效地减少对周围正常组织的损伤。

2. 阿尔法核素引起的 DNA 双链断裂和其他细胞损伤

α核素治疗是一种利用放射性核素α粒子对肿瘤细胞进行定向治疗的新型治疗方法。α粒子的高能量和局部性使其在治疗过程中对肿瘤细胞产生特殊的辐射生物学效应。下面将重点探讨α核素引起的 DNA 双链断裂和其他细胞损伤,以及这些效应在α核素治疗中的重要意义。

DNA 双链断裂:α核素释放的高能量α粒子能够直接作用于细胞核内的 DNA,导致 DNA 双链断裂。DNA 是细胞的遗传物质,双链断裂是一种严重的 DNA 损伤形式。当 DNA 双链断裂发生时,细胞的 DNA 修复机制会被激活,以试图修复这些损伤。然而,由于α核素的高 LET 值,DNA 双

链断裂难以被完全修复,从而导致细胞的死亡或不可逆损伤。

DNA单链断裂和碱基损伤:除了DNA双链断裂,α核素还可以引起DNA单链断裂和碱基损伤。这些损伤形式虽然较DNA双链断裂轻微,但同样会干扰DNA的正常功能和复制过程,导致细胞的异常生长和死亡。

氧自由基的生成:α核素的辐射作用会导致水分子分解产生氧自由基。氧自由基是一种高度活性的分子,它们可以与细胞内的分子结合,导致细胞的氧化损伤。这些氧自由基会进一步引起DNA断裂、膜损伤和细胞器功能受损,最终导致细胞的死亡。

细胞周期阻滞:α核素引起的DNA损伤会触发细胞周期阻滞。细胞周期是细胞生命周期中的一系列阶段,细胞在特定的周期阶段进行DNA复制和细胞分裂。当细胞受到α核素引起的DNA损伤时,细胞周期会受到阻滞,以便细胞修复损伤。然而,如果损伤过于严重无法修复,细胞将无法继续进行细胞周期,从而导致细胞死亡。

亚细胞器的损伤:除了对细胞核的损伤,α核素还可能对细胞质和亚细胞器产生损伤。细胞质是细胞核外的细胞结构,包含细胞器如线粒体等。α核素可能导致线粒体的损伤,进而干扰细胞的能量产生和代谢过程,导致细胞功能受损和死亡。

综上所述,α核素在治疗过程中对肿瘤细胞产生强烈的辐射生物学效应,其中包括DNA双链断裂和其他细胞损伤。这些效应导致肿瘤细胞的异常生长和死亡,从而实现对肿瘤的治疗效果。与传统的放射治疗方法相比,α核素能够实现更高度的肿瘤细胞毒性,同时减少对周围正常组织的损伤。

八、阿尔法核素治疗的优势和局限性

1. 高 LET 辐射的优势

α核素治疗作为一种高LET辐射疗法,具有独特的优点和局限性。相比低LET辐射,高LET辐射在生物体内产生不同的辐射生物学效应。下面将重点探讨α核素治疗中高LET辐射的优势。

高LET辐射的特点:LET是辐射粒子在物质中沉积能量的速率,高LET辐射意味着辐射粒子在相对较短的距离内释放较多的能量。α粒子作为高LET辐射,其能量沉积主要集中在短距离内,局部能量密度高,相较于低LET辐射,其对生物体的损伤效应更强,具有以下优势:

高杀伤能力:α核素治疗的一个主要优势是其高杀伤能力。由于α粒子能量沉积高度集中在短距离内,能够直接破坏肿瘤细胞的DNA,导致DNA双链断裂和细胞死亡。相比低LET辐射,α核素对肿瘤细胞的杀伤效应更强,因此对肿瘤的灭活效果更显著。

靶向性治疗:α核素治疗可通过将核素与特异性靶向分子(如抗体或肽)结合,实现对肿瘤细胞的高度选择性靶向。这种靶向性使α粒子主要作用于肿瘤细胞,最大限度地减少对周围正常组织的伤害。

缩短治疗时间:由于高LET辐射能够在短时间内对肿瘤细胞产生强烈的辐射效应,α核素治疗通常可以在较短的时间内完成。相较于传统的放射治疗方法,α核素治疗能够显著缩短治疗时间,减轻患者的治疗负担。

2. 阿尔法核素治疗的局限性

α核素治疗也存在着一定的局限性:

穿透深度有限:由于α粒子的高能量和质量,其穿透深度相对较浅,通常只能在数十到数百微米范围内释放能量。这意味着α核素治疗对于深层肿瘤的治疗效果可能不如传统的放疗方法好。

设备限制：α核素治疗需要特定的核素和靶向分子，并且需要高度精确的设备来实施。目前，这种治疗方法在技术和设备方面还存在一定的限制和挑战。

辐射防护问题：α核素的高杀伤能力使得对医护人员和患者的辐射防护提出更高的要求。在实施α核素治疗时，必须采取严格的辐射防护措施，以确保医护人员和患者的生命安全。

在α核素治疗中，高LET辐射的优势体现在其较高的杀伤能力、靶向性治疗和治疗时间的缩短，从而使其成为一种有潜力的肿瘤治疗方法。然而，需要克服诸如穿透深度有限、设备限制及辐射防护等方面的局限性，以便在未来的研究和临床实践中进一步优化和完善该治疗策略，为肿瘤患者提供更有效的治疗选择。

九、面临的挑战和相应的解决方案

α核素治疗作为一种高LET辐射疗法，兼具独特优势和局限性。尽管α核素治疗在治疗肿瘤领域展现出许多有利特性，但也面临一些挑战。深入剖析这些挑战并提出相应的解决方案，对α核素治疗的进一步发展和应用至关重要。

穿透深度问题：针对α核素治疗在深层肿瘤治疗中的局限性，可以探索将多种辐射疗法（如α核素治疗与传统放射治疗方法的组合）相结合，以实现全方位的治疗效果。通过联合应用不同疗法，可以在局部强化α粒子的杀伤效应的同时，利用传统放射治疗方法辅助治疗深层肿瘤。

设备限制问题：在设备方面，不断提升设备的精确性和安全性。发展更高精度的靶向技术和靶向核素传送系统，确保α核素精确靶向，减少对周围正常组织的损伤。同时，持续研发新型核素和靶向分子，扩大α核素治疗的适用范围。

辐射防护问题：辐射防护问题方面，通过实施更加严密和全面的防护措施，比如特制防护装备、合理的治疗区域设置以及培训医护人员正确操作设备，以确保患者和医护人员的生命安全。

个体化治疗策略：鉴于每位患者的病情和生理状况的差异，对于α核素治疗方面，可以制定个体化的治疗方案。根据患者的实际情况，选择最适合的核素剂量和治疗次数，从而在确保疗效的同时，最大限度地保护正常组织的安全性。

十、阿尔法核素治疗的临床应用

1. 阿尔法核素药物在临床应用的潜力

α核素治疗作为一种新兴的肿瘤治疗方法，近年来备受关注。随着研究的深入和临床实践的推进，一些α核素药物已获得临床批准，用于治疗特定类型的肿瘤。现将部分已获批准的α核素药物及其在临床上的应用情况进行简要介绍。

镭-223（^{223}Ra）：^{223}Ra是目前唯一已获得批准并广泛用于临床的α核素药物，主要用于治疗骨转移的前列腺癌。^{223}Ra通过靶向骨组织中的癌细胞，释放α粒子对癌细胞进行辐射治疗。该药物不仅能有效减缓骨转移的进展，还能显著缓解患者的骨痛和提高生活质量。鉴于其在治疗骨转移的前列腺癌中表现出显著的临床效果，^{223}Ra已获得多个国家的批准，并广泛应用于临床实践。

砹-211（^{211}At）：^{211}At作为一种α核素药物，在临床研究方面已取得一定的进展。实验室研究显示，该药物具有很强的抗肿瘤活性，尤其对一些难治性实体肿瘤具有很大的潜力。然而，鉴于^{211}At的高毒性和放射性，还需进一步开展研究和临床试验以评估其安全性和疗效。

锕-225(^{225}Ac)：^{225}Ac作为一种α核素药物，具有潜在临床应用价值。研究发现，^{225}Ac可与特定抗体或肽相结合，形成靶向分子，应用于某些肿瘤的治疗。这种靶向治疗的策略使^{225}Ac能更加准确地作用于肿瘤细胞，降低对周围正常组织的损害。目前，^{225}Ac正处于临床研究阶段，期待在未来为更多肿瘤类型提供治疗选择。

在肿瘤治疗领域，α核素治疗已取得了一定的突破，但目前获得批准的药物仍较少。展望未来，随着科学技术的不断发展，更多的α核素药物有望进入临床研究并获得批准，为肿瘤患者提供更多的治疗选择。此外，对于已获得批准上市的药物，有必要展开深入的临床研究，以拓宽其应用范围，并进一步完善治疗方案，确保在临床实践中实现最优疗效。α核素治疗作为一种创新性的肿瘤治疗方法，有望为肿瘤患者带来更显著的治疗效果，从而为癌症治疗开辟新的可能性。

2. 阿尔法核素治疗在临床试验中的应用

α核素治疗作为一种新兴的肿瘤治疗方法，近年来在临床试验中得到了广泛的应用。临床试验旨在评估α核素治疗的疗效和安全性，为临床应用提供科学依据。以下介绍一些α核素治疗在临床试验中的应用情况。

镭-223(^{223}Ra)治疗骨转移的前列腺癌：^{223}Ra作为目前唯一获得批准并广泛用于临床的α核素药物，通过靶向骨转移的前列腺癌细胞，释放α粒子进行辐射治疗。多项临床试验证实，^{223}Ra治疗能够显著减缓骨转移进程，缓解患者的骨痛，同时提高患者的生活质量。因此，^{223}Ra已成为治疗骨转移前列腺癌的重要药物。

砹-211(^{211}At)治疗实体肿瘤：^{211}At作为一种α核素药物，在临床试验中受到了一定的关注。实验室研究显示，^{211}At具有很强的抗肿瘤活性，特别是对于一些难治性的实体肿瘤具有很大的潜力。目前，^{211}At主要应用于实体肿瘤的局部治疗，通过将核素直接注射至肿瘤组织，实现对肿瘤的局部治疗。虽然该药物在实验室研究中有良好的效果，但由于其高毒性和放射性，仍需进一步的临床试验来评估其安全性和疗效。

锕-225(^{225}Ac)靶向治疗：^{225}Ac作为另一种有潜力的α核素药物，在针对特定肿瘤类型的靶向治疗中发挥作用。通过将^{225}Ac与特异性靶向分子（如抗体或肽）相结合，形成靶向分子，从而实现特定类型肿瘤的治疗。靶向治疗能够使^{225}Ac更准确地作用于肿瘤细胞，降低对周围正常组织的损伤。目前，^{225}Ac尚处于临床研究阶段，希望能为更多类型的肿瘤提供治疗选择。

靶向治疗的个体化策略：鉴于各类肿瘤患者的特异性，研究人员正致力于探索个体化治疗策略。通过全面评估患者的病情和生理状况，制定个性化的治疗方案，可以最大限度地提高治疗的效果，同时减少不必要的副作用。

3. 阿尔法核素治疗对患者生存率和生活质量的影响

α核素治疗作为一种新兴的肿瘤治疗方法，已在临床实践中对患者的生存率和生活质量产生了积极的影响。随着该治疗方法在肿瘤领域的不断推广和逐渐成熟，众多研究表明，该治疗方法对提高患者的疗效和生活质量具有显著的效果。以下将介绍阿尔法核素治疗在患者生存率和生活质量方面的影响。

（1）生存率的影响

^{223}Ra治疗骨转移的前列腺癌：临床试验表明，^{223}Ra治疗能显著延长骨转移的前列腺癌患者的总生存期。研究结果显示，相较于安慰剂组，接受^{223}Ra治疗的患者的总生存期平均延长了数月至近一年。这一结果使^{223}Ra成为骨转移前列腺癌患者的重要治疗选择。

^{211}At 治疗实体肿瘤：虽然 ^{211}At 当前仍处于临床试验阶段，但实验室研究结果表明，该药物在治疗难治性的实体肿瘤具有很大的潜力。预期在临床试验中， ^{211}At 的治疗效果将进一步接受评估，以探究其对患者生存率的影响。

（2）生活质量的影响

^{223}Ra 治疗骨转移的前列腺癌：除了生存率得以提升， ^{223}Ra 治疗还能显著减轻患者的骨痛和提高其生活质量。骨转移通常导致患者骨痛等不适症状，而 ^{223}Ra 治疗能够减缓骨转移的进展，缓解患者的骨痛，从而提高患者的生活质量和日常活动能力。

^{211}At 治疗实体肿瘤：尽管 ^{211}At 的临床应用仍处于研究阶段，但研究人员已对其潜在的生活质量影响进行了初步预测。鉴于 ^{211}At 的靶向性治疗策略，预期在临床试验中，该药物不仅能有效控制肿瘤的生长，还能降低对周围正常组织的损伤，从而提高患者的生活质量。

十一、阿尔法核素治疗的安全性和副作用管理

1. 阿尔法核素治疗的副作用

α核素治疗作为一种高效的肿瘤治疗方法，在为患者带来希望的同时，也存在着一些副作用。为确保患者安全和提高治疗效果，认真并妥善管理这些副作用至关重要。下面将对α核素治疗中常见的副作用及其管理方法进行简要介绍：

骨髓抑制：α核素治疗可能对骨髓造血功能产生一定的抑制，导致血小板、红细胞和白细胞水平下降，从而增加感染和出血的风险。为确保患者安全，治疗前后应密切监测血常规，并根据实际具体情况采取相应支持性治疗措施，如输注血小板、红细胞或白细胞增长因子，以减轻副作用。

骨痛：在接受α核素治疗后，部分患者可能会出现骨痛，尤其是骨转移患者。此类疼痛源于治疗导致的放射性损伤所引起的骨骼反应。对于这些患者，可通过使用止痛药物缓解疼痛，同时症状通常会随着治疗的进程逐渐减轻。

消化道反应：α核素治疗可能引起消化道不良反应，如恶心、呕吐、腹泻等。在治疗期间患者需要遵循特殊的饮食和用药建议，并可适当采用抗恶心药物以缓解不适症状。

皮肤反应：在治疗区域，部分患者可能会出现轻度的皮肤反应，如红肿、脱屑等症状。保持治疗区域的干燥和清洁，减少摩擦和外力刺激有助于缓解这些症状。

肝功能损害：在治疗后，部分患者可能出现肝功能受损的相关症状，如肝酶水平升高等。为确保病情监控，患者需要定期进行肝功能检查，并根据检测结果调整治疗方案。

2. 辐射防护措施

在实施α核素治疗的过程中，为确保患者和医护人员的安全，必须采取严格的辐射防护措施。以下是一些常见的辐射防护措施：

防护服和防护措施：在处理α核素的过程中，医护人员必须佩戴专门的防护服和手套，防止接触放射性物质。同时，须确保治疗环境符合辐射安全标准，包括设置合适的辐射屏障及执行安全操作规程。

患者隔离：在接受α核素治疗的过程中，患者须在特定的隔离室内接受治疗，以避免辐射对其他人员造成影响。

废弃物处置：在处理和储存治疗过程中产生的废物时，须采取专门的措施，以避免辐射对环境造成污染。

3. 患者监测和后续护理

在α核素治疗后,患者须接受定期的监测及后续护理,以评估治疗效果和管理副作用。监测内容包括:

影像学检查:定期进行影像学检查,如计算机断层(computed tomography,CT)扫描、正电子发射计算机断层扫描(PET-CT)等,以监测肿瘤体积的缩减程度及治疗效果。

生化指标监测:对患者进行定期生化指标检测,包括血常规、肝功能、肾功能等,旨在评估患者的身体状况及药物副作用影响。

生活质量评估:定期询问患者的生活状态及症状变化,以便掌握治疗对其生活产生的影响,并及时提供相应的支持和帮助。

支持性治疗:根据患者的具体情况,提供相应的支持性治疗,如止痛药物、抗恶心药物等,以提高患者的舒适度和生活质量。

十二、阿尔法核素治疗的未来发展

1. 新型阿尔法核素及其载体的研发

随着对α核素治疗领域的深入研究,科学家们致力于发掘新的α核素和载体,旨在提升治疗效果的同时减少副作用。现阶段,部分新型的α核素和载体已进入实验室阶段,并展示出广阔的临床应用前景。

研究人员致力于研发新型α核素,以寻求更加稳定、高效的α放射性核素。例如,铋-213作为一种高能量的α放射性核素,有望成为肿瘤治疗的优选方案。与传统使用的镭-223相比,铋-213能够更有效地杀灭肿瘤细胞,同时对周围正常组织的辐射损伤较小。

近年来,针对新型α核素的载体设计方面取得了诸多研究成果。载体是将α核素输送至肿瘤细胞的关键工具。研究人员不断探索并提出多种创新性的载体设计,比如纳米颗粒、抗体及肽等。这些新型载体能够更精准地靶向肿瘤细胞,提高药物的输送效率,同时降低对正常组织的损伤。

2. 个体化治疗策略

生物医学技术的不断进步使得个体化治疗策略在肿瘤治疗中日益受到重视。针对患者个体差异,制定针对性的治疗方案,成为α核素治疗未来重要的发展方向。

通过对患者肿瘤组织进行基因组学分析,可揭示特定的突变和异常,进而选择最适合患者的α核素和载体。以BRCA1/2基因检测为例,针对部分肿瘤类型,可以选择合适的α核素进行治疗,提高治疗的有效性。在进行α核素治疗前,通过预测性测试对患者的治疗反应性进行评估,有助于医生预测治疗的效果,进而优化治疗方案。

3. 新的技术和方法的潜在应用

除新型α核素及个体化治疗策略外,还有一些新的技术和方法在α核素治疗中展现出良好的应用潜力。

多模态治疗:结合多种治疗模式,如化疗、放疗、免疫疗法等,与α核素治疗联合使用,可以实现多种治疗方式的协同作用,增强治疗效果。

放射性免疫治疗:通过结合放射性核素与免疫治疗,如抗PD-L1抗体与α核素治疗联用,实现双重功效,激活患者免疫系统,增强肿瘤细胞的免疫原性,从而提高治疗效果。

辅助影像技术:利用辅助影像技术,如PET-CT、MRI等,可以更精确地评估肿瘤的分布和治疗效果,为治疗方案的制定和调整提供更准确的信息。

综上所述,α核素治疗作为一种新兴的肿瘤治疗方法,在未来发展中仍有很大的潜力。新型的α核素及其载体的研发、个体化治疗策略的实施,以及新的技术和方法的潜在应用,有望进一步提升α核素治疗的治疗效果和安全性,为肿瘤患者带来更多的希望。

(本章作者:余飞　刘志博　栾晓辉　李娴　杨梦蝶)

第四章

阿尔法核素内照射剂量学

第一节　阿尔法核素内照射剂量学概述

α 粒子是一种高能（5～8 MeV）、带正电的氦离子，其射程短（50～80 μm），传能线密度高（约 80 keV/μm），当 α 核素靶向人体组织的某一部位时，其发射的 α 粒子在数个细胞尺度范围内沉积其所有能量，易于导致 DNA 双链断裂和细胞凋亡，且基本不依赖于细胞的氧合指数。这种特性不仅对肿瘤的放射治疗有益，同时还能限制其对正常组织的辐射损伤。因此，近年来，许多研究人员对 α 核素在肿瘤微转移治疗方面的潜在应用产生了浓厚的兴趣。在临床前及早期临床肿瘤学研究中，已广泛应用的 α 核素包括有 ^{227}Th（$T_{1/2}$，19 d）、^{225}Ac（$T_{1/2}$，9.9 d）、^{223}Ra（$T_{1/2}$，11.4 d）、^{213}Bi（$T_{1/2}$，46 min）、^{212}Pb（$T_{1/2}$，10.6 h）、^{211}At（$T_{1/2}$，7.2 h）和 ^{149}Tb（$T_{1/2}$，4.1 h）等。

根据经典的放射生物学理论，引起 DNA 双链断裂和细胞凋亡的数量应该与细胞吸收电离辐射的能量密切相关，即所谓的剂量—反应（效应）关系。在已应用于临床的 β 放射性核素治疗（βRPT）方面，多项研究证实，肿瘤吸收的剂量可以用于预测治疗效果。在 Garin 等学者的多中心研究中，他们对用 ^{90}Y 微球治疗肝癌的患者进行了分析，结果显示，根据患者个性化剂量计算，接受 205 Gy 或以上剂量治疗的肿瘤患者平均总生存期较接受小于 205 Gy 吸收剂量治疗的患者高 3 倍。由此推断，在开展 α 放射性核素治疗（alpha-emitter radiopharmaceutical therapy，αRPT）中，对患者进行个性化吸收剂量的估算与评价至关重要。

一、阿尔法放射性核素治疗的内照射剂量

相较于常见的外照射放射治疗（external beam radiation therapy，EBRT），αRPT 属于内照射放射疗法。在空间和时间上，患者体内 α 粒子能量沉积与外照射辐射（包括 X 射线、γ 射线、质子和重离子束等）存在显著差异。

在空间上，EBRT 涉及的人体器官或组织相对明确且固定，便于测定或计算相关器官或组织的吸收剂量。然而，在 αRPT 中，α 核素在患者体内的沉积与分布很大程度上取决于患者的肿瘤及其转移灶、代谢情况等个体情况，因此难以准确测量或计算其感兴趣器官或组织（包括肿瘤组织及其他危及器官）的吸收剂量。

在时间上，EBRT 的治疗时间和剂量率是明确的，而 αRPT 的辐射剂量率会随着 α 核素在感兴趣器官或组织的蓄积量的变化而变化。此外，这种蓄积量还会因患者的肿瘤及其转移灶、排泄等代

谢情况而产生较大差异。因此,要准确估算 αRPT 的内照射剂量,需要掌握 α 核素整个治疗过程中在患者体内的空间与时间分布,并对其放射性活度进行定量。

二、阿尔法放射性核素的体外成像

虽然当前无法在患者体内直接定量测量放射性核素的分布,但鉴于所有 α 核素或其子体(放射性衰变产物)均能发射光子(包括 γ 射线或 X 射线),因此可通过体外成像的方式 α 定位"查看"α 核素在体内的分布(成像),并结合相应的活度刻度进行定量。另一方面,关于分化型甲状腺癌(differentialed thyroid cancer,DTC)放射性碘治疗的早期研究成果表明,成像技术不仅可用于估算肿瘤组织和危及器官的吸收剂量,而且在深入了解肿瘤的耐药性和开展联合治疗方面具有重要价值。Benua 等通过对 ^{131}I 发射的 γ 射线进行成像显示,发现延长放射性碘治疗的效果不佳,主要原因是甲状腺组织对碘的摄取减少。为此,他们根据成像的临床观察,设计了一种切实可行的基于血液和辐射探针/成像的方案,并给予了最大的给药活度,从而避免了骨髓抑制和辐射诱导的肺纤维化。由此可见放射性核素体外成像在放射性核素内照射治疗中的重要作用。

关于 βRPT,由于常见的 ^{131}I、^{90}Y 或 ^{177}Lu 等放射性核素发射的 γ 射线或 β 射线所产生的轫致辐射(X 射线)的能量与份额较高,因此,通常可直接利用各类商用的 γ 相机或 SPECT/CT 实现较为精确的二维或三维体外成像。但对于 αRPT,由于所使用的 α 核素发射的 γ 射线或 X 射线的能量与份额很低,目前尚难以通过 γ 相机或 SPECT 实现精准成像。不过,在过去的十余年间,研究者已进行了有益的初步探索。例如,Sgouros 等对用 ^{213}Bi 标记的抗 CD33 抗体治疗急性粒细胞白血病(AML)的患者进行了成像研究。在为期 48 h,注射 3~6 次疗程中,研究者们采集了第一次给药后前 30 min 的每分钟图像,以及最后一次给药后前 30 min 的每 3 min 动态图像。基于这些相对不够精准的图像,研究人员估算了骨髓、肝脏和脾脏的吸收剂量,以及放射性药物在不同解剖区域中药物的摄取或清除率。他们的研究结果显示,肾脏并未摄取 ^{213}Bi,同时,随着用药量的增加,αRPT 靶向白血病负荷部位(骨髓)的疗效逐渐提升,但增加 αRPT 给药会导致血池(即心脏和肝脏)中 ^{213}Bi 的摄取增加。Carrasquillo 等对采用 ^{223}RaCl$_2$ 进行肿瘤骨转移治疗的成像研究表明,放射性药物的主要排泄途径是通过小肠,而非通过肝胆系统。在注射完成的 10 min 后,便可观察到放射性药物靶向至骨组织,并持续至最后一次收集的成像时间点。同时,他们还探讨了利用 ^{223}RaCl$_2$ 进行图像个性化治疗的潜力。Hammer 等对用基于 ^{227}Th 的 αRPT 成像进行了研究。研究结果表明,在给药后的 24 h 内,^{227}Th 主要分布肝脏和体循环系统中;24 h 之后,^{227}Th 衰变生成了 ^{223}Ra,其分布规律与 ^{223}RaCl$_2$ 相似;28 d 后,^{227}Th 标记的抗体已从体循环中清除,并在肝脏和脊柱的 CD22 阳性病变部位可见。这些图像信息在剂量计算建模方面具有重要作用,其中,抗体耦合的 ^{227}Th 吸收剂量可以从抗体生物分布研究中获得,而 ^{223}Ra 的剂量计算则可以依托已有的 ^{223}Ra 特异性剂量研究。

综上所述,α 核素对肿瘤微转移的治疗极具潜力与应用前景。然而,在其临床应用之前,有必要依据肿瘤组织和危及器官的吸收剂量,建立相应的剂量—反应(效应)关系,从而实现提高疗效并有效控制潜在副作用的治疗目标。α 核素体外成像是准确估算 αRPT 所致内照射吸收剂量的重要方法,对此领域的研究和发展应给予高度关注。然而,现有的成像设备与技术,如传统的 γ 相机或 SPECT,尚无法对体内分布的 α 核素进行微米甚至是亚毫米级别的精准定位和准确定量,亟须研发对低能光子响应更大、固有分辨率更高的成像设备和更加精确的三维图像重建技术等。另外,鉴于 α 粒子的射程较短,有必要在微观尺度开发吸收剂量的准确计算与剂量测量验证。借助跨多学科领域研究人员的通力合作，未来有望实现对 α 核素在患者体内分布的精准成像与定量。这将有助于结合肿瘤组织和危及器官的吸收剂量，在确保正常器官辐射耐受的前提下，指导最大给药活度的施予。此外，这还将为 αRPT 的审批进程提供重要的推动力。

第二节　阿尔法核素内照射剂量与生物动力学

自 1976 年起，国际医学内放射委员会致力于构建医学内照射剂量（medical internal radiation dose，MIRD）评估体系的建立。自此，MIRD 陆续发布了一系列手册，旨在定义并更新内照射剂量评估所涉及的参量和公式，并以吸收剂量来描述放射性核素在生物体器官、组织和细胞内的能量沉积现象。与此同时，国际辐射防护委员会为了更好地评估事故、职业和医疗照射中的辐射剂量，发布了一系列用于描述和评估辐射吸收剂量的辐射防护量，比如当量剂量和有效剂量。本质上，MIRD 体系和 ICRP 体系所采用的基本概念是相同的（如都使用源和目标区域、吸收份额、特征吸收份额及参考可计算体模等概念），只是在参量的标记上存在差异。

一、吸收剂量

在 MIRD 体系中，采用 $D(r_T, T_D)$ 来描述在剂量积分时间 T_D 内，目标器官 r_T 所受到的由源器官 r_S 所造成的吸收剂量。$D(r_T, T_D)$ 的定义公式如下：

$$D(r_T, T_D) = \int_0^{T_D} \dot{D}(r_T, t)\mathrm{d}t = \sum_{r_S} \int_0^{T_D} A(r_S, t) S(r_T \leftarrow r_S, t)\mathrm{d}t \tag{4-1}$$

式中：$A(r_S, t)$ 描述在源器官 r_S 中放射性核素的时间依赖的活度；$S(r_T \leftarrow r_S, t)$ 代表源器官 r_S 中的放射性核素在时间 t 上对目标器官 r_T 造成的 S 值。S 值用以描述特定放射性核素在目标器官中所造成的单位活度吸收剂量，其大小取决于两个因素：① 核素衰变所释放粒子的特性，如平均能量、传能性密度等；② 源器官与目标器官的特性，包括大小、密度和体积。对于某一特定的放射性核素，S 值通过以下公式计算：

$$S(r_T \leftarrow r_S, t) = \frac{1}{M(r_T, t)} \sum_i E_i Y_i \phi(r_T \leftarrow r_S, E_i, t) = \sum_i \Delta_i \Phi(r_T \leftarrow r_S, E_i, t) \tag{4-2}$$

式中：Δ_i 为放射性核素每次衰变释放的平均能量（$\Delta_i = E_i Y_i$）；Y_i 和 E_i 分别代表源区域中，每次衰变时核素所释放的第 i 种放射性粒子的平均数目和能量；$\phi(r_T \leftarrow r_S, E_i, t)$、$\Phi(r_T \leftarrow r_S, E_i, t)$ 分别代表在时间 t 时，从源器官 r_S 释放的第 i 种放射性粒子在目标器官 r_T 中的所造成的吸收份额与特征吸收份额。

吸收份额（absorbed fraction，AF）描述目标器官中能量沉积的比例，可通过下式计算：

$$\phi(r_T \leftarrow r_S) = \frac{E_d}{E_0} \tag{4-3}$$

式中：E_d 为沉积在目标器官中的能量；E_0 为放射性粒子的初始能量。

特别地，当目标器官同时也是源器官时，该目标器官的吸收份额又称为自吸收份额（self-absorbed fraction，Self-AF）。

目标器官 r_T 的特征吸收份额（specific absorbed fraction，SAF），描述单位质量的目标器官对粒子能量的平均吸收份额。作为内放射剂量测定中的转换系数，定义为吸收份额（AF）与目标器官质量之比：

$$\Phi(r_T \leftarrow r_S) = \frac{\phi(r_T \leftarrow r_S)}{m_T} \qquad (4-4)$$

式中，m_T 为目标器官的质量。

二、隔室模型

（一）隔室模型的构建

通过构建放射性药物的隔室模型（compartmental model）来描述源器官中放射性核素的时间依赖的活度变化。隔室模型考虑了生物系统中物质的交换过程，在生物学和医学领域具有广泛的应用，为深入理解生物系统的功能和动力学行为提供了重要工具。隔室模型的核心思想是将生物系统抽象为一系列隔室，这些隔室可以代表人体内的不同器官或器官的亚区域。隔室之间存在物质交换，这反映了生物体内物质在不同解剖实体之间的转运和转化过程。隔室的定义、数量和相互关系应与已知的生物特性和特征保持一致。隔室可视为具有相同药物代谢动力学特性的实体集合，如放射性药物分子。这些实体可以定位在可识别的解剖实体中，如器官或细胞外液空间。需要说明的是，隔室是一个功能概念，而非结构概念，因此并不一定对应具体的解剖实体。为了简化模型，以更好地理解生物系统中物质的运输过程，假设示踪剂在隔室内是瞬时均匀分散的。

隔室模型的数学表达是基于质量守恒原理导出的微分方程。每个隔室内示踪剂数量随时间的变化可以通过一组微分方程来描述。在众多生物现象的隔室模型中，假定隔室之间的交换速率为恒定值，即与隔室内示踪剂浓度无关。这种恒定的交换速率被称为速率常数，因此微分方程呈现线性形式。然而，在一些饱和结合现象中，如抗体-抗原与受体-配体的相互作用，交换速率会随反应物浓度的变化而发生改变，产生交换速率随时间变化的非线性微分方程组。解决隔室模型的问题关键在于确定交换速率的一组值，以使模型推导的源区域的时间-活度数据与实际测量数据尽可能一致。然而，除了简单的模型之外，对微分方程组的解析解通常具有挑战性，因此，通常需要采用数值方法进行求解。只要根据生物学的先验知识确定了隔室模型的拓扑结构，解决模型问题就意味着推导出一组交换速率的值，这些值使测量和模型推导的源区域的时间-活度数据达到最佳一致性。在处理相对复杂的模型（三个或更多隔室）时，解析法求解相应的微分方程组是烦琐的。因此，通常使用适当的计算机程序进行迭代求解（即数值求解）。

隔室模型具有许多优点。首先，该模型能够提供源区域的时间-活度数据和时间积分活度，而这些很难在临床中直接测量。这些源区域可以是微观级别的区域，如细胞表面或细胞核。了解这些微观级别的时间积分活度分布，对于超短程辐射（如俄歇电子和 α 粒子）的辐射剂量计算非常重要。通过隔室模型，我们可以推导和估算这些关键数据，从而更好地了解放射性药物在人体内的行为及效应。其次，进一步发展和应用隔室模型，对于深入理解生物系统中物质交换的动力学过程具有重要意义。通过对物质在不同隔室之间交换行为的更准确描述，我们可以提高对药物代谢、示踪剂分布以及辐射剂量计算等方面的认识。随着计算机模拟和图像重建技术的不断改进，隔室模型在医学和生物学研究中的应用将变得更加广泛且深入，这将有助于优化放射性药物治疗和诊断技术，为临床实践提供更准确和个体化的指导。此外，隔室模型可与其他生物学模型结合使用，从而更全面地揭示生物系统中的复杂过程。

综上所述，隔室模型是一种用于描述生物系统中物质交换的数学工具。该模型将生物系统抽象为一系列隔室，并分析隔室之间的物质交换过程，从而揭示生物系统动力学行为的本质特征。隔室模型的应用有助于改进药物治疗和诊断技术，并推动生物学和医学研究的进展。随着技术的不断发展和对生物系统的深入认识,隔室模型将继续发挥重要作用,为解决现实生物系统中的复杂问题提供更多洞见和解决方案。进一步研究和应用隔室模型,有助于更好地理解和利用生物系统的功能,进而促进医学和生物科学的发展。

(二)隔室模型的应用

隔室模型的广泛应用涉及诸多领域,如药物动力学、药物代谢、放射性药物治疗和示踪剂研究等。在药物动力学领域,隔室模型可以帮助我们理解药物在体内的分布和排泄过程。通过构建药物在不同隔室之间的转运和转化模型,我们可以预测药物在特定器官或组织中的浓度变化,进而优化药物治疗方案。此外,隔室模型还可以用于研究药物代谢过程,特别是在肝脏中的代谢过程。通过构建肝脏隔室模型,可以模拟药物在肝脏内的传输及代谢过程,进一步揭示药物的代谢途径和代谢产物的形成。

在放射性药物治疗领域,隔室模型在确定放射性药物在体内的沉积分布特征和清除过程方面具有重要意义。体内放射性药物活性的时间分布对于评估治疗效果和副作用至关重要。通过构建放射性物质在不同组织和器官中的隔室模型,可以模拟和预测放射性药物的活性分布,进而优化放射性治疗方案。此外,隔室模型还可以用于放射性示踪剂的研究。示踪剂是一种用于标记和追踪生物体内过程的物质,如疾病诊断和治疗效果评估。通过构建示踪剂在生物系统中的隔室模型,我们可以更好地理解示踪剂在不同组织和器官中的分布和清除过程,进而提高诊断的准确性和治疗的效果。

隔室模型的发展和应用,对于深入理解生物系统的复杂过程具有重要意义。生物系统是一个高度复杂的网络,涉及多个层次和尺度的相互作用。通过构建隔室模型,可以将生物系统分解为多个相对独立的隔室,从而简化问题的复杂性。这种分解与抽象的方法使我们可以更加专注且深入地研究生物系统的特定方面,如特定器官或组织的功能和相互作用。通过结合不同隔室模型,我们可以构建更为全面和综合的生物学模型,揭示生物系统的整体行为和特性。

通过数值方法,计算机模拟能够求解隔室模型的微分方程组,进而模拟和预测物质在生物系统中的传输和转化过程。图像重建技术可以提供生物系统内部结构和组织的非侵入性成像,为隔室模型的构建和验证提供数据和信息。这些技术的不断发展将进一步推动隔室模型在医学和生物学研究领域的应用,为优化治疗和诊断方案提供更准确且个体化的指导。

综上所述,隔室模型是用于阐述生物系统中物质交换的动力学过程的一个有力工具,在药物动力学、药物代谢、放射性药物治疗和示踪剂研究等领域具有广泛应用,对于深入了解生物系统中的复杂过程至关重要。随着科学技术的进步和研究的深入,隔室模型将继续发挥重要作用,为解决实际生物系统中的复杂问题提供重要见解和有效策略。

第三节　阿尔法核素内照射体模构建及剂量率计算

一、内照射体模构建

(一)宏观人体可计算体模

α核素内照射体模可以分为宏观人体可计算体模与微观细胞可计算体模两种。其中,宏观人体可计算体模用于评估患者全身和器官整体的辐射剂量。在基于人体可计算模型的仿真计算中,可计算模型能够尽可能准确地描述生物体器官和组织解剖结构,并通过与蒙特卡罗方法相结合,实现对粒子在器官和组织内的输运过程的模拟,从而获得内部器官和组织的辐射吸收剂量。20世纪60年代,美国橡树岭国家实验室开发出了第一个用于辐射剂量计算与评估的医学内照射剂量法模型(MIRD)。在之后的数十年中,研究者们不断对 MIRD 模型进行修改与完善,衍生出了针对不同年龄阶段、性别和人群的可计算模型。然而,由于规格化模型对器官和人体解剖结构进行了大量的简化,从而影响了辐射剂量评估的准确性。从 20 世纪 80 年代开始,研究者们在 CT、MRI 和彩色断层图像的基础上,陆续构建了多种以晶格描述的可计算模型。其中,最具有代表性的人体晶格模型包括:德国亥姆霍兹国家研究中心联合会 Zankl 等开发的 GSF 人体晶格模型系列,这些模型涵盖了从婴儿到成人的多个年龄阶段的男性和女性晶格模型,并且已获得 ICRP 的认可,作为参考晶格体模;美国伦斯勒理工学院在彩色断层解剖图像的基础上构建了基于晶格的 VIP-Man 可计算模型,并将其应用到放射性粒子的辐射剂量评估研究中;巴西贝南博古联邦大学的 Kramer 等,在 CT 断层图像的基础上,开发了针对男性和女性可计算晶格模型 FAX06 和 MAX06;日本原子能机构(Japan Atomic Energy Agency,JAEA)使用 CT 数据开发了 5 套基于日本人体的可计算晶格模型,其中包括三组男性人体数据和两组女性人体数据;韩国汉阳大学的 Lee 等构建了基于 CT 和 MR 数据的参考韩国人可计算晶格模型;2001 年,华中科技大学在数字化虚拟中国人项目的框架内,成功构建了一套三维原始体素分辨率为 0.1 mm×0.1 mm×0.2 mm 的人体可计算晶格模型,并对外照射条件下光子、质子和中子造成的器官吸收剂量进行了研究。此外,清华大学、中国辐射防护研究院等机构也在人体辐射模型构建、辐射防护与剂量评估等方面开展了大量相关研究。

由于个体差异和种族差异的存在,在使用参考体模进行剂量计算时,不确定度较大。因此,一些团队会有需求地调整体模的部分数据,以使其能够代表更广泛的人群特征。Na Y H 和 Ding A P 等在 RPI 模型的基础上,增加了体重这一维度,根据美国营养健康调查统计的体重百分比,构建了 RPI 成年男性和成年女性系列模型,其中内部器官的体积和质量仍然匹配 ICRP 推荐值,而身形和体重信息则由统计的数据进行替代。基于 CAESAR 数据库,Broggiod 等构建了 25 个高加索男性的 3D 全身模型,以更为精确地展现不同身高体重的男性白种人的特征。Christ 等根据白种人志愿者(包括不同性别和年龄层次)的数据,构建了包含 6、11、26 和 34 岁年龄阶段的系列体模,并称其为"Virtual Family"。2006 年,清华大学的曾志等基于 MRI 图像,建立了用于空间人员剂量评价的 CVP 体模。孙文娟等采用 NURBS 形式,建立了符合我国第一代女航天员解剖结构统计数据的 VCH-FA 航天员模型,同时确保器官质量又符合 ICRP 推荐的参考值。耿长冉、皮一飞等构建的模型符合《辐射防护用参考人》(GBZ/T 200.3—2014)标准,代表了我国成年男女的参考值。2010 年,清华大学刘立业在其博士论文中,根据中国参考人解剖生理和代谢数据,建立了第一个中国成年男性参考人体素模型 CRAM。女性体模方面,朱桓君使用刘立业建立 CRAM 的方法,建立了中国成年女性参考人体素模型 CRAF。2019 年,胡安康、邱睿等考虑到我国儿童体格和器官特征与高加索人种的不同,通过分析儿童身体检查时不同体段的 CT 扫描图像,建立了 10 岁中国儿童参考人面元模型。2021 年,马锐垚、邱睿等建立了我国儿童参考人面元模型库,包括 3 个月、1 岁、5 岁、10 岁和 15 岁年龄段的儿童体模,并计算了我国儿童 CT 扫描剂量数据库。2023 年,清华大学罗熹宇、邱睿等指出,他们构建了 42 个中国成年站姿模型,这些模型涵盖了从 145～185 cm 范围内的健康、超重和肥胖的男女。然而,该研究团队并未将孕妇、胎儿等全部纳入研究范围,因此并未完整地构建出代表我国参考人群的可计算人体模型。

基于不同年龄阶段男性和女性的全身 CT 临床图像,复旦大学的研究人员结合 ICRP 推荐的参考人数据和王继先等统计总结的《中国参考人解剖生理和代谢数据》,运用 Rhinoceros 软件进行曲面构建与优化变形后,构建了0岁、1岁、2岁、3岁、4岁、5岁、6岁、8岁、10岁、12岁、15岁、18岁和成年后的男性与女性的数字化参考模型,以及以第8孕周、第16孕周、第25孕周和第35孕周为代表的四个不同孕期的孕妇和胎儿数字化参考模型,完成并得到了中国参考人群数字化体模库(图4-1)。

图4-1展示了复旦大学构建的中国参考人群体模库,将部分器官的质量与ICRP参考值或王继先统计的中国参考人解剖数据进行对比,统计得到了相对误差数据。其中,大脑、肾脏、肝脏、肺、胰腺、脾脏和心脏这7种器官的质量参考值来自《中国参考人解剖生理和代谢数据》,其他器官的参考值来自国际辐射防护委员会(ICRP)第89号出版物。该系列中国参考人群数字化体模的大部分器官的质量与参考值相对误差控制在2%以内。

(二) 微观细胞可计算体模

微观尺度的细胞模型是研究辐射相互作用的重要工具,可通过解析方法或蒙特卡罗方法进行计算。解析方法利用单一事件谱的卷积(通过傅里叶变换)计算多事件分布。单一事件谱反映了当一个α粒子命中目标时的能量沉积模式。解析方法在计算效率上具有优势,但由于必须为每个源-靶配置提供单一事件谱,通常只适用于简单的源-靶几何结构。为了解决复杂的几何结构和源-靶配置情况,蒙特卡罗方法提供了更大的灵活性。蒙特卡罗方法可以模拟各种几何结构和源-靶配置,因此在研究辐射相互作用时具有广泛的应用。尽管蒙特卡罗方法可能需要较长的计算时间,但随着具备图形处理单元(graphics processing unit,GPU)的高性能台式计算机的普及,计算时间已不再是一个主要问题。常用的蒙特卡罗计算软件有:① GENT4,Geant4是由欧洲核子中心(CERN)开发的基于C++面向对象技术开发的蒙特卡罗应用软件包,用于模拟粒子在物质中输运的物理过程。② MCNP,MCNP(Monte Carlo N Particle Transport Code)是由美国洛斯阿拉莫斯国家实验室(LosAlamos National Laboratory)开发的基于蒙特卡罗方法的用于计算三维复杂几何结构中的中子、光子、电子或耦合中子/光子/电子输运问题的通用软件包。③ FLUKA,FLUKA(FLUktuierende KAskade)也是由CERN参与开发的一个通用的蒙卡粒子输运工具,可以运行在Linux和UNIX系统下。蒙特卡罗方法的准确性和可靠性取决于物理模型和参数的选择和验证,微剂量谱的计算对于理解辐射相互作用的机制以及辐射对生物体的影响具有重要意义。通过不断优化计算方法和模型,可以更好地研究和应用微剂量谱。

蒙特卡罗方法的优势在于其能够模拟复杂的辐射相互作用过程。通过精确构建源和靶的几何结构模型,该方法能够更准确地描述辐射传输和能量沉积过程。此外,蒙特卡罗方法还能设置不同材料的物理属性,如密度和化学组成等,这使其成为研究辐射生物学和医学应用中的重要工具。然而,蒙特卡罗方法也有一些限制。首先,由于需要模拟大量的粒子轨迹,蒙特卡罗方法通常需要较长的计算时间。为了提高计算效率,可以利用并行计算和图形处理单元(GPU)等技术。其次,蒙特卡罗方法的准确性和可靠性取决于模拟过程中使用的物理模型和参数。开发人员需要仔细选择和验证这些模型和参数,以确保计算结果的准确性和可靠性。此外,蒙特卡罗方法还需要对计算结果进行统计分析,以获得有意义的结论。在微剂量谱的计算中,解析方法和蒙特卡罗方法在不同情况下各具优势和局限。解析方法适用于简单的源-靶几何结构,并且在计算效率方面具有优势。对于复杂的几何结构和源-靶配置,蒙特卡罗方法更具灵活性和适用性。随着计算机技术的不断发展和性能的提升,蒙特卡罗方法在微剂量谱计算中的应用将更加广泛和有效。

在运用α粒子蒙特卡罗代码进行计算时,开发人员需要指定源和靶的几何结构,并提供α粒子能量损失的特性描述。为了简化编码和减少计算时间,通常会对模型进行一些理想化处理。典型的

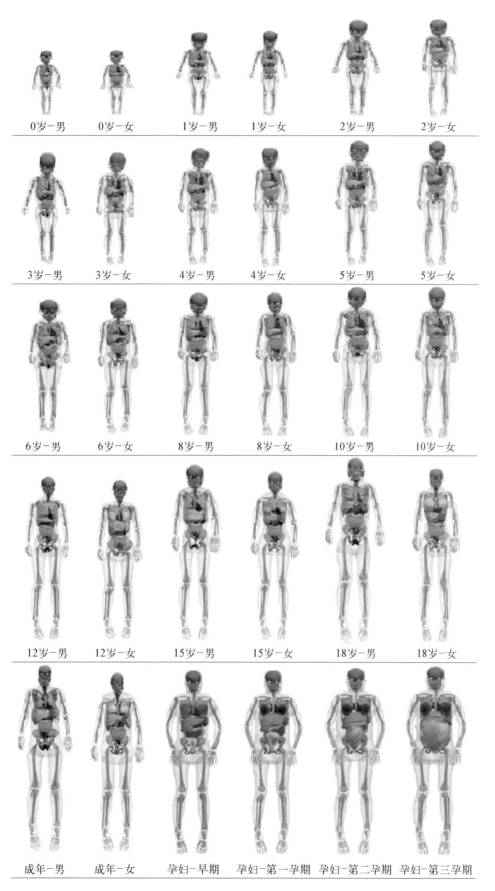

0岁-男	0岁-女	1岁-男	1岁-女	2岁-男	2岁-女
3岁-男	3岁-女	4岁-男	4岁-女	5岁-男	5岁-女
6岁-男	6岁-女	8岁-男	8岁-女	10岁-男	10岁-女
12岁-男	12岁-女	15岁-男	15岁-女	18岁-男	18岁-女
成年-男	成年-女	孕妇-早期	孕妇-第一孕期	孕妇-第二孕期	孕妇-第三孕期

图4-1 中国参考人群体模库

算法过程如下：首先选择一个 α 核素，确定源的衰变过程。接下来，通过随机抽样分支比确定 α 粒子发射的能量。基于各向同性发射的假设，随机分配 α 粒子轨迹的方向余弦。在几乎所有的蒙特卡罗代码中，假设 α 粒子在介质中沿直线行进。这个假设对于能量小于 10 MeV 的 α 粒子是有效的。此外，鉴于靶目标（如细胞核）尺寸一般远大于 δ 射线的射程和 α 粒子径迹长度（约 100 nm），通常可以忽略这些效应。基于 α 粒子直线行进的假设，可以求解以下参数方程，以判断 α 粒子是否与细胞核发生相互作用：

$$x = x' + t\cos(\theta_1) \tag{4-5}$$

$$y = y' + t\cos(\theta_2) \tag{4-6}$$

$$z = z' + t\cos(\theta_3) \tag{4-7}$$

式中：x'、y'、z' 为 α 粒子发射的位置坐标；x、y、z 为 α 粒子与细胞核的相交点坐标；θ_1、θ_2 和 θ_3 分别为 α 粒子路径相对于 x、y 和 z 轴的角度。

若细胞核是球形的（或其他几何形状），则可将方程(4-5)～方程(4-7)代入靶体的解析形式中，以确定粒子在进入和离开细胞核时所经过的距离。以球形细胞核为例，该距离可表示为

$$(x - x_0)^2 + (y - y_0)^2 + (z - z_0)^2 = r_n^2 \tag{4-8}$$

式中，x_0、y_0 和 z_0 是半径为 r_n 的细胞核的中心坐标。

将方程(4-5)～方程(4-7)代入方程(4-8)，并解出 t，可以得到两个解：t_1 对应于从源到 α 粒子进入细胞核的距离，t_2 对应于从源到 α 粒子离开细胞核的距离。需要注意的是，当 α 粒子发射发生在细胞核内部（起始点）时，t_1 被选择为零，而 t_2 为与细胞核表面相交的点。如果 α 粒子的轨迹在细胞核内结束（终止点），则将 t_2 的值设定为粒子的射程。当 t_1 和 t_2 的解均为实数且为正数时，就发生了碰撞。

接下来，计算在细胞核内沉积的能量。该能量由以下公式计算：

$$\varepsilon_1 = \int_{R-t_2}^{R-t_1} \frac{\mathrm{d}E}{\mathrm{d}x} \mathrm{d}x \tag{4-9}$$

根据公式(4-9)，能量沉积可以通过能量损失($\mathrm{d}E/\mathrm{d}x$)进行转换，并通过积分的方式计算粒子进入靶目标后的剩余程度 ($R-t_1$) 和离开目标后的剩余程度 ($R-t_2$) 之间的能量损失。衰减系数是描述单位路径长度内能量损失速率的物理量，包含了与 α 粒子能量损失相关的各个过程。研究人员可以从文献中获取各种介质的衰减系数数据，这些数据对精确计算能量沉积非常重要。能量损失公式使用连续减速近似(continuous slowing-down approximation，CSDA)对 α 粒子在穿过物质时持续失去能量进行了假设，忽略 α 粒子与物质相互作用时的微观细节，将能量损失视为连续发生的过程。因此，能量沉积的确定在很大程度上取决于所选择的介质的衰减系数。为了比较不同衰减系数对结果的影响，Stinchcomb 和 Roeske 在与 Humm 相同的源-靶几何结构基础上，计算了具体能量谱。前者采用了Janni 的质子衰减系数(适当缩放为 α 粒子)，后者则采用了 Walsh 的衰减系数。总体而言，使用这两种不同的衰减系数，观察到平均比能量存在 1%～7%的差异。然而，在实际应用中，与蒙特卡罗计算中使用的衰减系数相比，活性分布的不确定性往往更大。这主要是因为活性分布涉及多种不确定性因素，如放射性衰变的特性、注射剂在生物体内的传输过程等。因此，在微剂量学研究中，研究人员需要综合考虑活性分布和衰减系数的不确定性，以获得更可靠和准确的结果。为了降低衰减系数对能量沉积计算的影响，研究人员不断努力优化模型，并通过开展实验研究验证其准确性。此外，利用

蒙特卡罗模拟方法,可以通过引入随机性来考虑不确定性,从而更全面地评估能量沉积的可靠性。

在确定个体相互作用的特定能量沉积过程中,可以重复进行该过程,以获得多事件特定能量谱。这意味着我们评估所有位于α粒子发射的最大范围内的源,判断其是否与细胞核相交,并计算和累加相交处随后沉积的特定能量。这种方法仅代表可能发生的一种结果。接下来,我们再次进行该过程,很可能会计算出不同的总体特定能量。通过重复这个过程,可以确定所有沉积特定能量的完整结果。这些个体结果的直方图构成了多事件分布。另一种方法是确定单一事件特定能量谱。在这种情况下,只考虑那些与细胞核恰好发生一次相交的α粒子发射。每当一个α粒子与细胞核相交时,确定并记录其特定能量。然后,将所有这些单一事件的特定能量制作成直方图,从而得到单一事件谱。通常,将单一事件谱与解析代码结合使用,通过多次卷积单事件谱来计算多事件谱。Stinchcomb 和 Roeske 的研究证明,在计算本身的不确定性范围内,这两种方法产生了相同的多事件谱。这意味着无论选择哪种方法,都能得到可靠的多事件谱结果。通过这些多事件谱,我们可以更直观地观察到特定能量沉积的分布情况。这些谱图对于理解和研究α粒子与细胞核相互作用中的能量沉积过程至关重要。通过分析这些谱图,可以获取关于能量沉积的统计信息,进而揭示细胞核内部的能量分布特征和其他相关的物理过程。

为了估计特定类型辐射后的细胞存活率。α粒子辐照后的细胞存活比例可通过下式计算:

$$S(\bar{z}) = \int_0^\infty f(z)\mathrm{e}^{-z/z_0}\mathrm{d}z \qquad (4-10)$$

式中:$f(z)$ 表示细胞在 z 和 $(z+\mathrm{d}z)$ 之间接收的特定能量比例的多事件特定能量谱;z_0 为单个细胞内沉积的特定能量;e^{-z/z_0} 表示存活的细胞比例。

指数函数的使用假设不存在旁观者效应,并且相对于径迹间相互作用,径迹内相互作用占主导地位。当使用单一事件谱时,$S(\bar{z})$ 如下:

$$S(\bar{z}) = \mathrm{e}^{[-\langle n \rangle \{1 - T_1(z_0)\}]} \qquad (4-11)$$

式中:$\langle n \rangle$ 为对细胞核的平均撞击次数;$T_1(z_0)$ 为单次事件谱的拉普拉斯变换。

值得注意的是,相同的 z_0 值同时满足方程(4-10)和(4-11)。z_0 并不等于吸收剂量 D_0,D_0 是由细胞存活曲线的斜率确定的,不仅包含了辐射的影响,还包含了源-靶几何形态的影响,而 z_0 是一个更基本的量。

二、微剂量学在放射免疫治疗中的应用

微剂量学(microsimetry)是一门研究微观尺度下辐射剂量分布和效应的学科,在放射免疫治疗(radio-immunotherapy,RIT)领域有着广泛应用。微剂量学在 RIT 中的应用主要分为以下三个方面:理论研究关于简单细胞几何形态的微剂量学;对α粒子照射后细胞的存活率进行实验分析;对多细胞球体和骨髓等实际几何形态进行微剂量学研究。

(一) 简单细胞几何形态的微剂量学研究

Fisher 在其报告中使用了基于 Roesch 先前工作的解析代码,提出了一些 RIT 的几何形态,包括分布在个体细胞内外的放射源、分布在细胞球状团簇内的放射源,以及位于管状结构(如血管)中的放射源,这样能够使能量在距离稍远的球形细胞核内沉积。这些几何形态成为后续理论研究的基础。Humm 在一项研究中将特定能量的物理计算(使用蒙特卡罗方法)与细胞存活模型相结合,分

析了随机能量沉积对一组细胞预期存活率的影响。其研究考虑了两种几何形态：位于毛细血管外部的细胞和由均匀分布的^{211}At组成的肿瘤内的细胞。其分析结果表明，尽管这两种几何形态的平均吸收剂量相似，但由于特定能量谱的差异，预期细胞存活率存在显著变化。特别是，没有受到α粒子撞击的细胞比例随着与毛细血管距离的增加而增加（由于α粒子的射程短），导致细胞存活曲线呈双指数形状。起初，该曲线的斜率与均匀照射肿瘤的斜率相似。然而，随着吸收剂量的增加，曲线变得平缓，并渐近地趋于相应的未受撞击细胞比例的值。在Humm和Chin的研究中，他们进一步分析了细胞核大小、结合比例、细胞体积比例以及非均匀结合对计算的特定能量谱的影响。研究结果显示，由非均匀分布的α粒子放射性标记抗体产生的预期细胞存活曲线可能明显偏离由外部均匀α粒子源产生的经典单指数曲线。细胞存活曲线的斜率在吸收剂量恒定的条件下依赖于放射源的性质。在实际情况下，均匀照射细胞时的细胞存活曲线比α粒子发射体分布高度异质的模拟结果更加陡峭。

Stinchcomb和Roeske进一步研究了细胞的大小和形状对预期细胞存活的影响。研究中，他们将细胞和细胞核的形状从球形改为椭球形，主轴与次轴之比从1变为5，同时保持细胞核体积恒定。此外，他们还对细胞核的大小进行了变化，而细胞核的形状保持不变。通过计算特定能量谱和细胞存活模型，确定了在保持体积不变的前提下，预期细胞存活率与目标形状之间的相关性不强。然而，当敏感目标的体积发生变化时，细胞存活率出现了显著变化。在Kvinnsland等的研究中，使用微剂量谱计算细胞表面抗原的异质表达，同时考虑了不同直径的细胞和细胞核。结果表明，如果使用这些参数的平均值（如平均抗原浓度），细胞存活率可能被低估2个数量级。这些研究都指出了与α粒子微剂量学相关的一些特征，尤其是准确模拟源-靶几何形态的重要性。使用不准确的参数（如平均值）可能会影响特定能量谱的计算，从而进一步影响对细胞存活的估计。Stinchcomb和Roeske应用了先前发展的方法来预测细胞存活率，并对实验产生的细胞存活曲线进行了分析。他们的研究考虑了两种不同的源配置，旨在深入了解不同辐射条件下细胞存活的变化规律。首先，他们研究了将细胞悬浮在^{212}Bi的离子溶液中照射的情况。在这种情况下，一小部分的^{212}Bi会在细胞的表面或内部积聚。其次，他们研究了^{212}Bi与DTPA螯合的情况，即将源保持在细胞外的溶液中。通过计算特定能量分布，了解辐射条件下的细胞存活率，他们观察到两种不同源几何结构的细胞存活率存在微小差异。这些差异归因于使用平均细胞大小（而非细胞大小分布）的假设。该研究表明，微剂量计算中，细胞大小和分布的定义对于准确预测细胞存活率具有重要的影响。

Larsen等采用微剂量学方法，探究人类胶质瘤和黑色素瘤细胞系的固有细胞敏感性。他们选择了在微小结节中生长的细胞，并使用^{211}At标记的抗体进行辐射实验。通过蒙特卡罗方法，计算了模拟为无限平面的微小结节的单一事件谱，从中推导出对细胞核的1～2次撞击将使其存活分数降低到37%。此外，微剂量学分析还揭示了个别细胞的敏感性远大于使用非随机吸收剂量分析所预期的敏感性。这项研究有助于我们深入了解细胞对辐射的响应机制，并强调了考虑微观剂量学因素的重要性。Charlton对Larsen的模型进行了改进，考虑了有限团簇大小的影响。研究结果表明，剂量分布与团簇大小有较大关系，在个别团簇的中心，吸收剂量达到最大值，并在边缘附近降低了近一半。该研究强调了在准确建模细胞几何形状及细胞存活的研究中，细胞大小分布的重要性。Aurlien等人对比了^{211}At放射免疫共轭物和外部γ射线对骨肉瘤细胞的生物效应。他们使用了含有均匀分布α粒子放射性物质溶液的悬浮细胞，测量细胞大小的分布，并使用蒙特卡罗代码计算特定能量谱。结果表明，当存活率以平均吸收剂量为函数绘制时，与骨髓细胞相比，骨肉瘤细胞的细胞杀伤水平明显更高。这表明，α粒子放射性治疗可能在治疗骨肉瘤方面具有疗效。与以往的研究不同，Charlton

等应用了一个细胞存活模型来预测 α 粒子辐照后的细胞存活率。首先,他们计算了生长在单层和悬浮状态下的细胞微剂量谱。然后,考虑到所沉积的特定能量和入射粒子的传能线密度(LET)的细胞存活模型,利用这些谱生成了理论细胞存活曲线。通过将理论存活数据与实验数据进行比较发现,在实验误差范围内,两者达成了一致。该结果表明,如果已经了解了细胞对 LET 的响应函数,就可以使用微剂量谱和个别细胞存活模型来准确预测 α 粒子辐照后的细胞存活率。

（二）微剂量辐射对生物体存活情况的研究

近年来,关于微剂量辐射对生物体存活情况影响的研究受到广泛关注。先前的研究主要侧重于将微剂量谱与生物模型结合起来,以分析或预测悬浮或单层细胞在辐照后的存活情况。然而,当涉及更为复杂的几何结构时,这些研究的结果可能无法直接应用。多细胞球是一种模拟小型微转移簇团的几何结构,在 RIT 方面具有重要的意义。然而,由于多细胞球结构的复杂性,对其建模及计算过程均较难,因此针对该领域的研究较少。近年来,一些研究人员对多细胞球的辐射效应进行了探索。Kennel 等研究了用放射性标记的 α 粒子辐照后多细胞球的细胞存活情况。他们将多细胞球分为外层、中层和内层三个区域,分别评估每个区域中细胞的存活情况。为了确定特定能量谱与多细胞球内部深度的关系,研究团队开发了一个蒙特卡罗代码,假设放射性活性集中在多细胞球的外部10 μm处。结果显示,多细胞球的不同层次之间存在着显著的特定能量分布差异。在多细胞球表面附近,平均吸收剂量达到最大值,并随着深度的增加而迅速减小。与多细胞球内部的细胞相比,多细胞球外缘附近的细胞存活率较低。为了进一步研究多细胞球的辐射效应,Charlton 开发了一个计算模型,并用以模拟多细胞球的存活情况。该模型考虑了多细胞球内部细胞中 α 粒子轨迹的分布,并与一个考虑了 LET 的细胞存活模型相结合。假设每个细胞均有一次衰变和50%的装填,模拟结果表明,当多细胞球的直径从 75 μm 增加到 225 μm 时,细胞的存活率从57%降至37%。在较大的多细胞球中,α 粒子放射源射程较长会导致每个细胞的撞击数增加。此外,假设每个细胞具有一次衰变时,多细胞球的填充率从40%增至70%,导致细胞存活率从46%降至26%。这种存活率的显著下降是因为在细胞彼此靠近时,吸收剂量的交叉射线成分增加。此外,研究人员还考虑了部分细胞(20%)由于缺乏表面抗原的表达而不吸收任何放射性活性的情况。模拟结果显示,在这种情况下,未标记的细胞对预期的细胞存活率没有显著影响。然而,这些研究都表明在多细胞球内存在着高度不均匀的特定能量分布,且该分布随着距离多细胞球表面的远近而发生变化。因此,单一的特定能量分布无法代表整个多细胞球的情况,将特定能量分布与细胞存活模型结合起来有望提供治疗效果的整体评估,但是这些细胞存活模型并未考虑细胞间的相互影响等二级过程。在多细胞球等复杂几何结构中,这些二级过程可能起着重要的作用。为了解决这个问题,Chouin 等开发了一个微剂量模型,通过与蒙特卡罗计算的对比进行验证,以确定细胞存活率与微剂量谱和微剂量辐射敏感性之间的关系。他们的研究考虑了孤立细胞以及包装在单层或多细胞球中的细胞。实验使用了两种淋巴细胞系(Ada 和 T2),在 ^{212}Bi 标记的单克隆抗体辐照下研究了细胞的存活情况。研究结果显示,在平均吸收剂量低于 0.01 Gy 的情况下,可能是由于旁观者效应,细胞死亡率高于受到撞击的细胞比例。对于较敏感的 Ada 细胞而言,细胞死亡率高于受到撞击的细胞核比例。这表明,可能需要考虑间接辐射效应对细胞死亡率的影响。

在 Roeske 等的研究中,使用肿瘤控制概率模型确定了击杀肿瘤细胞群体所需的平均撞击细胞核数。研究结果表明,那些具有更大细胞核、更高辐射敏感性且 α 发射体位于细胞核内的细胞,需要更多的撞击次数才能被杀死。Minguez 等将 Roeske 等的模型应用于嵌入了 ^{223}Ra 原子均匀分布的细胞核,通过改变细胞核大小、细胞辐射敏感性和病变大小,确定了消除病变所需的吸收剂量。与临床获得的吸收剂量进行比较,结果表明,可能需要更高的^{223}Ra活性来提升治疗效果。目前,对这些细胞存活模型的不断改进是一个研究较为活跃的领域。研究人员正努力在构建模型时将更多的因素考虑其中,以更准确地预测细胞在复杂几何结构中的存活情况。细胞之间的相互作用、细胞分布的不均匀性、局部环境对细胞的影响等因素都可能对细胞存活情况产生重要影响。通过更精细的模型和更准确的实验验证,可以进一步理解和优化微剂量辐射治疗方法,从而为癌症治疗提供更有效的策略。

(三)多细胞体复杂几何形态的微剂量学研究

骨髓在人体内发挥着重要功能,包括造血和免疫调节。然而,由于其复杂的几何形状和组织不均匀性,测定骨髓剂量相当困难。通常,对于骨髓剂量的评估是基于理想化的模型和假设进行的,这限制了对实际情况的准确理解。为了更准确地评估骨髓剂量,研究人员需要使用更真实的几何结构来取代之前使用的理想化模型。近年来,随着医学成像技术的发展,研究人员能够获取更真实的骨髓结构图像,并将其用于剂量计算和模拟研究中。这些图像所呈现的真实的几何结构能够更好地反映骨髓内部的组织分布和几何关系,从而为剂量估算提供更准确的依据。目前,骨髓的特定能谱的估算工作主要集中在使用人体或动物模型所得的组织学样本上。研究人员通过采集实际的骨髓样本,并进行显微镜观察和图像处理,以获取细胞和组织的几何结构信息。然后,使用蒙特卡罗程序进行模拟计算,根据α粒子的能谱和入射角度,预测在不同位置和组织中的能量沉积情况。这种基于实际样本和蒙特卡罗模拟的方法能够更准确地估算骨髓剂量,为放射治疗的优化提供参考。

Akabani和Zaltusky在研究过程中,采用比格犬的骨髓组织学样本,对弦长分布进行了手动测量。通过运用蒙特卡罗程序,他们计算了细胞外液中两种来源以及红骨髓细胞表面的单一事件谱,并将这些单事件分布与细胞存活模型相结合。研究结果表明,与位于细胞外液中的活性相比,细胞表面的活性分布具有更高的细胞杀伤效率。这一发现揭示了α粒子在骨髓内的作用机制,对于优化放射免疫治疗方案具有重要的指导意义。Charlton等开展了一项研究,探讨了LET在不同几何结构中对人类造血干细胞存活的影响。这些几何结构是根据尸体获得的人骨髓样本确定的。研究过程中,研究人员测量了干细胞与脂肪细胞之间的距离分布,并针对三种不同的来源-靶几何结构进行了微剂量谱和细胞存活率的计算。研究结果显示,在治疗目标的能量转移效率方面,^{149}Tb比^{211}At高了5倍,这是由于^{149}Tb释放的α粒子能量较低,LET转移更高。研究人员进一步证明,细胞存活率取决于放射性核素相对于目标细胞核的位置。这一研究结果有助于我们理解不同几何结构中α粒子的作用方式,进而为放射免疫治疗的设计和优化提供指导。Utteridge等进行了另一项研究,探讨α粒子引发的继发性恶性肿瘤的风险。在评估具有良好预后的患者未来接受α核素治疗的效果时,此风险可能非常重要。研究人员基于粒子的相对射程(短、中、长),分析了三种不同的α放射性核素。他们计算了被击中并可能存活的细胞比例,因为这些细胞可能引起继发性恶性肿瘤。研究结果显示,在短程的α粒子发射源下,存活细胞比例最低;在长程的α粒子发射源下,存活细胞比例最高。这一发现揭示了α粒子的能量特性对于潜在恶性肿瘤发展的影响,为治疗方案的选择提供了重要依据。Hobbs等进行了模拟研究,他们模拟了代表骨髓腔的球体,并将^{223}Ra放置在骨小梁表面或骨膜层中。球体内部被分为与细胞大小相同的体素,并通过蒙特卡罗计算确定了每个体素中的能量沉积。研究结果显示,细胞吸收剂量的分布是不均匀的,主要集中在小梁表面附近。由于这种不均匀分布,提高给予的活度并不会显著增加骨髓毒性的风险。这一研究结果为放射治疗中骨髓剂量分布的重要见解,有助于更安全地设计治疗方案。

尽管α粒子的蒙特卡罗代码已在诸多理论和体外分析中得到应用,但由于关于源在微观层面上随时间和位置分布的信息不足,微剂量学在临床应用方面受到了制约。然而,前述研究为我们理解采用α核素放射剂治疗的患者的临床表现提供了宝贵的洞察。这些研究结果表明,核素的衰变特性在评估治疗效果和骨髓毒性方面具有重要意义。通过对骨髓微剂量学的研究,我们可以更好地理解放射免疫治疗中的α粒子的作用机制。然而,要将这些研究成果直接应用于临床实践仍然需要更深入地研究,以了解α粒子的微观行为。这将有助于我们更好地评估α粒子治疗的效果,同时最大程度地减少潜在的副作用,为患者提供更安全和有效的治疗方案。后续研究将不断加深我们对α粒子行为的理解,为放射免疫治疗的优化和个体化提供更多的见解。

三、面临的挑战

α核素治疗目前面临的挑战主要包括以下几点:无法进行定量三维成像;代理成像剂不提供有关α粒子发射子体的体内分布信息;治疗剂量的最小施用活性使得预处理剂量测定成像研究无法开展;α粒子的短射程和高 LET 需要进行微剂量学测量;需要进行在体相对生物学效应(RBE)值的标准化测量;在所有标准化剂量测定中评估结果的标准偏差。

目前,α核素治疗主要采用 γ 相机平面二维显像,该方法能够提供有价值的核素活度分布信息,但缺乏体内深度信息,无法像三维 SPECT 成像那样进行严格的定量分析。深度信息对于准确描绘肿瘤和治疗核素分布非常重要。然而,α核素治疗药物的定量 SPECT 成像面临一些挑战,因为其给药活性较低,同时α粒子发射放射性核素的光子丰度通常也较低。迄今为止,α核素治疗剂量测定仍受限于现有的技术水平。

当前,基于平面成像、全组织吸收剂量估计和参考的放射生物效应的α核素放射性药物辐射剂量测定方法,在指导用药剂量研究方面具有一定的实用性价值。但在个体患者的治疗计划中,此方法仍有待进一步的证明。尽管α核素治疗的平面成像在临床应用中被广泛使用且速度较快,但它无法提供有关核素不同深度分布的信息,需要进行大量的工作才能实现更精确的量化分析,比如使用外部均匀活动源对患者进行成像以实现衰减校正或采用 CT 扫描等技术。因此,更精确地量化患者的吸收剂量需要借助 SPECT 成像技术。虽然 SPECT 成像在非α发射核素治疗中被广泛使用,但在α核素治疗中尚未得到应用。由于α核素治疗中使用的放射性核素具有更复杂的衰变模式,包含多种放射性子体以及α、β和光子发射,因此,在 SPECT 成像中准确量化这些放射性核素非常困难。寿命较长的α放射性核素会衰变为放射性子体并同样发射α粒子。在某些情况下,由于放射性子体的半衰期足够长,使得子体核素在目标母体核素衰变过程中的不同位置发生衰变。为了全面了解这类α核素治疗药物的剂量学特性,需要同时对母体核素和任何具有足够半衰期以便重新分布到其他组织的子体核素进行成像。评估长寿命放射性子体核素的分布对于评估α核素治疗药物的辐射毒性非常重要,而提高 SPECT 成像设备的灵敏度和能量分辨率有望解决该问题。

基于剂量测定驱动的α核素治疗潜在成像方式主要包括定量 SPECT/CT 或 PET/CT 成像。前者通过捕捉α核素的光子部分实现直接成像,后者则借助替代显像剂。在采用单时间点成像技术时,需提供吸收剂量值及其不确定性估计,以实现吸收剂量估算的准确性与单时间点剂量测定便捷性之间的平衡。利用成像信息进行辐射剂量测定计算,有助于医生随时调整每位患者的治疗剂量,确保采用最有效的总剂量进行治疗,同时避免辐射毒性。

与β放射性核素治疗相比,由于α核素治疗的高效性,施用"可探测量"的α核素放射性药物是不可行的。此外,在不同疗程中,肿瘤受到有效照射的影响,其药代动力学和生物分布可能会发生变化。为量化这种改变,可通过使用成像替代物来解决。这些成像替代物可以通过与直接成像进行比较或通过收集足够的肿瘤剂量反应数据来评估肿瘤对α核素治疗的响应并进行前瞻性建模。然而,在临床应用中,这种方法需要加以简化,并且仔细评估其成本与潜在收益。

为了比较不同α核素治疗药物的吸收剂量,对α粒子的射程和LET进行微剂量学测量是必不可少的。α粒子的短射程和高LET是这种治疗方法的主要优势,其作用机制是通过辐射诱导的DNA损伤引起癌症细胞死亡。在实施α核素治疗之前,对α核素治疗药物进行全器官吸收剂量的严格验证,有助于为患者的个体化治疗提供指导。通常,通过体外照射放射治疗(EBRT)的吸收剂量反应经验数据,可推导α核素治疗的全器官辐射剂量和生物反应数据。然而,与α粒子相比,EBRT造成的能量沉积在时间和空间模式上存在显著差异。特别是,吸收剂量的空间分布差异可能导致与药物特异性相关的辐射生物效应产生较大差异。因此,在α核素治疗中,有必要在临床前试验中收集足够的剂量反应数据,并由此确定相应的剂量限值,而不是直接采用EBRT经验剂量限值。通常可以使用从宏观到微观的工具研究α粒子全器官的剂量-生物效应,以便在充分考虑剂量微观分布的基础上,建立α核素治疗药物与EBRT临床剂量估计之间的联系。对α核素治疗药物的细胞毒性研究则没有这样的限制,可以通过累积的剂量反应数据建立相应药物的剂量反应关系。

α粒子的相对生物学效应可通过细胞体外照射实验进行测定。将α粒子辐照实验获取的细胞存活曲线与参考辐射(如X射线)的细胞存活曲线对比,可得到用于α核素治疗药物的放射生物效应建模的α/β值。在放射治疗过程中,α/β值往往可根据临床试验结果进行估算。同样,从α粒子辐照实验中可以获得与临床相关的相对生物学效应测量数量,从而实现放射生物效应建模。

第四节　阿尔法核素药物临床试验的剂量学指导原则

临床试验是α核素药物在获得药事管理部门正式批准前必经的最重要的一步。临床试验分三个阶段(Ⅰ～Ⅲ期),主要目的是检测药物的毒性、最佳使用剂量和验证治疗的效果。在此过程中,最关键的一步是寻找最佳使用剂量。虽然在进行临床试验前,都要进行严谨的动物实验和剂量学计算,但是由于人体与动物的生理结构有很多不同,很多动物实验的放射剂量不能直接延伸到人体上。例如,老鼠的骨质结构和人类的有很大不同,所以利用老鼠的实验结果推导人体骨髓辐射剂量是不准确的。因此,剂量限制器官和最大允许剂量都要在临床试验中重新计算,以确保药物在治疗过程中的有效性和安全性。

为了获得准确的辐射剂量,在α核素药物临床试验的设计中,需要考虑很多方面,包括成像方式及参数选择、计量方法、定量分析和校准模式等。

一、成像方式

核素药物在人体内的动态分布对于计算辐射剂量具有重要意义,核医学成像是唯一能够无创获得体内核素药物三维动态分布的方式。核医学成像技术包括平面成像(planner imaging)、正电子发射计算机断层扫描(PET)以及单光子发射计算机断层扫描(SPECT)。这三种成像方式在辐射剂量学领域均有所应用。α核素衰减过程中会释放X射线和γ射线,平面成像和SPECT可以直接通过探测这些射线来获得 α 核素药物的分布。如果使用 PET 则需要用其他核素来替代 α 核素。

1. 平面成像

测量核素动态分布需要一次性注射,然后在多个时间点取像。一般是注射后 1 h、4 h、24 h、72 h 到 144 h,甚至更长。具体时间和次数与核素的半衰期和核药的生理特性有关。通过这些时间点可以测量每一个器官的时间活性曲线(time activity curve,TAC),并运用本章前述方法计算辐射剂量。为了准确地计算辐射剂量,取像次数越多,曲线拟合推导的时间积分活度系数(time-integrated activity coefficient,TIAC)就会更准确。但是,考虑到患者的便利和舒适,取像次数可以适当减少。

在三种成像方式中,平面成像只需要两帧投影,一般在 20~40 min 内便可以获得患者的全身图像,所以在临床试验中得到广泛采用。平面成像的缺点是二维投影图像中人体器官有重叠,从而导致测量的动态曲线存在很大的误差。此外,平面成像的空间分辨率很低,不容易分辨小型器官和肿瘤。如果定量肿瘤的辐射剂量是临床试验的主要目的,则不宜使用平面成像。

2. PET 成像

PET 的优点是高空间分辨率和高效率,因此用 PET 进行定量分析会非常准确。但是,大多数医用 α 核素不发射正电子,所以需要用正电子发射同位素取代 α 核素。这种方法的缺点是正电子发射同位素的半衰期很短,不适于多次取像。所以一般情况下,PET 仅用于治疗前的筛检,以确定靶向的存在。近年来,有很多利用 ^{89}Zr 标记的 PET 药物被开发出来。^{89}Zr 的半衰期是 78.4 h,已具备多次取像的条件。

3. SPECT 成像

SPECT 通过围绕患者转动 γ 相机而获得多个二维投影。再通过重建取得三维的体内活性分布。SPECT 能够直接测量 α 核素发出的 X 射线和 γ 射线,并且能够根据能量区分不同的光子,所以 SPECT 不仅可以用来测量 α 核素的分布,还可以同时测量子体同位素的分布。这在计算具有长半衰期子体同位素的 α 核素的放射剂量时很关键。例如,^{225}Ac 的衰减链中的 ^{213}Bi 的半衰期为 45 min。由于 α 粒子的能量很高,^{225}Ac 衰变产生的 ^{213}Bi 会脱离原始的药物,进入血液并聚集到肾脏中,对人体产生很大的伤害。因此,同时测量 ^{225}Ac 和 ^{213}Bi 的体内分布对于精准计算 ^{225}Ac 标记的药物的辐射剂量和毒性至关重要。

虽然 SPECT 被视为辐射剂量学理想的取像方式,但是 SPECT 成像过程较长,进行一次全身扫描需要 2~3 个床位和 40~60 min。这会给患者带来很多不适,尤其是那些伴有骨转移的患者。于是,有一些临床试验采用平面成像和 SPECT 混合取像的模式,即用平面成像在多个时间点取像以获得各器官 TAC 的基本形状,然后在一个晚期的时间点(72~144 h)取一次 SPECT 以测量准确的活性来校准各 TAC 的幅度。

近年来,SPECT 技术在软件和硬件方面都有很大的进展。在硬件方面,采用更新型的准直器和半导体探测器来提高能量和空间的分辨率,可以更好地区分不同放射性元素。在软件方面采用了迭代重建算法并包括了以 CT 为基础的衰减补偿。这些优化使得 SPECT 更加适应于 α 核素药物的临床剂量学应用。

二、阿尔法核素 SPECT

（一）影响 SPECT 的物理因素

在 SPECT 成像的过程中,多种物理因素会降低图像的质量和定量分析的准确性。这些因素包括γ光子与人体的相互作用,以及与准直器和探测器系统的相互作用。γ光子可以通过三种主要方式与物质相互作用:光电效应、康普顿散射和电子对产生。在光电效应中,γ光子相互作用并将其所有能量传递给电子,电子将从其轨道中被弹出。光子也可以仅将部分能量转移给电子,并沿与原始方向不同的方向传播,这种现象称为康普顿散射,两个方向之间的角度称为散射角。光子散射后的能量取决于康普顿方程中所描述的散射角。光子还可以在散射后改变其方向而不损失任何能量,这种现象称为瑞利散射。上述相互作用的类型取决于光子能量和物质。瑞利散射主要发生在低能光子中。对于SPECT成像中所使用的γ光子的能量,主要的相互作用是康普顿散射。

光电效应和散射现象均会减少沿原始方向行进的光子数量,这种效应称为衰减。发生这种效应的概率取决于γ光子能量、物质的成分以及光子行进路径的长度,可以用比尔定律来描述。由于发生这种效应的概率与距离有关,因此,在SPECT图像中,衰减会导致体内深处的放射性核素的活性比靠近身体表面的放射性核素的活性显得更低。在SPECT迭代重建过程中,可以使用从透射扫描或CT图像估计的衰减系数图来补偿衰减。

康普顿散射后,光子以减少的能量沿新方向传播。如果散射光子通过准直器并被检测到,其将出现在与原始光子不同的位置。尽管γ相机可以根据光子的能量来区分光子,但由于能量分辨率有限,导致一些散射光子也将被记录在数据中,测量结果并不精确。这会降低图像的对比度和高估人体器官内的活性。目前已经有多种方法可用来补偿SPECT图像中的散射,其中一些已被应用到临床使用的软件中。

上述相互作用也可以发生在γ相机中,总体结果是降低空间分辨率。γ相机分辨率可以通过点扩散函数来描述。点扩散函数可以通过实验测量或使用蒙特卡罗模拟计算得到。很多新一代的临床SPECT系统中的迭代重建软件都可以模拟点扩散函数,以降低分辨率模糊造成的影响。

SPECT投影图像中检测到的光子计数遵循泊松分布。光子发射是一个随机过程,这种随机性是SPECT数据中产生噪声的主要原因,这种噪声称为泊松噪声。根据成像理论,拥有泊松噪声的图像的信噪比等于平均光子数。由于它与计数相关,因此加长图像采集时间或提高注射的活性可以减少噪声并提高SPECT图像的质量。

(二) 阿尔法核素SPECT成像

除以上所述的物理因素外,和一般核素相比,对α核素药物进行SPECT成像具有更高的挑战性。α核素中使用的放射性核素,如 ^{225}Ac、^{223}Ra、^{227}Th 和 $^{212}Pb/^{212}Bi$,通常具有复杂的衰变模式,如具有多个子体同位素及可发射不同的α粒子、电子和光子,导致较为复杂的发射光谱,在较大的能量范围内都有光子峰,其中许多只有很低的丰度(表4-1)。在SPECT成像和重建时,每个光峰的探测器效率都必须考虑到。

表4-1　$^{227}Th/^{223}Ra$衰减可以用的SPECT成像的光子峰值

能量/keV	丰度/%	对 应 核 素
81.4	15.7	^{223}Ra
84.1	25.9	^{223}Ra
236.0	12.9	^{227}Th

续　表

能量/keV	丰度/%	对 应 核 素
269.5	13.9	^{223}Ra
271.2	10.8	^{219}Rn
351.1	12.9	^{211}Bi

注：能量>50 keV,丰度>10%

在某些情况下长半衰期的子体同位素会在体内进行重新分配。例如，^{227}Th 的子体同位素^{223}Ra 半衰期为 11.4 d,^{225}Ac 的子体同位素^{213}Bi 半衰期为 45 min。了解这些子体同位素的分布对辐射剂量运算和评估毒性至关重要,这就需要对 α 核素和多个子体同位素的分布同时进行成像。由于 α 核素粒子具有高度致命性,因此所注射的活性通常非常低,在 1 MBq 以内,这意味着计数率很低,从而造成很高的噪声。

在对 α 核素药物进行 SPECT 成像时必须设计并优化各项参数。首先根据能谱选定取像的光子峰（能量>50 keV,丰度>10%）,比如^{225}Ac 衰减后有多个子体同位素,对应多个特征光子峰。但是,只有^{221}Fr 和^{213}Bi 会发出有足够丰度和能量的适合 SPECT 的光子,即^{221}Fr 的 218 keV γ 射线和^{213}Bi 的 440 keV γ 射线。其中,^{221}Fr 的半衰期是 4.9 min,重新分布的可能性不大,可以用来代表^{225}Ac 的体内分布；而^{213}Bi 的半衰期是 45.6 min,重新分布的可能性大。所以,在 440 keV 时取得的 SPECT 图像可以用来计算^{213}Bi 的体内分布,以及分析对肾脏的总辐射激励。

需要注意的参数是图像矩阵的大小和像素的尺寸。因为 γ 相机取像范围是固定的,所以这两个参数是相关的。SPECT 的空间分辨率是 1～2 cm。根据奈奎斯特频率的样本理论,像素大小应该是分辨率的一半。所以这里建议使用 128×128 的矩阵和 4 mm 左右的像素。用 64×64 的矩阵和 8 mm 的像素会失真,用 256×256 的矩阵和 2 mm 的像素会增加图像噪声。投影应每 3°采一次（120 个投影图）。每个投影 10～30 s,这样用双探头的 SPECT 系统一个床位需要 10～30 min。

（三）SPECT 图像的量化和数据校准

SPECT 图像的量化涉及将获取的图像数据转换为放射性浓度。在量化前首先需要将二维原始投影数据重建到三维图像,以获得在成像区域内的三维放射性分布。图像重建有很多种算法,如滤波反投影法或迭代方法。为了保证量化的准确,迭代方法是最好的选择,比如 MLEM（maximum likelihood expectation maximisation）或 OSEM（orderecl subset expectation maximisation）算法。图像重建中应使用衰减校正来补偿光子通过不同组织时的衰减,即通过使用从透射扫描或 CT 图像估计的衰减系数图来增强量化的准确性。此外,实施散射纠正和采用分辨率纠正都有助于提高 SPECT 定量分析的精度。在图像重建完成后,可以在 CT 图像中定义和勾画相关的解剖结构或人体器官,并计算在对应 SPECT 图像中的各器官内的平均像素值或总数。

校准是确保这些定量测量准确性的关键步骤。校准涉及所使用的已知 α 核素放射性浓度的标准模型。通用的标准模型包括 NEMA 模型、SPECTQC 模型、圆柱模型及球状模型。应仔细测量模型的体积和注入的 α 核素放射活性并计算放射性浓度,然后用与患者扫描时同样的条件和参数对校准标准模型进行 SPECT 成像,以获取用于后续图像重建所需的投影数据。应使用与患者扫描时相同的重建算法和参数来进行校准模型的 SPECT 图像重建,并应用相同的校正技术,如衰减和散射校正。在重建的校准模型 SPECT 图像上,测量靠近中性区域的平均像素值或总数。将这些计数联合校准模型的已知活度,可以计算出校准因子。在量化过程中,应用校准因子得到患者 SPECT 图像或从图像测量像素值并将其转换为放射性浓度(Bq/mL)。

校准因子是和具体 SPECT 机器相对应的,所以应该对每一个参与临床试验的 SPECT 系统进行测量,并实施定期的质量保证检查,以监测校准因子的稳定性和准确性。记录校准过程、使用的标准以及进行的任何调整,以确保整个过程符合法规要求且具有可追溯性。严格遵循以上步骤,可以准确可靠地进行 SPECT 图像的定量分析,为临床研究提供有价值的数据。

三、剂量校准器

在 α 核素药物临床试验中,剂量校准器的校准和定期的质量保证检查容易被忽视。剂量校准器需要定期校准,校准要选择可追溯的标准源,其放射性同位素的活度为核医学中常用的已知数值。该标准源应可追溯到认可的计量实验室,比如美国国家标准与技术研究院(National Institute of Standards and Technology,NIST)。在使用前要确认标准源的详细信息,包括放射性同位素及其活度和校准日期。剂量校准器要处于正常工作状态,校准时需将标准源放置在剂量校准器内的校准几何位置。根据制造商的使用指南,使用标准源测量不同的已知活度,记录从剂量校准器获得的读数。将剂量校准器的读数与标准源的已知活度进行比较,分析校准数据以评估线性、准确性和一致性。如有必要,调整剂量校准器的校准因子,使其与标准源的已知活度相一致,按照校准器制造商提供的程序进行调整。此外,定期对剂量校准器进行质量控制检查,包括线性、恒定性和几何检查。

剂量校准器的读数与反射源的几何形状、位置有关,因此在临床试验中测量 α 核素药物活性时,应使用与校准过程同样的容器,比如统一大小的针管,尽量保证 α 核素药物溶液的体积和校准时一样,放入校准器的几何位置也要一致,这样才能保证给患者提供正确的剂量。

四、替代核素

在一些临床试验中,替代核素标记的药物也会被用来进行辐射计量学的研究。这样做可以避免 α 核素对被测者的伤害,而且使用替代核素允许注射较高的活性,可减小 SPECT 图像中的噪声和提高量化分析的准确性。一般比较常用的替代核素有 ^{111}In 和 ^{131}I,^{111}In 的半衰期是 2.8 d,^{131}I 的半衰期是 8 d,这两个核素的半衰期都较长,可以保证长时间的活性和图像质量。但是,替代核素只能用来分析原始 α 核素的分布而无法计算 α 核素子体同位素的分布,所以得出的辐射剂量会比真实值低,从而造成对患者的过量用药以及不必要的伤害。

五、取像次数

α 核素药物临床试验中,在治疗给药后需要收集多次 SPECT 扫描以计算辐射剂量。为了生成准确的时间活性曲线以进行曲线拟合来计算辐射剂量,至少需要 4 次或 5 次扫描。尽管获取准确的剂量测定至关重要,但目前需要多次扫描的要求构成了临床试验的一个重大障碍,特别是对于骨转移患者或居住在离治疗中心较远的患者。对于已经面临疼痛的患者来说,经历多次 SPECT 扫描会增加负担。因此,有必要设计优化的成像方案,最大限度地减少扫描持续时间和时间点数量,从而提高患者舒适度,同时仍保持准确和精确的活性曲线拟合,从而保证可靠的剂量测定。这对于提高 α 核素药临床试验的效率和效益至关重要。因为药物动力学的不同,这种优化是需要对每一个 α 核素药单独实行的,以确定可接受的不确定性。引入任何简化方案都必须用包含全套成像时间点的数据集进行严格验证。

图 4-2 所示为利用不同的点做曲线拟合得到的 TIAC。当 6 个点都被用于拟合时,图4-2(a)、

图4-2(b)所示结果最好。图4-2(a)中用了双指数曲线拟合,图4-2(b)中用了单指数曲线拟合。去掉1～3个时间点后[图4-2(d)～4-2(f)]拟合的结果和真实值[图4-2(a)]比较接近,但若去掉早期峰值后拟合,拟合结果变差[图4-2(c)]。当减少到只用2个点做拟合时,拟合结果和所采用的点的位置关系很大[图4-2(g)～4-2(j)],总体结果误差较大。从图4-2中可以看出优化对简化方案的重要性,且要在取得完整的数据后进行优化。

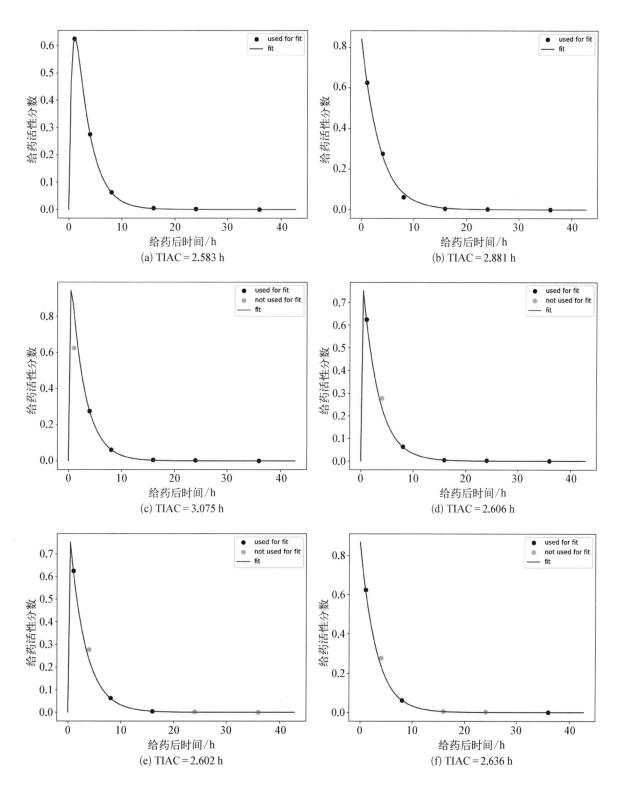

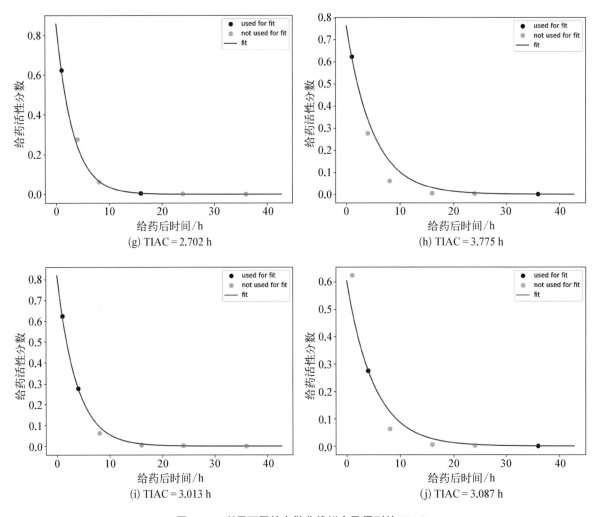

图 4-2　利用不同的点做曲线拟合及得到的 TIAC

近期有相关研究试图采用只取一次像的方法。该种方法一般采用多数患者的平均活性时间曲线，然后用一次成像的结果去纠正平均曲线进而计算剂量。因为采用的是平均值，这类方法一般不太准确，不建议在早期的临床试验中使用，尤其当患者数据不够多的时候。

六、误差来源

放射性药物治疗剂量测定过程中，存在着一些影响剂量测定准确性的错误来源。患者解剖和生理特性随时间的变化可能会导致吸收剂量计算的不确定性，因为器官大小、形状和组成的个体差异可能会影响放射性药物在体内的分布和保留。此外，用于剂量规划的 SPECT 成像技术的不准确性和噪声也会在估算放射性药物生物分布时引入误差。

手动从 CT 图像中定义人体器官非常耗时且会引入多个潜在的误差来源，手动勾画过程的主观性在很大程度上依赖于执行任务的个体的专业知识和经验。观察者之间的差异可能导致其对同一解剖结构进行不一致的勾画，从而影响结果的准确性和可重复性。此外，CT 成像的固有分辨率限制可能导致在区分相邻组织或结构边界时出现困难。这可能会在处理小型或复杂结构时导致体积测量的不准确性。此外，图像伪影、噪声和对比度变化等因素可能会进一步增加手动勾画过程中的不确定性。患者特定因素,包括解剖和病理的变化也影响着结果的准确性,比如器官形状、大小和病理差异影响着手动定义区域的精度。在图像获取过程中,患者的运动也可能引入错误,特别是在动态研究中。为了减少这些潜在错误,可以采用手动勾画协议的标准化、操作者的培训计划以及半自动或自动分割工具的整合。这些措施旨在提高手动定义器官形状的一致性和可靠性,确保在定量分析和辐射剂量计算中获得更准确和可重复的结果。

用于剂量计算的数学模型和算法以及软件的局限性,特别是在应用于复杂的器官和组织中时,可能产生进一步的误差。解决和最小化这些误差来源可提高放射性药物治疗剂量测定的精度和可靠性,有助于改善接受 α 核素药物治疗的患者的治疗效果。

(本章作者:卓维海　谢添武　杜勇)

第二编

阿尔法核素制备及药物构建策略

第五章

阿尔法核素制备技术

第一节　阿尔法核素制备技术概述

一、阿尔法核素治疗概述

迄今为止,已经发现多种放射性衰变类型,发射或辐射的粒子有 α、β($β^-$ 和 $β^+$)、γ、质子、中子、重离子等。衰变过程通常发射多种粒子,发射单一粒子的核素较少,其中质子和中子衰变的核素在自然界中尚未发现。

α衰变指放射性核素自发地发射α粒子的过程,根据能量守恒和动量守恒定律可以计算出,较重的核衰变过程中主要能量由α粒子携带,反冲能量较小。核反冲能和α粒子的动能比化学键的键能要大很多,所以α衰变会引起很大的化学反应,这也是α衰变同位素能够应用于医学治疗中的原因。

α粒子的质量远大于电子,其与物质相互作用时主要的能量损失为电离激发,在物质中的运行路径近似于直线。因此,α粒子的电离密度(又称比电离,指单位径迹长度上产生的离子对数,与粒子种类、能量、带电量及介质原子序数有关)较高。图 5-1 所示为 α 粒子的比电离曲线,随着剩余射程的减小(能量越小),比电离逐渐增大,在近射程末端时达到最大值。这个呈现在末端的比电离峰称为 Bragg 峰,比电离曲线也称 Bragg 曲线。质子及重离子治疗癌症就是利用带电粒子拥有的高 Bragg 峰,但是需要加速器将质子及重离子加速至更高的能量才能使用。而利用 α 核素治疗,是利用靶向药物或同位素本身的特性,将发生 α 粒子的核素富集在癌细胞所在位置,然后利用其发生的 α 粒子破坏癌细胞的 DNA 链,从而抑制并缩小肿瘤,达到治疗癌症的目的。相比前者,α 核素治疗副作用更低,经济性更高。

在 19 世纪晚期发现 α 发射体核素之后

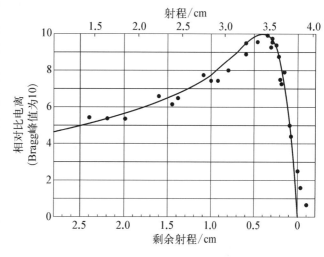

图 5-1　α 粒子的比电离曲线

不久,人们就意识到这类核素在医学上的作用。在随后的几十年,实施了很多体内或体外的研究,由于当时对放射性的认知不全面,监管也不齐全,导致很多的中毒和辐照过量事件发生。一段时期内导致公众对放射性物质产生了恐惧,从而大大降低了应用的兴趣。随着辐射防护、放射化学、放射生物学等的逐步发展,人们对放射性有了更多更科学的认知。目前,尽管 α 治疗核素比诊断类核素和 β 类治疗核素发展迟缓,但 α 治疗核素在治疗上具有更优异的生物学效应,近些年相关研究也越来越多。

二、阿尔法治疗核素

放射性核素靶向治疗(TRT)旨在通过高选择性载体将放射性同位素输送至肿瘤病变部位,继而借助放射性同位素释放的射线对病变组织细胞产生不可逆损伤,以达到治疗效果。相较于传统的体外放射性治疗,使用 TRT 可对正常组织细胞的损伤降至最低,因此 TRT 核素和 TRT 药物的生产研发受到广泛关注。治疗类放射性同位素主要是释放 β 和 α 粒子的核素,如图 5 - 2 所示,β 粒子能量较低,射程范围大,治疗小病灶时容易损伤正常细胞。α 粒子传能线密度(LET)高,对组织细胞杀伤力强,治疗效果更好,已经成为当前研究的热点。

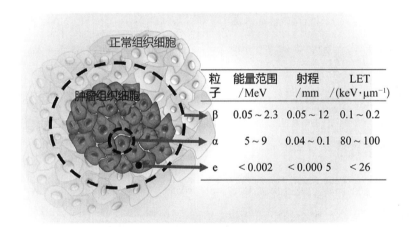

图 5 - 2　α 和 β 粒子在放疗应用中的性能对比

关于治疗类同位素,研究主要针对能够发射 α 和 β 粒子的同位素,其中发射 β 粒子体同位素包括 [47]Sc、[177]Lu、[67]Cu、[131]I、[186]Re、[188]Re、[166]Ho、[90]Y、[89]Sr 等,其中 [131]I 和 [90]Y 应用最广,[177]Lu 因半衰期长,价态稳定,表现出更好的应用前景。发射 α 粒子的同位素有 [211]At、[212]Bi、[227]Th、[225]Ac、[223]Ra 等(表 5 - 1)。其中,[213]Bi 是 1997 年被 FDA 批准用于临床试验的 α 核素。[223]RaCl$_2$ 注射液于 2013 年 5 月被 FDA 批准用于骨转移癌症治疗,它是第一个获批用于临床的 α 类核素药物。相比而言,发射 β 粒子的同位素比发射 α 粒子的同位素种类多,更易获取。但 α 核素质量数更大、射程更短,在生物体中的传能线密度更高,细胞毒性不依赖细胞周期及氧浓度限制,从而使辐射产生的生物效应更大,对细胞的杀伤力更强。α 核素能够治疗乏氧肿瘤,在微小肿瘤、散在性肿瘤及微转移肿瘤上展现出独特的优势,仅就治疗效果而言,α 核素比 β 核素更有优势。α 核素在医学中应用需要有以下特质:① 无论是 α 核素本身,还是其子体,均不能发射强的 γ 射线;② α 核素的半衰期足以确保其分离和应用,但也不能太长,对患者造成附加伤害;③ α 核素本身的化学性质应便于标记;④ α 核素能够制备,价格便宜。

表 5 - 1　部分可用于临床的 α 发射体核素及其母、子体核素的性质

核素	子体	半衰期	衰变类型	α 粒子能量 /MeV	其他射线	制备方法
^{225}Ra		14.9 d	α(100%)	4.6~4.8	186 keV γ	反应堆/加速器/发生器
	^{225}Ac*	9.9 d	α(100%)	5.6~5.8		反应堆/加速器/发生器
	^{221}Fr	4.9 min	α(100%)	6.1~6.3	218 keV γ	
	^{217}At	32.6 ms	α(99.99%)	7.1		
	^{213}Bi*	45.6 min	β⁻(97.9%) α(2.1%)	5.5~5.8	492 keV β⁻ 440.5 keV γ	发生器
	^{213}Po	3.7 μs	α(100%)	8.4		
	^{209}Tl	2.2 min	β⁻(100%)		660 keV β⁻	
	^{209}Pb	3.2 h	β⁻(100%)		197.5 keV β⁻	
^{211}At*		7.2 h	EC(58.2%) α(41.8%)	5.9	687 keV γ	加速器
	^{211}Po	0.516 s	α(100%)	7.5	570、898 keV γ	
^{227}Ac		21.78 y	β⁻(98.6%) α(1.4%)			反应堆 加速器
	^{227}Th*	18.7 d	α(100%)	5.7~6.0	236 keV γ	反应堆/加速器/发生器
	^{223}Ra*	11.4 d	α(100%)	5.4~5.9	269.5 keV γ	发生器
	^{219}Rn	4.0 s	α(100%)	6.4~6.8	271 keV γ	
	^{215}Po	1.78 ms	α(100%)	7.4		
	^{211}Pb*	36.1 min	β⁻(100%)		471.3 keV β⁻	发生器
	^{211}Bi*	2.14 min	β⁻(0.3%) α(99.7%)	6.3~6.6	351 keV γ	发生器
	^{207}Tl	4.8 min	β⁻(100%)		492.5 keV β⁻	
	^{211}Po	0.5 s	α(100%)	7.5		
^{230}U*		20 h	α(100%)	5.8		加速器
	^{226}Th*	30.6 min	α(100%)	6.1~6.3	111 keV γ	发生器
	^{222}Ra	38 s	α(100%)	6.2~6.6	324 keV γ	
	^{218}Rn	33.8 ms	α(100%)	7.2	609 keV γ	
	^{214}Po	163.5 μs	α(100%)	7.7		

核素	子体	半衰期	衰变类型	α粒子能量/MeV	其他射线	制备方法
^{228}Ra	^{224}Ra*	3.6 d	α(100%)	5.4～5.7	241 keV γ	发生器
	^{220}Rn	55.6 s	α(100%)	6.3	550 keV γ	
	^{216}Po	0.15 s	α(100%)	6.8		
	^{212}Pb*	10.6 h	β⁻(100%)		93.3 keV β⁻ 238.6 keV γ	发生器
	^{212}Bi*	60.6 min	β⁻(64.1%) α(35.9%)	5.6～6.0	834 keV β⁻ 727 keV γ	发生器
	^{212}Po	294 ns	α(100%)	8.8		
	^{208}Tl	3.1 min	β⁻(100%)		535、441 keV β⁻ 2 614 keV γ	
^{149}Tb*		4.1 h	EC/β⁺(83.3%) α(16.7%)	4.0	165、352 keV γ	加速器
	^{149}Gd	9.3 d	EC/β⁺(100%)		150、299、347 keV γ	
	^{145}Eu	5.9 d	EC/β⁺(100%)		894、653、1 658 keV γ	
	^{149}Eu	93.1 d	EC(100%)		328、277 keV γ	
^{253}Es*		20.5 d	α(100%)	6.6	—	反应堆
^{255}Es		40 d	β⁻(92%) α(8%)	6.4	80 keV β⁻	反应堆
	^{255}Fm*	20 h	α(100%)	7.0		发生器

注：* 表示可用于 α 治疗的核素。

三、阿尔法核素制备及应用现状

自 2013 年 FDA 批准^{223}Ra 上市开始，对 α 治疗类核素的研究空前火热。α 核素的种类并不多，主要是通过加速器、反应堆和发生器制备。其中大多数核素是通过加速器或反应堆制备出母体核素，然后装配成发生器利用。母体核素通常半衰期较长，衰变损失较小，能够运输较远的距离；发生器的使用简单便捷，淋洗获得的产品质量高，医院更容易接纳这种形式的供应。放射性药物与普通药物最大的不同在于放射性药物中含有放射性同位素。因此，放射性药物的发展，首先要解决的就是医用放射性同位素的稳定供应。

根据 *web of science* 提供的引文报告，多数核素的相关研究逐年增加，尤其是^{225}Ac，近年来研究增速很快，图 5-3 所示为部分核素的引文报告情况。

同位素的制备依赖于加速器和反应堆，导致相关研究和核素的供应在全球分布极不平衡。我国在医用同位素的发展上较迟缓，绝大多数的医用同位素依赖进口。制备和应用基础研究薄弱、人才匮乏，长期以来制约着整个核医学的发展。2021 年，国家原子能机构联合科技部、公安部等 7 部门发

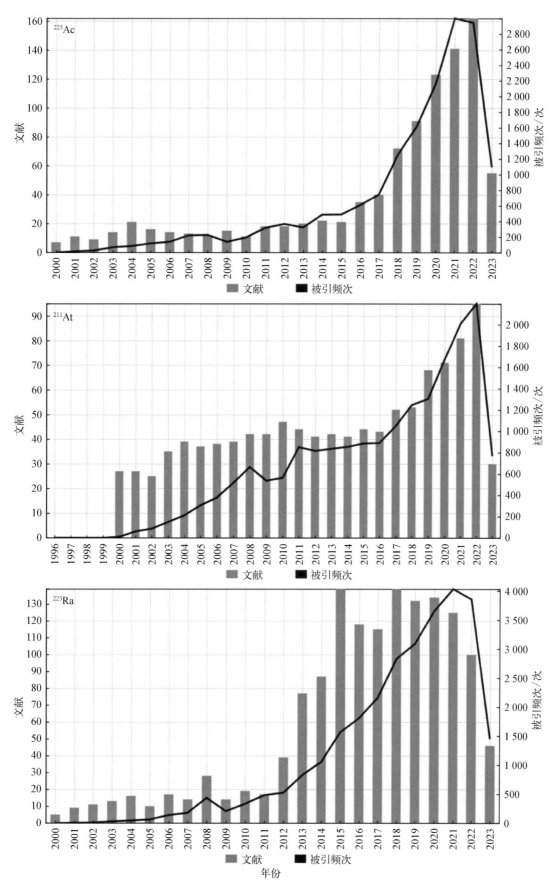

图 5 - 3　2000 年以来 [225]Ac、[211]At 和 [223]Ra 的引文情况

布了《医用同位素中长期发展规划（2021—2035 年）》，为我国医用同位素事业的发展制定了顶层规划。近年来，全国各地掀起医用同位素研究的热潮。

四、放射化学分离

（一）表征分离的参数

放射性核素通常与其他核素共存，其质量浓度非常低，使用前需要分离或富集。分离过程可以按照不同方式进行，通常用分离因子、回收率、去污因子等参数来表征分离效果。分离因子指两相中所需组分与其他组分含量比差别的一个系数，是衡量分离方法优劣的一个参考量。分离因子越接近 1，则所需组分在两相中的含量越接近，表示分离效果越差；反之，分离因子远大于 1，表示分离效果越好。回收率或回收百分数常用来表示某组分经过分离或富集后，被分离的效果或完全程度，可以用如下公式表示：

$$R_i = \frac{Q_i}{Q_i^0} \tag{5-1}$$

式中：R_i 为回收率，乘以 100% 得到回收百分率；Q_i 为分离后目标组分 i 的量；Q_i^0 为原样品中目标组分 i 的量。

此外，在放射化学中还常用去污因子（decontamination factor，DF）表示分离过程对某种杂质的去污程度，即杂质组分（b）与目标核素（a）的比值（污染程度）在分离前后的变化，可以用如下公式表示：

$$DF = \frac{Q_b^0 / Q_a^0}{Q_b / Q_a} （分离前 / 分离后） \tag{5-2}$$

式中：Q_b^0 / Q_a^0 表示分离前组分（b）和组分（a）的比值；Q_b / Q_a 表示分离后两组分的比值。

（二）放射性核素的纯度及其鉴定

放射性核素在使用过程中往往需要达到一定的纯度，尤其在医学应用中，其纯度要求更高。放射性核素的纯度与常规化学纯度略有不同，因为放射性核素的量通常用放射性活度表示。放射性核素纯度指某核素的放射性活度占产品总放射性活度的百分含量，与非放射性物质的含量无关。例如，某标样的总放射性为 100 Bq，其中 X 核素含有 99 Bq，则该核素的放射性纯度为 99%。需要注意的是，与母体核素达到平衡后，其子体核素不算杂质。例如，钼锝发生器中，^{99}Mo 与其子体 ^{99m}Tc 平衡后，^{99m}Tc 不能算为钼锝发生器中的放射性杂质核素。放射性活度不仅与核素的质量有关，还与其半衰期有关。因此，在某样品中，可能主要核素的放射性纯度非常高，但其化学纯度却很低。

此外，还有放射化学纯度的概念，其要求所需放射性核素存在的化学状态，定义为样品中处于某种特定化学状态的某核素的放射性活度占样品总放射性的百分比。例如，《中国药典》要求锝（^{99m}Tc）聚合白蛋白注射液的放射化学纯度应不低于 90%，指高锝（^{99m}Tc）酸钠与亚锡聚合白蛋白混匀后，与聚合白蛋白结合的锝（^{99m}Tc）占总锝的量不低于 90%。放射性核素纯度通常可以用 γ 射线或 β 射线直接鉴定，而放射化学纯度则必须通过对被鉴定的放射性试样进行分离，常规方法用纸上色层和薄层色层鉴定，也可用离子交换色层和萃取色层鉴定。

（三）放射化学分离方法介绍

应用于同位素分离的方法有很多,按操作方法不同分为沉淀及共沉淀分离法、离子交换法及离子交换色层法、溶剂萃取法及萃取色层法、蒸馏或挥发法、膜分离法、电化学分离法。放射化学分离有一定的特殊性,对于半衰期短的核素,需要快速分离。影响快速分离的因素很多,选择合适的分离方法和分离工艺至关重要。

1. 沉淀及共沉淀分离法

沉淀分离法是在待分离的溶液中加入沉淀剂,使其中的某一组分以一定组成的固相析出,然后通过过滤分离不同组分。通常沉淀时不止一种离子,沉淀的溶解度会因有共同离子的过量存在而减小,这种现象同离子效应。有时为了使沉淀完全,加入适当过量的沉淀剂是可以的,但如果超过必要量,反而会使溶解度增大。当在溶解液中加入并非构成沉淀的其他离子时,会使溶液的离子强度增大,造成活度系数减小,从而增大溶解度,这种现象称为盐效应。

沉淀分离法操作简单、成本低。但大多数金属沉淀效果差,耗时较长。同位素生产中,放射性物质通常质量很小,不能单独形成沉淀。而是采用共沉淀的方法,即利用溶液中某一常量组分(载体)形成沉淀时,将共存于溶液中的某种微量组分一起沉淀的方法,如用硫酸钡共沉淀镭。

2. 离子交换法及离子交换色层法

离子交换法是一种利用交换剂与水溶液中的离子发生交换反应的分离方法。离子交换剂分为有机合成离子交换树脂和无机离子交换剂两类,按照化学结构,由两部分组成,一部分是骨架或基体,一部分是连接在骨架上用于发生离子交换反应的官能团。最常用的合成离子交换树脂骨架的是单体苯乙烯和交联剂二乙烯苯,以及单体甲基丙烯酸或丙烯酸和交联剂二乙烯苯聚合物的共聚物。交联剂使树脂中高分子链成为一种三维网状结构。交联剂在单体总量中所占的质量百分数称为交联度,一般在 $4\sim12$ 之间。如 Dowex 50×8 表示交联度 8%。除了交联度,树脂还有很多其他的参数,如粒度、比表面积、孔度、孔径、含水量和离子交换容量等。

根据树脂上的官能团类别可将离子交换树脂分为强酸性阳离子交换树脂(含—SO_3H)、弱酸性阳离子交换树脂(含—COOH或—PO_3)、强碱性阴离子交换树脂[含—CH_2—$N^+(CH_3)_3Cl^-$ 或者—CH_2—$N^+(CH_3)(CH_2$—$CH_2OH)Cl^-$)]和弱碱性阴离子交换树脂(含—NH_2、—NRH或—NR_2)。树脂上的官能团离子称为固定离子,可以被溶液中与之同符号的离子交换的离子称为反离子。

官能团具有螯合能力的树脂称为螯合树脂。既有弱酸性又有弱碱性官能团的树脂称为两性树脂。按照离子交换树脂骨架可将树脂分为苯乙烯系、环氧系、脲醛系、丙烯酸系等。

无机离子交换树脂分为天然无机离子交换剂(沸石、黏土矿物、蛭石等)、水合氧化物(如氧化铁、氧化铝、氧化锆)、多价金属酸性盐(磷酸盐、钼酸盐等)等,放射化学中应用最广的是磷酸锆、磷钼酸铵及亚铁氰化物等。

离子交换色层法是将离子交换剂制备为树脂,装成柱进行离子交换分离。有机离子交换树脂交换容量大、交换速度快、可大规模制成球形、抗化学腐蚀性能强。相比而言,无机离子交换剂耐高温、耐辐照、价格低廉、选择性高。

3. 溶剂萃取法及萃取色层法

溶剂萃取法,又称液液萃取法,是利用系统中组分在不同溶剂中的溶解度差异实现相互分离的操作,包括萃取、洗涤和反萃取。萃取是混合有机相和水相,将水相中的部分溶质转移至有机相;洗涤是萃取后需要一定的水溶液对有机相进行洗涤,去除少量杂质;反萃取是将有机相中的部分溶质转移至水相。有机相包含一种或多种萃取剂和稀释剂,稀释剂能改善有机相的黏度、密度、在水相中的溶解度等物理性质,有利于两相的流动和分相。

萃取剂种类很多,可以分为中性萃取剂、酸性萃取剂、螯合萃取剂、胺类萃取剂等。多种萃取剂同时使用称为协同萃取,有时比单独使用时的萃取效果更优异。

萃取色层法是一种将有机萃取剂浸渍或键合在惰性支撑体上,然后装载至柱子内作为固定相,再以水溶液为流动相流过柱子,其中不同的组分在两相中的分配差异导致其在柱子上的迁移速度不同,进而实现组分分离的方法。萃取色层有萃取剂种类多、不发生乳化、分离效率高等优点,但也存在反复使用稳定性差、萃取容量低、固定相制备难度大等缺点。

4. 蒸馏或挥发法

蒸馏或挥发法是指利用物质的挥发性差异来分离共存组分的分离方法。某些元素或其化合物具有很好的挥发性,在一定条件下可以与混在一起的难溶物质分离。如碘、砹、三氧化钼、七氧化二锝等,利用挥发法分离时选择性好、效率高、产品纯度高。

5. 膜分离法

膜分离法的关键是膜,即在压力、电势梯度等作用下,利用各组分穿过膜的迁移速度不同而实现分离。与传统过滤器不同,膜可以在离子或分子范围内进行分离,无须发生相的变化和添加助剂。常见的是由高分子膜人工合成的,缺乏流动性以及机械强度差,近年来液膜和气膜技术也有所发展。

膜分离过程没有相变,在常温下进行、能耗低、使用范围广、操作简单,该方法特别适合低浓度物质的分离富集。

6. 电化学分离法

电化学分离法是一种利用电化学原理及反应过程进行物质分离和纯化的方法。该方法主要依靠电极在电解质中的电化学反应,使目标物质与电极或经过电极的电流产生反应,并发生物理或化学变化,从而实现物质的分离和纯化。

根据所用电解质的物理和化学特性,电化学分离法可以分为多种不同的类型,如电析、电渗析、电吸附、电沉积、电势萃取等。其中,电析是最常见和基本的电化学分离过程。在电析中,目标物质以电极为中心,经过电解质中的电流引起电化学反应,产生析出或沉淀,使物质得以分离和纯化。

第二节　反应堆制备阿尔法核素

一、反应堆制备阿尔法核素概述

1942 年,美国曼哈顿计划期间,人类第一台核反应堆由美籍意大利物理学家恩里科·费米(Enrico)领导建成,自此人类开启了原子能时代,同时开启了反应堆制备同位素的时代,拓宽了人工放射性同位素的生产道路,也为各种同位素量产奠定了基础。

反应堆制备同位素是医用放射性同位素制备的主要方法之一。反应堆制备放射性同位素的特点是产量大、种类多、制靶容易,且成本相对较低。

（一）反应堆制备同位素的基本原理

核反应堆全称为核裂变反应堆，是一种能实现可控核裂变链式反应并把产生的能量转换成热能或电能的装置。反应堆是最强的中子源，中子注量率可达 $10^{12} \sim 10^{16} \, n/(cm^2 \cdot s)$，利用反应堆中子引发核反应可以大量生产放射性核素。反应堆制备核素有很多优势，如同时辐照多个靶、辐照靶的制备简单、辐照操作简单、辐照成本低廉等。

中子不带电，与靶核作用时不需要克服库仑势垒，各种能量的中子都可以引发核反应，如热中子引发的 (n, γ)、(n, f) 及快中子引发的 (n, p)、$(n, 2n)$ 和 (n, α) 等。(n, γ) 是最常用的一种核反应，如 $^{59}Co(n, \gamma)^{60}Co$、$^{31}P(n, \gamma)^{32}P$、$^{98}Mo(n, \gamma)^{99}Mo$ 等。该反应直接生成的核素是靶元素的同位素，不能用放射化学方法将其分离，通常比活度较低。

(n, f) 反应是裂变反应，通常是中子辐照重元素或易裂变核素，如 ^{235}U。裂变反应的产物非常多、非常复杂、分离难度较大，但可以得到高比活度的同位素产品。例如，反应堆中辐照 ^{235}U 制备 ^{99}Mo、^{131}I 等。乏燃料中通常也累积了很多放射性裂变产物，可以通过后处理提取相应的核素，这也是很多核素的来源。乏燃料放射性极强，通常需要冷却数年才进行后处理，后处理难度非常大。当前乏燃料后处理模式多采用开式燃料循环，从中提取单一核素的成本较高。医用的同位素基本不采用该方法制备，因此本书中不再专门介绍乏燃料中提取医用 α 治疗核素。

（二）制靶技术

反应堆生成同位素时，制靶技术非常关键，关系到目标放射性核素的质量、产额、纯度及辐照安全等问题。制靶主要包括靶材料的选择、靶筒的设计、安全操作等内容。

靶材料是制备放射性核素的原料，选择靶材料时遵循以下原则：① 纯度高，靶材料中应该尽量不含中子截面较高的杂质。② 靶元素的含量高，通常单质元素最好，但为了后处理方便，靶材料可能选择靶元素的氧化物或化合物。③ 丰度高，如果靶元素是由多种同位素组成时，则需要组分的丰度越高越好，如天然钼中 ^{98}Mo 的丰度为 24.13%，制备 ^{98}Mo 时需要预先富集 ^{98}Mo。④ 靶材料有良好的辐照稳定性，靶材料要密封放置在反应堆内部，靶材料应不会发生辐照肿胀或分解的行为。⑤ 靶材料价格应该相对低廉，容易获取。

靶室的结构设计。通常将靶材料（靶芯）放置在某种容器（称为靶容器，由铝、石英等制成）中，然后置于靶筒中入堆照射。根据反应堆的类型等实际情况设计结构合理、安全可靠、操作方便的靶筒。靶筒需要良好的机械强度、耐辐照性能，辐照过程可能会发生温度升高、气压升高、辐照肿胀导致的变形。靶筒材料不能污染靶材料。靶筒的材料应该易于加工。

安全操作。靶材料和靶筒在辐照期间都不能影响反应堆的平稳运行，入堆前靶材料和靶筒都应该进行相应的预处理，如清洗表面污染、检测气密性等。

（三）产额计算

理论计算放射性核素的产额对核素的生产实践有很好的指导作用。确定辐照条件后，可以通过反应堆的功率和靶材料的数量计算目标核素和杂质核素的产额，从而指导辐照时间及后续的分离工艺。

反应堆生产放射性核素的产额，与中子的注量率、能量、靶核原子个数、核反应截面、目标核素半衰期及辐照时间有关。

辐照过程中，对于某一种核素而言，其实际产额就是总的生成量减去总的消失量，但消失的速率是变化的。目标核素的净增长速率为生成速率减去衰变消失速率，可用下式表示：

$$\Lambda = \phi \cdot \sigma + \lambda \tag{5-3}$$

则

$$\frac{\mathrm{d}N_n}{\mathrm{d}t} = \lambda_{n-1}N_{n-1} - \Lambda_n N_n \tag{5-4}$$

在 $t=0$ 时,如有 $N_2^0 = N_3^0 = \cdots = N_n^0 = 0$,则方程(5-4)的通解为

$$N_n(t) = \Lambda_1^* \Lambda_2^* \cdots \Lambda_{n-1}^* N_1^0 \sum_{i=1}^{n} C_i \mathrm{e}^{-\Lambda it}$$

$$C_i = \prod_{j=1}^{n} \frac{1}{\Lambda_j - \Lambda_i} \quad (j \neq i) \tag{5-5}$$

式中:ϕ 为中子注量率;σ 为核反应截面;t 为辐照时间;Λ_j,Λ_i 分别为 j,i 个核素的总消失系数,它是衰变常数和核反应消耗的总和;$\Lambda_j = \phi + \lambda_j$;$\Lambda_i = \phi\sigma_i + \lambda_i$;$\Lambda_i^*$ 为链中由第 i 个核素形成第 $(i+1)$ 个核素的生成常数,当第 $(i+1)$ 个核素仅由第 i 个核素衰变而来时,$\Lambda_i^* = \lambda_i$,当第 $(i+1)$ 个核素仅由第 i 个核素的核反应而来时,$\Lambda_i = \phi\sigma_i$,当两者的贡献都有时,$\Lambda_i = \phi\sigma_i + \lambda_i$。

上述公式在计算目标核素时假定了很多参数:如中子注量率是稳定不变的;靶原子核个数固定不变;目标核素只有衰变损失等。实际辐照期间,中子注量率会随着反应堆功率变化而波动;靶原子核个数会减少;产生的目标核素会俘获中子转变为其他核素等。除了利用上述公式计算外,有很多的蒙特卡罗软件可以模拟整个反应,并给出所有核素的产额。

(四) 辐照技术

利用反应堆生产放射性核素时,如何选择有利的辐照条件和保证辐照安全至关重要。通常从以下几个方面综合考量。

1. 选择中子能谱

反应堆制备同位素时选择中子活化反应,不同中子能量下,核反应的截面不同。反应堆内的中子能谱往往很复杂,大致可以分为热中子(0.025 eV)区、超热中子与共振中子(0.5~1 eV)区以及快中子(0.5~10 MeV)区。为了提高目标同位素的产额和纯度,需要放置在合适的中子能量区域。

2. 尽可能提高中子注量率

堆内制备同位素时目标同位素的产额与中子注量率成正比,所以中子注量率越高,对生产越有利。有些同位素的制备需要经过多次中子俘获,比如中子辐照 ^{226}Ra 制备 ^{229}Th 时,需要俘获 3 次中子。

3. 控制辐照时间

放射性同位素有不同的半衰期,尤其是治疗类核素,半衰期通常较短,在辐照目标核素的产生过程中会同步发生衰变,生成率(P)等于衰变率时,目标核素的活度达到饱和,继续辐照将不再增加产额。目标核素的增长曲线如图 5-4 所示,当辐照时间为目标核素半衰期的 1 倍时,达到饱和产额的 50%;当辐照时间为目标核素半衰期的 3 倍时,达到饱和产额的 87.5%;当辐照时间为目标核素半衰期的 7~10 倍时,目标核素接近饱和。具体的辐照时间需要综合考量放射性核素的活度、比活度、纯度、经济性、安全性等。

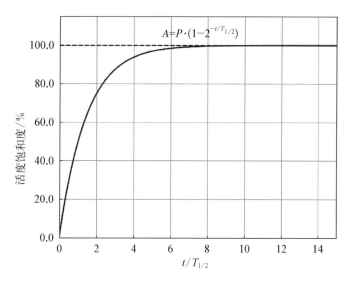

$$A = P \cdot (1 - 2^{-t/T_{1/2}})$$

图 5 - 4 人工制备同位素的增长曲线

4. 靶件的辐照稳定性

靶在堆内辐照期间会产生大量的热,靶的发热量和反应堆的运行功率、靶材料、辐照方式及辐照位置等因素有直接关系。靶子受热产生的应力、释放的气体及靶件辐照肿胀等都会对靶室造成一定影响,从而影响辐照的安全性。另外,靶件放入后对反应堆中子分布及功率也有一定影响。

（五）反应堆制备的阿尔法核素

当前已经批准的 α 治疗核素只有 ^{223}Ra,有潜在应用可能的 α 治疗核素也较少。绝大部分核素的制备途径都不唯一,其中 ^{225}Ra/^{225}Ac、^{227}Ac(^{227}Th /^{223}Ra 的母核)、^{229}Th 和 ^{253}Es 核素利用反应堆制备具有一定的可行性,其他部分核素也可以通过反应堆制备,如 ^{227}Th、^{226}Th、^{223}Ra 等,但存在产额低、回收效率低、经济性差等问题,利用反应堆生产的可行性较低。本章主要描述 ^{225}Ac 的母核 ^{225}Ra 和 ^{229}Th、^{223}Ra 的母核 ^{227}Ac 及 ^{253}Es 核素在反应堆中的制备及分离方法。利用反应堆制备 ^{225}Ac 和 ^{227}Th 核素需要 ^{226}Ra 作靶,这也是该方法面临的最大挑战。^{253}Es 核素的制备需要超铀元素(Cf)作靶,靶材料极少,生产成本极高,目前并不具备实际应用价值。

二、^{226}Ra 作靶的挑战

^{226}Ra 半衰期为 1 600 a,天然存在,衰变链如图 5 - 5 所示,其是 ^{238}U 的子体,最终衰变至 ^{206}Pb。1901 年,^{226}Ra 密封源首次使用,在随后的 40 年间,大量用于医疗和工业当中,直到 20 世纪 60 年代才停止生产。^{226}Ra 具有非常高的毒性,衰变不仅会释放氡气(^{222}Rn),而且产生的子体有较强的 γ 射线。通常 ^{226}Ra 以镭盐的形式封装在铂中,1 g 的 ^{226}Ra 约 37 GBq,距离 1 m 的位置剂量率高达 8.1 mSv/h。如此高的剂量,使得 ^{226}Ra 在制靶、分离、回收等过程中充满挑战。另外,对 ^{226}Ra 的监管较为严格,国际原子能机构有专门的处置规定。

三、^{225}Ra 的制备

^{225}Ra 半衰期为 14.9 d,衰变链如图 5 - 6 所示,其子体核素 ^{225}Ac 是非常具有潜在应用价值的 α

治疗核素。通常，^{225}Ra 作为^{225}Ac 的发生器母体材料，也可以直接标记^{225}Ra，将其作为^{225}Ac 的体内发生器用于治疗。镭(Ra)在化学性质上与其他的碱土金属相似，非常活泼，在空气和水中都不稳定，和氧气、氮气、水都会发生反应。氯化镭、氢氧化镭易溶于水，硫酸镭和碳酸镭微溶于水。

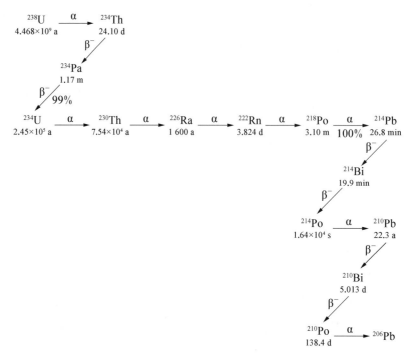

图 5－5　^{226}Ra 衰变链

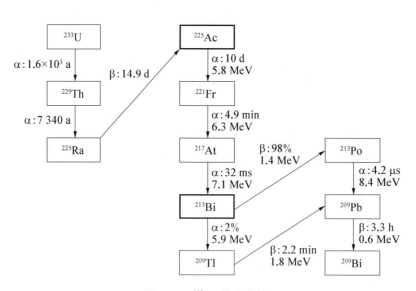

图 5－6　^{225}Ra 的衰变链

利用反应堆制备^{225}Ra 是以^{226}Ra 为靶材料，经核反应^{226}Ra(n,2n)^{225}Ra 产生。该反应需要强中子(大于 6 MeV)辐照，能够提供强中子的反应堆较少。因此，实际应用有一定的局限性。此外，辐照过程中^{226}Ra 还会吸收大量的热中子转变为长寿命极毒核素^{227}Ac($T_{1/2}=21.8$ a)，辐照后的^{225}Ra 无法通过化学方法从^{226}Ra 中直接分离，只能从靶中分离其子体^{225}Ac。因此，通过反应堆制备^{225}Ra 来制备^{225}Ac 的难度较大且产品中会存在^{227}Ac 的影响。

四、^{227}Ac 的制备

^{227}Ac 半衰期为 21.78 a,其是天然存在的一种锕同位素,其初始母体核素是^{235}U,衰变链如图 5-7 所示。^{227}Ac 的子体核素^{227}Th 和^{223}Ra 是 α 治疗核素,尤其^{223}Ra 已经获批上市。^{227}Ac 的来源有三种,第一种是从天然铀中提取,但是天然铀中^{235}U 的丰度只有 0.72%,所以天然存在的^{227}Ac 含量非常少,从铀矿中提取^{227}Ac 成本较高。第二种通过反应堆辐照^{226}Ra 制备,也是当前主流的一种方法。第三种是通过加速器制备。

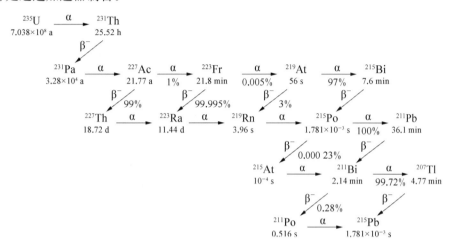

图 5-7 铀(^{235}U)衰变链

利用反应堆制备^{227}Ac,是以^{226}Ra 为靶材料,经核反应^{226}Ra(n,γ)^{227}Ra 产生^{227}Ra。^{227}Ra 的半衰期为 42 min,其中^{227}Ra 吸收中子转变为^{228}Ra 的比例很低,绝大多数都会很快衰变至^{227}Ac。^{226}Ra 在反应堆中的核转变过程较为复杂,如图 5-8 所示。假如用 $3×10^{14}$ n/(cm²·s) 的中子通量辐照 1g 的^{226}Ra 至 100 d,^{227}Ac 的产量大约为 14.9 mg(1.1 Ci),冷却 100 d,即可产生约 1 Ci 的^{227}Th 或^{223}Ra(1 Ci)。根据 Hogle S 等的研究,中子通量为 $2.0×10^{15}$ n/(cm²·s),辐照 1 g 的^{226}Ra 达 26 d 时,可产生 1.4 Ci 的^{227}Ac。

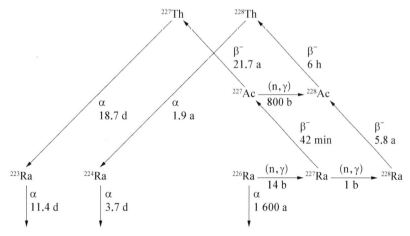

图 5-8 中子辐照^{226}Ra 的核转变过程

Kukleva E 等测量了通过中子辐照^{226}Ra 制备^{227}Ac 的产额和截面。以 190 kBq 的^{226}RaCl$_2$ 为靶,在中子通量率为 $1.09×10^{14}$ n/(cm²·s)(0~10 keV) 条件下辐照,然后通过测量^{227}Th/^{223}Ra 的活度

反推出^{227}Ac 的截面为 (14±4) b。 Kuznetsov R A 等在小型模块化反应堆中利用中子(热中子通量 1.5×10^{15} n/(cm^2·s) 辐照 3.16 mg 的^{226}RaCO$_3$共 25 d。实验测量了^{227}Ac、^{228}Th、^{229}Th、^{230}Th 等核素的产额,^{227}Ac 约 5.1 mCi。该实验发现,产物中有大量的^{228}Ra,可能是短寿命核素^{227}Ra 有很高的中子俘获截面 ($\sigma_{eff}(^{227}$Ra$) \approx 1.5 \times 10^3$ b)。 这意味着,^{227}Ac 和^{228}Ra 同时竞争^{227}Ra。此外,^{227}Ac 的中子吸收截面较高,也会导致部分^{227}Ac 损失。

镭靶辐照后虽然产生了很多核素,但大多数是 Ra、Ac 和 Th 三种元素。Ac 的同位素中只有^{227}Ac 半衰期较长,其余半衰期较短,在冷却过程中会衰变殆尽。因此,Ac 的同位素分离相对简单,通常先分离^{227}Ac,然后将其作为^{227}Th 和^{223}Ra 的发生器母体。可以利用噻吩甲酰三氟丙酮和苯的混合液,在 pH 为 6 左右时萃取得到^{227}Ac;也可以利用阴离子交换树脂先将镭靶中的钍去除,然后用阳离子交换树脂或萃取树脂等分离^{226}Ra 和^{227}Ac。

五、^{229}Th 的制备

利用反应堆辐照^{226}Ra、^{228}Ra 和^{227}Ac 均可以产生^{229}Th。^{226}Ra 制备^{229}Th 是通过多次俘获中子增殖产生的,反应链如图 5-9 所示,但该方法生产^{229}Th 的产额较低,1 g ^{226}Ra 累积辐照 1 个月,只能获得 59～100 MBq 的^{229}Th。除此之外,也可以利用中子辐照^{228}Ra 和^{227}Ac 增殖产生^{229}Th,每月的产额约 9.5～16.2 mCi,该方法最大的问题是靶材料的供应非常困难。例如,2.5 t 的天然钍中才能提取1 g 的^{228}Ra。采用上述几种方法制备^{229}Th(^{225}Ac)时,靶材料不仅有很高的放射性,而且必须实现循环利用,操作难度非常大且制备成本也很高。

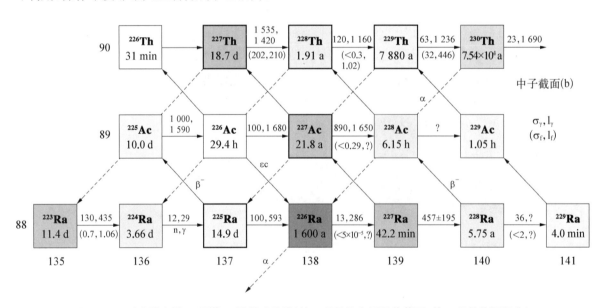

图 5-9 反应堆中^{226}Ra 到^{229}Th 的增殖路线(第一项是热中子俘获截面,第二项是共振积分)

^{229}Th 的分离和检测比较复杂,需要先将 U(Ⅵ),Ac(Ⅲ),Fe(Ⅲ),Al(Ⅲ),Ra(Ⅱ)和 Pb(Ⅱ)等杂质元素去除干净,然后直接观测^{229}Th 的 γ 射线,或者利用质谱测量含量。^{229}Th 从^{226}Ra 的分离类似于钍中^{228}Ra 的分离,首先 8 mol/L 硝酸条件下,用阴离子交换树脂吸附^{229}Th,洗脱去除大部分杂质;再用低酸回收^{229}Th,蒸干后用 10 mol/L 盐酸再次装载至阴离子交换树脂柱上,进一步去除 U 和Bi 离子;最后获得较为纯净的钍组分。该方法主要是为了去除干扰杂质,准确测量^{229}Th 的产生量。利用反应堆辐照^{226}Ra 制备^{229}Th,还要进一步确认^{228}Th 的中子俘获截面、^{229}Th 的中子俘获截面和裂

变截面等。

六、^{253}Es 的制备

^{253}Es 通过反应堆制备，Kulyukhin 等在库尔恰托夫原子能研究所利用 MR(Modular Reactor)反应堆辐照^{252}Cf 获得^{253}Es。^{252}Cf 是个自发裂变核素，吸收中子后转变为^{253}Cf，而后^{253}Cf 经 β 衰变产生^{253}Es。^{253}Es 虽然是很好的 α 治疗核素，但获取非常困难，从靶制备、辐照、屏蔽、分离等都具有很大的难度，制造成本很高，因此距离实际的应用还有很长的距离。

第三节 加速器制备阿尔法核素

一、加速器制备阿尔法核素概述

回旋加速器发明于 20 世纪 30 年代，它的发明为人造核素的制备开辟了新的途径。加速器制备核素是利用加速器提供的各种带电粒子辐照靶核引发核反应，如 (p,xn)、(d,xn)、(α,xn)、(γ,xn)等。与反应堆相对，加速器制备的核素有以下特点：① 加速器制备的核素和靶核不是同一元素，方便分离；② 加速器制备的核素多为贫中子核素，衰变方式多为 β 衰变，适合核医学诊断使用；③ 大多数核素的半衰期寿命较短；④ 产额相较反应堆低、成本高、价格贵；⑤ 制靶和靶子的冷却技术难度大。

利用加速器制备核素需要选择合适的核反应道，以此决定靶的制备、靶子冷却及目标核素的分离工艺等。以下简要介绍核反应选择、产额计算、辐照靶系统。

（一）核反应选择

加速器供应的粒子种类较多，制备核素时既可以直接辐照，也可以通过转换靶技术提供次级粒子照射。通常核反应的选择受制于多个方面：① 目标核素的产额，主要根据激发函数评估哪种粒子辐照靶材料能够产生更多的目标核素。比如，高能质子辐照铀、钍均可以产生^{225}Ac，但辐照钍靶比铀靶的反应截面高。② 加速器本身，加速器能够提供的束流种类和能量是否可以实现目标核素的制备。通常 (p,n) 反应需要的能量比 (p,2n) 要高。③ 靶子的制备，靶子需要具有易制备、热稳定性良好等特点。比如，α 粒子辐照^{209}Bi 和质子辐照铀、钍都能制备核素^{211}At，但铋靶更易制备。④ 目标核素的分离工艺，核反应道的选择要有助于后续目标核素的分离。⑤ 副产物的影响，如 α 粒子辐照铋靶时，能量大于 28.5 MeV 就会产生 Po－210。⑥ 靶材料的回收，比如用^{226}Ra 作靶制备^{225}Ac 时，需要回收^{226}Ra。

（二）产额计算

加速器提供的通常是带电粒子，需要克服靶核原子的库伦势垒才能引发核反应。核反应的截面(σ)的物理意义是一个粒子入射至单位面积内只含一个靶核的靶子上所发生的反应概率，可以表示为：

$$\sigma = \frac{单位时间发生的核反应数}{单位时间入射的粒子数 \times 单位面积上的靶核数}$$

反应截面的单位称为"靶恩"，简称"靶"，用 barn 或 b 表示。$1\,b = 10^{-24}\,cm^2$。核反应的截面与入射粒子能量的函数关系称为激发函数。激发函数曲线的实验值都是用粒子辐照薄靶后测量获

得的。

根据激发函数即可计算出目标核素的产额。其中薄靶的计算和厚靶不同,因为计算薄靶产额时,粒子在靶核中的能量损失忽略不计。

（三）辐照靶系统

加速器制备核素的靶比反应堆的靶要复杂很多,设计加工合适的靶系统对加速器制备核素至关重要。靶系统主要包括靶床（隔离真空）、被辐照的靶子、束流监测部件及冷却系统。一个良好的靶系统需要考虑多方面的影响,比如目标核素的产额、靶材料的物化性质、靶子的冷却效果、产品的放射性水平、操作的便捷性等。其中目标核素的产额越高越好;靶材料需要良好的热稳定性和辐射稳定性、熔点高及导热能力好;化学纯度高、同位素丰度高;便于目标核素的分离;获取、加工方便。

按照靶材料的物理状态,靶系统可以分为固体靶、液体靶和气体靶。

固体靶即靶材料为固体形式,具有一定的厚度、能耐高温、导热性良好,具有较高的熔点。根据靶的辐照位置,固体靶可以分为内靶或外靶。内靶就是将靶放在加速器的真空中辐照,生产效率相对较高,但操作较为复杂。外靶就是将束流引出真空,在外部进行照射。通常将靶做成薄片状或镀在铜、铝等靶托上,具体方法有真空镀膜法、电子溅射、离子植入、轧制、粉末压片、电镀、化学沉积、熔融、焊接等。固体靶优势明显,应用最广,尤其是在规模化制备中。使用固体靶最重要的是靶的冷却问题,加速器粒子束电流强度一般为几微安到数百微安,带电粒子会在靶子中沉积大量的热,辐照过程中需要尽可能地导出,从而避免靶子变形甚至熔化。

液体靶即靶材料为液体形式,液体靶具有很好的流动性,一旦建立,辐照前后导入导出液体靶即可。

气体靶系统最广泛的应用是生产正电子发射体和单光子核素,气体靶的优点是装卸靶非常容易。气体靶通常选用圆锥形靶腔体,因为在高速、强流粒子辐照时,沿着束流方向气体的密度会降低。

（四）加速器制备阿尔法核素

绝大多数的 α 类治疗核素或其母体核素均能利用加速器制备。其中 ^{225}Ac、^{227}Th、^{230}U 的制备以天然钍为靶,天然钍易获取、易加工,该制备途径是最具可行性的途径。^{225}Ac 还可以通过电子加速器或质子加速器辐照 ^{226}Ra 产生,但 ^{226}Ra 作靶存在很大的挑战。^{211}At 的产生主要是通过 α 粒子辐照天然铋,该途径最简单有效。^{149}Tb 的制备途径很多,主要的难点是靶材料的丰度较低,需要的束流为重离子或能量较高的 α 粒子。

二、^{225}Ac 的制备

锕（Ac）是一种天然的放射性元素,原子序数为 89,是锕系元素的第一个,最早于 1899 年由法国科学家德比埃尔内（Debierne）从沥青铀矿中发现。锕原子的外层电子结构为 [Rn]$6d^1 7s^2$,锕的氧化态为 +3,它的化学性质和钇十分相似,其氟化物、氢氧化物、碳酸盐、草酸盐等均不溶于水。示踪量的锕常用氟化镧或草酸镧共沉淀获得。现已发现质量数 209～232 的全部锕同位素,其中 ^{225}Ac 在核医学研究中备受关注。

^{225}Ac 半衰期（$T_{1/2}$）9.92 d,最大比活度 2.16×10^{15} Bq/g。^{225}Ac 的衰变链如图 5-6 所示,其为 100% 的 α 衰变,伴生的 γ 射线能量小,且分支比小于 1%。^{225}Ac 衰变至长寿命核素

^{209}Bi（$T_{1/2}=2.01\times10^{19}$ a），累计发生 5 次 α 衰变和 2 次 β 衰变，中间子体核素的半衰期均较短。其中子体^{217}At、^{213}Po、^{209}Pb 几乎不发射 γ 射线，而子体核素^{221}Fr、^{213}Bi、^{209}Tl 发射的 γ 射线也很少，这意味着子体核素带来的副作用较低。

（一）^{225}Ac 的制备途径

^{225}Ac 的制备方法有多种，表 5－2 列出了当前和潜在可行的^{225}Ac 生产制备的主要方法、设施及供应量，并且估算了每种方法的最大产额，其中^{226}Ra 靶的质量假定为 1 g。

表 5－2　^{225}Ac 的制备方法

	制备方法	制备工厂	生产能力	月供量/GBq(Ci)
现有来源	^{229}Th 源	ORNL ITU IPPE	150 mCi ^{229}Th 46 mCi ^{229}Th 150 mCi ^{229}Th	2.2(0.06) 1.1(0.03) 2.2(0.06)
潜在可行的方法（^{225}Ra/^{225}Ac）	^{232}Th(p，x)^{225}Ac	TRIUMF	500 MeV,120 μA	11 266.5(304.05)
		BNL	200 MeV,173 μA	2 675.84(72.32)
		INR	160 MeV,120 μA	1 002.0(27.08)
		Arronax	70 MeV, 2×375 μA	462.1(12.49)
		LANL	100 MeV,250 μA	444.0(12.00)
		iThemba LABS	66 MeV,250 μA	127.7(3.45)
	^{226}Ra(p，2n)^{225}Ac	20 MeV,500 μA 回旋加速器 15 MeV,500 μA 回旋加速器		3 983.1(107.65) 1 157.4(31.28)
	ISOL	TRIUMF（现存的）TRIUMF（有望升级的）		0.37(0.01) 190.6(5.15)
	^{226}Ra(γ，n)^{225}Ra	medical linac ALTO	18 MeV,26 μA 50 MeV,10 μA	48.1(1.3) 55.5(1.5)
	^{226}Ra(n,2n)^{225}Ra	fast breeder reactor		～37 (1)

第一种方法是利用反应堆制备^{225}Ac，主要是利用中子辐照^{226}Ra 获得其母体核素^{225}Ra 和^{229}Th。第二种方法是利用加速器制备^{225}Ac，利用高能粒子（p、d、^{14}N 等）辐照钍，经散裂反应产生^{225}Ac 或以^{226}Ra 为靶材料，利用质子辐照，经核反应 ^{226}Ra(p,2n) ^{225}Ac 产生或利用 γ 射线辐照，经核反应 ^{226}Ra(γ，n)^{225}Ra 产生^{225}Ra，然后衰变至^{225}Ac。

（二）钍靶制备^{225}Ac

钍(Th)原子序数 90，质地较为柔软、可锻造，熔点 1 842 ℃、沸点 4 788 ℃，密度 11.7 g/cm^3。钍的化学性质活泼，不溶于稀酸和氢氟酸，溶于发烟盐酸、硫酸和王水中，在硝酸中易钝化。自然界中^{232}Th 占钍同位素的 99.8%，半衰期为 1.4×10^{10} a，是天然衰变钍系的初始核素。钍是放射性元素，纯钍的比活度约 4 000 Bq/g。

以天然钍为靶材料制备^{225}Ac 是目前可行性最高的方法，而且美国、加拿大已经建立了通过^{232}Th 制备^{225}Ac 的工厂。金属钍作靶有很多优点：自然界中钍含量非常丰富，辐照后的钍不用回收；金属钍的放射性较低,机械性能好,制靶相对容易;金属钍的熔点高,导热性能好,能够承受高流强的束流轰击等。

加速器辐照钍靶制备^{225}Ac,可以选用多种离子进行轰击,目前研究最多的是用质子辐照钍靶散裂产生^{225}Ac。以钍为靶材料,利用加速器制备^{225}Ac,制备过程主要包括靶件的制备、钍靶的辐照条件、辐照后^{225}Ac的化学分离三部分。

1. 靶件的制备

利用加速器规模化制备^{225}Ac,必须制备能够承受高束流强度的靶材料。在目前的研究中多采用金属钍作靶,部分实验室制备少量^{225}Ac时,也采用氧化钍作靶,但是氧化钍靶存在不易加工、辐照过程导热能力差,辐照后难溶解等问题。因此,大规模制备^{225}Ac时常采用金属钍作靶。金属钍靶制备是美国和加拿大。美国布鲁克海文国家实验室的Medvedev博士在2019年报道了相关的进展和未来的计划。图5-10所示为该研究团队实际加工的钍靶,已经可以承受(150 MeV,150 μA)质子的辐照,并且已经开展了100 g钍靶的设计方案,并利用ANSYS软件进行了相应的热沉积分析。图5-11所示为该团队设计的一次性安装5片钍靶的靶盒,该设计完成后,预计每块钍靶可以产生1~2 Ci的^{225}Ac,但目前还未见成功的报道。

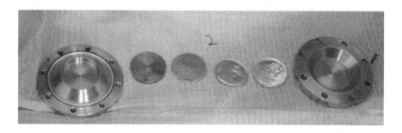

图5-10 美国制备的钍靶

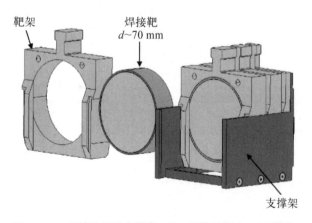
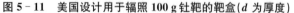

图5-11 美国设计用于辐照100 g钍靶的靶盒(d 为厚度)

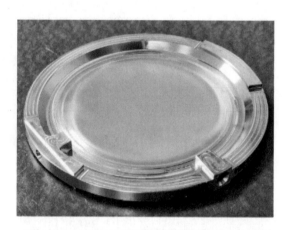

图5-12 加拿大TRIUMF用于制备^{225}Ac的钍靶

加拿大粒子与核物理国家实验室(TRIUMF)在医用同位素研究方面也非常有经验。TRIUMF在500 MeV的质子加速器终端已经实施多次金属钍靶的辐照。如图5-12所示为该团队设计的金属钍靶。钍靶由不锈钢(SS 316)的外框、内部的钍箔(直径60 mm,厚0.25 mm)以及上下密封的Inconel 718(0.127 mm)组成,钍靶的密封采用电子束焊接。

加拿大用于制备^{225}Ac的IPF(isotope production facility)是1978年模仿美国布鲁克海文国家实验

室建造的。图 5-13 所示为在 IPF 上用于辐照钍靶的靶站，可以实现 12 个钍靶的辐照，每个靶片都有独立的水冷，辐照后可实现自动更换。TRIUMF 通过(450 MeV，72 μA)的质子辐照钍靶 36 h，分别获得了 (524±21) MBq 的^{225}Ac(14.2 mCi)和(86±13)MBq 的^{225}Ra，且辐照后的钍靶没有弯曲变形。如此，也证实了利用该装置辐照 12 个钍靶 240 h，即可获得 1.1 Ci 的^{225}Ac 和 0.2 Ci 的^{225}Ra。

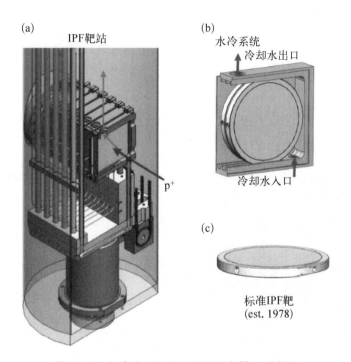

图 5-13　加拿大 TRIUMF 用于制备^{225}Ac 的靶站

2. 钍靶的辐照条件

研究高能粒子辐照钍靶制备^{225}Ac 时，不同的粒子产生的效果略有不同，其中研究最多的是高能质子辐照钍靶。在相同条件下，质子的能量更高，流强更大，成本更低。高能粒子辐照钍靶，不仅能够产生^{225}Ac，而且能够产生^{227}Ac、^{227}Th，它们是 α 核素^{223}Ra 的母体。另外，^{225}Ac 中存在的^{227}Ac 是需要尽可能避免的杂质核素。因此，利用钍靶制备^{225}Ac 时，^{227}Ac、^{227}Th 的产额也备受关注。

早在二十世纪五六十年代就有学者研究散裂铀钍靶产生^{225}Ac，随着^{225}Ac 在医学中的应用越来越多，^{225}Ac 截面数据研究也逐渐增多，报道的数据略有差异。Ermolaev 等测量了 21～141 MeV 质子辐照钍靶时，产物^{225}Ac、^{227}Ac、^{227}Th 等核素的截面。质子辐照钍靶产生^{225}Ac 产生的途径不止一种，总的激发函数曲线如图 5-14 所示。^{225}Ac 的产额随着入射质子能量增大而增大，在 80 MeV 左右出现一个低谷。图 5-15 所示为^{227}Ac 的激发函数曲线，可以看出在 70 MeV 时，^{227}Ac 的截面也存在一个明显的低谷。对比两者的激发曲线，可以选择两者截面相差较大的能量点，减少^{227}Ac 的影响。Engle 等报道了 40～200 MeV 质子辐照钍靶时，^{226}Ac、^{227}Ac、^{140}La、^{39}Ce、^{141}Ce、^{142}Ce 等核素的截面数据，为^{225}Ac 的纯化提供帮助。Weidner 等研究了 200 MeV 能量以下质子辐照钍靶产生^{225}Ac 和^{223}Ra 的截面，实验值和理论值非常接近。Burahmah 等利用蒙特卡罗模拟(PHITS 和 MCNP6)计算了 10～800 MeV/n 的质子、氘和 α 粒子辐照钍靶时，^{225}Ac、^{227}Ac、^{227}Th、^{229}Th、^{223}Ra、^{225}Ra 和^{229}Pa、^{230}Pa、^{231}Pa 的产额。研究结果表明，利用氘束辐照钍靶时，上述核素的产额相对更高。

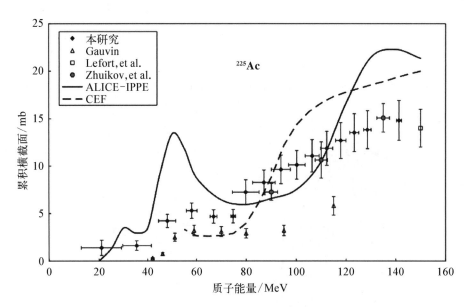

图 5-14 质子辐照钍靶产生²²⁵Ac 的激发函数曲线

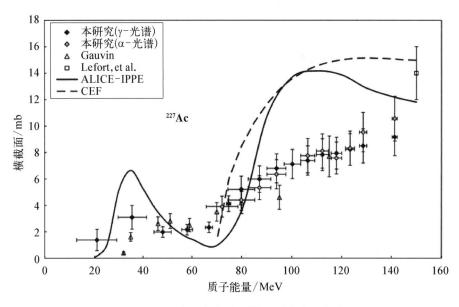

图 5-15 质子辐照钍靶产生²²⁷Ac 的激发函数曲线

根据现有的研究结论,钍靶辐照粒子的种类和能量的选择需要加速器的支持。利用钍靶制备²²⁵Ac,倾向于选择高能的质子辐照。能量越高,质子的穿透能力越强,对钍靶的冷却和²²⁵Ac 产额的提高都有利。美国三大实验室用 78～192 MeV 的质子辐照天然钍,²²⁵Ac 的总产量达 1.5 Ci。加拿大 TRIUMF 利用 438 MeV 的质子辐照金属钍产生了 521 MBq 的²²⁵Ac 和 91 MeV 的²²⁵Ra。中国原子能科学研究院使用 CYCIAE100 高能强流加速器,以 100 MeV 的质子辐照氧化钍靶,实现了国内²²⁵Ac 的首次加速器制备。

根据已有的研究,利用高能粒子辐照钍靶制备²²⁵Ac 时,粒子的能量应大于 100 MeV。然而,高能粒子散裂钍靶后产生的放射性产物中核素高达数百种,图 5-16 所示为 Fluka 模拟的质子辐照钍靶的结果,从如此多的核素中定量分离²²⁵Ac 是一件非常具有挑战的事情。

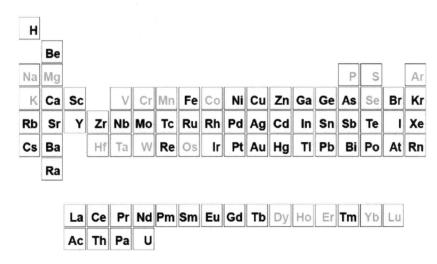

图 5 - 16　根据 Fluka 模拟的同位素估计活度(灰色的元素的同位素活度小于²²⁵Ac 放射性的 0.1%;黑色元素的活度大于²²⁵Ac 放射性的 0.1%)

3. 辐照后²²⁵Ac 的化学分离

如上所述,高能粒子散裂钍靶后的产物非常复杂,这使得²²⁵Ac 的分离非常难。在目前的研究中从钍中分离²²⁵Ac 的方法非常多,见表 5 - 3。其中大部分的²²⁵Ac 分离方法均采用离子交换和萃取色谱柱分离技术,该技术相对容易实现自动化控制。

表 5 - 3　从钍中分离²²⁵Ac 的主要方法

制备方法	钍量	分离方法	所需步骤	Ac 回收率/%	²²⁵Ac 纯度
$^{232}Th(p,x)^{225,227}Ac$	0.5 g (^{232}Th)	1. 离子交换 2. 固相萃取	2	98	DF_{Th}: 10^6 (ICP)
$^{232}Th(p,x)^{225,227}Ac$	<1 g (^{232}Th)	1. 液-液萃取 2. 固相萃取	2	90	放射性杂质<1%
$^{232}Th(p,x)^{225,227}Ac$	1.2 g (^{232}Th)	离子交换	3	—	^{140}La、^{144}Ce、^{88}Y (≤1%)
$^{229}Th \rightarrow ^{225}Ac$	^{229}Th	离子交换	4	80	—
$^{229}Th \rightarrow ^{225}Ac$	^{229}Th	1. 离子交换 2. 固相萃取	2	99	—
$^{229}Th \rightarrow ^{225}Ac$	^{229}Th	离子交换	1	100	—

Radchenko 等介绍了一种阳离子交换树脂和萃取色谱相结合,用于分离钍中的 Ac 的方法,分离辐照后的钍靶采用浓盐酸加催化剂(NH_4)$_2SiF_6$ 溶解,分离流程主要分为两步:第一步用阳离子交换树脂,分 4 批次洗脱 Th、Ac 和其他杂质元素,其中 Ac 用 20 mL,6 mol/L 的硝酸洗脱;第二步用 DGA 树脂(100～150 μm)纯化 Ac 组分。洗脱的 Ac 组分直接上柱,然后用 4～6 mol/L 的硝酸洗脱 Ra 和 Ba,再用 15 mL,10 mol/L 的硝酸洗脱 99% 的 Ac。通过该流程,²²⁵Ac 的回收率大于 98%,相比其他方法,该方法在镧系元素的去除上更加便捷高效。

后期,虽然每次实验的分离流程都有所变化,但美国橡树岭国家实验室(Oak Ridge National Labory,ORNL)依旧采用离子交换树脂和萃取色谱相结合的方法从钍靶中分离^{225}Ac。靶片采用 10 mol/L 的浓盐酸和 2 mol/L 的 HF 溶解,然后采用五柱系统分离纯化^{225}Ac。第一柱分离部分裂变产物;第二柱将 Ac 组分从 Th 中分离;第三柱分离 Ca、Ba、Ra 等产物;第四柱用 Ln 树脂或 DGA 树脂分离镧系元素;最后采用 AG50 树脂纯化 Ac。

McAlister 等研究了硫酸体系分离钍靶中的^{225}Ac 流程,辐照后的钍靶采用硫酸和氢氟酸溶解。硫酸体系下,Ra 和 Ac 保留在阳离子交换树脂(50 W×8,100～200 目,75～100 mL)上,淋洗完 Th 后,用 5 mol/L 的硝酸洗脱 Ra 和 Ac 组分。然后用 UTEVA 树脂和 DGA 树脂分离 Ac,Ac 的回收率大于 92%。

中国科学院近代物理研究所利用兰州重离子加速器(HIRFL)引出的 100 MeV 质子辐照^{232}Th 靶。之后,同样利用硫酸体系及改进的级联柱系统来分离纯化钍靶中的^{225}Ac,并积极探索了自动化分离纯化^{225}Ac 的工艺研究,设计加工出了初代自动化平台样机,避免了烦琐的手动操作和高剂量放射性同位素带来的潜在风险。同时,由中国科学院近代物理研究所主导的甘肃省同位素实验室,以及在广东省惠州市建设的先进加速器驱动嬗变研究装置(China initiative Accelerator Driven System, CiADS),将于数年内实现能量 500 MeV 的强流质子束的引出,这将是国内开展辐照^{232}Th 生产^{225}Ac 的首选平台,刘志博等使用粒子交换树脂和萃取色谱树脂从氧化钍中分离^{225}Ac。辐照后的氧化钍采用硝酸和氢氟酸加热溶解,蒸干再溶解,转变为 0.5 mol/L 的柠檬酸溶液,首先,用阳离子交换树脂(AG50 W×8,200～400 目)去除大量的 Th,再用 6 mol/L 的硝酸洗脱 Ac。然后,将 Ac 溶液转变为 4 mol/L 的硝酸溶液上 DGA 柱(50～100 μm,200 mg),除去 Ba 和 Ra,再用 0.01 mol/L 的硝酸洗脱 Ac。最后,用 TRU 树脂(50～100 μm,200 mg)去除镧系元素,从而获得^{225}Ac,通过该流程,^{225}Ac 的回收率可达 95% 左右,放射性核纯度大于 99%。

Robertson 等利用阳离子树脂和 DGA 树脂分离^{225}Ac,辐照后的金属钍靶采用硝酸和氢氟酸溶解,分离流程主要分为三步:第一步先用过氧化氢沉淀 99.95% 的钍,这一步回收 98% 的 Ra 和 96.7% 的 Ac;第二步用阳离子树脂(DOWEX 50 W×8,200～400 目,10 mL)进一步去除 Th;第三步用萃取树脂(DGA 通用树脂,0.2 mL)分离 Ra 和 Ac。获得的^{225}Ac 中^{227}Ac 的活度约占 0.15%,再用 DGA 将^{225}Ra 装配成^{225}Ra/^{225}Ac,用 12 mol/L 洗脱获得产品^{225}Ac,其中^{227}Ac 的活度含量低于 $7.5×10^{-5}$%。

4. 如何降低^{227}Ac 的影响

钍靶制备^{225}Ac 的过程中会产生 Ac 的其他同位素,主要是^{227}Ac 和^{226}Ac。其中^{227}Ac 半衰期长,子体多,被列入"极度危险组",是辐射监管的重要对象,需要严格控制。而^{226}Ac 半衰期短,子体也为短寿命核素,通常在靶子冷却过程中就衰变殆尽,不会对产品造成影响。

降低^{227}Ac 影响的最有效的方法主要有三种:第一种是继续发展^{229}Th 衰变产生^{225}Ac 的路径,制备更多的^{229}Th 母体;第二种是将含有^{227}Ac 的^{225}Ac 产品制备成^{225}Ac/^{213}Bi 发生器,获取^{213}Bi 作为靶向治疗 α 核素,而^{225}Ac 从^{225}Ra/^{225}Ac 发生器获得;第三种方法是更换^{226}Ra 作靶制备^{225}Ac。

(三) 镭靶制备^{225}Ac

1. 电子加速器制备^{225}Ac

利用电子加速器制备^{225}Ac,是通过电子轰击转换靶产生轫致辐射,再辐照^{226}Ra 靶,经核反应^{226}Ra(γ,n)^{225}Ra 产生^{225}Ra,再经 β 衰变产生^{225}Ac。^{226}Ra 以制备成各种镭盐,或者直接用金属镭作靶。Melville 利用 18 MeV 直线加速器进行了验证,辐照 20 mg 的^{226}Ra(26 μA,1 h)可以获得66 μCi

的 ^{225} Ac。若优化参数,辐照 1 g 的 ^{226} Ra,理论上每个月可以制备 1.3 Ci 的 ^{225} Ac,而且利用该方法制备 ^{225} Ac 时,不用担心其他 Ac 同位素的污染。VanSant 建立了制备模型,具体分析了 ^{226} Ra 制备 ^{225} Ac 的转换靶、截面和产额等的影响。Diamond 等研究了利用 20 kW 电子加速器辐照 1 g 的 ^{226} Ra 至 10 d 即可产生 4 Ci 的 ^{225} Ra,装配成发生器,淋洗 3 次就能获得 4 Ci 的 ^{225} Ac。

目前能用于制备 ^{225} Ac 的电子加速器非常少,只有个别国家的部分实验室拥有高流强的电子加速器。另外,利用电子加速器制备 ^{225} Ac 需要注意以下两点:第一是镭靶的屏蔽,因为转换靶会释放大量的中子,而 ^{226} Ra 吸收中子会转变为 ^{227} Ac。优化靶设计,可以降低 ^{227} Ac 或 ^{225} Ac 的含量。另外,绝大部分的 ^{227} Ac 会出现在第一次淋洗时,这部分的 ^{227} Ac 可以转而装配成制备 ^{213} Bi 的发生器。第二是光子能量越高,核反应 ^{226} Ra(γ,2n)^{224} Ra 的截面越高(如图 5 - 17),产生的 ^{224} Ra 越多。图 5 - 18 所示为利用 Fluka 模拟,20 kW 加速器辐照 4 块 250 mg 的镭靶 10 d 产生 ^{224} Ra 和 ^{225} Ra 的产额。^{224} Ra 半衰期 3.66 d,在 15 d 的辐照过程中就接近饱和。另外,^{224} Ra 会衰变产生氡气且衰变子体会释放高能 γ 射线,尤其是 ^{208} Tl($T_{1/2} = 3$ min),能够释放 2.6 MeV 的 γ 射线,对辐照和分离过程增加困难。

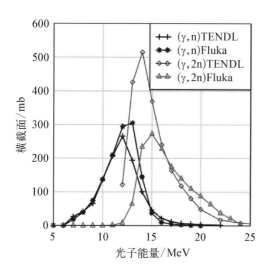

图 5 - 17 核反应 ^{226} Ra(γ,n)^{225} Ra 和 ^{226} Ra(γ,2n)^{224} Ra 的激发函数曲线

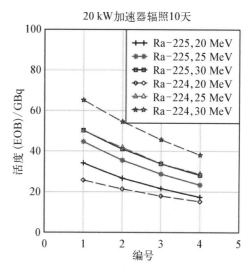

图 5 - 18 比较 3 个能量下 ^{224} Ra 和 ^{225} Ra 的产额(4 块 250 mg 镭靶,辐照 10 d)

利用电子加速器辐照镭靶时,屏蔽镭靶的材料可以加厚,辐照功率可以更高,因为光子的穿透能力更强,热沉积能较小。图 5 - 19 所示为加拿大的 Diamond 等设计的用于电子加速器辐照的镭靶结构示意图。

2. 质子加速器制备 ^{225} Ac

利用质子辐照 ^{226} Ra,经核反应 ^{226} Ra(p,2n)^{225} Ac 直接产生 ^{225} Ac 也是一种可行性较高的方法。2005 年,Apostolidis 等首次利用回旋加速器测量了 8.8~24.8 MeV 质子辐照 ^{226} Ra 产生 ^{225} Ac 的截面(图 5 - 20),最高截面在 16.8 MeV,约 710 mb。镭靶制

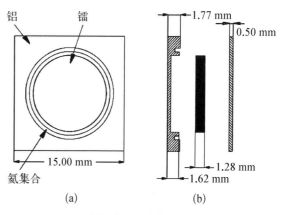

图 5 - 19 用于高功率电子束辐照的镭靶(a)及镭靶的正视图三个部件的尺寸(b)

备方法：薄靶采用三明治结构，银箔中间加 12.5 μg 的 ^{226}RaCl$_2$；厚靶是先蒸干 ^{226}RaCl$_2$ 和 BaCl$_2$ 混合液，然后磨碎，将其封装在银质胶囊中，并严格检测气密性。质子辐照 ^{226}Ra 不会产生 ^{227}Ac 核素，产生的少量的 ^{226}Ac，半衰期较短（$T_{1/2}$＝29.4 h），不会对产品造成影响。另外，辐照过程也会产生副产物 ^{225}Ra、^{224}Ra 等，但产额都较低，可忽略不计。随后，该团队验证了用该方法规模化生产的可行性。用（16 MeV，20～50 μA）的质子，辐照 3 个 30 mg 的 ^{226}Ra 靶产生了 22.6 mCi 的 ^{225}Ac。然后采用 Ln 树脂和 Sr 树脂进行分离和纯化，流程如图 5 - 21 所示，最后获得的 ^{225}Ac 纯度和利用 ^{229}Th 源制备的一致。

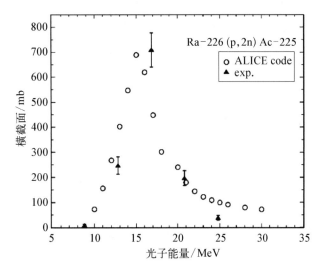

图 5 - 20 核反应 ^{226}Ra(p,2n)^{225}Ac 的激发函数曲线

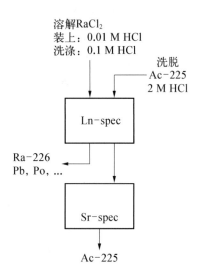

图 5 - 21 ^{226}Ra 靶中分离 ^{225}Ac 的流程图（M＝mol/L）

若采用该方法，用（20 MeV，500 μA）质子辐照 1 g 的 ^{226}Ra 靶，每月可以制备高达 108 Ci 的 ^{225}Ac。该制备方法需要的质子能量较低，全球有超过 550 台质子加速器的能量可以达到 16 MeV 以上。

（四）其他制备方法

除了以上方法，还有其他方法：质子辐照 ^{232}Th 制备 ^{229}Pa，然后衰变产生 ^{229}Th，核反应 ^{232}Th(p,4n)^{229}Pa 的最大截面约 162 mb，对应质子能量为 29.8 MeV；质子散裂铀产生 ^{225}Ac，其产额比散裂钍更低，且铀的熔点更低、密度更大；质子辐照 ^{226}Ra 产生 ^{225}Ra 再衰变至 ^{225}Ac；利用电子加速器辐照 ^{230}Th 制备 ^{229}Th 再衰变产生 ^{225}Ac 等。但这几种方法存在产额低、靶材料获取困难、成本高等缺点，目前仅作为潜在的方法去研究。

三、^{227}Th/^{223}Ra 的制备

^{223}Ra 半衰期 11.4 d，衰变子体均为短寿命核素。^{223}Ra 共发生 4 次 α 衰变，粒子能量在 6.0～7.5 MeV，2 次 β 衰变，粒子最大能量 1.4 MeV，其衰变方式如图 5 - 22 所示。此外，衰变过程还伴随着产生可用于成像的 γ 射线。^{223}Ra 的制备方法主要有三种：利用加速器直接散裂钍产生 ^{223}Ra；制备其母体核素 ^{227}Ac 和 ^{227}Th。

^{227}Th 半衰期 18.7 d，作为 ^{223}Ra 的母体核素，其本身也是一种 α 核素。^{227}Th/^{223}Ra 的母体核素为 ^{227}Ac，这几种核素均为天然存在。

（一）钍靶制备 ^{227}Th/^{223}Ra

利用加速器制备 ^{227}Th/^{223}Ra，主要采用高能质子轰击 ^{232}Th 靶产生 ^{227}Th，^{223}Ra 由 ^{227}Th 衰变得

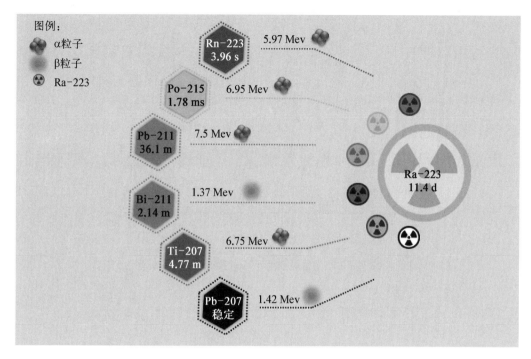

图5-22 ^{223}Ra 子体衰变方式

到。该方法产生^{227}Th/^{223}Ra 的途径不止一个，^{227}Th 由核反应^{232}Th(p,p5n)^{227}Th 产生，或者经核反应^{232}Th(p,6n)^{227}Pa 产生^{227}Pa（$T_{1/2}=38.3$ min），再衰变产生^{227}Th。^{223}Ra 除了^{227}Th 衰变产生，还可以直接产生如^{223}Fr 与^{223}Rn 衰变产生。Zhuikov 等研究了利用质子加速器辐照钍靶同时制备^{225}Ac 和^{223}Ra 的可行性。实验测量了两种核素在 90 MeV、110 MeV、135 MeV 质子辐照钍靶时的截面，其中^{227}Th 的产生截面分别为 43 mb、37 mb 和 35 mb，显著高于^{225}Ac。直接产生和通过^{223}Fr 与^{223}Rn 衰变产生的^{223}Ra 占比不到 1%。Weidner 等测量了 200 MeV 以下和 800 MeV 质子辐照钍靶产生^{223}Ra、^{227}Ac 和^{227}Th 的截面数据。其中 200 MeV 以下^{223}Ra 和^{227}Th 的激发函数如图5-23 和图5-24所示，其中^{223}Ra 截面值包括了^{223}Fr 和^{223}Ac 贡献的，^{227}Th 的截面值包括了^{227}Pa 贡献的。800 MeV 质子辐照钍靶时，^{227}Ac、^{223}Ra 和^{227}Th 核素的截面分别为 20.8 mb、5.3 mb 和12.7 mb。刘丙岩等利用中国科学院近代物理研究所分离扇回旋加速器提供的质子束流测量了^{232}Th(p,x)^{227}Th 的核反应截面（包含了^{227}Pa 的贡献），当质子能量为 99.3 MeV、91.5 MeV、83.3 MeV、74.5 MeV 时，截面分别为 42.54 mb、42.33 mb、41.78 mb、53.95 mb。针对质子辐照钍靶制备^{223}Ra 的实施例较少，关于截面的测量和^{225}Ac 的制备的相关研究较多。未来可以对通过该方法同时制备和提取^{225}Ac、^{227}Th、^{223}Ra 和^{225}Ra 等核素开展研究。

（二）^{227}Th/^{223}Ra 的分离

^{227}Th 是^{232}Th 的同位素，无法直接分离，并且^{227}Th 的半衰期只有 18.7 d，如果分离出其母体核素^{227}Ac 后，^{227}Th 会逐渐衰变殆尽。所以，通常^{227}Th 的获得只能通过^{227}Ac 的衰变。^{227}Ac 的活度相对较低，但半衰期近 22 a，长期累积的^{227}Ac 可以作为发生器制备^{227}Th/^{223}Ra，使用时间较长，其分离方法可以参考钍靶中^{225}Ra 的分离方法。除此之外，若想分离出^{227}Th，也可以将靶材料更换为其他重元素，比如铀，但^{227}Th 的产额相对较低。

^{223}Ra 的分离有两种方法：一种方法是通过母体核素^{227}Ac/^{227}Th 衰变获得，一种是直接从钍靶

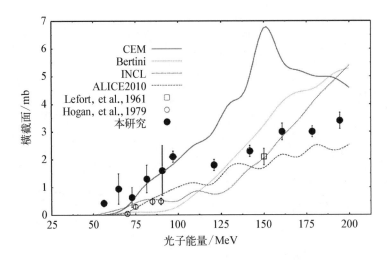

图 5-23　质子辐照钍靶产生^{223}Ra 的实验值和理论计算值

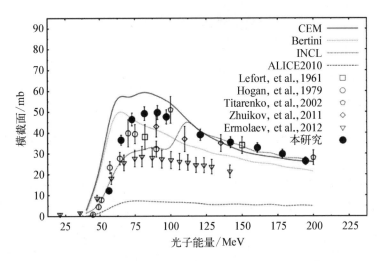

图 5-24　质子辐照钍靶产生^{227}Th 的实验值和理论计算值

中分离^{223}Ra。直接分离^{223}Ra 时不需要先分离出^{227}Ac/^{227}Th,而是等到衰变产生足够的^{223}Ra 后,从钍(^{227}Th/^{232}Th)中分离^{223}Ra。该方法需要注意 Ra 的其他同位素,如^{226}Ra、^{225}Ra 和^{228}Ra。^{226}Ra 半衰期 1 600 a,影响很小。^{225}Ra 是^{225}Ac 的母体核素,且^{225}Ra 的半衰期和^{223}Ra 接近,无法避免其干扰。^{228}Ra 的半衰期也较长,其影响还有待进一步考察。然而,这种分离较为麻烦,最好的办法是将^{223}Ra 或^{225}Ra 做成^{211}Pb 和^{225}Ac 的发生器,从而有效避免杂质核素的干扰。

四、^{211}At 的制备

砹(At)是自然界中极为稀少的一种元素,其在地壳中的总含量极低,若按平均分布计算,每千克土壤中只有 3.5 个砹原子,这也导致砹的发现历程非常曲折,因此被称为“最稀有元素”。1940 年在美国加州大学伯克利分校由 Segrè 等利用回旋加速器加速氦离子辐照^{209}Bi,最终确定了 85 号元素——砹。砹元素无稳定的同位素,已知的 32 种同位素均为放射性同位素,其中寿命最长的同位素为^{210}At ($T_{1/2}$=8.1 h)。自然界中只存在^{215}At、^{216}At、^{218}At 和^{219}At 四种 At 的同位素,其余同位素均为人工合成。砹元素的性质活泼,既有金属性又有非金属性,在溶液中的价态非常不稳定。砹没有稳定同位素,同位素的放射性都很强,导致对其性质的研究不充分。

对砹的研究主要是两个方面:一方面是基于砹元素本身的性质研究,另一方面是砹同位素^{211}At($T_{1/2}=7.2\,h$)在医疗领域的应用。^{211}At是一种非常有前景的优质 α 治疗核素,拥有合适的半衰期,有足够的时间进行分离、标记和治疗。如图 5-25 所示,^{211}At 的衰变方式有两种:41.8% 经过 α 衰变至长寿命核素^{207}Bi,继而衰变至稳定同位素^{207}Pb;58.2% 经过 EC 衰变至^{211}Po,继而释放 α 粒子快速地衰变至^{207}Pb。因此,^{211}At 被视为 100% 的 α 衰变。^{211}At 和^{211}Po 释放的 α 粒子能量分别为 5.87 MeV 和 7.45 MeV,该能量范围的 α 粒子在生物组织中的射程约为 55~80 μm,相当于 7 个左右细胞长度,传能线密度(LET)近 100 keV/μm,是除硼中子俘获治疗外仅有的高 LET 体系,所以^{211}At 在治疗时具有很高的生物学效应和辐射毒性,对射程范围内的肿瘤细胞 DNA 有不可逆的破坏。另外,^{211}At 衰变简单,只有 2 级 α 衰变,反冲力量(释放 α 粒子后的母核会向反方向运动,导致脱靶)弱,因此^{211}At 被认为是一种优质的临床治疗核素。

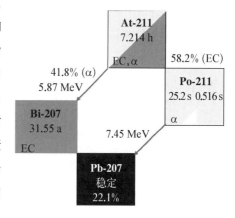

图 5-25 ^{211}At 的衰变链

(一)铋靶制备^{211}At

^{211}At 的生产依赖加速器,主要的方法有 α 粒子辐照 Bi 靶经核反应^{209}Bi(α,2n)^{211}At 制备。此外,也可以利用高能^{7}Li 辐照^{nat}Pb 靶制备^{211}At;通过高能^{6}Li、^{7}Li 辐照 Bi 靶产生^{211}Rn,然后装配成^{211}Rn/^{211}At 发生器产生^{211}At;高能质子辐照铀钍经核反应^{238}U,^{232}Th(p,x)^{211}At 产生^{211}At。

目前应用最广泛的方法是利用 α 粒子辐照 Bi 靶制备^{211}At,但需要关注两个主要问题:第一个问题是当 α 粒子能量较高时,辐照 Bi 靶会经过核反应^{209}Bi(α,3n)^{210}At 产生^{210}At,其衰变子体^{210}Po 为极毒长寿命核素。这个问题相对比较容易解决,即控制入射粒子能量,^{210}At 的产生阈值在28.2 MeV 以上,理论上只要降低入射粒子的能量至阈能值以下即可避免^{210}At 产生。第二个问题主要在工程技术上,靶材料选择金属 Bi 时,其熔点低、导热性差,需要具有设计良好的靶冷却系统,否则无法以提高束流强度的方式提高^{211}At 的产额。因此,绝大多数^{211}At 的制备研究均采用带水冷的斜靶,以提高产额,如美国华盛顿大学医学中心的斜靶系统,采用背面水冷和前置气冷的方式进行散热,其中绝大多数热量由背部的循环冷却水带走。另外,可以在衬底背面开出很多微通道,增加受热面积,从而提高导热效率。除此之外,也可以通过加速器控制束流,尽可能分散束斑,避免 Bi 靶局部受热,温度过高。

针对^{211}At 的制备和分离的相关研究较少,一个重要的原因是目前全球能提供合适能量 α 粒子的加速器很少,加之^{211}At 的半衰期短($T_{1/2}=7.2\,h$),无法长距离运输,供应范围小。另一个原因是^{211}At 性质变化复杂,高比活度的^{211}At 会产生很强的辐解效应,尤其在溶液中,会导致标记率下降等问题。表 5-4 列举了近年来全球大多数^{211}At 生产机构及其生产状态,其中,杜克大学的研究中提供的束流强度最高,达到了 100 μA。

我国研究^{211}At 的单位较少,20 世纪 80 年代中国原子能科学研究院和四川大学利用加速器制备了^{211}At,后来只有四川大学长期从事^{211}At 的制备和药物标记研究。近年来,随着加速器的发展和国家在医用同位素发展上的规划,国内很多单位也开始了^{211}At 的生产和应用研究。中国科学院近代物理研究所利用超导直线加速器提供的 α 束流辐照 Bi 靶制备^{211}At,系统地研究了 Bi 靶制备、靶冷却

表 5‑4 近几年生产 ^{211}At 的主要机构及其生产状态

区域	国家	单位	加速器和靶类别	束流参数	产额
北美	美国	杜克大学医学中心	CS‑30cyclotron, Interaltargetsystem	28 MeV 100 μA	最大 9.3 GBq (4 h)
	美国	华盛顿大学医学中心	MP‑50, Externaltargetsystem	29.0 MeV 58 μA	最大 4.3 GBq (4 h)
	美国	宾夕法尼亚大学	BC3015, ExternalTarget	28.4 MeV 10 μA	最大 395 MBq (5 h)
	美国	国家健康研究院	CS‑30cyclotron, Internaltargetsystem	29.8 MeV 43 μA	最大 1.71 GBq (1 h)
	美国	得克萨斯农工大学	K150variableenergycyclotron	28.8 MeV 7 μA	1.5 GBq (9 h)
欧洲	丹麦	哥本哈根大学医院	MC‑32, Internaltargetsystem	29 MeV 20 μA	最大 3~4 GBq (4 h)
	法国	阿罗纳克斯	Cyclone70	28 MeV 15 μA	Production since 2020, 0.5~1 GBq capacity
亚洲	中国	四川大学	CS‑30	28 MeV 15—20 μA	最大 200 MBq (2 h)
	中国	中科院近代物理研究所	Linac	28.2 MeV 10 μA	351 MBq
	日本	大阪大学核物理研究中心	K140AVFcyclotron	28.2 MeV	3 GBq expected after upgrade
	日本	国家量子科学与技术研究所(高崎)	AVF(K110)	28.1 MeV 4.5 μA	300 MBq (3 h)
	日本	国家量子科学与技术研究所(NIRS)	AVF‑930	28.5 MeV 10—13 μA	0.74~1.11 GBq (5 h)
	日本	日本理化学研究所	AVF	29 MeV 40 μA	1.3 GBq (1 h)
	日本	福岛县立医科大学	CYPRISMP‑30, Externaltarget	29 MeV 20 μA	Max 2 GBq (4 h)

系统的设计加工、加速器辐照、干蒸馏分离和单抗标记。干蒸馏分离 ^{211}At 的回收率达 78.5%，核纯度大于 99.99%，单抗标记率 94.86%。2020 年 11 月，砹尔法纽克莱(宁波)医疗科技有限公司成立，由美国杜克大学核医学中心的两位教授以及多名国内资深核素药专家组成核心创始团队。2022 年 12 月 20 日，砹尔法公司与加拿大 Advanced Cyclotron Systems Inc. 签署战略合作以及回旋加速器采购协议。双方将围绕基于回旋加速器生产医用核素，尤其是具有潜力的阿尔法核素 ^{211}At 的商业化供应，进行深度战略合作。

（二）²¹¹At 的分离

²¹¹At 的分离方法可分为干法分离和湿法分离两类,这两种方法具体技术上稍有差异,取决于实际研究的条件和后续标记需求等因素,都有大量的研究报道。²¹¹At 干法分离的优势是不会引入过多的化学试剂,更容易保证产品价态的稳定及纯度,且整个过程产生极少的放射性废物。湿法分离的优势是便于自动化控制,也可避免零价态的 At 挥发导致的损失和空气中扩散带来的污染等。根据后端的需求,两种方法在实际使用中可以互补。

²¹¹At 的干法分离主要采用高温干蒸馏法,即在高温下将易挥发的 At 及其化合物从 Bi 靶中快速分离出来,然后选用合适的溶剂进行回收。干法分离的流程主要包括高温反应分离、冷阱收集和尾气后处理三部分。不同的研究人员采用的干法分离流程在细节处理上稍有差异,区别主要体现在反应温度、载带气体种类和回收溶剂的选择上。干法分离时,²¹¹At 在高温下会从辐照后的 Bi 靶中扩散并挥发,在氧气、氮气、氩气等气体载带作用下,将气态的²¹¹At 及化合物载带至低温冷阱区自然沉降,然后选择去离子水、甲醇、乙醇、氯仿等溶剂进行回收,从而获得含²¹¹At 的溶液。如图 5-26 所示,Aneheim E 等研制的一套自动化分离及标记装置。首先将辐照后的 Bi 靶从铝衬底上剥离,然后在 700 ℃下采用减压蒸馏(−0.3～0.4 bar),在极短的时间内分离出²¹¹At,然后采用氯仿或甲醇收集,平均回收率可达 89%,²¹¹At 分离后自动完成收集、纯化和标记等步骤。Sture 等先用机械法剥离 Bi 和铝衬底,然后在 650 ℃下干蒸馏 Bi 靶分离²¹¹At,以氮气作为载气,2 min 即可分离 92% 左右的²¹¹At,最后用氯仿回收,总的回收率约 79%。该方法使用机械剥离,在操作和屏蔽上较为麻烦。Yano 和 Wang 等研究在 850 ℃下 10～30 min,蒸馏得到²¹¹At,从辐照结束到获得固体²¹¹At 总共用时 4 min,回收率达 80%。中国科学院近代物理研究所核化学研究室秦芝团队采用干蒸馏法,以氧气为载气和反应气,850 ℃下 15 min 快速分离²¹¹At,并用气体干燥得到固体产物,分离流程如图 5-27 所示。固体²¹¹At 产品具有很高的比活度,便于标记。该方法的另一个优势是不用将辐照后的 Bi 靶从铝衬底上剥离,大大降低了剥离过程中操作人员的受照射剂量和²¹¹At 的损失。通过干蒸馏

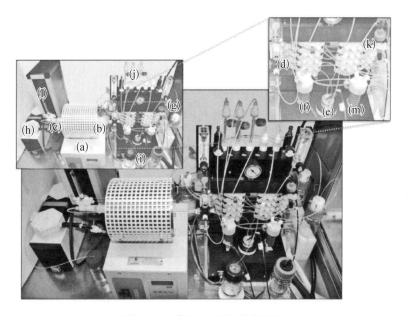

图 5-26 ²¹¹At 自动化分离平台

（a）管式炉；（b）石英管；（c,d）三通阀；（e）砹收集冷阱；（f）²¹¹At 标记反应瓶；（g）尾气处理；（h）真空泵；（i）、（j）缓冲溶液、试剂存贮瓶；（k）在线纯化柱；（l）注射器；（m）产品瓶

法制备的²¹¹At 纯度较高,其中当粒子能量低于 28.2 MeV 时,$N(^{210}At)/N(^{211}At)$ 值低于 10^{-5},Bi 的去污因子大于 3.1×10^7,杂质核素 Bi、Cu、Zn、Al 等的含量均低于 100 ng。制备的²¹¹At 一步间接标记尼妥珠单抗,标记率 94.86%,且标记物体外稳定性测试结果良好。

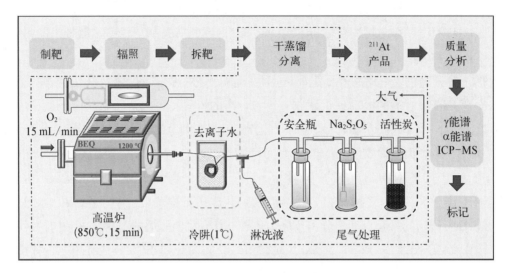

图 5 - 27 ²¹¹At 分离流程图

²¹¹At 的湿法分离是先将 Bi 靶溶解,然后通过色谱柱或萃取的方法将²¹¹At 分离纯化,获得含²¹¹At 的溶液。近年来,针对²¹¹At 的湿法分离研究较多,该方法最大的优势是便于自动化控制。湿法分离主要包括三个必要步骤:Bi 靶的溶解、萃取色谱分离和纯化。不同的研究中涉及的具体操作略有差异,主要表现在后两个部分,科研人员希望尽可能找到合适的萃取剂、反萃取剂,从而能够快速获得核纯的²¹¹At。Li Y W 等研究了一种半自动化的柱分离系统,该方法采用碲作为填充材料,$SnCl_2$ 作为还原剂稳定 At 的价态,NaOH 作为反萃取剂,整体回收效率可达 88%~95%。Balkin 等利用硝酸溶解辐照后的 Bi 靶,用 8 mol/L 盐酸调节体系,使用二异丙醚萃取²¹¹At,再利用 NaOH 反萃取得到核纯度近 100%的²¹¹At,反萃效率可达 90%~97%,整体回收效率 70%以上。Yordanov A T 等研究了利用丁基或异丙醚萃取高价态²¹¹At,萃取前需要先用 67%的浓硝酸将 Bi 靶溶解,经过蒸馏处理后再用 30%的硝酸溶解,配制成待萃取液。David 等利用萃取色谱柱分离²¹¹At,采用一种商业树脂(Pre-Filter resin)作为柱填充材料,整个过程可以在 1.5 h 内完成,Bi 的去污因子大于 876 000,整体回收率可达 55%~68%。Burns 等利用 3 -辛酮柱分离²¹¹At,该方法是将 3 -辛酮浸渍在多孔珠上作为柱填充材料,直接将溶解 Bi 靶的硝酸溶液上柱分离,采用乙醇洗脱,回收率高达 87%~93%。该方法的优势是 Bi 靶的硝酸溶解液可不经调整处理直接衔接下一步柱分离,利用该方法可以实现 Bi 靶的在线溶解分离,可减少处理步骤、提高效率。

五、²³⁰U 的制备

(一) ²³⁰U 的产生途径

²³⁰U 的半衰期为 20.8 d,是潜在的 α 治疗核素,衰变链如图 5 - 28 所示,连续衰变至寿命较长的核素²¹⁰Pb($T_{1/2}=22.2$ a),其间连续发生 5 次 α 衰变,释放 6.0~7.8 MeV 的 α 粒子,这些粒子对细胞的杀伤力很强。²³⁰U 是否能直接用于体内靶向治疗尚处于验证阶段。²³⁰U 的第一个子体核素²²⁶Th 的半衰期相对较长,衰变时的反冲作用造成的子体核素脱靶及重新分布较为严重。

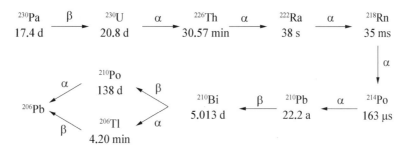

图 5 - 28 ^{230}U 与 ^{226}Th 的衰变链

^{230}U 的制备有两种路径：第一种是用质子辐照 ^{231}Pa，经核反应 ^{231}Pa(p,2n)^{230}U 或 ^{231}Pa(d,3n) ^{230}U 产生。另一种是通过质子辐照钍靶经核反应 ^{232}Th(p,3n)^{230}Pa 和 ^{232}Th(d,4n)^{230}Pa 产生，然后衰变至 ^{230}U。虽然 ^{230}Pa 衰变至 ^{230}U 的分支比仅为 7.8%，但是产生 ^{230}Pa 的截面比产生 ^{230}U 的截面高一个数量级，且 ^{231}Pa 放射性强，大量获取非常困难。所以，选择第二种方法制备 ^{230}U 的可行性更高。Morgenstern 等测量了一系列产生 ^{230}U 的核反应截面，考察了每种反应制备医用 ^{230}U 的可行性。在 2008 年报道了利用 16.4~34.0 MeV 质子辐照钍靶产生 ^{230}Pa(^{232}Th(p,3n)^{230}Pa)的截面数据（见图 5 - 29）。在测量范围内，截面先增大后减小，在质子能量 20 MeV 附近最高约 350 mb。同年又报道了核反应 ^{231}Pa(p,2n)^{230}U 的截面，质子反应阈能值约 10 MeV，随着质子能量的升高，^{230}U 的截面增大，质子能量 14.6 MeV 时截面最大约 33.2 mb，然后逐步减小。2007 年报道了核反应 ^{231}Pa(d,3n) ^{230}U 的截面，截面最大约 28 mb。2013 年又报道了 ^{3}He 辐照 ^{230}Th 制备 ^{230}U（^{230}Th(^{3}He,3n)^{230}U）的截面，截面最大 3.5 mb。对比四种核反应的结果（见表 5 - 5），前三种核反应截面均较低，且靶材料获取困难，难以产生足够的 ^{230}U。最后一种核反应靶材料为天然钍，且通过 ^{230}Pa 衰变产生，产额明显较高。

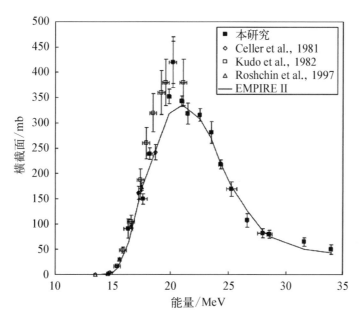

图 5 - 29 核反应 ^{232}Th(p,3n)^{230}Pa 的激发函数曲线

表 5－5　²³⁰U 生产路线及其产量的比较

核 反 应	最大截面/mb/对应能量/MeV	厚靶产额/(MBq·$\mu A^{-1} h^{-1}$)
$^{230}Th(^3He,3n)^{230}U$	$(3.45\pm0.6)/26.5$	0.013
$^{231}Pa(d,3n)^{230}U$	$(27.8\pm3.4)/17.9$	0.119
$^{231}Pa(p,2n)^{230}U$	$(33.2\pm5.3)/14.6$	0.245
$^{232}Th(p,3n)^{230}Pa(\beta^-)^{230}U$	$(353\pm15)/19.9$	8.4(^{230}Pa)/0.24(^{230}U)

（二）²³⁰U 的分离

Morgenstern 等在测量质子辐照²³¹Pa 产生²³⁰U 时采用氧化镁作靶,辐照后用氢氟酸溶解,而后用硅胶柱、TEVA 树脂和 UTEVA 树脂分离,²³⁰U 的回收率大于 95%,放射性纯度大于 99.9%。Radchenko 等研究了利用质子辐照钍靶制备及色谱法分离²³⁰Pa。钍靶中²³⁰Pa 的分离流程如图5－30所示,首先利用阴离子交换树脂(AG,1×8,200～400 目)分离出 Pa 组分,该步 Pa 的回收率大于 99%,钍的去污系数大于 10³。然后尝试用 TRU 树脂和 UTEVA 树脂纯化 Pa,其中 TRU 树脂纯化后 Pa 的回收率约 76%,杂质核素去除较为干净,钍的去污因子达到 1×10⁸。 用 UTEVA 树脂纯化后²³⁰Pa 的回收率近 98%,含有 0.1%的核素⁹⁵Nb,其中钍的污染因草酸无法直接测量,但通过射线

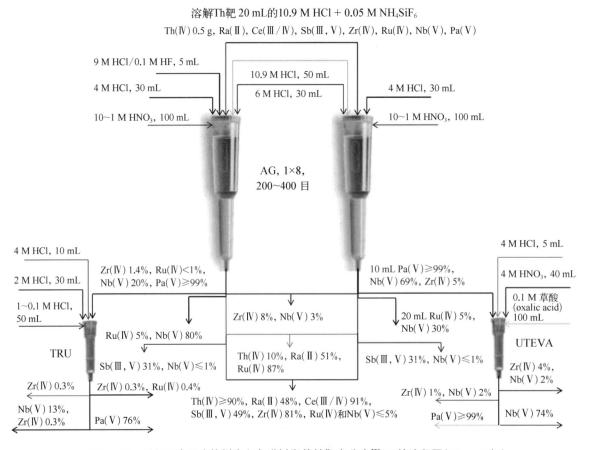

图 5－30　利用阴离子交换树脂和色谱树脂从钍靶中分离²³⁰Pa 的流程图(M＝mol/L)

检测^{227}Th 的去污因子大于 $1×10^7$。 ORNL 等研究利用商用 C1 树脂与自制的含有 C═S 和 P═S 键的 DGTA 树脂从途中分离^{230}Pa 的效果，流程如图 5-31 所示。相比而言，后者更为简单，最终^{230}Pa 的回收率约88%～93%，放射性纯度大于 99.5%。

六、^{149}Tb 的制备

（一）^{149}Tb 的产生途径

^{149}Tb 半衰期为 4.1 h，有两种衰变模式，如图 5-32 所示，其中 α 衰变至^{145}Eu（占 16.7%），$β^+$ 衰变至^{149}Gd。衰变后的其他子体均是 β 类衰变核素，因此，在靶向治疗中需要较高的活度以获得足够的有效剂量。此外，^{149}Tb 衰变过程中产生的正电子使其具备 PET 成像诊断功能，从而可实现诊疗一体化。^{149}Tb 及母体核素均为短寿命核素，使用该核素时必须在生产单位就近使用。

与其他 α 核素相比，^{149}Tb 的制备相对困难。一方面，需要特定的加速器设施及束流；另一方面，^{149}Tb 制备中伴随着 Tb 同位素及其他镧系核素的产生，仅通过常规的放化分离手段难以对其进行纯化，需要借助电磁

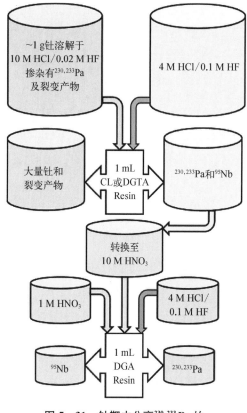

图 5-31 钍靶中分离^{230,233}Pa 的流程图（M＝mol/L）

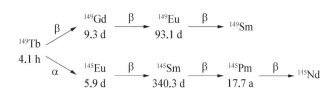

图 5-32 ^{149}Tb 的衰变链

分离设备达到分离纯化的目的。^{149}Tb 的制备途径有很多，可以直接产生也可以间接产生，通过间接法制备其母体核素^{149}Dy 的核反应截面普遍较高。Beyer G J 等对比研究了几种反应的产额，其中轻粒子辐照时产额相对较高（图 5-33），但需要更高的能量。轻离子反应中，利用 α 粒子或质子辐照 Gd 靶通过核反应^{152}Gd(α,7n)^{149}Tb、^{152}Gd(p,4n)^{149}Tb 制备^{149}Tb。前者的核反应产额要比后者的高，但是利用 α 粒子轰击 Gd 靶制备^{149}Tb 需要较高的能量，相应的 α 束流很难获取。相比之下，利用 50 MeV 的质子引发^{152}Gd(p,4n)^{149}Tb 反应是制备^{149}Tb 更可行的方法。利用 Gd 靶制备^{149}Tb 存在的一个问题是天然 Gd 中同位素丰度差异较大，^{152}Gd 的丰度仅有 0.2%，即使对其进行浓缩，最高也仅能达到 34%。Gd 的其他同位素经过(α,xn)反应也能生成^{149}Tb，但引发核反应所需的质子束流的能量要比^{152}Gd 要高。利用质子散裂 Ta 制备^{149}Tb 也是一种可行的方法，但所需质子能量非常高。通过加速器加速重离子利用核反应也可以制备^{149}Tb，利用^{12}C 经核反应^{142}Nd(^{12}C,5n)^{149}Dy($β^+$)^{149}Tb 制备^{149}Tb 较为合适。俄罗斯杜布纳 Flerov 实验室利用 108 MeV 的^{12}C^{6+} 离子辐照 Nd_2O_3 靶获得了 2.7 MBq 的^{149}Tb。

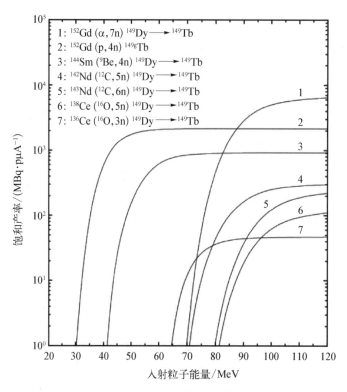

图 5‑33　不同核反应下^{149}Tb 的厚靶产率对比

（二）^{149}Tb 的分离方法

欧洲核子研究组织(European Organization for Nuclear Research，CERN)的研究人员利用 1.0 GeV 的质子散射 Ta 靶，利用电磁分离技术与离子交换树脂，经过分离纯化获得了纯度较高的^{149}Tb。Zaitsev 等研究了利用阳离子交换树脂从 Nd_2O_3 中分离^{149}Tb 的方法，回收率达 90％，流程如图 5‑34 所示。

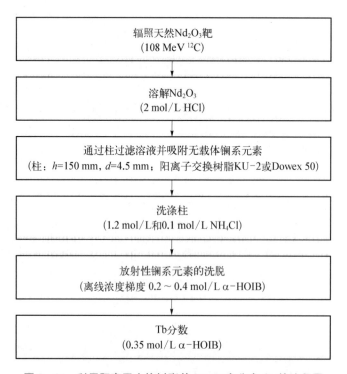

图 5‑34　利用阳离子交换树脂从 Nd_2O_3 中分离 Tb 的流程图

第三节　发生器制备阿尔法核素

一、发生器制备阿尔法核素概述

发生器核素对临床核医学的发展起到了十分重要的作用,最常用的核素^{99m}Tc就是发生器核素,利用寿命较长的核素^{99}Mo制备成钼锝发生器供临床使用。α治疗核素中很多核素半衰期较短,利用长寿命母体核素制备成发生器能够极大地提高使用时间、适用范围,也能提高产物的纯度等。

常见的发生器有^{227}Ac－^{227}Th－^{223}Ra－^{211}Pb/^{211}Bi、^{225}Ra－^{225}Ac－^{213}Bi、^{320}U－^{226}Th、^{228}Th－^{224}Ra－^{212}Pb/^{212}Bi。针对不同的核素,采用不同的母子体衰变发生器。

二、^{227}Th/^{223}Ra 的制备

^{227}Ac可以通过反应堆和加速器制备,其半衰期较长,在冷却和分离操作过程中衰变损失较少。通过衰变,其子体核素^{227}Th/^{223}Ra达到最大值需要超过100 d,增长曲线如图5－35所示。

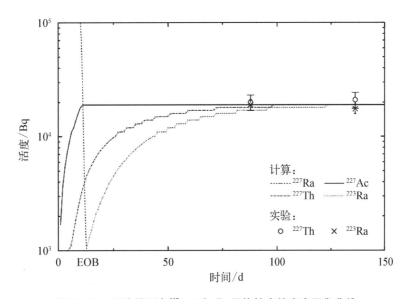

图 5－35　反应堆制备^{227}Ac时,母、子体核素的衰变平衡曲线

以^{227}Ac为母体核素,制备成^{227}Th/^{223}Ra发生器,能够有效去除多种子体核素和杂质,获得纯度较高的^{227}Th/^{223}Ra。Shishkin 等研究了一种^{227}Ac/^{223}Ra萃取发生器,产品^{223}Ra中^{227}Ac/^{227}Th的去污因子高达10^6。该方法能够避免固定柱发生器材料因被辐照而失效的问题,但操作相对较复杂。Butkalyuk 等研究了一种利用离子交换树脂和萃取色谱树脂从^{227}Ac中分离^{227}Th和^{223}Ra的方法,分离流程如图5－36所示。第一步,利用2个阴离子交换树脂(Bio-Rad AG－1×8,100～200 目)分离^{227}Th,等^{227}Th和^{223}Ra衰变平衡后可以再分离^{223}Ra。第二步,先利用第一步中的阴离子树脂吸附^{227}Th,其中^{223}Ra(含有少量的^{227}Th)直接流出,然后再用阳离子交换树脂(AG－50×8,100～200 目)进一步去除^{227}Th,从而获得^{223}Ra产品。

Henriksen 等研究了一种从^{231}Pa中分离^{223}Ra的方法,流程如图5－37所示。首先利用 TRU

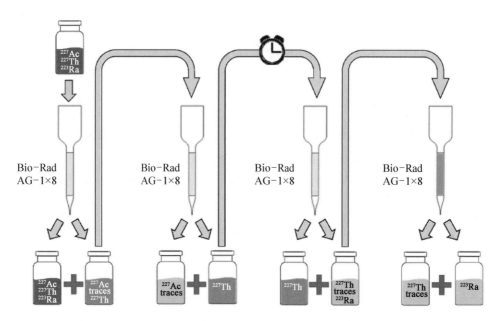

图 5-36 从 ^{227}Ac 中分离 ^{227}Th 和 ^{223}Ra 的流程图

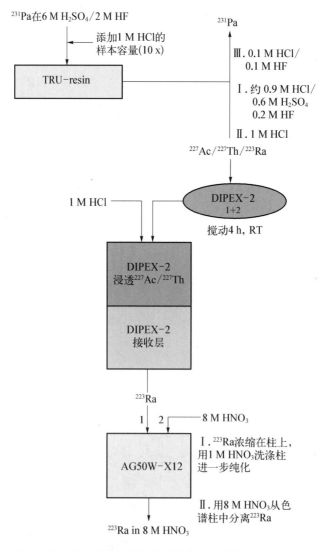

图 5-37 ^{227}Ac/^{223}Ra 发生器制备 ^{223}Ra 流程图(M=mol/L)

树脂(100～150 μm)将^{227}Ac从^{231}Pa中分离,作为^{223}Ra的母体核素。然后利用两个Dipex-2萃取树脂(40～60 μm)作为发生器分离^{223}Ra,100 kBq的^{227}Ac中能提取约60 kBq的^{223}Ra,其中^{227}Ac的含量低于7×10^{-8}。除常规化学方法外,Suryanarayana研究了利用激光分离^{223}Ra的可能性,该方法可以直接从^{226}Ra中分离^{223}Ra。理论表明,能够以0.74 μg/h的速度产生放射性同位素纯度高达98.5%的^{223}Ra。

三、^{211}Pb/^{211}Bi 的制备

^{211}Pb半衰期为36.1 min,发生β衰变至^{211}Bi($T_{1/2} = 2.14$ min),两种核素均属于锕铀衰变系,母体核素是^{223}Ra—^{227}Th—^{227}Ac。^{211}Bi是优异的α治疗核素,鉴于其半衰期太短,通常制备和标记其母体核素^{211}Pb。^{211}Pb可以直接从任何一个母体中分离,为了降低杂质的影响和减少操作中的屏蔽,可以直接选^{223}Ra作为母体核素。

Atcher等研究了一种制备^{211}Pb的蒸馏式发生器,该系统先通过^{227}Ac—^{223}Ra发生器得到^{223}Ra,然后再以^{223}Ra为母体核素制备发生器获得^{211}Pb。分离后的^{223}Ra制备成固体,然后在真空环境下蒸馏收集其衰变子体核素^{219}Rn气体,再淋洗获得^{211}Pb。该方法产额很低,仅约占^{223}Ra的10%,但纯度非常高。此外,Guseva等研究了一种利用阳离子交换树脂从^{227}Ac—^{223}Ra中分离^{211}Pb的方法,并期望通过该方法来研究114号元素。该方法是将^{227}Ac—^{223}Ra吸附至阳离子交换树脂(Dowex-50)上,用盐酸和甲醇混合液淋洗^{212}Pb。Guseva以^{227}Ac为母体核素,用阴阳离子交换树脂组装了一个串联发生器,用于^{223}Ra和^{211}Pb/^{211}Bi的分离,流程如图5-38所示。将^{227}Ac吸附在阴离子交换柱上(Dowex-1×8,500 mg),利用0.7 mol/L硝酸-80%甲醇溶液定期洗脱^{223}Ra,在长达6年的洗脱实验中,都不会漏穿^{227}Ac,^{223}Ra从母体中的净化系数大于10^6。然后利用阳离子交换柱浓缩和转变^{223}Ra的存在体系,最后用1～2 mL,浓度10^{-3}～10^{-2} mol/L的DTPA(pH:2.5～5.5)溶液从发生器上反复淋洗^{211}Pb。

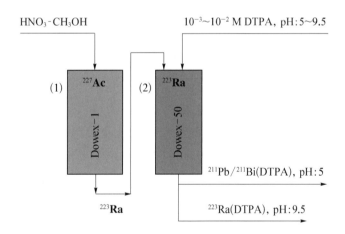

（1）阴离子交换柱；（2）阳离子交换柱

图5-38 ^{223}Ra和^{211}Pb/^{211}Bi串联发生器(M=mol/L)

四、^{225}Ac 的制备

当前临床所用的绝大多数^{225}Ac都由反应堆中生产的^{233}U衰变而来。^{233}U是易裂变的核素,最初是作为热核武器和反应堆的材料,属于国家战略物资。绝大多数的^{233}U是20世纪50年代

至 70 年代在反应堆中辐照 ^{232}Th 获得的,即美国能源部的钍熔盐堆项目和俄罗斯的钍燃料循环反应堆项目。2005 年美国国会要求能源部停止从存储的 ^{233}U 中分离提取 ^{229}Th,用 ^{238}U 稀释其浓度,并永久处置 2 t ^{233}U。核工业发展已经多年,积累的 ^{233}U 不少,但因其特殊性,公开的较少。另外,因《不扩散核武器条约》限制,重新制备 ^{233}U 的工作已经停止,很难从 ^{233}U 中提取更多的 ^{229}Th 来供应 ^{225}Ac。

从 ^{233}U 中提取 ^{225}Ac 的工艺非常复杂。首先采用阴离子交换树脂(Dowex 1×8,100～200 目)从 ^{233}U 中分离 ^{229}Th,高酸下将 ^{229}Th 和 ^{232}Th 吸附在阴离子交换柱上,再用低酸洗脱,通过重复操作获得较为干净的 ^{229}Th 源。纯 ^{229}Th 的比活度较高,添加 ^{232}Th 可以降低比活度,有助于解决辐射辐解的问题。分离后的 ^{229}Th 作为 ^{225}Ac 的母体核素,定期分离出所需的 ^{225}Ac,供临床使用。现存的 ^{229}Th 绝大部分存在于三家机构:美国橡树岭国家实验室(ORNL)(5.55 GBq, 150 mCi)、德国卡尔斯鲁厄超铀元素研究所(ITU)(1.7 GBq, 46 mCi)和俄罗斯奥布宁斯克物理与动力工程研究所(IPPE)(5.55 GBq,150 mCi)。ORNL 的 ^{229}Th 较多,大概 3 周淋洗一次,ITU 的 ^{229}Th 较少,约 9 周淋洗一次。如此,每年能提供约 1.7 Ci 的 ^{225}Ac,但远远不能满足当前市场的需求。另外,加拿大 CNL 虽已建立了一台 10 mCi 的 ^{229}Th/^{225}Ac 发生器,但仅供内部研究。

这些机构从 ^{229}Th 中分离 ^{225}Ac 采用的工艺也较为相同,较为成熟的工艺是采用离子交换树脂和萃取色层树脂相结合的方法。以下将分别介绍德国 ITU、美国 ORNL、俄罗斯 IPPE 的分离方法。

(一) 德国 ITU 的分离方法

德国 ITU 从 ^{229}Th 中分离 ^{225}Ac 的流程如图 5-39 所示,主要由三步构成。首先用阴离子交换树脂(Dowex 1×8,100～200 目,500 mg)将 ^{229}Th 与 Ra/Ac 分离,该步骤循环两次。分离前树脂用 8 mol/L 的硝酸预处理,然后将 8 mol/L 的硝酸钍(^{229}Th)原液上柱,其中 ^{225}Ra/^{225}Ac 组分直接流出,而 ^{229}Th 组分保留在阴离子交换柱上。^{229}Th 组分用 0.05 mol/L 的硝酸洗脱,并转化为 8 mol/L 的硝酸溶液,等待下次的分离。流出的 ^{225}Ra/^{225}Ac 组分通过蒸干再溶解,转变为 4 mol/L 的硝酸溶液。然后用 UTEVA 树脂多次循环,进一步去除 ^{225}Ra/^{225}Ac 组分中的 Th。纯化得到的 ^{225}Ra 和 ^{225}Ac 再用 RE 树脂分离,其中 ^{225}Ra 直接流出,而 ^{225}Ac 吸附在柱子上,再用 8 mL、0.05 mol/L 的硝酸洗脱。流出的 ^{225}Ra 放置 17～18 d 后即可衰变产生约 44.3% 初始活度的 ^{225}Ac。洗脱的 ^{225}Ac 溶液通过蒸干再溶解,转变为 2 mL、6 mol/L 的硝酸溶液。最后再经过 UTEVA 树脂进一步去除 Th 及其他杂质,获得临床所用的 ^{225}Ac,也可以装配成 ^{225}Ac/^{213}Bi 发生器使用。据报道,该流程中 ^{225}Ac 的回收率可达到 95% 以上。该团队后来又报道了利用 TEHDGA 树脂分离 ^{225}Ra 和 ^{225}Ac,效果更加稳健。

(二) 美国 ORNL 的分离方法

美国 ORNL 目前共有 150 mCi 的 ^{229}Th,分成几批,大概 3 周实施一次分离。从 ^{229}Th 中分离 ^{225}Ac 的分离流程如图 5-40 所示,采用阴阳离子交换树脂,五柱四步法分离 ^{225}Ac。第一步,利用阴离子交换柱(MPI,250 目,1 L),从 Th 组分中分离出 Ra/Ac 组分。将 8 mol/L 的硝酸钍(^{229,228,232}Th)上柱,其中 Ra/Ac 组分直接流出,Th 组分用 0.1 mol/L 的硝酸洗脱备用。Ra/Ac 组分再次经过阴离子交换柱(MPI,250 目,30 mL)进一步除钍,钍组分用 0.1 mol/L 的硝酸洗脱,合并至第一部分的 Th 溶液中。第二步,Ra/Ac 组分经过蒸干再溶解,转变为 10 mL、10 mol/L 的盐酸溶液,经过阴离子交换柱(MPI,250 目,4 mL)除去残余的铀和铁离子。第三步,将流出的 Ra/

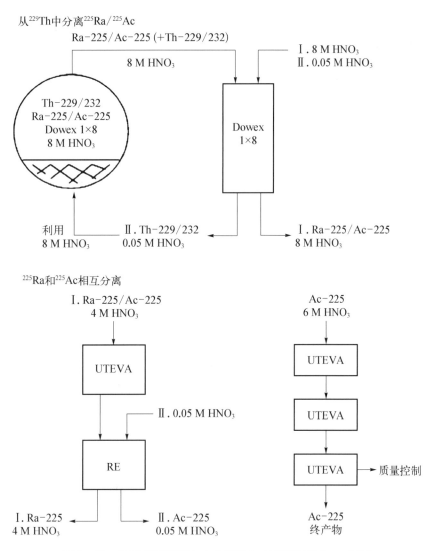

从^{229}Th中分离^{225}Ra/^{225}Ac

^{225}Ra和^{225}Ac相互分离

图 5‑39　德国 ITUN^{229}Th 中分离^{225}Ac 的流程图（M＝mol/L）

Ac 组分转变为 8 mL，0.1 mol/L 的硝酸，然后利用阳离子交换树脂（AG 50×4，4 mL）分离^{225}Ra 和^{225}Ac，其中 90％的^{225}Ra 及部分子体核素，用 1.2 mol/L 的硝酸洗脱，然后边洗脱^{225}Ra 边检测^{225}Ac 的漏穿。当 Ra 组分（^{225}Ra/224）移除达到 95％以上时，开始洗脱^{225}Ac。用 15 mL，8 mol/L 的硝酸洗脱^{225}Ac。第四步，将获得的^{225}Ac 组分转变为 2 mL，0.1 mol/L 的硝酸，然后利用阳离子交换树脂（AG 50×4，0.6 mL）分离残余的 Ra。用 1.2 mol/L 的硝酸洗脱^{225}Ra，用 8 mol/L 的硝酸洗脱^{225}Ac。采用该流程，^{225}Ac 的回收率约达 80％，核纯度大于 99％。利用 ICPES 测量^{225}Ac 中的杂质离子，其中 Ca 约 0.1 mg/mCi ^{225}Ac，Mg、Cr、Mn、Fe 分别为（7±4）μg/mCi ^{225}Ac、（8±4）μg/mCi ^{225}Ac、（0.7±0.3）μg/mCi ^{225}Ac、（5±1）μg/mCi ^{225}Ac。

（三）俄罗斯 IPPE 的分离方法

俄罗斯 IPPE 是第三个能够提供^{225}Ac 的机构，他们保留了一批^{233}U，能够提取 150 mCi 的^{229}Th。因为这批^{233}U 中含有^{232}Th 和^{232}U，所以得到的^{229}Th 样品中始终含有^{232}Th 和^{228}Th，分别是^{229}Th 活度的 13.7 倍和 13.4 倍。在 2002—2014 年，该机构为美国和德国的部分机构提供了约 2 Ci 的^{225}Ac，用于医学研究。下述的分离方法主要是对该批^{229}Th 中分离^{225}Ac 的方法总结。

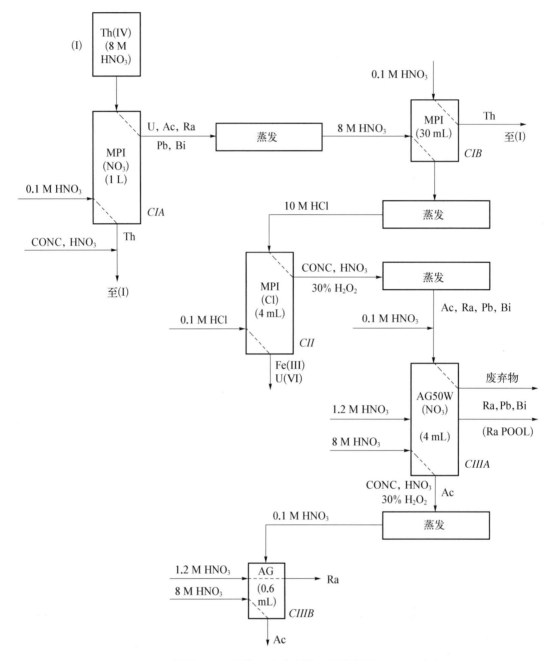

图 5－40　美国 ORNL 从^{229}Th 中分离^{225}Ac 的流程图（M＝mol/L）

　　^{225}Ac 的分离流程如图 5－41 所示,先用阴离子交换树脂将^{225}Ra/^{225}Ac 从^{229}Th 中分离,然后用阳离子交换树脂分离^{225}Ra 和^{225}Ac,最后再用阴阳离子交换树脂纯化得到核纯的^{225}Ac。具体流程如下：第一步,将 8 mol/L 含有^{225}Ac 的^{229}Th 硝酸溶液装载至阴离子交换柱（Dowex 1×8,50～100 目,0.5 L）,装载速度 50～60 mL/min。其中 Th 组分吸附在柱子上,随后用 0.5 mol/L 硝酸回收,并转变为 8 mol/L 硝酸溶液备用。Ra/Ac 组分直接流出,并用 200～500 mL,8 mol/L 的硝酸冲洗。第二步,Ra/Ac 组分经过蒸干再溶解,转变为 0.5 mol/L 的硝酸溶液,然后装载至阳离子交换柱（Dowex 50 W×8,100 目,6 mL）。其中^{225}Ra 用 1.5 mol/L 硝酸洗脱,并保留用于^{225}Ac 的再生。吸附在柱子上的^{225}Ac 用 100 mL,8 mol/L 的硝酸洗脱,经过蒸干再溶解,转化为 5～6 mL,10 mol/L

的盐酸溶液。第三步,^{225}Ac组分经过阴离子交换柱(Dowex 1×8,50～100 目,4 mL)直接流出,该步骤可去除部分杂质。^{225}Ac溶液经过蒸干再溶解,转化为 1 mol/L 硝酸溶液,装载至阳离子交换柱(Dowex 50 W×8,100 目,1～1.5 mL),^{225}Ac吸附在柱子上,用 10～12 mL,8 mol/L 的硝酸解吸,至此获得产品^{225}Ac。采用该流程,^{225}Ac的回收率为 85％～95％。^{225}Ac样品中的杂质含量非常低,其中 Ca 约 1.3×10^{-2} $\mu g/mL$,其余杂质元素均低于 1×10^{-3} $\mu g/mL$。利用放射性技术检测,^{233}U、^{229}Th、^{228}Th 等核素的含量均小于^{225}Ac活度的 0.001％。

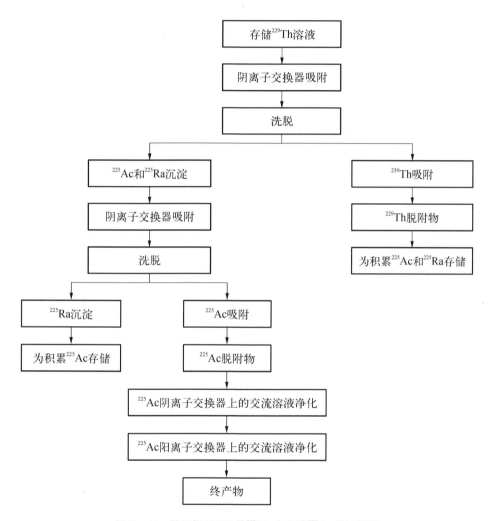

图 5‐41　俄罗斯 IPPE 从^{229}Th 中分离^{225}Ac的流程图

五、^{213}Bi 的制备

^{213}Bi 半衰期为 45.6 min,由^{225}Ac 衰变而来。美国 FDA 批准上市的第一个 α 发生器核素就是^{213}Bi。由于^{213}Bi 半衰期较短,允许制备和标记的时间较短,只能通过发生器获得。^{225}Ac‐^{213}Bi 发生器的研究有很多,最大的挑战是发生器材料的辐射辐解问题。报道的研究中多采用阳离子交换树脂作为发生器材料,最为成熟的是 AG、MP‐50 阳离子材料。部分研究尝试了无机离子交换树脂或色谱树脂,该类树脂比有机类的树脂更耐辐照,稳定性更高。还有一种策略是采用反向发生器,即先将^{213}Bi 吸附在柱材料上,然后洗脱,^{225}Ac 始终以溶液的形式存在。该类发生器的优势是不存在柱材料的辐射辐解问题,但自动化的发生器淋洗流程比较复杂,设备体积较大。

德国 ITU 制备的^{225}Ac -^{213}Bi 发生器采用阳离子交换柱(Dowex AG - MP - 50,100~200 目),树脂装量 300 μL。第一步是将纯化后的^{225}Ac(2 mL,4 mol/L 硝酸体系)直接上柱,然后同体积酸冲洗。第二步非常关键,依次利用 2 mL 0.05 mol/L 的硝酸,2 mL 2 mol/L 的盐酸和 2 mL 0.01 mol/L 的盐酸将发生器转换为 Cl$^-$ 型。该操作的目的是将^{225}Ac 均匀地分布在树脂中,从而避免辐射辐解问题。利用该方法制备的发生器在运行数周之后依旧稳定。^{213}Bi 采用 600 μL 0.1 mol/L 的 NaI 和 0.1 mol/L 的盐酸混合液淋洗,可以洗脱 90% 的^{213}Bi。

六、^{226}Th 的制备

^{226}Th 半衰期为 30.57 min,短时间连续发生 4 次 α 衰变至寿命长达 22 a 的核素^{210}Pb。期间发射 6.0~7.8 MeV 的 α 粒子,是一个潜在的 α 治疗核素。^{226}Th 的母体核素是^{230}U,半衰期为 20.8 d,直接作为治疗核素时脱靶严重。因此,将^{230}U 制备为^{230}U -^{226}Th 发生器来提供^{226}Th 是一种很好的选择,且^{226}Th 的衰变子体寿命在微秒到秒量级,潜在地限制了核素在组织中的分布。

^{230}U 最佳制备途径是质子辐照钍靶,先产生^{230}Pa($T_{1/2} = 17.4$ d),而后衰变至^{230}U。铀钍的分离研究很多,包括利用溶剂萃取、固相萃取、离子交换树脂等方法。在发生器制备中通常采用柱分离,目前探索较多的材料为 TRU、U/TEVA、WBEC 和 DGA 等树脂。发生器的制备策略有两种:第一种是将^{230}Pa 和^{230}U 同时作为母体核素装配发生,但^{230}Pa 衰变至^{230}U 的比例只有 7.8%,而且 Pa 和 U 在 TRU 树脂上的吸附能力差,不足以维持多次淋洗。第二种是先分离出^{230}U,然后只将^{230}U -^{226}Th 发生器部分淋洗,但获得的^{226}Th 为强酸体系,影响标记,重新处理又会衰变损失大量的^{226}Th。

Ermolaev 研究了一种串联色谱柱分离方案,流程如图 5 - 42 所示。首先采用 TEVA 树脂吸附^{230}U,用 7 mol/L 的盐酸洗脱^{226}Th,而后吸附在 DGA 或 UTEVA 树脂上,再用柠檬酸缓冲溶液洗脱^{226}Th。双柱串联发生器,在 5~7 min 内即可获取 1.5 mL 用于标记的^{226}Th 溶液(pH=4.5~5.0),^{226}Th 的回收率大于 90%,^{230}U 的含量小于 0.01%。

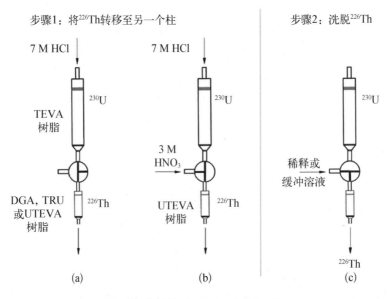

步骤1:将^{226}Th转移至另一个柱   步骤2:洗脱^{226}Th

(a)、(b) 分离^{230}U 和^{226}Th;(c) 洗脱^{226}Th

图 5 - 42 双色谱柱分离^{226}Th 流程图(M=mol/L)

Mastren 等研究了一种 ^{226}Th 的制备方法。首先利用 CL 树脂和 DGA 树脂将 ^{230}U 从 ^{230}Pa 中分离，回收率达 95%，纯度大于 99%。然后用 DGA 树脂分离 ^{230}U/^{226}Th，流程如图 5-43 所示。通过该流程，96% 以上的 ^{226}Th 收集至 1 mL 0.1 mol/L 的柠檬酸盐（pH=5）中，可直接用于标记。发生器在长达 6 周（每天洗脱 2 次 ^{226}Th）的使用中一直很稳定，但是 ^{226}Th 产品中约含有 0.3% 的 ^{230}U，需要进一步降低其含量。

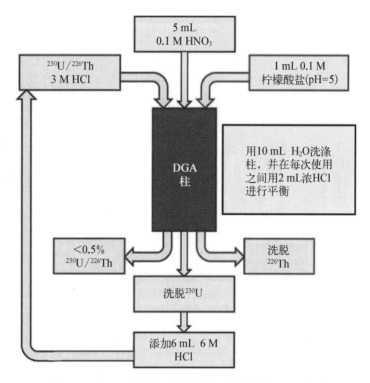

图 5-43　DGA 树脂分离 ^{230}U/^{226}Th 示意图（M=mol/L）

七、^{224}Ra/^{212}Pb 的制备

^{224}Ra 半衰期为 3.6 d，是潜在的 α 治疗核素。^{224}Ra 直接作为 α 核素使用时最大的缺点是其衰变子体 ^{220}Rn（$T_{1/2}=55.6$ s）会导致脱靶。

^{212}Pb 半衰期为 10.6 h，是 ^{224}Ra 的子体核素，也是潜在的 α 治疗核素。它们同属于天然钍衰变系（^{232}Th），如图 5-44 所示。

^{224}Ra/^{212}Pb 可以从 ^{228}Ra/^{228}Th 中分离，可选的衰变途径不止一种，如 ^{228}Ra—^{212}Pb 或 ^{224}Ra—^{212}Pb。该类发生器还面临一个问题，衰变子体 ^{208}Tl 伴生 2.6 MeV 的强 γ 射线。

分离 ^{224}Ra 只能先从 ^{228}Ra 中分离出 ^{228}Th，常用的方法有萃取法和离子交换法等，很多方法可以参照加速器离子辐照钍靶制备 ^{225}Ra/^{225}Ac。在 0.01~0.1 mol/L 的盐酸体系下，用 5% 的 HDEHP 浸渍由硅藻土制备的树脂，可用于无载体 ^{224}Ra 的分离。Atcher 等研究了阴离子交换树脂分离 ^{228}Th 和 ^{224}Ra，阳离子树脂分离 ^{224}Ra 和 ^{212}Pb。在 8 mol/L 硝酸体系中，Th 组分吸附在阴离子交换树脂上，Ra 组分流出。在 0.2 mol/L 盐酸体系中，^{224}Ra 组分吸附在阳离子交换柱上。

Kotovskii 等研究了利用树脂从 ^{228}Th 中分离 ^{224}Ra。Guseva 研究了串联的阴阳离子交换树脂从 ^{228}Ra 中直接分离 ^{212}Pb 的方法。Pruszynski 等研究了一种简单的萃取色谱发生器，能够快速从 ^{232}U

或^{228}Th中分离无载体的^{224}Ra、^{212}Pb和^{212}Bi,流程如图 5 - 45 所示。利用 HDEHP 选择性地吸附^{232}U/^{228}Th,同时采用 3～5 mL 0.1 mol/L 的硝酸选择性地洗脱回收^{224}Ra。洗脱后的^{224}Ra 可以直接装载至阳离子交换树脂 Dowex 50 W×12(100～200 目,H^{+})上,然后可以用 0.75 mol/L 和 2 mol/L 的盐酸分别洗脱^{212}Bi 和^{212}Pb。

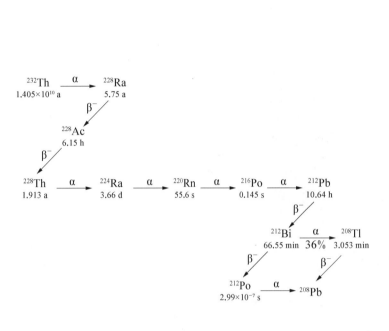

图 5 - 44　天然钍衰变系

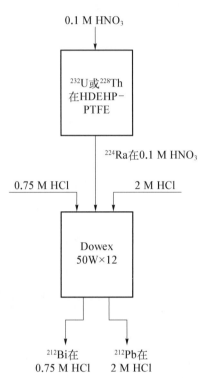

图 5 - 45　从^{232}U 或^{228}Th 中分离^{224}Ra、^{212}Pb 和^{212}Bi 的萃取色谱方法(M＝mol/L)

八、^{255}Fm 的制备

镄(Fm)是超铀元素,其中^{255}Fm 半衰期为 20.07 h,100％的 α 衰变,释放 7 MeV 的 α 粒子,且伴随着产生的其他射线没有影响,是潜在的 α 治疗核素。^{255}Fm 利用发生器制备,母体核素为^{255}Es,其衰变链如图 5 - 46 所示。^{255}Es 的半衰期为 39.8 d,92％的 β^{-} 衰变至^{255}Fm。^{255}Fm 可以通过反应堆辐照锿产生。^{255}Fm 和^{253}Es 一样,是潜在的 α 治疗核素,但获取困难,成本很高,距离实际应用还需较长时间。

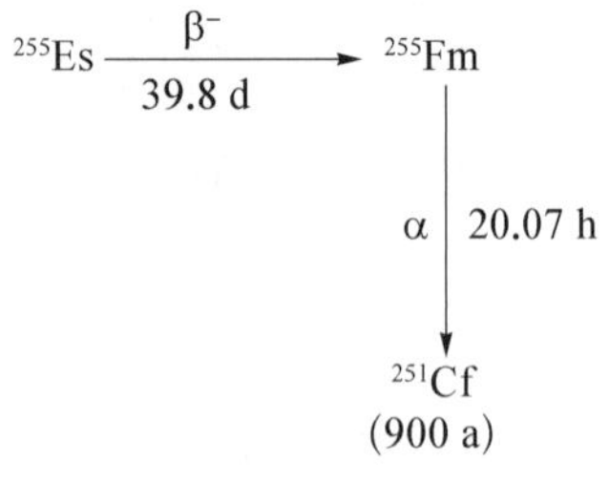

图 5 - 46　^{255}Es 的衰变链

(本章作者:秦芝　陈德胜)

第六章

重要医用阿尔法核素制备技术

第一节 砹-211 制备技术

一、砹-211 的来源及性质

（一）砹的发现

砹（At）是一种稀有的放射性非金属元素。它的发现过程非常曲折，最开始门捷列夫指出来存在一种类碘元素，性质与碘相似，但相对分子质量比碘大，莫斯莱确定该类碘元素的原子序数为85。1931 年，美国亚拉巴马州理工艺学院物理学教授 Fred Allison 宣称在王水和独居石作用的萃取液中发现了 85 号元素，并将其元素符号定为 Ab，但没多久其获取 85 号元素的方法及有效性受到加州大学伯克利分校的 MacPherson 的质疑，最终 Allison 发现新元素的结论被认为是不可靠的。在此之后，仍有许多科学家继续寻找这一元素，但均因各种原因，其结论均被推翻。在 1940 年，美国加州大学的意大利科学家 Corson，MacKenzie 等，在加州大学伯克利分校用回旋加速器加速氦原子核，轰击金属 ^{209}Bi 制得了 85 号元素——"类碘"，即砹（At）。后来，人们在自然界的铀矿中也发现了极微量的 At，At 在地壳中含量极少，仅占 $3 \times 10^{-24}\%$。自然界中存在的 At 都是天然放射性元素衰变的产物。正因为如此，我们对其了解源于它在元素周期表中的位置。

（二）砹的性质

At 是一种卤族元素，电子构型为 $[Xe]4f^{14}5d^{10}6s^26p^5$，颜色为黑色，受热升华时会形成黑紫色气体，比碘蒸气颜色要深。At 的性质与卤族元素极为相似，因此可以根据碘的性质来推断，但 At 的金属性更强，At 在水溶液中可以形成稳定的 At^+ 和 AtO^+ 阳离子，目前只有少量的金属砹化合物被报道发现，如砹化钠、砹化钯、砹化银、砹化铯等。

At 的同位素原子有很多，已知的有 20 多种，质量数范围在 196～219 之间，均具有放射性。半衰期最短的同位素是 ^{213}At，为 125 ns，半衰期最长的同位素是 ^{210}At，其半衰期可达 8.1～8.3 h，但衰变后可生成有毒的钋-210，因此 ^{210}At 的使用必须十分小心。At 因性质不稳定、寿命很短、很难积聚等原因在自然界存在很少。即便如此，科学家们还是通过对各种数据的分析，找到了 At 的应用，即 ^{211}At，其半衰期为 7.2 h，衰变成无害的铋或仅有半秒半衰期的钋-211，适于放射性治疗。

^{211}At 的半衰期为 7.2 h，传能线密度在 100～130 keV/μm 之间。其具有较高的相对生物效

率(RBE),可以在 100 Å 直径×3 nm 的柱中产生超过 10 个电离并且电离密度接近 DNA 双螺旋的直径。^{211}At 每次衰变只产生一个 α 粒子,虽然数量少,但其标记的靶向外放射治疗可以产生精准的细胞毒性,可以达到一个细胞有 10 个原子结合,形成有效杀伤。

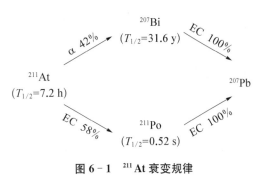

图 6-1 ^{211}At 衰变规律

At 有两条衰变途径(图 6-1):① 58%的 ^{211}At 衰变是通过俘获电子产生 ^{211}Po,其间可产生 77~92 keV 的 X 射线,随后 ^{211}Po 以 0.52 s 的半衰期释放 α 粒子,伴随着 7.45 MeV 的能量释放产生稳定的 ^{207}Pb;② 42%的 ^{211}At 会先释放 α 粒子,伴随着 5.87 MeV 的能量释放得到 ^{207}Bi,最终同样通过俘获电子产生 ^{207}Pb。

在 ^{211}At 衰变过程中产生的 X 射线使得使用常规的伽马探测器即可计算 ^{211}At 的活性,并可进行 SPECT 平扫成像定量分析 ^{211}At 在体内的生物分布,此外,这些 X 射线还可用于测量患者体内 ^{211}At 生物动力学,并进行安全性和稳定性检测,有助于从器官层面评估所需的辐射剂量和注射剂量。

α 核素在衰变过程中会产生有毒子核素,^{211}At 与其他 α 核素相比,其优势是衰变过程中的子核素 ^{211}Po 和 ^{207}Bi 对治疗的影响作用可以忽略不计。即使在最坏的可能情况下(即化学转化导致 ^{211}Po 从细胞表面瞬时释放并通过无阻碍的热扩散进行运输),近 100%的 ^{211}Po 原子在距离原始细胞表面两个细胞直径范围内衰变,除了在罕见的情况下,^{211}Po 子从原来的衰变部位的扩散可以忽略;^{207}Bi 虽然具有长的半衰期,但因为产生 ^{207}Bi 的一次衰变需要 ^{211}At 的近 10 万次衰变,其影响也可忽略。

二、砹-211 的生产

^{211}At 在 TAT 治疗上具有优势,虽然它可以从大量的目标材料中获得如 ^{209}Bi(^{7}Li,5n)^{211}Rn→^{211}At,^{209}Bi(^{3}He,n)^{211}At,^{nat}U(p,x)^{211}At 和 ^{234}Th(p,x)^{211}Rn→^{211}Rn,但以上这些方法因效率不高而不能满足常规生产的需求,此外,该方法还需要 160~660 MeV 的粒子能量和大量的分离程序。目前 ^{211}At 的直接获取是基于 ^{209}Bi(α,2n)^{211}At 核反应,最常用的生产方法是利用回旋加速器,用中等能量的 α 粒子束(28~29 MeV)轰击天然 Bi 产生 ^{209}Bi(α,2n)^{211}At 核反应。^{211}At 广泛应用的最大障碍是需要一种能够产生大于 28 MeV 的 α 粒子束流的高能加速器,只有具有足够的束流强度,才能使 ^{211}At 的产量满足临床应用。此外,由于铋(^{209}Bi)靶导热性差、熔点低,良好的靶材设计也是提高生产效率的重要因素。综上所述,实现 ^{211}At 的高效生产需要回旋加速器、合适的入射束流强度以及合适的靶标系统。^{211}At 也可以通过 ^{209}Bi(^{7}Li,5 n)^{211}Rn 反应间接产生,其中 ^{211}Rn($T_{1/2}=14$ h)衰变为 ^{211}At。目前正在开发这种方法,利用具有较长半衰期的 ^{211}Rn,延长时间的有效分配和使用 ^{211}At。获取 ^{211}At 的相关反应如图 6-2 所示。

1. $^{209}_{83}\text{Bi} + ^4_2\text{He} \longrightarrow ^{211}_{85}\text{At} + 2^1_0\text{n}$

2. $^{209}_{83}\text{Bi} + ^6_3\text{Li} \longrightarrow ^{211}_{86}\text{Rn} + 4^1_0\text{n}$

或 $^{209}_{83}\text{Bi} + ^7_3\text{Li} \longrightarrow ^{211}_{86}\text{Rn} + 5^1_0\text{n}$

$^{211}_{86}\text{Rn} \xrightarrow{\text{电子俘获}} ^{211}_{85}\text{At} + v_e$

图 6-2 ^{211}At 获取的相关核反应

(一)直接反应

目前,^{211}At 的直接获取方法是基于 ^{209}Bi(α,2n)^{211}At 的核反应,利用广泛可用的天然材料——铋作为靶材,通过粒子回旋加速器直接辐照的方法进行生产。通过直接反应实现 ^{211}At 的生产需要回旋加速器、合适的入射束流强度以及合适的靶标系统。

1. 回旋加速器

医用回旋加速器的基本原理是位于中心部分的离子源气体经过电离后发射出粒子束流,在半圆形电极盒(D盒)中运动。粒子束流在磁场和电场的作用下被不断加速,其运行轨道近似于螺旋形。粒子束流经过多次加速后,圆周轨道半径达到最大值并获得最大能量,利用束流引出系统将此处的粒子提取出来,引入靶室照射靶物质发生核反应,从而产生所需要的医用放射性核素。^{211}At的生产需要回旋加速器,用中等能量的α粒子束(28~29.5 MeV)轰击^{209}Bi产生,但能产生^{28}MeV的α粒子束的加速器很少。

2. 入射束流强度

入射束流是用于轰击铋靶的α粒子束,先前的研究发现当入射能量(E_α)超过28.1 MeV后,通过^{209}Bi$(\alpha,3n)^{210}$At反应,会产生^{210}At,其衰变产物^{210}Po在极低剂量下也会对骨髓产生明显毒性。但也有研究表明,优化加速器的入射能量可以最大限度地提高^{211}At的产量,同时避免产生对骨髓有明显毒性的^{210}At。为了获得更高产量的^{211}At,研究员们对入射能量进行了优化,Gagnon K等发现优化后的入射能量可以达到29 MeV,在这个入射能量下可以大幅度提高^{211}At的产量,并且没有证据表明产生了^{210}At。但目前产生^{211}At的加速器,其使用的入射能量大部分小于28.4 MeV,因为在这个水平下即可较容易地获得所需的^{211}At活性水平。

3. 靶系统

铋是产生^{211}At过程中的靶面,作为一种低廉和丰富的天然材料,它在生产^{211}At中有着显著优势。但铋较差的导热性[7.97 W/(K·m)]和较低的熔点(272 ℃),是限制^{211}At高效生产的一个因素,需对其提供良好的冷却方式,尤其是在高电流运行的时候。靶面的制备是将金属铋简单地熔化或气化到铝板上,并加工该表面使其变得均匀。

铋靶的厚度在生产^{211}At中起着重要作用,由于α粒子的加速范围较短,相对较薄的铋层(最好是小于100 μm)足以将其能量降低到反应阈值以下。薄层与较宽的靶区表面积相结合,提高了冷却效率,对于辐照低熔点的铋是安全并且可靠的。但较薄的靶区不能充分利用生产能量窗,较厚的靶区在有效截面没有增加的情况下会产生多余的热量,将铋靶置于相对于射束方向的切线入射角(掠射角)会增加射束在目标上的接触面积,减少铋靶的有效厚度,允许更好的散热。使用较薄的靶标应有助于通过靶标蒸馏或溶解从靶标中快速提取^{211}At。铋靶的正面和背面的铝板都需要充分冷却,以防止铋在辐照过程中熔化,导致^{211}At逃逸,影响生产产量,并可能使处理复杂化,因此Bi和Al,以及Al和冷却剂的界面之间有效的热传递是允许使用最大流束产生高^{211}At生产效率的必要条件。

靶标系统又分为外部倾斜的靶标系统和内部靶标系统。目前使用内部靶标系统的有三个机构(表6-1),分别是丹麦哥本哈根大学医院的PET和回旋加速器单元,美国杜克大学医学中心(Duke University Medical Center,DUMC)的CS-30回旋加速器的MIT-1内部靶标系统,捷克科学院物理研究所设计的一款在U-120M回旋加速器上生产^{211}At的一种新的内靶系统。内部靶不像外部靶一样需要箔片,不存在真空以外的外部目标和箔片或偏转板隔膜的散热问题,束流电流只受目标本身和离子源的限制。但在现有回旋加速器上实现内靶系统也存在很大的障碍,因为它们需要设计和制造能够以可靠和可重复的机械控制,用以将靶精确地放置在回旋加速器内的靶板。此外,必须进行束流模拟,以确保精确的α粒子束流能量,以避免不必要的^{210}At生产。为了达到高生产速率和放射性核素纯度,还需要其他优化过程。

表 6-1　使用内靶系统的机构及内靶相关参数

机　　构	束流能量/MeV	倾斜角度/(°)	靶标厚度/μm	束流密度/μA
哥本哈根大学	28±1	15	18	20
杜克大学	28	4.7	10~25	100
捷克核物理研究所	29.5	0.1~1.51	3~5	10~30

如图 6-3 所示为外靶系统示意图,外靶系统也被报道可以产生较低产量的^{211}At,但配备了优化的外部目标系统的回旋加速器能够产生与内靶系统相当的^{211}At 产量,华盛顿大学医学中心的Scanditronix MC-50 使用的是外靶系统,倾斜的目标几何形状用于优化束流目标接触处的入射角,以降低束流热密度。通过使用水冷却系统,当运行在 50 μA 时,峰值目标温度估计仅有 54 ℃,远低于铋的熔点,入射的 α 粒子能量为 29 MeV,辐照强度为 58 μA,4 h 后最大^{211}At 产量为 4.3 GBq。这是目前报道的外靶点系统产生^{211}At 的最高水平。

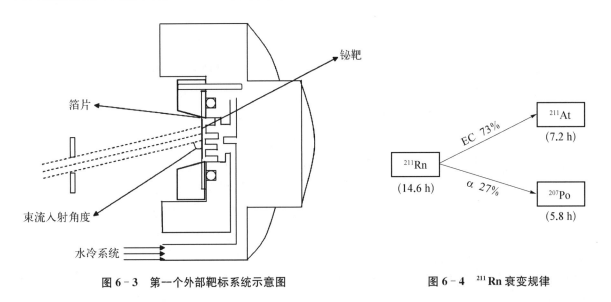

图 6-3　第一个外部靶标系统示意图　　　　图 6-4　^{211}Rn 衰变规律

（二）间接反应

利用^{209}Bi(α,2n)^{211}At 核反应生产^{211}At 的方法除了受到回旋加速器数量的限制外,后续也产生了如何将放射性核素合理准时地分发到生产地点以外的问题。于是,通过^{211}Rn/^{211}At 发生器系统成为另一个合理的选择。^{211}Rn 有 73% 的概率衰变为^{211}At,27% 的概率衰变为钋-207(^{207}Po,5.8 h 半衰期)(图 6-4)。^{211}At 活性最初因^{211}Rn 衰变而增加,16 h 后达到最大值,24 h 后超过^{211}At 最大活性的 50%。^{211}At 的内键及其与^{211}Rn 在几天内逐渐达到瞬态平衡的方法,与常规的^{211}At 生产方法形成了鲜明的对比,后者在生产后立即以指数速率递减(根据^{211}At 的半衰期)。利用^{211}At 可以在运输中连续生产这一机制,^{211}Rn/^{211}At 发生器可适用于远距离运输^{211}At。

获取^{211}Rn 的最常用的方法是用 60 MeV[^{209}Bi(^{6}Li,5n)]或 42 MeV[^{209}Bi(^{6}Li,5n)]的锂离子束轰击^{209}Bi 靶。在^{211}Rn 的获取过程中会产生放射性杂质^{210}Rn 和^{210}At,^{210}Rn 是在^{209}Bi(^{7}Li,6n)^{210}Rn反应过程中产生的,^{210}At 是通过散裂过程产生的。正是这些放射性核素杂质和其子代放射性核

素(^{206}Po，^{210}Po)使发生器的条件和其后续医学应用的效用变得较为复杂。Maeda 等经过对该核反应激发函数的研究，发现在 $^{209}Bi(^{7}Li,5n)^{211}Rn$ 核反应里，使用 $50\sim60$ MeV 的入射能量可以在最大限度增加产额的同时，最大限度地减少放射性核素杂质。锕系靶点的高能质子散裂是另一种产生 ^{211}Rn 和 ^{211}At 的方法，但其放射性化学产量相对较低。此外，关于放射性杂质的纯化方法也在研究中。但目前为止，只有少数几个机构正在研究 ^{211}Rn 的生产和 $^{211}Rn/^{211}At$ 发生器的发展。美国阿贡国家实验室的阿贡串联直线加速器系统(Argonne Tandem Linac Accelerator System，ATLAS)被用于研究使用 $^{209}Bi(^{7}Li,5n)^{211}Rn$ 反应生产 ^{211}At ($T_{1/2}=7.2$ h)。通过这种间接方法提供 ^{211}At 是一种很有吸引力的策略，有助于满足对放射性核素日益增长的和更分散的地理需求。

三、^{211}At 的分离和纯化

在生产 ^{211}At 后，将嵌入在靶标铋层中的分离物转化为化学有用形式，用于进一步的化学加工，即标记和生产钝化分子。^{211}At 从靶面分离的效率在很大程度上取决于回旋加速器辐照的执行方法，包括铋靶及其背板的大小、厚度、质量，背板材料，辐射的距离及束流强度。^{211}At 的分离方法根据技术条件、靶标大小、标记方法等分为干馏法和湿萃取法。

（一）干馏法

最常用的分离装置是根据铋靶及底板大小和形状制作一个合适的蒸馏装置，在蒸馏前，通过刮擦、切割和加热将铋靶从衬底中分离出来，这种方法可以使用占地面积较小的蒸馏器，并且可使蒸馏过程简单化，但是会带来污染的风险，尤其是产生高活性的 ^{211}At 时。蒸馏过程中需要 $650\sim800$ ℃温度持续 30 min 或更短时间将辐射靶标加热，温度要达到铋的熔点(272 ℃)和砹的沸点(302 ℃)以上。有效的 ^{211}At 捕获需要适当的载气流，常用的有氩气和氮气，适度真空情况下的 O_2 有时也可使用。捕获 ^{211}At 的常见装置有气包捕捉器和硅胶管。目前使用的聚醚醚酮(PEEK)制备的毛细管管式冷冻陷阱是蒸馏的首选装置，另一项研究表明使用具有更大灵活性和透明性的 PTEE 管可以在较低 ^{211}At 活性水平时即可达到 $80\%\sim90\%$ 的蒸馏效率。

（二）湿萃取法

从液态铋靶材料中分离 ^{211}At 的方法在 20 世纪 50 年代被首次引用，随后 Balkin 等对其进行了优化，使回收率达到了 $(78\pm11)\%$。该方法包括五个步骤：① 将铋靶溶解在硝酸(HNO_3)溶液中；② 借由蒸馏去除 HNO_3 得到含 ^{211}At 的 Bi 盐；③ 将其在 8 mol/L HCl 中溶解；④ 用二异丙醚(DIPE)从溶解的 Bi 盐溶剂萃取 ^{211}At；⑤ 用干净的酸反复洗涤 DIPE；⑥ 从 DIPE 中反萃取 ^{211}At 到 4 mol/L NaOH 中，得到纯化的 ^{211}At 产品。为了提高 ^{211}At 分离过程的效率和可重复性，将临床研究扩展到其他机构(Ⅱ/Ⅲ期临床试验中)，正在研究半自动甚至全自动的方法。Li 等根据早期对 ^{211}At 从受辐照钍靶中分离的研究，发展了一种使用碲填充柱从铋靶中分离 ^{211}At 的方法。通过 $NH_2OH\cdot HCl$ 水溶液中和溶解过程中的 HNO_3，优化了碲填充柱分离方法，以一种半自动化的方法得到了较高的分离收率($88\%\sim95\%$)。湿化学法通常提供比干馏法更高、更一致的 ^{211}At 分离产率，避免了挥发性 $^{211}At^-$ 的形成，从辐射安全的角度来看这是有利的。然而，湿化学法有形成大量 ^{211}At 溶胶态物质的风险，这可能会导致 ^{211}At 产物的放化纯度降低，从而可能影响后续的放射性标记产率。

综上所述，利用干馏法和湿萃取法均可从辐照铋靶中获得的高 ^{211}At 回收率。这两种方法是互补的，研究人员能够根据当地设施限制的程序类型和分离 ^{211}At 所用的化学类型来选择不同的方法。

此外,新的^{211}At 纯化方法也正在开发。

四、具有^{211}At 生产能力的国家或机构

尽管^{211}At 在临床上具有广泛的应用前景,但受限于其产量,仍不能大范围推广使用。美国杜克大学的冯钰天教授在一篇综述中列举了目前有能力以及未来有潜力生产^{211}At 的国家和机构(表6-2)。日本、欧洲一些国家和美国目前正在努力通过建造新的回旋加速器或利用现有的加速器来扩大^{211}At 的生产,在过去的数十年里,日本已经建立了 6 个可以进行^{211}At 常规生产和纯化的研究所。欧洲科学技术合作组(European Cooperation in Science and Technology,ECOST)于 2020 年资助了一个专注于^{211}At TAT 的多机构项目,包括建立一个高效的^{211}At 生产网络,以满足欧盟成员国和邻国的需求。在美国,能源部也为提高现有回旋加速器的^{211}At 产量提供了资金,目的是利用美国能源部的同位素计划大学同位素网络(Department of Energy Isotope Program University Isotope Network,DOE IP UIN)作为^{211}At 分配的管道。此外,先前一些已经被停用的研究所在未来也有恢复工作的可能,可以作为潜在生产力。

表 6-2 目前生产^{211}At 的国家和机构

位置	机　构	回旋加速器类型和靶标	生 产 条 件	目 前 产 量
北美洲	杜克大学,美国	CS-30	28 MeV,100 μA	9.3 GBq/4 h
	华盛顿大学,美国	MP-50	29 MeV,58 μA	4.3 GBq/4 h
	宾尼法尼亚大学,美国	JSW bc3015	28.4 MeV,10 μA	395 MBq/5 h
	得克萨斯 A&M 大学,美国	K150	28.8 MeV,7 μA	1.5 GBq/9 h
欧洲	哥本哈根大学,丹麦	MC-32	29 MeV,20 μA	3~4 GBq/4 h
	南特,法国	Cyclone 70	28 MeV,15 μA	0.5~1 GBq
亚洲	四川大学,中国	CS-30	28 MeV,15~20 μA	200 MBq/2h
	大阪大学,日本	K140AVF	28.2 MeV	3 GBq
	福岛医科大学,日本	CYPRIS MP-30	29 MeV,20 μA	2 GBq/4 h
	QST-NIRS,日本	AVF930	28.5 MeV,10~13 μA	0.74~1.11 GBq/4h
	QST-TIARA,日本	AVFK110	28.1 MeV,4.5 μA	300 MBq/3 h

(一)目前能稳定生产^{211}At 的机构

1. 北美洲

北美境内最常使用的方法是用 α 粒子铋靶获得^{211}At。在杜克大学,每月可以生产出 8~10 GBq 的^{211}At 用于放射化学和临床前研究。目前,该机构有两种 TAT 药物预计在一年内进入临床试验阶段,届时^{211}At 的产量可能会翻 1 倍。两种^{211}At TAT 药物预计将在一年内进入临床试验阶段,预计^{211}At 产量将翻倍,这完全在目前的能力范围内。华盛顿大学的回旋加速器设施常规生产高级^{211}At,以支

持一个临床和几个临床前项目。华盛顿大学的回旋加速器常规生产出来的^{211}At量可以供一个临床试验和几个临床前研究,从2018年起,每年都会有74GBq的^{211}At被生产出来。宾夕法尼亚大学报告称他们的JSW 3015回旋加速器单次运行的最大产量可达396MBq。2020年,得克萨斯A&M大学报道,使用28.8MeV入射α束能量和4~8μA电流,在运行8h后产生了(890±80)MBq的^{211}At。

2.欧洲

哥本哈根大学医院的PET和回旋加速器设备在运行8h后,能够产生最大约3.6GBq的^{211}At。位于法国南特的名为Arronax的高能粒子回旋加速器自2008年开始运行,能够以35μA的束流加速70MeV的α粒子,为避免产生^{210}At,将束流降低到约28MeV时,可以产生高达1GBq的^{211}At,用于基础研究和临床研究。

3.亚洲

^{211}At的生产在亚洲也有悠久的历史,中国四川大学的CS-30回旋加速器与杜克大学的回旋加速器同时代。日本大阪大学的核物理研究中心(Research Center for Nuclear Physics,RCNP)配备的K140 AVF回旋加速器,已经生产^{211}At超过20年。2011年以后,日本各地出现了许多新的生产基地,包括日本原子能机构(Japan Atomic Energy Agency,JAEA)、国家量子科学与技术研究院(National Institutes for Quantum and Radiological Science and Technology,QST)和福岛医科大学(Fukushima Medical University,FMU)。2021年第一季度,韩国放射医学科学研究所(Korea Institute of Radiological and Medical Sciences,KIRMS)的Scanditronix MC-50回旋加速器也开始生产^{211}At。

（二）其他具有发展潜力的机构

目前除了稳定生产^{211}At的场所外,还有几个设施可能在未来几年可以生产^{211}At。在北美,加州大学戴维斯分校的克罗克核实验室得到了美国能源部的资助,在他们的回旋加速器上创建了生产^{211}At的能力,在靶制造和束流优化方面取得了重大进展,在2021年开始生产。iontix已经获得了一台与杜克大学的机器类似的CS-30回旋加速器,并正在更新这台机器,目标是截至2022年第4季度生产至少10GBq批次的^{211}At。在欧洲,预计成本行动下的At标记放射性药物优化网络(NOAR)CA19114将激励并可能支持更多^{211}At生产加速器的开发。POLATOM(华沙,波兰)的IBA旋风30XP回旋加速器似乎有计划进行^{211}At生产,拥有回旋加速器的德国Jülich和英国的伯明翰大学的核化学研究所也有可能生产^{211}At。

第二节　锕-225/铋-213制备技术

一、核素与靶向α治疗研究背景

随着现代医学对肿瘤诊疗的更新与发展,肿瘤治疗正在向精准化靶向治疗发展,核医学已开展许多新型靶向诊疗应用。靶向α治疗(TAT)是利用核医学方法治疗各种肿瘤最有前景的新方法之一,其原理是释放α粒子的放射性核素与肿瘤靶向性载体分子(如单克隆抗体或肽)进行偶联,使肿瘤细胞靶向特异性。α粒子具有高传能线密度(LET),约100keV/μm,在人体组织中射程很短(40~90μm),因此可以将具有高度细胞毒性的辐射剂量传递给靶向肿瘤细胞,导致肿瘤细胞DNA双链断裂,带来杀伤效应,同时最大程度地减小对周围健康组织的损害。考虑到TAT治疗中α粒子射程短的特性,其有望在小型肿瘤细胞簇、手术或化疗后肿瘤微小残留病灶等方面发挥重要作用。

目前有几种 α 核素正在用于 TAT 研究,包括锕-225(^{225}Ac,$T_{1/2}=9.92$ d)、铋-213(^{213}Bi,$T_{1/2}=46$ min)、镭-224(^{224}Ra,$T_{1/2}=3.63$ d)、镭-223(^{223}Ra,$T_{1/2}=11.43$ min)等。^{213}Bi 混合发射 α/β$^-$ 粒子,由于 ^{213}Bi 进行 β$^-$ 衰变得到的子体核素钋-213(^{213}Po,$T_{1/2}=4.2$ μs)半衰期非常短,因此 ^{213}Bi可以被认为是 α 发射体(图 6-5)。临床前和临床研究显示了 TAT 治疗多种肿瘤类型的潜力,如通过 ^{225}Ac 和 ^{213}Bi可以靶向治疗急性白血病、乳腺癌转移、胰腺肿瘤、神经内分泌肿瘤、黑色素瘤等。^{223}Ra 已用于转移性、去势抵抗性前列腺癌的姑息治疗。

^{225}Ac 和 ^{213}Bi 是肿瘤靶向治疗研究的热点,通常由长寿命钍(Th)同位素衰变链中形成。生产短寿命放射性核素 ^{225}Ac 和 ^{213}Bi 最便捷的方法是基于离子交换或萃取色谱柱的发生器系统,它可使长寿命的母体核素保留在柱子上,淋洗出短寿命的子体核素。下面将分别介绍 ^{225}Ac 与 ^{213}Bi 的制备方法。

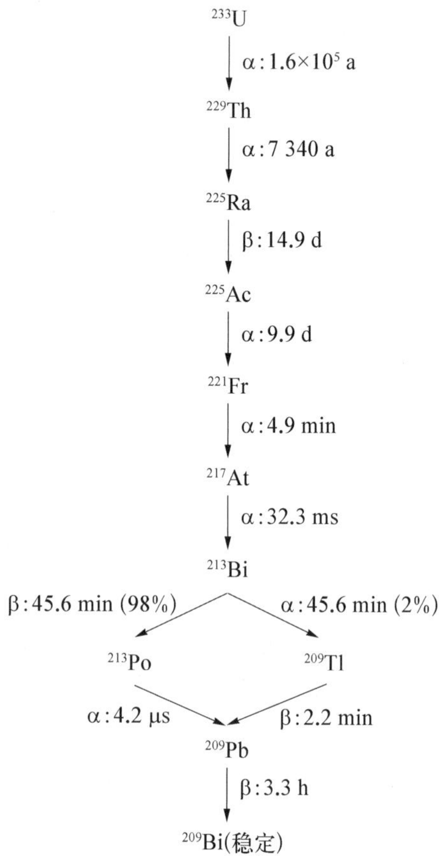

^{233}U
↓ α:1.6×10^5 a
^{229}Th
↓ α:7 340 a
^{225}Ra
↓ β:14.9 d
^{225}Ac
↓ α:9.9 d
^{221}Fr
↓ α:4.9 min
^{217}At
↓ α:32.3 ms
^{213}Bi
β:45.6 min (98%) ↙   ↘ α:45.6 min (2%)
^{213}Po ^{209}Tl
α:4.2 μs ↘   ↙ β:2.2 min
^{209}Pb
↓ β:3.3 h
^{209}Bi(稳定)

图 6-5　^{225}Ac 与^{213}Bi 的同位素衰变链

二、^{225}Ac 的制备

目前世界上主要有三个实验室生产^{225}Ac 的^{229}Th 源,分别位于美国、俄罗斯、德国。这些^{229}Th 源均从可裂变前体^{233}U 中化学分离出来。自 1997 年以来,美国橡树岭国家实验室(ORNL)每年提供约 720 mCi 高纯度^{225}Ac,俄罗斯国家原子能集团公司的产量也与之相近。德国超铀元素研究所(ITU)拥有较小的^{229}Th 源,每年能够提供约 350 mCi 的^{225}Ac。但这些^{225}Ac 供应量尚不能满足对 α核素的大量临床需求。解决^{225}Ac 短缺问题,需要在现有生产^{225}Ac核素的基础上,进一步研发新的生产路线。

1. 以 ITU 生产^{225}Ac 为例

ITU 使用一种基于硝酸介质的离子交换法和萃取色谱法分离、纯化^{225}Ac 的方法,该方法快速、高效、产率高。

^{229}Th 母液的制备:通过离子交换法从^{233}U 的混合废物中分离出^{229}Th,具体来说是将 0.5 kg 固体废物(含有^{233}U、^{229}Th、^{232}Th 等),在 2 L 8 mol/L HNO$_3$中反复回流加热,冷却后过滤。蒸发浓缩滤液,然后加水调整 HNO$_3$的浓度到 8 mol/L 左右,并再次过滤。将得到的溶液加入体积为 1 L 的 Dowex 1×8 阴离子交换柱(100～200 目)。用 15 L 8 mol/L HNO$_3$洗脱去除^{233}U、^{225}Ra、^{225}Ac 及其子产物,同时用 4 L 0.1 mol/L HNO$_3$洗脱^{229}Th /^{232}Th。蒸发浓缩^{229}Th 洗脱液至干,然后加入 8 mol/L HNO$_3$调整至 500 mL,重复阴离子交换过程以去除残留的^{233}U。将^{229}Th 洗脱液浓缩,加入 8 mol/L HNO$_3$调整至 500 mL,随后加入至预平衡 Dowex 1×8 阴离子交换树脂(100～200 目)中,连续搅拌混合物 5 h 制备^{229}Th 母液。为了增加^{229}Th 对阴离子交换树脂的吸附,并获得均匀的活性分布,可使用蠕动泵将^{229}Th 溶液按批次泵送。该^{229}Th 母液可使用 10 年,连续生产^{225}Ra/^{225}Ac。

离子交换法分离^{229}Th 与^{225}Ra/^{225}Ac(图 6 - 6)：根据^{225}Ac 的临床应用所需活性,ITU 每 9 周从 ^{229}Th 中分离出^{225}Ra 和^{225}Ac。将^{229}Th 母液加入 500 mL Dowex 1×8 阴离子交换树脂(100～200 目)中达到平衡,使用 100 mL 8 mol/L HNO$_3$ 洗脱 5～6 次,得到含有^{225}Ra、^{225}Ac 和约 3‰～5‰ ^{229}Th /^{232}Th 的混合洗脱液。将洗脱液蒸发至接近干燥,加入 20 mL 8 mol/L HNO$_3$,通过体积为 1 mL 预过滤柱,去除有机杂质。随后滤液加至柱体积为 80 mL 的 Dowex 1×8 阴离子交换柱 (100～200 目),用 250～300 mL 8 mol/L HNO$_3$ 洗脱^{225}Ra 和^{225}Ac,洗脱液蒸发至接近干燥。用 500 mL 0.05 mol/L HNO$_3$ 洗脱阴离子交换柱中的^{229}Th,将^{229}Th 洗脱液蒸发至接近干燥状态,加入 8 mol/L HNO$_3$ 中,并添加回^{229}Th 母液中。

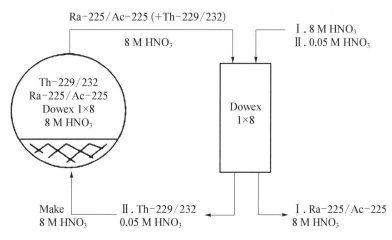

图 6 - 6　利用离子交换法从^{229}Th 中分离^{225}Ra/^{225}Ac 示意图(M＝mol/L)

萃取色谱法分离^{225}Ra 与^{225}Ac(图 6 - 7)：阴离子交换柱分离后的^{225}Ra /^{225}Ac 加入至 4 mol/L HNO$_3$ 中,负载到柱体积为 1.6 mL 的 UTEVA/RE 树脂级联柱,UTEVA 柱去除残余^{229}Th,先用 20 mL 4 mol/L HNO$_3$ 从 RE 树脂中洗脱出^{225}Ra,保留^{225}Ac 于树脂上,从而实现^{225}Ra 与^{225}Ac 分离。蒸发浓缩^{225}Ra 以减少其体积,然后加入 4 mol/L HNO$_3$ 中保存 17～18 d,^{225}Ac 的最大量相当于初始 ^{225}Ra 活性的 44.3％,可用于进一步分离。^{225}Ac 以 8 mL 0.05 mol/L HNO$_3$ 从 RE 树脂中洗脱,洗脱液蒸发至接近干燥后加入 2 mL 6 mol/L HNO$_3$ 中。

^{225}Ac 纯化及质量控制(图 6 - 7)：将含有^{225}Ac 的 6 mol/L HNO$_3$ 负载到每个柱体积为 1 mL 的三重 UTEVA 级联柱上,以去除残留的^{229}Th 或其他金属杂质。^{225}Ac 通过级联洗脱,洗脱液蒸发至接近干燥后加入 2 mL 4 mol/L HNO$_3$ 中,构建^{225}Ac /^{213}Bi 放射性核素发生器。如需进行质量控制,最后一个 UTEVA 柱用 0.4％草酸铵溶液洗脱,蒸发洗脱液,加入 6 mol/L HNO$_3$ 后进行光谱分析。

该操作需要在放射性防护的手套箱中完成,使用不同摩尔浓度的硝酸进行所有的化学分离。基于离子交换法的传统^{229}Th/^{225}Ac 分离所需的腐蚀性试剂,特别是盐酸的使用,可以减少到最低限度。由于该工艺的时间效率和总产率大于 95％,可最大程度降低^{225}Ac 的损失。所得^{225}Ac 纯度高,可用于靶向 α 治疗的临床试验。

2.^{225}Ac 及其母体核素^{229}h 的生产方法

为满足临床需求,科学家探索了使用不同能量的带电粒子和中性粒子生产^{225}Ac 及其母体核素 ^{229}Th 的方法。

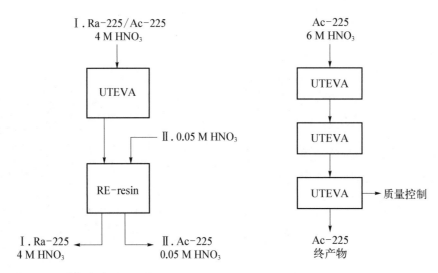

图 6-7　萃取色谱法分离^{225}Ra 与^{225}Ac 以及^{225}Ac 纯化、质量控制示意图(M＝mol/L)

(1) 高通量热中子辐照^{226}Ra 靶生成^{229}Th

高通量热中子辐照^{226}Ra 靶是生产^{229}Th 最有潜力的方法。图 6-8 显示了多种相关放射性核素生产链的反应路线与已知有效截面。ORNL 拥有一个大于 10^{15} n/(cm^2·s)的高通量同位素反应堆(HFIR),可通过^{226}Ra、^{228}Ra 和^{227}Ac 生产^{229}Th。这三种母核在约 26 d 的 HFIR 周期内可得到^{229}Th 的产量分别为^{226}Ra(74±7.4) MBq/g、^{228}Ra(260±10) MBq/g、^{227}Ac(1 200±50) MBq/g。

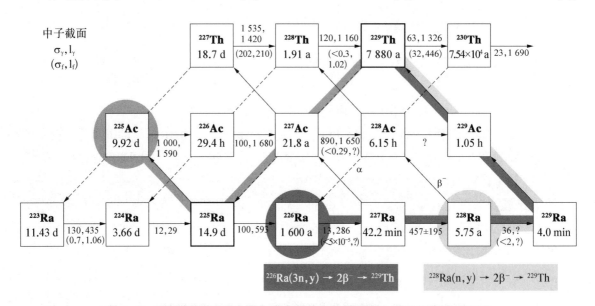

图 6-8　中子诱导反应产生^{229}Th 的路线示意图(截面第一项为热截面,第二项
为共振积分。括号内的值分别是热中子和超热中子的裂变截面)

中子辐照^{226}Ra 靶发生的主要核反应为:^{226}Ra(n,γ)^{227}Ra(β$^-$)^{227}Ac(n,γ)^{228}Ac(β$^-$)^{228}Th(n,γ)^{229}Th,通过衰变动力学和中子俘获概率进行驱动。由于^{227}Ra($T_{1/2}$＝42.2 min)和^{228}Ac($T_{1/2}$＝6.15 h)的半衰期短,所以通过辐照^{227}Ra 靶或^{228}Ac 靶制备^{229}Th 不是主要的方法。^{226}Ra(n,γ)^{229}Th 有效截面对^{229}Th 的产率影响最为显著,由于会产生^{228}Th 杂质,可以通过质量分离的方法从^{229}Th 中去除^{228}Th 杂质。尽管实际产率和理论产率之间存在显著差异,但 HFIR 的最佳 5 个辐照周期预计每

克^{226}Ra可获得 0.8 GBq ^{229}Th(约 20 mCi/g)。虽然纯^{227}Ra 或^{228}Ac 靶可能会得到相对更多的^{229}Th，但实际上通过辐照^{227}Ra 或^{228}Ac 靶得到的^{229}Th 可供应量远小于^{226}Ra。目前，辐照^{226}Ra 靶是生产^{229}Th 的主要途径，即使辐照相对少量的^{226}Ra，也可以大大缓解^{225}Ac 的短缺问题。然而这条生产路线无法满足全部需求，需要同时使用其他方法进行生产。

（2）通过^{232}Th 和^{nat}U 靶生产^{225}Ac 和^{225}Ra

通过质子和中子的更高能量辐照可以批量产生^{225}Ac(图 6-9)。除^{227}Ac($T_{1/2}=21.772$ a)，所有锕系放射性同位素的衰变速度相对较快，可以产生相对纯净的^{225}Ac。近年来，美国和欧洲实验室试图通过辐照^{232}Th 靶发生核反应^{232}Th(p, x)^{225}Ac，以生产^{225}Ac。美国 Brookhaven 与 Los Alamos 国家实验室的现有设施在每年大约 8 个月的运行时间内，每 10 d 能够从 5 g/cm^{2}靶辐照中产生40～80 GBq ^{225}Ac，其中^{227}Ac 的占比小于 0.2%。美国能源部试图使用该方法解决^{225}Ac 供应短缺的问题，但由于(p, xn)型反应相关研究甚少，50～80 MeV 能量范围内的副反应尚不明确，因此不确定核反应后的杂质会带来多少有害剂量。

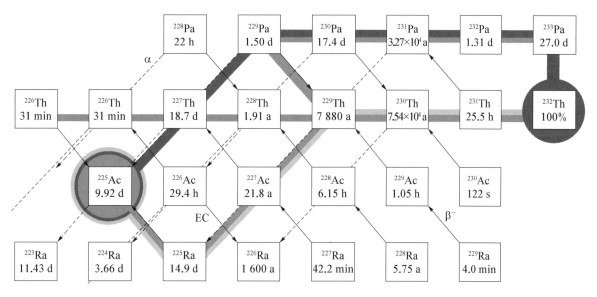

图 6-9　通过质子辐照^{232}Th 靶生产^{225}Ac 的各种途径[^{229}Pa(两条衰变路线)、^{229}Th 和^{226}Th 直接生成^{225}Ac 是 4 条主要途径]

此外，有多个机构探索辐照 U 靶发生反应如^{nat}U(p, x)^{225}Ac 以制备^{225}Ac，但目前仅停留在设想阶段，需要大量资金投入与处理(或储存)大量放射性废物的能力，才能满足利用该方法制备^{225}Ac 的条件。

（3）使用^{226}Ra 靶生产^{225}Ra/^{225}Ac

^{226}Ra 同位素作为加速器和快中子反应堆(或加速器提供的中子)的靶材具有广阔的应用前景(图 6-10)。快中子引发的生产路线，如^{226}Ra(n, 2n)^{225}Ra(β^-)^{225}Ac 和^{226}Ra(n, p)^{225}Fr(2β^-)^{225}Ac，尚未经过实验研究。虽然它们可以通过多种间接反应途径生成^{225}Ra，但这些途径需要通过多次放射化学分离才可以得到^{225}Ac，与直接反应途径相比，从动力学来说不太理想。同样，直线加速器辐照^{226}Ra 靶发生核反应^{226}Ra(γ, n)^{225}Ra(β^-)^{225}Ac，但只有理论模型可以预测^{225}Ac 的理论产率，然而光子诱导反应模型往往不准确。此外，在 21 世纪初，ITU 曾尝试通过^{226}Ra(p, 2n)^{225}Ac 反应作为由低能回旋加速器生产^{225}Ac 的一种方法。使用 30 mg ^{226}Ra 靶材，辐照强度为 50 A，持续 43.5 h，得

到 13.1 mCi ^{225}Ac，^{225}Ac 的放射化学分离是在 2 mol/L HCl 中依次用 Ln 和 Sr 树脂实现，此后再无相关研究进展。质子辐照^{226}Ra 靶的主要缺点是缺乏对^{226}Ra 常规辐照、管理和回收的任何经验，从而对它的实际应用存在一定的局限性。

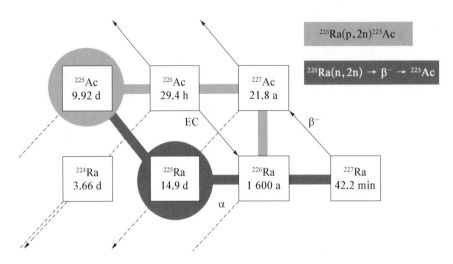

图 6 - 10　^{226}Ra 靶的质子和快中子诱导反应生成^{225}Ac 的示意图

上述用于解决^{225}Ac 供应不足的各种生产方法，从^{229}Th 发生器中得到^{225}Ra 和^{225}Ac 是目前唯一确定的常规提供^{225}Ac 的方法，其他方法都尚未成熟。小型临床试验可以通过现有的发生器装置实现，但后期临床试验则需要通过加速器生产^{225}Ac 来实现。

三、^{213}Bi 的制备

放射性核素可以与多胺羧酸配体螯合形成螯合物，制备以螯合物形式存在的短寿命放射性核素^{213}Bi 的难点在于如何快速络合 Bi 并纯化产物。目前研制的^{225}Ac/^{213}Bi 发生器经过不断优化，可实现简单有效的生产与纯化，适合生物医学研究。下面介绍几种制备^{225}Ac/^{213}Bi 发生器的方法。

方法一：使用^{225}Ac、100 mg DIPEX 树脂和 Sep-Pak Alumina N Plus Light Cartridge 小柱构建出柱体积为 0.35 mL 的^{225}Ac/^{213}Bi 发生器。取 100 mg DIPEX 树脂，1 mol/L HCl 浸泡，室温下 100 r/min 振摇过夜。取 Sep-Pak Alumina N Plus Light Cartridge 小柱，柱体和筛板使用 2 mol/L HCl 浸泡，超声 15 min，弃去 HCl 并重复 1 次，随后用去离子水洗净。将活化后的 DIPEX 树脂填入小柱内，并用筛板压实，组装完毕后用 1 mL 去离子水润洗平衡，吹干待用。将 18.5 MBq［^{225}Ac］Ac(NO$_3$)$_3$ 溶解于 0.1 mL 0.1 mol/L HCl 中，加入 0.9 mL 去离子水稀释，将所得的［^{225}Ac］Ac(NO$_3$)$_3$盐酸溶液以 1～2 mL/h 的速度推入上述 DIPEX 小柱中，收集流出的溶液。将流出液放置 6 h 至衰变平衡，若高纯锗能谱仪测量^{225}Ac 和^{221}Fr 的含量很少，则^{225}Ac/^{213}Bi 发生器制作完成。使用注射器注入淋洗液即可获得所需的^{213}Bi 溶液。

方法二：ITU 制备的^{225}Ac/^{213}Bi 放射性核素发生器，内含一个 Dowex AG-MP - 50 阳离子交换柱（100～200 目），可通过特氟龙管连接的蠕动泵以恒定速率洗脱。将纯化的^{225}Ac 溶解于 2 mL 4 mol/L HNO$_3$ 中，负载到 Dowex AG-MP - 50 交换柱上，再用 2 mL 4 mol/L HNO$_3$ 洗脱 Dowex AG-MP - 50 交换柱。然后分别使用 2 mL 0.05 mol/L HNO$_3$、2 mL 2 mol/L HCl 和 2 mL 0.01 mol/L HCl 依次洗脱 Dowex AG-MP - 50 阳离子交换柱，使核素发生器变成氯型。通过这种方

法,不仅可以使^{225}Ac 均匀分布在前 60％的阳离子交换树脂中,还可以大大降低树脂的辐射强度,核素发生器的性能几周内便可以稳定。选用 600 μL 0.1 mol/L NaI/0.1 mol/L HCl 作为淋洗液淋洗出^{213}Bi,^{213}Bi 的产率约 90％,此时,^{213}Bi 会以 BiI_4^-/BiI_5^{2-} 的形式存在。

方法三:使用双柱法制备^{225}Ac/^{213}Bi 发生器。将^{229}Th/^{232}Th/^{228}Th 溶解于 8 mol/L HNO$_3$,负载到 Dowex1×10 阴离子交换柱上,用 2～3 mL 8 mol/L HNO$_3$ 淋洗 Dowex1×10 阴离子交换柱得到^{225}Ac 的淋洗液。通过 Dowex1×10 阴离子交换柱除去了 Th,但是得到的^{225}Ac 中含有惰性杂质和 Ra。

将上述得到的^{225}Ac 淋洗液与 CH$_3$OH 以 1:10 浓度进行稀释,并用 Dowex1×8(0.5 g)阴离子交换柱将所得的约 0.8 mol/L HNO$_3$-90％CH$_3$OH 溶液渗滤负载;用 1 mol/L HNO$_3$-90％CH$_3$OH 淋洗阴离子交换柱至洗脱液呈无色状。然后用 0.5 mol/L HNO$_3$/80％CH$_3$OH 洗脱 Ra,同时将^{225}Ac 保留在柱上;^{225}Ac 可以用小体积的稀释酸或生理盐水从树脂上洗脱。

第三节　镭-223 制备技术

一、^{223}Ra 概述

（一）^{223}Ra 特性

镭(Radium,Ra),原子序数 88,是一种银白色的碱土金属,带有放射性。1898 年由居里夫人及她丈夫皮埃尔·居里在捷克北波希米亚发现。镭在自然界分布很广,但含量极微,地壳中的含量为十亿分之一,总量约 1 800 万吨。现已发现质量数为 206～230 的镭的全部同位素,其中只有^{223}Ra、^{224}Ra、^{226}Ra、^{228}Ra 是天然放射性同位素,其余都是通过人工核反应合成的。^{223}Ra 半衰期为 11.43 d,^{224}Ra 半衰期为 3.63 d,^{226}Ra 半衰期为 1 600 a,^{228}Ra 半衰期为 5.75 a。镭是银白色有光泽的金属,熔点 960 ℃,沸点 1 140 ℃,密度约 5 g/cm。镭的化学性质活泼,与钡相似。金属镭暴露在空气中能迅速发生反应,生成氧化物和氮化物,能与水反应生成氢氧化镭,新制备的镭盐呈白色。

^{223}Ra 以 α 衰变方式衰变,半衰期为 11.43 d。它的衰变链涉及^{219}Rn ($T_{1/2} = 3.96$ s)、^{215}Po($T_{1/2} = 1.78$ ms)、^{211}Pb($T_{1/2} = 36.1$ min)、^{211}Bi($T_{1/2} = 2.17$ min) 和^{207}Tl ($T_{1/2} = 4.77$ min),最后衰变成稳定的^{207}Pb,如图 6-11 所示。

（二）RaCl$_2$ 药物

随着电离辐射在临床应用中的不断深入,靶向 α 治疗(TAT)在世界范围内发挥着重要作用。这种疗法可以潜在地减少正常组织中放射引起的副作用,并增加对肿瘤细胞的破坏性放射生物学效应。然而,在许多国家,这种疗法的使用仍处于探索阶段(表 6-3)。

镭-223 (^{223}Ra)是一种释放 α 的放射性核素,是首个被批准用于治疗转移性去势抵抗性前列腺癌骨转移的放射性核素。

镭-223(^{223}Ra)的二氯化物(RaCl$_2$),是由拜耳公司开发的一种治疗有症状骨转移(symptomatic bone metastases)及无已知内脏转移(no known visceral metastatic disease)的去势抵抗性前列腺癌(castration-resistant prostate cancer,CRPC)的药物,于 2013 年 5 月 15 日由美国 FDA 批准上市,商品名为 Xofigo。其分子式为^{223}RaCl$_2$,分子量为 293.924,2020 年进入中国市场,是目前全球唯一获批的发射 α 粒子的核素治疗药物。该药物目前已在全球 50 多个国家获得批准。以^{223}Ra 为代

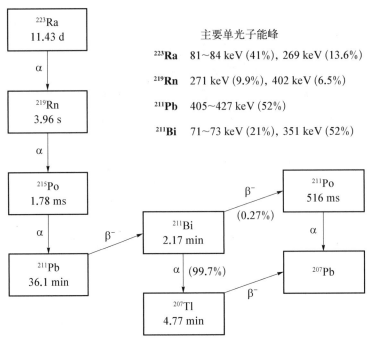

图 6-11 ^{223}Ra 衰变链

表 6-3 靶向治疗的主要同位素及其主要制备路径

核 素	半衰期	目前生产路线	潜在增加产量方法
^{227}Th/^{223}Ra	18.70 d/11.43 d	^{227}Ac 衰变(^{227}Ac/^{227}Th/^{223}Ra 生成器)	通过中子辐照^{226}Ra 产生^{227}Ac
^{225}Ac/^{213}Bi	9.92 d/45.61 min	^{229}Th 衰变(^{229}Th/^{225}Ra/^{225}Ac 生成器);^{232}Th(p,x)^{225}Ac(^{227}Ac 污染或 ^{225}Ra/^{225}Ac 生成器)	提供额外储备的^{229}Th;扩大^{232}Th 的生产规模;^{226}Ra(p,2n)^{225}Ac;^{226}Ra(γ, n)^{225}Ra→^{225}Ac
^{211}At	7.21 h	^{209}Bi(α,2n)^{211}At	探索现有和即将建成使用α光束进行生产的设备;^{211}Rn/^{211}At 生产路线
^{212}Pb/^{212}Bi	10.64 h/60.55 min	^{228}Th 衰变(^{228}Th/^{224}Ra/^{212}Pb/^{212}Bi 生成器)	增加^{228}Th 的生产(例如:通过^{227}Ac 的生产和^{232}Th 的分离)
^{230}U/^{226}Th	20.8 d/30.57 min	^{232}Th(p,3n)^{230}Pa→^{230}U/^{226}Th; ^{231}Pa(p,2n)^{230}U/^{226}Th;^{232}Th(p,xn) ^{230}Pa→^{230}U/^{226}Th	发展扩大(p,3n)路线的规模;通过^{232}Th的分离提取
^{149}Tb	4.12 h	^{nat}Ta(p,x)^{149}Tb(质量分离)	在欧洲核子研究中心的 PRISMAP 常规生产;参与其他中子核束流设备

表的核素治疗已成为 mCRPC 治疗的热点之一。基于核素的治疗方法在转移性前列腺癌患者的诊疗方面具有巨大的应用潜力,有望进一步改善转移性前列腺癌患者生存预后。由于生产问题,前列腺癌药物^{223}Ra 的生产被其制造商拜耳医疗保健制药公司暂停生产,自 2014 年 10 月以来该公司一直处于^{223}Ra 药物短缺状态。

中国核动力研究设计院 2016 年获得了^{89}SrCl$_2$生产批文,但^{223}RaCl$_2$目前仍完全依赖进口。

（三）^{223}Ra 治疗癌症机制

使用^{223}Ra 治疗转移性骨癌依赖于^{223}Ra 的 α 辐射及其短寿命衰变产物杀死癌细胞的能力,如图 6 - 12 所示。由于与钙的化学相似性,骨骼优先吸收 Ra。^{223}Ra 的放射性药物 Xofigo 模拟钙,并与骨矿物羟基磷灰石在骨转换增加的区域形成复合物,如骨转移。α 射线的高传能线密度可导致射线邻近细胞中双链 DNA 高频断裂,从而产生抗肿瘤作用。来自^{223}Ra 的 α 粒子范围小于100 μm(小于 10 个细胞直径),因而限制了对周围正常组织的损伤。

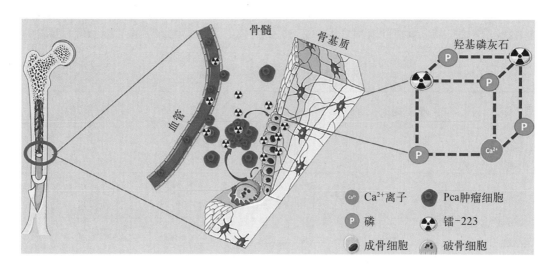

图 6 - 12　^{223}Ra 与细胞相互作用机制示意图

二、^{223}Ra 制备技术

（一）^{223}Ra 的主要获取途径概述

^{223}Ra 及其母体主要通过反应堆辐照、加速器辐照产生及从天然放射性核素或其他放射性核素中分离提取。

中子辐照^{226}Ra 的方法:通过利用反应堆或加速器中子源辐照天然^{226}Ra 靶,可产生^{227}Ra,^{227}Ra 再衰变生成^{227}Ac,^{227}Ac 衰变成^{227}Th,^{227}Th 再衰变成^{223}Ra。此方法是目前使用最广泛和成熟的生产^{223}Ra 途径。

目前医院使用最广泛的是^{227}Ac→^{227}Th→^{223}Ra 发生器的衰变路径,这种路径使得从含有^{227}Ac 的发生器或"牛"中"挤"出^{223}Ra。

质子辐照天然^{232}Th 靶方法:通过质子加速器中质子轰击^{232}Th 靶可直接产生^{223}Ra;也可以生成其先驱核^{227}Th,^{227}Th 再通过 α 衰变即可获得^{223}Ra。由于加速器不涉及核临界安全及审批较容易,具有不错的应用前景。

其他:主要包括从天然^{235}U 的衰变子体^{231}Pa 中分离获取,但是^{231}Pa 的含量较少,大量获取比较困难。以及从其他含^{223}Ra 或^{227}Ac、^{227}Th 的放射性物质中回收提取获得。

（二）核靶制备主要方法

^{223}Ra 的制备一般是通过利用反应堆的中子或加速器质子辐照^{226}Ra 靶或者^{232}Th 靶等生产其母核而获得,制备相应的辐照靶(核靶)也是制备^{223}Ra 过程中的关键技术之一。核靶作为核数据研究与测量的核心部件,是指将特定种类的单质或化合物加载在特定的基材上形成的靶件。核靶接受粒

子轰击产生大量碎片信息,通过物理探测系统探测并记录下来,使用先进的数据处理分析方法获得目标核的核反应截面等参数。不同的物理测量实验对核靶制备的关键指标(靶件厚度、均匀性、牢固性、材料利用率等)提出了不同的要求。

^{226}Ra 靶、^{232}Th 靶都属于锕系核靶,其制备相较于非放射性核靶的制备要困难得多,主要原因在于:锕系靶材料通常具有很强的 α 放射性,导致制靶工艺复杂、操作受限等问题;锕系材料非常稀有,且价格十分昂贵,这使得制靶方法的选择上受到了限制,例如 ^{254}Es 等核素,总量只有微克(μg)量级,无法被加工成金属靶材,只能采用电镀等方法制备。常用的核靶制备方法有电喷雾法、电镀法、真空蒸镀法、磁控溅射法、聚合物辅助沉积法等。表 6-4 列举了几种常用方法的关键参数及优缺点。

表 6-4　不同核靶制备方法特点

方　法	厚　度	效 能/%	优　势	劣　势
电镀法	mg/cm²	80～90	效率高;均匀性(2%～5%);设备简易	溶剂豁免;厚度限制
电沉积法	μg/cm²～mg/cm²	90～100	效率高;快速、简单;无杂质污染	来自溶剂的杂质;沉积物成分未知
真空蒸镀法	μg/cm²～mg/cm²	5～10	涂层光滑;厚度均匀度高	效率低;制备蒸发材料耗时长,基材受热易变形
磁控溅射法	μg/cm²～mg/cm²	20～40	涂层光滑;涂层附着力强	需要大量的蒸发材料
聚合物辅助沉积法	μg/cm²	80～90	简单,涂层光滑	厚度有限

电镀法:电镀方法具有简单、设备价格低、不易产生交叉污染、核素利用率高等优势,是目前使用最为广泛的锕系核靶制备方法。电镀是指将锕系核素溶解于溶剂(水、异丙醇等)中,采用两电极体系,底衬作为阴极,锕系核素移动到阴极表面得到电子,实现电化学还原从而沉积在底衬的过程。

真空蒸镀法:真空蒸镀是指在高真空环境中,采用一定的加热方式蒸发材料并使之气化,粒子飞至基片表面凝聚成膜的工艺方法。真空蒸镀在制备靶件上的优势包括底衬适应性好、加载的材料种类多、制备的镀层表面光滑平整无裂缝。

磁控溅射法:磁控溅射方法与真空蒸镀方法类似,磁控溅射是指在与靶平行的平面施加磁场,利用电场与磁场相互垂直的磁控管原理减少电子对基板的轰击(降低基板温度),实现高速低温溅射。与蒸发镀膜相比,磁控溅射具有高速、低温、低损伤等特点。

聚合物辅助沉积法:利用聚合物与金属的相互作用,调配成特制的聚合物螯合金属溶液,墨水通过旋涂、涂刷、喷涂等手段均匀吸附在特定的基材表面,最后煅烧制备成金属氧化物、氮化物薄膜。

喷墨打印法:通过将纳米粒子金属墨水或无颗粒金属墨水直接打印到特定基底上,再通过煅烧等手段固化镀层,实现高精度、复杂化靶件制备的过程。

（三）反应堆辐照生产技术

生产原理:核反应堆生产放射性核素,主要是利用中子与靶原子核的反应。由于核反应堆能提供较高中子通量密度及多种能量的中子(约 15 MeV),已经成为放射性核素生产的重要工具。通常核反应堆能提供的产品一般都在 $10^{12} \sim 10^{14}\, n/(cm^2 \cdot s)$ 之间,部分高功率反应堆的产品甚至可达 $5 \times 10^{15}\, n/(cm^2 \cdot s)$。在核反应堆上制备放射性核素的方法主要有两种:第一种,通过反应堆产生的中子束照射靶物质,直接生产或通过简单处理生产目标放射性核素或其母核,即(n,γ)法;第二种,从辐照后的 ^{235}U 等易裂变材料产生的裂变产物中分离,即(n,f)法。第一种方法具有生产能力大、产物品种多、放射性废物量小、生产成本低廉等特点;第二种方法可以提取国防工业用 ^{95}Zr、^{144}Ce 等裂片元素,也可大规模生产 ^{98}Mo、^{131}I 等军民两用放射性核素(主要用于医学诊断、治疗等)。

^{223}Ra 的生产主要是利用第一种方法。通过利用反应堆中子辐照 ^{226}Ra 靶,发生 $^{226}Ra(n,γ)^{227}Ra$ 反应生成 ^{223}Ra 的母核 ^{227}Ra。^{227}Ra 发生 β 衰变产生 ^{227}Ac,^{227}Ac 继续发生 β 衰变产生 ^{227}Th,^{227}Th 发生 α 衰变即可获得 ^{223}Ra,如图 6 - 13 所示。其子体核素在反应堆中随辐照时间的变化规律如下:

$$\frac{dN_{226Ra}}{dt} = -\lambda_{226Ra} N_{226Ra} - \phi\sigma_{226Ra} N_{226Ra} \tag{6-1}$$

$$\frac{dN_{227Ra}}{dt} = \phi\sigma_{226Ra} N_{226Ra} - \lambda_{227Ra} N_{227Ra} - \phi\sigma_{227Ra} N_{227Ra} \tag{6-2}$$

$$\frac{dN_{227Ac}}{dt} = \lambda_{227Ra} N_{227Ra} - \lambda_{227Ac} N_{227Ac} - \phi\sigma_{227Ac} N_{227Ac} \tag{6-3}$$

$$\frac{dN_{227Th}}{dt} = \lambda_{227Ac} N_{227Ac} - \lambda_{227Th} N_{227Th} \tag{6-4}$$

$$\frac{dN_{223Ra}}{dt} = \lambda_{227Ra} N_{227Ra} \quad \lambda_{223Ra} N_{223Ra} \tag{6-5}$$

式中:λ_i 为核素衰变常数,s^{-1};ϕ 为中子通量密度,$n/(cm^2 \cdot s)$;σ_i 为相应的反应截面,$10^{-24}\, cm^2$。

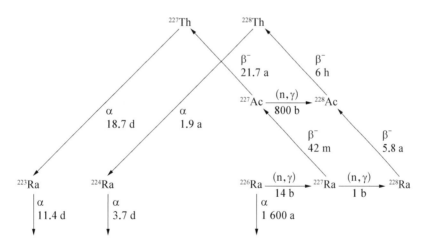

图 6 - 13　^{226}Ra 中子辐照后核素演变

目前已开展反应堆辐照 ^{226}Ra 制备 ^{223}Ra 研究的国家主要有美国、捷克、伊朗等。以下为这几个国家开展 ^{223}Ra 制备的主要工作介绍。

1. 美国

美国橡树岭国家实验室(ORNL)是世界上为数不多的拥有开发和执行 ^{227}Ac 生产方法所需人员和设施的实验室。2018 年,美国橡树岭国家实验室开始生产 ^{227}Ac,以满足对一种高效抗癌药物的预计需求。主要在高通量同位素反应堆中进行辐照生产。一旦辐照完成,技术人员就会使用专门的核设施来溶解高放射性靶,并用化学方法分离和净化在辐照过程中产生的^{227}Ac,然后将^{227}Ac包装在木桶中,运往挪威的拜耳公司。^{227}Ac衰变成^{223}Ra,拜耳的工作小组定期提取^{223}Ra,并将其运送到世界各地,用于癌症治疗。

2. 捷克

Kukleva等开展了中子辐照^{226}Ra制备^{227}Ac/^{223}Ra的研究。将^{226}Ra样品(190 kBq ^{226}RaCl$_2$折合为5.135 μg的^{226}Ra)布置在捷克的LVR-15反应堆中辐照。在辐照结束88 d后,通过校准的γ谱仪(Ortec,USA)测定^{223}Ra活度,结果表明(表6-5):^{226}Ra样品在中子通量密度为1.09×10^{14} n/(cm^2·s)情况下辐照11.7 d,^{223}Ra的产率为0.1 Ci/g,(n,γ)的反应截面为(14±4)b。

表6-5　Kukleva所研究核素的活度计算值及测量值

核　素	活度/kBq	
	计　算　值	测　量　值
^{226}Ra	—	184
^{227}Ac	19	—
^{227}Th	18	20
^{223}Ra	17	19

注:由于核素在100 keV峰的不确定度很高(丰度仅为0.3%),用γ光谱法检测^{227}Ac是有问题的。

3. 伊朗

伊朗阿米尔卡比尔技术大学的Bagheri、Reza等人开展了利用核反应堆(TRR)中子辐照^{226}Ra生产^{227}Ac/^{223}Ra的研究(表6-6),热中子通量密度为5×10^{13} n/(cm^2·s)。辐照24 d,冷却60 d后,利用高纯锗能谱仪测得生产^{227}Ac的反应截面为(13.8±0.3)b,产率为0.103 Ci/g。采用Dowex 1×8和Dowex 50 W×8阴离子和阳离子交换树脂分离提取^{227}Ac。

表6-6　计算和测量所生产的放射性核素的活度

放射性核素	活度/kBq(Bagheri等人的工作)		活度/kBq(Kukleva等人的工作)	
	计算值	测量值	计算值	测量值
^{226}Ra	184.7	182.7±2.1	—	184
^{227}Ac	17.4	—	19	—
^{227}Th	16.0	17.5±0.38	18	20
^{223}Ra	14.5	16.1±0.31	17	19

注:Bagheri等人的工作:辐照24 d,冷却2个月;Kukleva等人的工作:辐照11.7 d,冷却88 d。

(四) 加速器辐照生产技术

核反应堆可以大量生产放射性核素,但是其品种和核素性质并不能完全满足应用上的需要。加速器作为一种生产手段则在很大程度上弥补了这一不足。用加速器产生的高速带电粒子轰击含有选定的稳定核素的靶,可制备很多品种的放射性核素。这些放射性核素大多数因核内中子贫乏而以正电子或低能 γ 射形式衰变,半衰期一般较短,比活度高,并且可以得到无载体放射性核素,尽管它的生产能力较低,但由于其在工业、农业,尤其是生物医学方面具有特殊的用途,其用量不断增加,现已成为放射性核素生产不可缺少的手段。目前,可用加速器生产的放射性核素种类约占已知放射性核素总数的 60% 以上。

在近 10 年里,放射性核素的应用得到了明显的增长,一个主要的原因就是有大量回旋加速器可用来制备医用放射性核素。国际原子能机构(IAEA)最近的统计表明,IAEA 的成员国中,回旋加速器超过 350 个,其中大部分用于正电子发射显像核素(PET)的生产,尤其是制备 ^{18}F,用于生产氟-18-脱氧葡萄糖(^{18}F-FDG)。

加速器辐照生产 ^{223}Ra:是通过利用加速器加速一定能量的质子轰击天然钍靶,生成 ^{223}Ra 及其母核的方法。主要有三种方法生成 ^{223}Ra。第一种方法,通过 ^{232}Th(p, p9n) ^{223}Ra 和短寿命母核素的衰变直接生产 ^{223}Ra,辐照中同时生成镭的同位素,其中有三种值得关注: ^{225}Ra、 ^{226}Ra 和 ^{228}Ra。第二种方法,辐照钍发生 ^{232}Th(p, p5n) ^{227}Th 生成 ^{227}Th, ^{227}Th 通过 α 衰变成为 ^{223}Ra 的辐照过程也会产生钍的其他 α 同位素,但质量数小于 ^{227}Th 同位素的半衰期都短于 31 min,而质量数大于 ^{227}Th 同位素的半衰期都大于 1.9 a。因此,适当的化学分离钍的时机将导致回收相对高质量的 ^{227}Th 产品。第三种方法,辐照钍发生 ^{232}Th(p, p5n) ^{227}Ac 生成 ^{227}Ac, ^{227}Ac 正是 ^{223}Ra 的衰变先驱核。

美国、俄罗斯在加速器质子辐照天然钍制备 ^{223}Ra 方面开展了相关工作。

1. 美国

洛斯阿拉莫斯国家实验室分别开展了不同质子能量辐照天然钍生产 ^{223}Ra 的研究。实验在洛斯阿拉莫斯中子科学中心(LANSCE)加速器设施开展,2012 年 Weidner 等先后发表了论文报道。通过实验测得了不同反应道在质子低于 200 MeV 的 11 种不同能量情况下的反应截面,见表 6-7。

表 6-7　实验测量 ^{225}Ra、 ^{223}Ra、 ^{225}Ac 和 ^{227}Th 形成的反应截面

光子能量/MeV	截面/mb(^{225}Ac)	截面/mb(^{223}Ra)	截面/mb(^{225}Ra)	截面/mb(^{227}Th)
194.5+0.3	17.5±1.2	3.4±0.3	1.5±0.1	26.4±1.8
178.3±0.7	17.5±1.2	3.0±0.2	1.5±0.1	29.8±2.1
160.7±1.0	17.0±1.2	3.0±0.3	1.1±0.1	32.8±2.3
141.8±1.3	15.2±1.1	2.3±0.2	0.7±0.1	35.4±2.6
120.9±1.6	11.4±0.8	1.8±0.2	0.8±0.1	39.0±2.7
97.0±2.0	6.9±0.5	2.1±0.2	1.0±0.1	47.6±3.4
90.8±0.4	6.0±0.4	1.4±0.3	0.66±0.09	49.7±3.3
81.7±0.6	4.4±0.3	0.81±0.30	0.53±0.07	49.2±3.3

光子能量/MeV	截面/mb(^{225}Ac)	截面/mb(^{223}Ra)	截面/mb(^{225}Ra)	截面/mb(^{227}Th)
72.8±0.7	4.1±0.3	1.3±0.3	0.24±0.06	46.4±3.1
64.9±0.9	4.8±0.3	0.54±0.23	0.21±0.12	36.5±2.4
56.3±1.1	4.1±0.3	0.42±0.12	0.02±0.01	12.2±0.8

从表中的测量数据可以看出，直接生成^{223}Ra的反应截面比生成^{227}Th反应截面小约1个数量级，且能量在72.8～200 MeV区间，生成^{223}Ra的截面随质子能量增大而增大，但生成^{227}Th的截面却越小，即此方法主要是通过质子辐照生产^{227}Th从而获得^{223}Ra。

在IPF(isotope production facility)和BLIP(brookhaven linac isotope producer)两个装置上分别开展了不同质子束流和不同能量的辐照实验，5 g/cm^{2}的天然钍(99.7%)辐照10 d，其辐照结果见表6-8。

表6-8　在IPF和BLIP上对5 g/cm^{2}天然钍靶材进行10 d辐照的产率和预计产量

	IPF(250 μA, 93～72 MeV)		BLIP(100 μA, 195～183 MeV)	
	产率/(μCi·μA^{-1}·h^{-1})	产量/Ci	产率/(μCi·μA^{-1}·h^{-1})	产量/Ci
^{225}Ac	33.1	1.4	115.6	2.0
^{223}Ra	6.8	0.3	18.8	0.3
^{225}Ra	2.6	0.1	6.7	0.1
^{227}Th	173.1	8.7	95.7	1.9
^{227}Ac	0.04	0.003	0.09	0.002

注：括号中显示了每个装置适用的光束电流和能量范围。

可以看出，^{223}Ra的产量为0.3 Ci，^{227}Th的在IPF和BLIP上辐照的产量分别为8.7 Ci和1.9 Ci。

质子能量为800 MeV，辐照靶为纯度99.7%的天然钍箔，测量结果见表6-9。

表6-9　对5 g/cm^{2}的天然钍靶进行10 d辐照的产率和预计产量

	产率/(μCi·μA^{-1}·h^{-1})	产量/Ci
^{225}Ac	93.6	20.2
^{225}Ra	14.0	3.4
^{227}Ac	0.17	0.05
^{223}Ra	29.3	6.6
^{227}Th	42.9	10.8

注：① 产率为瞬时产率，不考虑衰变；② 未来在洛斯阿拉莫斯国家实验室材料测试站，使用标称800 MeV质子束在1 250 μA下。

2. 俄罗斯

俄罗斯科学院核研究所(Institute for Nuclear Research,INR)开展了不同能量的质子辐照天然钍制备^{223}Ra 的研究。

俄罗斯科学院核研究所利用其质子加速器辐照钍箔,并测定了反应截面。在辐照实验中,分别用能量为 128 MeV、143 MeV 和 158 MeV,束流约为 5 μA 的质子束辐照金属钍箔(10 mm × 10 mm,厚 5 μm)。在辐照过程中,用铝箔包裹在钍箔并用水流冷却辐照靶。在靶前布置石墨作为吸收剂将质子能量分别降低到 90 MeV、110 MeV 和 135 MeV。质子能量测定的不确定度约为 ±2.5 MeV。用高纯锗(HPGe)探测器谱仪分析辐照后的钍靶。实验测得:^{227}Th(^{223}Ra 的先驱核)的反应截面分别为(43±5)mb、(37±6)mb 和(35±4)mb。

俄罗斯核研所(Institute for nuclear research of Russian academy of sciences,INR RAS),拟建设 70～120 MeV 的 H⁻ 回旋加速器,用于生产 ^{82}Sr、^{225}Ac、^{223}Ra、^{117m}Sn。

（五）其他技术

1. 医用回旋加速器中回收^{227}Ac 制备^{223}Ra

美国能源部利用回旋加速器产生的高能质子辐照天然钍制备^{225}Ac。然而,这一过程会产生副产品^{227}Ac(约 0.3%),这对^{225}Ac 而言是放射性杂质。Abou 等搭建了一个^{223}Ra 微型发生器,即从回旋加速器产生^{225}Ac 的产品中分离回收^{227}Ac,进而获得^{223}Ra,并进一步通过化学方法转化为易于注射的^{223}RaCl$_2$。这种^{227}Ac 来源途径为临床所需的^{223}Ra 提供不间断的供应,同时纯化了^{225}Ac。

2. 镅-铍中子源中回收^{227}Ac 制备^{223}Ra

Soderquist 等从两个剩余的镅-铍中子源中回收^{227}Ac。从中子源中取出镅/铍靶物质,并将它们溶解在硫酸-硝酸溶液中。通过与氟化钍共沉淀法从溶液中回收镅固体,使铍留在溶液中。在甲醇-水-硝酸溶液中通过阴离子交换提纯 Ac,得到约 40 mg 的硝酸镅。纯化后的镅被用来衰变获取高纯度的^{223}Ra。此方法能够有效地制备^{223}Ra,并用于^{223}Ra 放射性药物开发。

3. 医疗设备中回收^{226}Ra,中子辐照制备^{223}Ra

^{227}Ac 的新生产工艺:首先从美国能源部同位素计划保护的遗留医疗设备中回收^{226}Ra,并从放射性废物填埋场转移。经过回收和广泛净化,将^{226}Ra 原料制成小辐照靶,然后在高通量同位素反应堆(HFIR)中进行辐照。

三、^{223}Ra 分离提纯技术

通过反应堆或加速器产生的放射性同位素,往往含有各种杂质放射性核素。因此,这些核素在获取之后,通常需要对其进行分离纯化以保证其放射性核素纯度满足临床应用的要求。不同生产途径获得的放射性产品所含杂质不一样,其分离提纯的工艺流程自然也不一样。一些医用 α 放射性核素的制备及分离方法见表 6-10。常用的分离方法包括阴离子交换法、阳离子交换法、树脂吸附法、有机溶剂萃取法、沉淀法等,或者组合利用几种方法进行分离提纯。

（一）^{227}Th 与^{223}Ra 的分离

^{227}Th 与^{223}Ra 主要是从寿命较长的^{227}Ac($T_{1/2}$＝21.8 a)母体中分离获取的。获取^{227}Ac 之后,可将其作为^{227}Th 与^{223}Ra 发生器的母体。利用 Th^{4+} 在较浓的硝酸介质中以 Th(NO$_3$)$_6^{2-}$ 形式存在,而 Ac、Ra 等以阳离子形式存在的区别,采用阴离子交换树脂可以实现它们的分离。除了阴离子交换树脂外,使用固相萃取树脂 TEVA 与 UTEVA 也可以实现其分离纯化。

表 6‑10　靶向治疗用 α 放射性核素的制备与分离方法

核素	制备方法	主要杂质核素	分离方法	回收率/%	放射性核素纯度/%
^{225}Ac	^{229}Th 发生器	^{229}Th、^{232}Th、^{230}Th、^{225}Ra	阴离子交换＋阳离子交换		99.6
^{225}Ac	^{229}Th 发生器		阴离子交换＋UTEVA 树脂＋RE 树脂	95	
^{225}Ac	^{232}Th(p,x)^{225}Ac	^{232}Th、La、Ce、^{223}Ra、^{225}Ra	二(2‑乙基己基)磷酸（HDEHP）	85	
		^{227}Ra、^{227}Ac、^{226}Ac	萃取＋DGA 树脂＋TRU 树脂		
^{225}Ac	^{232}Th(p,x)^{225}Ac		阴离子交换＋阳离子交换		
^{225}Ac	^{226}Ra(p,2n)^{225}Ac	^{226}Ra、^{225}Ra	Ln 树脂＋Sr 树脂		
^{213}Bi	^{225}Ac 发生器	^{225}Ac	阳离子交换	90	
^{213}Bi	^{225}Ac 发生器		固相萃取	85	
^{212}Pb	^{224}Ra 发生器	^{224}Ra、^{228}Th、^{228}Ra	离子交换	90	
^{212}Pb	^{224}Ra 发生器		HDEHP 萃取＋阳离子交换	80	
^{212}Pb	^{228}Ra 发生器		离子交换		
^{212}Pb	^{228}Th 发生器		^{220}Rn 气体收集	70	
^{212}Bi	^{224}Ra 发生器	^{212}Pb、^{224}Ra	离子交换	35	99.9
^{227}Th	^{227}Ac 发生器	^{227}Ac	阴离子交换	55	
^{227}Th	^{227}Ac 发生器		UTEVA 树脂	85	
^{227}Th	^{227}Ac 发生器		TEVA 树脂	85	
^{223}Ra	^{227}Ac 发生器	^{227}Th、^{227}Ac	阴离子交换	95	
^{230}U	^{230}Pa(β⁻)^{230}U	^{230}Pa	TRU 树脂	76	99
^{230}U	^{231}Pa(p,2n)^{230}U	^{231}Pa、^{140}Ba、^{140}La	共沉淀＋硅胶柱＋TEVA 树脂	95	99.9
^{211}At	^{209}Bi(α,2n)^{211}At	^{209}Bi、^{210}At	二异丁醚萃取	54~98	
^{211}At	^{209}Bi(α,2n)^{211}At		二异丙基醚萃取	83~100	
^{211}At	^{209}Bi(α,2n)^{211}At		干法分离	79	
^{149}Tb	^{nat}Ta(p,x)^{149}Tb	^{142}Nd、^{150}Tb	电磁分离＋阳离子交换	90	接近 100

　　Guseva 等以^{227}Ac 作为母体，使用阴阳离子交换树脂设计了一个^{223}Ra 紧凑型发生器。将^{227}Ac吸附在阴离子交换柱上，利用硝酸-甲醇混合溶液将^{223}Ra 洗脱。使用阳离子交换色谱柱对

^{223}Ra进行纯化,在 pH 约为 9.5 时,用二乙烯三胺五乙酸(DTPA)可以实现^{223}Ra 与^{211}Pb、^{211}Bi 的分离。随后又报道了一种新的分离方法,同样是采用阴阳离子交换树脂串联的方法进行分离。先是使用0.7 mol/L HNO$_3$ - 80％ CH$_3$OH 混合溶液从^{227}Th 与^{227}Ac 中分离^{223}Ra,之后使用 pH 为 7.4～8.0 的 0.9％ NaCl 溶液与 0.09 mol/L 乙二胺四乙酸(EDTA)混合溶液从阳离子交换树脂上洗脱^{223}Ra。

　　俄罗斯的 Zhuikov B L 等提出了一种从辐照靶中分离产物的有效方法,即采用钍-镧熔体升华^{223}Ra,再用金属钛柱热色谱分离,最后色谱分离萃取^{223}Ra。该方法可生产大量(居里量级)高纯度的^{223}Ra,如图 6-14 所示。其基本原理是金属态的 Ra 比 Th 和许多其他杂质元素(Ac,Pa,La,Pm,Ce,Nd,Be,Cr,Zr,Mo,Nb,Tc,Sn,Ag,Ru,Rh)挥发性更强。将钍与金属 La 一起置于锆坩埚中,在加热过程中钍溶解在液态 La 中,保证了^{223}Ra 同位素的高度升华。其他核素可以在实验温度下,从 Ti 和 Zr 制成的容器中以挥发性低氧化物的形式析出。实验表明,镧的加入可以使 Ra 升华率增大,抑制其他杂质核素升华,有利于分离^{223}Ra。

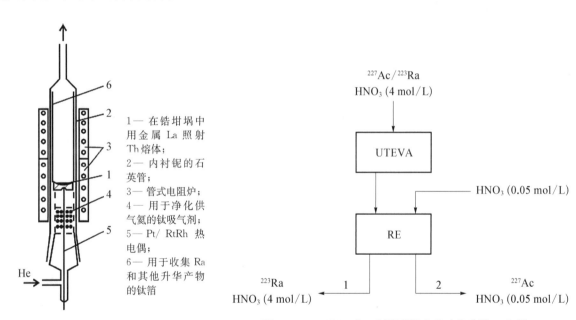

图 6-14　气-化学分离法分离 ^{223}Ra 的装置示意图

1— 在锆坩埚中用金属 La 照射 Th 熔体;
2— 内衬铌的石英管;
3— 管式电阻炉;
4— 用于净化供气氦的钛吸气剂;
5— Pt/ RtRh 热电偶;
6— 用于收集 Ra 和其他升华产物的钛箔

图 6-15　UTEVA/RE 树脂萃取色谱法分离^{223}Ra 和^{227}Ac

（二）^{227}Ac 和^{223}Ra 分离

Masri 等研究了从磷石膏中分离提纯^{227}Ac 和^{223}Ra 的新方法,如图 6-15 所示。用硝酸溶液(3 mol/L)从磷石膏中浸出^{227}Ac,用 Dowex 1×8 和 Dowex 50 W×8 离子交换剂纯化,最大分离回收率约为 86％。用 UTEVA 树脂从纯化的^{227}Th/^{227}Ac 溶液中分离^{223}Ra,用 RE 树脂从混合物中分离^{227}Ac。通过浸出 1 t 含有 11 Bq/kg ^{227}Ac 的磷石膏,该方法可制备活性浓度为 10 kBq 的^{227}Ac源。

四、总结

　　^{223}Ra 的制备技术主要包括:反应堆辐照生产技术、加速器辐照生产技术、直接回收技术。反应堆辐照^{226}Ra 制备^{223}Ra 是目前较常用的且能大量生产^{223}Ra 的方法,此方法的缺点是需要利用核反应堆,其生产成本和运行管理较复杂。质子辐照天然^{232}Th 靶制备^{223}Ra 的方法没有核反应辐照方法高

效,但由于加速器不涉及核临界安全及相对核反应堆,其审批较容易,具有较好的应用前景。此外,可以从含有²²³Ra或²²⁷Ac、²²⁷Th的放射性物质中回收提取获得²²³Ra,能在一定程度弥补²²³Ra生产的不足。²²³Ra的分离提纯方法主要有离子交换法分离、化学分离法、树脂吸附法等。

²²³Ra核素具有广阔的应用前景,但是其批量制备技术、成熟的制备设备平台及稳定的供应链尚未完全建立,总体上处于供不应求的状态,如图6-16所示。科研界和产业界仍需相互协作,共同推动²²³Ra核素制备技术和产业的发展。

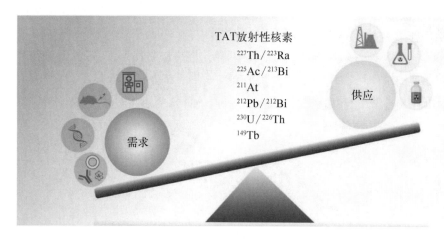

图6-16 以²²³Ra为代表的α核素供需关系示意图

第四节 铅-212/铋-212制备技术

一、²¹²Pb与²¹²Bi的性质

²¹²Pb($T_{1/2}=10.64$ h)与²¹²Bi($T_{1/2}=60.55$ min)是²²⁸Th($T_{1/2}=1.91$ a)衰变链中的子体核素(图6-17),属于²²⁸Th($T_{1/2}=1.91$ a)天然衰变系。²¹²Pb是²¹²Bi的母体核素,²¹²Pb经过β⁻衰变成为²¹²Bi,35.94%的²¹²Bi经释放能量为6.05 MeV的α粒子衰变为²⁰⁸Tl;64.06%的²¹²Bi经过β⁻衰变成为²¹²Po,²¹²Po为α核素,其α衰变能为8.78 MeV;最终²¹²Po与²⁰⁸Tl衰变为稳定核素²⁰⁸Pb。²¹²Bi衰变过程中产生的高能α粒子具有非常高的细胞毒性,是一种放射性靶向治疗核素。但由于²¹²Bi半衰期很短,在体内维持时间仅为²¹²Pb的十分之一,单独使用²¹²Bi治疗肿瘤效率较低;而大剂量的²¹²Bi因其衰变子体²⁰⁸Tl的高能γ射线($E_\gamma=2.61$ MeV,99.75%),使得²¹²Bi在实际临床操作中受到限制。因此,通常使用²¹²Pb作为体内发生器以克服²¹²Bi半衰期短的缺点。相较于同等活度的²¹²Bi,²¹²Pb可以向肿瘤细胞递送高于10倍的辐射剂量,可以有效降低治疗时所需的放射性活度水平,并且由于²¹²Pb较长的半衰期,也有助于放射性药物的生产、标记和给药。

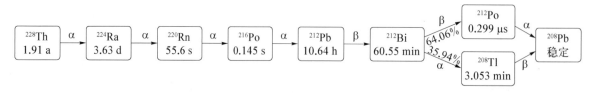

图6-17 ²¹²Pb与²¹²Bi衰变链

二、母体核素^{228}Th 的制备

^{212}Pb 与^{212}Bi 可从母体核素^{228}Th 中分离纯化获取。^{228}Th 的制备方式有三种：第一种，从天然钍系^{228}Ra 中分离纯化^{228}Th；第二种，反应堆辐照^{226}Ra 靶，经过连续的（n，γ）反应及 β 衰变成为^{228}Th；第三种，人工放射性核素^{232}U 的衰变（图 6-18）。

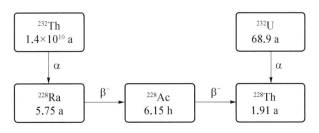

图 6-18　^{232}Th 或^{232}U 衰变至^{228}Th

^{228}Th 可以从天然的^{228}Ra 中分离，这需要处理大量（吨级）的长期放置的陈年钍（^{232}Th）原料以获取足够量的^{228}Ra，每吨放置超过 30 年的^{232}Th 可以产生大约 3.7 GBq（100 mCi）的^{228}Ra。法国 Orano Med 公司选择从天然钍系（^{232}Th）中提取^{212}Pb，经过连续的分离、纯化和浓缩，可合作供应^{212}Pb 靶向治疗药物的临床前及临床试验研究。

利用反应堆中子辐照^{226}Ra 也可制备^{228}Th，^{226}Ra 经过两次中子俘获和连续的 β$^-$ 衰变至^{228}Th。^{226}Ra 靶在高通量反应堆中辐照发生的核反应如图 6-19 所示，^{226}Ra 经过中子活化后生成了多种核素，这些核素主要归属于 3 条衰变链，即^{226}Ra 及其子体核素、^{227}Ac 及其子体核素、^{228}Ra 及其子体核素。制备获取^{228}Th 主要是通过 3 条途径实现：第一种，^{226}Ra 经过中子活化后生成^{227}Ra（$T_{1/2}=$42.2 min），^{227}Ra 继续中子活化生成^{228}Ra，^{228}Ra 衰变生成^{228}Th；第二种，活化生成的^{227}Ra 直接衰变生成^{227}Ac，^{227}Ac 经过中子活化生成^{228}Ac，^{228}Ac 衰变生成^{228}Th；第三种，^{227}Ac 衰变生成^{227}Th，^{227}Th 经过中子活化生成^{228}Th。美国橡树岭国家实验室报道了高通量同位素堆中子通量密度为 $\phi=1\times10^{15}$ n/（cm^2·s）条件下^{228}Th 与^{229}Th 的理论产量，1 g 的^{226}Ra 辐照 24 d，获取了约 45 mg（37 Ci）的^{228}Th。这种生产途径曾被认为是较为容易的方式，但^{226}Ra 原料极其有限，同时也需要进一步的工艺开发来确定产量和成本。

^{226}Ra(n, γ)^{227}Ra(n, γ)^{228}Ra $\xrightarrow{\beta}$ ^{228}Ac $\xrightarrow{\beta}$ ^{228}Th

^{226}Ra(n, γ)^{227}Ra $\xrightarrow{\beta}$ ^{227}Ac(n, γ)^{228}Ac $\xrightarrow{\beta}$ ^{228}Th

^{226}Ra(n, γ)^{227}Ra $\xrightarrow{\beta}$ ^{227}Ac $\xrightarrow{\beta}$ ^{227}Th(n, γ)^{228}Th

图 6-19　反应堆辐照^{226}Ra 靶制备^{228}Th

^{232}Th(n, γ)^{233}Th $\xrightarrow{\beta}$ ^{233}Pa $\xrightarrow{\beta}$ ^{233}U(n, 2n)^{232}U $\xrightarrow{\alpha}$ ^{228}Th

^{232}Th(n, γ)^{233}Th $\xrightarrow{\beta}$ ^{233}Pa(n, 2n)^{232}Pa $\xrightarrow{\beta}$ ^{232}U $\xrightarrow{\alpha}$ ^{228}Th

^{232}Th(n, 2n)^{231}Th $\xrightarrow{\beta}$ ^{231}Pa(n, γ)^{232}Pa $\xrightarrow{\beta}$ ^{232}U $\xrightarrow{\alpha}$ ^{228}Th

图 6-20　反应堆辐照^{232}Th 制备^{232}U 和^{228}Th

通过反应堆中子辐照^{232}Th 可获取^{232}U，^{232}U 经过一次 α 衰变至^{228}Th。^{232}Th 靶在高通量反应堆中辐照发生的核反应如图 6-20 所示。^{232}Th 经过中子活化后生成^{233}Th 和^{231}Th，此时^{233}Th 经过 β 衰变生成^{233}Pa，^{233}Pa 经过 β 衰变生成^{233}U 或经过中子活化生成^{232}Pa，^{233}U 经过（n，2n）反应可生成^{232}U，而^{232}Pa 可通过 β 衰变生成^{232}U；^{231}Th 经过一次 β 衰变生成^{231}Pa，^{231}Pa 经过中子活化生成^{232}Pa，再经 β 衰变生成^{232}U。需要指出的是，^{232}Th 靶经反应堆中子活化生成的铀同位素中，^{233}U 是主要产物，^{232}U 只是作为^{233}U 或^{233}Pa(n, 2n)反应的杂质产物。辐照后，^{233}U 中^{232}U 的比例可达到

$0.08\%\sim0.1\%$。^{232}U 半衰期较长（$T_{1/2}=68.9\,\mathrm{a}$），经过 α 衰变可获取 ^{228}Th。通过这一途径获取 ^{228}Th 时，首先要将辐照后生成的 ^{233}U/^{232}U 从 ^{232}Th 靶基体中分离纯化，待 ^{228}Th 重新生长出来（通常需要 2 年以上）再分离提取。但由于 ^{233}U 是严格管制的核材料，极大增大了放射性核素的生产资质要求和管理成本。

三、^{212}Pb 与 ^{212}Bi 的制备

^{212}Pb 与 ^{212}Bi 可以从 ^{228}Th 或 ^{224}Ra 中提取，主要有两种方式：第一种，捕集母体核素 ^{228}Th 产生的 ^{220}Rn 气体，^{220}Rn（$T_{1/2}=55.8\,\mathrm{s}$）能在较短的时间内衰变成 ^{212}Pb，从而实现对 ^{212}Pb 的分离纯化；第二种，从母体核素 ^{228}Th 或 ^{224}Ra 中直接化学分离得到子体 ^{212}Pb，通过离子交换树脂、固相萃取树脂或直接液液萃取的方式，将 ^{212}Pb 从母体核素中分离出来。

（一）^{220}Rn 捕集法

^{228}Th 子体分离早在 20 世纪 30 年代就已应用，人们发现硬脂酸的钡盐对氡气表现出极高的发射能力。$^{228/232}$Th Ba(C$_{18}$H$_5$O$_2$)$_2$ 的制备流程为：将 ^{228}Th、^{232}Th 载体和 BaCl$_2$ 溶解于 10 mL 0.01% HCl 中，再加入 50 mL 100% 甲醇溶液，搅拌均匀，缓慢加入硬脂酸钠，生成含钍硬脂酸钡沉淀，过滤后用甲醇洗涤、干燥。上述流程可在室温下获得回收率大于 99.5% 且发射系数大于 95% 的干燥 $^{228/232}$Th Ba(C$_{18}$H$_5$O$_2$) 粉末，可用作钍射气（^{220}Rn）衰变获取 ^{212}Pb 的便利放射源。因此，基于硬脂酸钡盐的气态 ^{220}Rn 与母体 ^{228}Th 分离，开发了各种类型的 ^{212}Pb 发生器。Hassfjell 等将合成的 $^{228/232}$Th Ba(C$_{18}$H$_5$O$_2$) 沉淀在滤膜上并将滤膜放置在 ^{220}Rn 收集室（聚乙烯瓶）中，^{220}Rn 衰变产物 ^{212}Pb 与 ^{212}Bi 沉积在聚乙烯瓶壁上，1 mol/L NaCl 溶液可以将 99% 瓶壁上的 ^{212}Pb 洗脱。这种发生器具有易操作且成本低的显著优势。然而，由于 ^{228}Th 对干燥的 $^{228/232}$Th Ba(C$_{18}$H$_5$O$_2$) 的辐解作用，在 40~50 MBq 活度下，^{212}Pb 产量在 1 年内从 50% 下降到 11%。为了避免辐解的影响，他们通过增加 Ba 的用量来合成低比活度的放射源。改进后的发生器由 ^{228}Th 源和 ^{220}Rn 收集器两个主要隔间组成，^{228}Th 沉淀后的滤膜铺在钢丝网框上，将多个钢丝网沿气流方向装配在铝制容器内，将干燥空气连续通过，从容器内载带气态 ^{220}Rn 进入玻璃鼓泡器，并在低于 ^{220}Rn 冷凝点的温度下，用甲醇或正己烷捕集 ^{220}Rn 及其子体核素。这时 ^{212}Pb 存在于有机溶剂中和吸附在玻璃壁上，然后用 HNO$_3$ 回收 ^{212}Pb，回收率约为 70%。虽然理论上该发生器可以增至高达 45 GBq 活度的 ^{228}Th，但在解决人员的便利性和设施的安全性方面存在一些问题。

另外一种从 ^{228}Th 中捕集 ^{220}Rn 并由此衰变获取 ^{212}Pb 与 ^{212}Bi 的方法是将 ^{228}Th 吸附在强碱性的阴离子交换树脂上，再通入气流将 ^{220}Rn 载带进入螺旋形的收集器中，经过衰变后的 ^{212}Pb 沉积在收集器壁上，随后用 0.1 mol/L HCl 溶液收集 ^{212}Pb，产率约为 30%。

美国阿贡实验室的研究人员将 ^{228}Th 吸附在 Na$_2$TiO$_3$ 上，通过水流将 ^{228}Th 的子体 ^{220}Rn 载带出来，^{220}Rn 半衰期很短，很快衰变生成 ^{212}Pb 并被阳离子交换树脂吸附，经 2 mol/L HCl 洗脱之后获得 ^{212}Pb。^{212}Pb 的分离效率能够达到 85%，但是 ^{212}Pb 中可能存在少量穿透 Na$_2$TiO$_3$ 及树脂柱的 ^{228}Th 与 ^{224}Ra，两个核素的活度占 ^{212}Pb 活度的 0.02% 左右。在阳离子树脂柱下方再串联一个阴离子交换树脂可以对 ^{212}Pb 进行纯化，纯化后 ^{228}Th 与 ^{224}Ra 的含量可以降至 0.003% 以下。但是当 ^{212}Pb 活度增加到 37 MBq（1 mCi）时，离子交换树脂的辐解也更严重，分离效果明显变差。

Norman 等在 1991 年报道了一个 ^{228}Th-^{212}Pb 发生器，该发生器由两个分离的腔室组成，分别为

^{228}Th 母体腔室与^{220}Rn 收集腔室。母体腔室中的^{228}Th 衰变产生的^{220}Rn，经过扩散进入收集室的多孔材料内，滞留的^{220}Rn 衰变后产生^{212}Pb。

（二）^{228}Th/^{232}U 电沉积制备^{212}Pb

^{228}Th 或^{232}U 电沉积后收集^{212}Pb 的方法也曾有报道。Morimoto 等将正负电极片放置在 1 L 的瓶子中，正极铝板上放置氢氧化钍。正极铝板与负极铂线圈之间的电压使带正电的^{212}Pb 粒子移动到负极板上，然后用 3 mol/L HNO$_3$ 溶解。该装置^{212}Pb 的收率仅为 20%，因此需要开发其他更为有效的^{212}Pb 生产方式。另外一种电沉积制备^{212}Pb 的方法是将^{232}U 电沉积在钢板上，储存 4 年待子体产生。将该源放置在相距退火处理过的云母 0.2 mm 处时，云母可以积累^{232}U 子体衰变的反冲核，以供进一步应用，但因为有^{224}Ra 的干扰，这种方法并不适用于纯^{212}Pb 的制备。

（三）^{228}Th/^{224}Ra/^{212}Pb 发生器

核医学发生器通常使用被吸附在色谱柱上的长寿命母体核素，其半衰期为几天至若干个月，衰变生长出的短寿命子体核素则定期用小体积的溶液洗脱获取。^{228}Th（$T_{1/2}=1.91$ a）和^{224}Ra（$T_{1/2}=3.63$ d）均为^{212}Pb 的母体核素，通常是先将^{224}Ra 从^{228}Th 中分离出来，再由^{224}Ra 作为转运发生器的母体核素以制备^{212}Pb，这样不仅有利于获取满足医用放射性核纯度要求的^{212}Pb 产品，也可以降低较长半衰期的^{228}Th 及其子体核素对吸附材料的辐解损伤导致的发生器使用时间不长久的影响。

美国阿贡实验室 Atcher 等研究了以^{224}Ra 作为母体的^{212}Pb 发生器。他们利用阴离子交换树脂将^{224}Ra 从^{228}Th 中分离出来，之后采用 AGMP-50 阳离子交换树脂吸附^{224}Ra 作为^{212}Pb 与^{212}Bi 的发生器。使用 0.2 mol/L HI 可将^{212}Bi 洗脱，^{212}Pb 的穿透量在 0.1% 左右，然后将 HI 的浓度增至 2 mol/L，90% 以上的^{212}Pb 被洗脱下来。对于放射性核纯度而言，^{228}Th 中刚分离出的^{224}Ra 溶液中的^{228}Th 含量可以忽略不计，2 mol/L HI 的^{212}Pb 洗脱液中^{224}Ra 活度比值小于 10^{-6}，发生器在经过多次洗脱后，^{212}Pb 洗脱液中的^{224}Ra 活度比值小于 0.04%。基于这种^{224}Ra/^{212}Pb 发生器获取^{212}Pb 的应用实践已持续 30 多年，^{212}Pb 生产活度可达 16 mCi，但由于材料辐射损伤等原因限制了更高活度的升级，目前该发生器仅用于临床前的研发试验（尚未开展临床应用）。当前，^{224}Ra/^{212}Pb 发生器主要由法国 Orano Med 和美国橡树岭国家实验室提供。

Horwitz 等提出了多柱选择性倒置发生器（multicolumn selectivity inversion generator）的概念，将两个色谱柱串联，选择性地将目标子体放射性核素保留在主分离柱上，而母体核素则不受限制地通过。其目的是缓解由于母体核素对支撑材料的辐解效应而引起的柱流速率降低、子体核素产率下降以及因母体核素早期"穿透"所导致的放射性核纯度降低的情况。例如，^{224}Ra 及其子体在 0.1 mol/L 的体系下预先通过 LN-2 树脂，^{212}Bi 被保留在 LN-2 树脂柱上，然后用 1 mol/L HCl 将 ^{212}Bi 从 LN-2 树脂柱上洗脱，并通过阳离子交换树脂去除残留的^{224}Ra 及^{212}Pb，整个流程中^{212}Bi 与 ^{224}Ra/^{212}Pb 的去污因子可达到 10^8 以上。

Narbutt 等则利用硝酸钍为原料，采用 HDEHP 萃取 Th，将萃取后的有机相作为^{224}Ra 的发生器，待^{224}Ra 生长接近平衡后将其反萃出来。利用这种方法每次（两周一次）可以从 1 L 含 40 g Th 的萃取液中分离出 0.1~0.15 MBq 的^{224}Ra。之后可将分离出的^{224}Ra 负载在阳离子交换树脂上作为^{212}Pb/^{212}Bi 的发生器，使用 0.5 mol/L HCl 可以将^{212}Bi 洗脱，再使用 1 mol/L HCl 可以将^{212}Pb 洗脱。放射性杂质含量小于 0.02%。然而，这条途径受限于天然钍的放射性比活度，若要获取 37 MBq（1 mCi）的^{212}Pb 则需要处理 9 kg 以上超过 30 年的老钍。

McAlister 等研发了^{228}Th/^{224}Ra/^{212}Pb 发生器,将 UTEVA 树脂、Sr 树脂、Pre-Filter 树脂柱串联,用 4 mol/L HNO$_3$ 预处理这些树脂。当^{228}Th 及其子体在 4 mol/L HNO$_3$ 体系下通过串联树脂柱时,^{228}Th 保留在 UTEVA 树脂柱、^{212}Pb 保留在 Sr 树脂柱,^{224}Ra 则通过三个树脂柱后仍然留在流出液中,随后可将三个柱拆分并对 Th、Pb 分别进行回收。使用 100 μCi ^{227}Th 及其子体核素验证该流程,结果表明,Pb 具有大于 95% 的回收率和小于 0.001% 的 Th/Ra 杂质,Ra 具有大于 99% 的回收率和小于 0.1% 的 Th 杂质,Th 具有大于 99% 的回收率。研究人员同时还开发了^{223}Ra/^{211}Pb 发生器,^{223}Ra 及其子体核素在 3 mol/L HNO$_3$ 体系下通过 Sr 树脂,^{211}Pb 被保留在 Sr 树脂上。将 Sr 树脂与阳离子交换树脂串联,使用 pH=4 的 0.05 mol/L 柠檬酸铵与 0.5 mol/L NaCl 溶液将^{211}Pb 洗脱,该条件下^{211}Pb 可以完全通过阳离子树脂柱,而残留的^{223}Ra 则被吸附在阳离子柱上。结果表明,Pb 具有大于 75% 的回收率和小于 0.000 2% 的 Ra 杂质,Ra 具有大于 99.5% 的回收率。流程中还可以使用 0.05 mol/L 酒石酸铵和 0.05 mol/L 草酸铵洗脱 Sr 树脂柱上的^{211}Pb,其回收率分别为 92% 和 98%,但在这个条件下不能有效清除^{223}Ra。^{224}Ra/^{212}Pb 发生器的研发可以借鉴上述^{233}Ra/^{211}Pb 发生器。

Westrøm 等利用从 Eckert Ziegler 公司购买的^{228}Th 放射性溶液制备^{228}Th/^{224}Ra 发生器。^{228}Th 在 0.1 mol/L HNO$_3$ 体系下与 Ac 树脂混合,^{228}Th 被吸附在 Ac 树脂(DIPEX® 萃取剂)上,^{224}Ra 可以用 1 mol/L HCl 定期洗脱下来。

McNeil 等报道了一种新型^{228}Th/^{212}Pb 发生器,该发生器使用的^{228}Th 来自加拿大 TRIUMF 实验室用 500 MeV 质子轰击^{232}Th 靶进行散裂反应产生的副产物。8 g ThCl$_4$(含^{228}Th)在 40 mL 10 mol/L HCl 体系下通过阴离子交换树脂,Th 未保留在阴离子树脂上,继续用 60 mL 10 mol/L HCl 洗涤树脂柱,合并 Th 溶液与洗涤液,蒸发至干燥,再用 1 mol/L HNO$_3$ 溶解得到发生器原液,保存,使用时将^{228}Th 原液通过 Pb 树脂以获取^{212}Pb。

除^{228}Th/^{224}Ra/^{212}Pb 发生器的研究之外,还有少量利用^{228}Ra 和^{232}U 作为母体核素并提取^{212}Pb 的研究报道。Guseva 将^{228}Ra 吸附在阳离子交换树脂上,做了一个紧凑型的^{228}Ra-^{212}Pb 发生器。使用 HBr 可以将 Pb 与 Bi 从阳离子交换树脂上洗脱,Ra、Ac 及 Th 保留在柱上,再用阴离子交换树脂对 Pb、Bi 进行纯化获取^{212}Pb/^{212}Bi。Despotopulos 等将放置很久的^{232}U(10 年以上)负载到阳离子树脂上,使用 0.4 mol/L HCl 可以将^{212}Bi 洗脱,2 mol/L HCl 可以将^{212}Pb 洗脱。该发生器性质稳定,在较长的时间下,未出现母核的穿透。

国内也开展了^{212}Pb/^{212}Bi 的制备与分离相关的研究。早在 20 世纪 90 年代,中国科学院近代物理研究所牛芳等研究了 Th^{4+} 在水合钛酸钠上的吸附行为和 Pb^{2+}、Bi^{3+} 在离子交换树脂上的吸附解吸行为。研究结果表明,适当条件下,Na/Ti 摩尔比为 1:1 的水合钛酸钠对 Th^{4+} 吸附较好,而 Pb^{2+} 与 Bi^{3+} 易于解吸;吸附在阳离子树脂上的 Th^{4+}、Pb^{2+}、Bi^{3+} 可用不同浓度的 HCl 分离,如先用 0.5 mol/L HCl 洗脱 Bi^{2+},再用 1 mol/L HCl 洗脱 Pb^{2+},Th^{4+} 则依然保留在阳离子树脂上;另外,在较低浓度 HCl 中,强碱性阴离子交换树脂能够强烈吸附 Bi^{3+},而 Pb^{2+} 几乎不被吸附,阴离子树脂上吸附的 Bi^{3+} 可用硝酸溶液洗脱下来,因此可以利用阴离子树脂柱从^{212}Pb 中分离^{212}Bi,用于制成^{212}Pb/^{212}Bi 发生器。最终,将水合钛酸钠、阳离子树脂、阴离子树脂结合,通过小柱实验从^{228}Th 提取分离了^{212}Pb 和^{212}Bi,获得的^{212}Bi 放射性纯度达到了 97.3%。中国辐射防护研究院王路生等研发了从天然^{232}Th 衰变系中逐级分离纯化制备^{224}Ra、^{212}Pb、^{212}Bi 的技术,并建立了这些放射性核素准确、快速的分析方法。另外,北京大学陈俊艺等将硝酸钍溶液通过固相萃取 Pb 树脂,^{212}Pb 保留在树脂柱上,然后使用柠檬酸铵溶液洗脱 Pb 树脂获取^{212}Pb。

四、小结

总体而言,若要实现^{212}Pb 的规模化稳定供应,首先要获取足量的高比活度的^{228}Th。大量^{228}Th 主要从^{232}Th 天然衰变系中分离提取,也可通过反应堆中辐照^{226}Ra 靶及^{232}Th 靶的中子活化反应,直接生产^{228}Th 或间接生产其母体核素^{228}Ra 和^{232}U 再经衰变分离获取子体^{228}Th。从^{232}Th 天然衰变系中逐级分离提取^{228}Th 具有不依赖于反应堆和加速器、不产生额外放射性废物、分离纯化工艺相对容易、放射性核素纯度高及其质控方法明确、远期批量供应成本低廉等诸多优点,这使得^{224}Ra/^{212}Pb/^{212}Bi 成为最具规模化供应可及性和价格竞争力的靶向治疗核素。然而,由于^{232}Th 的放射性比活度低且要经由^{228}Ra 分离衰变来获取^{228}Th,这一生产途径需要处理大量(吨级)放置足够长时间(至少 5~8 a)的^{232}Th 原料(以得到足量^{228}Ra),因此需要提前数年储备新分离的^{232}Th 原料后,才能尽快实现大量^{228}Th 的稳定供应。通过反应堆辐照^{226}Ra 靶的生产途径产率高,分离^{228}Th 的工艺流程相对辐照^{232}Th 靶更为简单,但主要受限于^{226}Ra 原料稀缺且极为昂贵,通过该途径来支持长期规模化供应^{228}Th 的成本过高。通过反应堆辐照^{232}Th 靶虽能规避原料稀缺的问题,但需要特别注意,同时产出和分离^{233}U 带来的核材料严格管制的限制。

获取了足量的^{228}Th 后,分离其子体核素^{224}Ra,将其作为转运发生器来实现将来^{212}Pb 的大量临床供应,是最为高效可行的方式。对此,需要建立满足医用要求的^{224}Ra/^{212}Pb/^{212}Bi 核素的分离纯化工艺流程和放射性核纯度质控方法,还要特别注意解决批量核素供应中高能 α 射线带来的辐射损伤问题,研发可靠的核素发生器以得到稳定的医用核素产率。

第五节 铀-230/钍-226 制备技术

一、^{230}U/^{226}Th 的性质

^{230}U 的半衰期为 20.8 d,经过 5 次 α 衰变变成^{210}Pb(图 6-21),衰变产生的 α 粒子的总能量在 32.97~33.6 MeV 之间(表 6-11)。在^{230}U 的子体中,^{226}Th 的半衰期最长,为 30.57 min,其他子体的半衰期都非常短,这些短寿命子体核素在一定程度上能够避免反冲脱靶后子体再分布对正常组织造成的辐射损伤。相比于其他医用 α 放射性核素(^{225}Ac/^{213}Bi、^{223}Ra、^{212}Pb/^{212}Bi 等),^{230}U 与^{226}Th 及其子核在衰变过程中释放的 γ 射线强度及能量均较低,强度最高的 γ 射线来自^{226}Th 的衰变,能量为 111.12 keV,分支比仅为 3.29%。虽然目前尚无^{230}U 及^{226}Th 标记的靶向药物报道,^{230}U 及其子体^{226}Th 依然是具有潜在应用价值的医用 α 放射性核素,国内外对其制备分离技术的研究也正在开展。

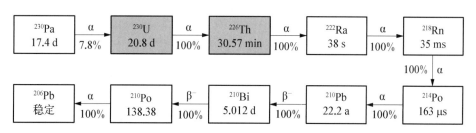

图 6-21 ^{230}U 及^{226}Th 的性质

表 6 - 11　^{230}U 衰变链中的主要放射性核素

核素	半衰期	衰变类型	α粒子能量/keV(分支比/%)	γ射线能量/keV(分支比/%)
^{230}U	20.8 d	α	5 888(67.4) 5 817(32)	
^{226}Th	30.57 min	α	6 337(75.5) 6 234(22.8) 6 099(1.26)	111.12(3.29) 242.12(0.87) 131.02(0.28) 206.23(0.19) 190.30(0.11)
^{222}Ra	38 s	α	6 558(96.9) 6 239(1.26)	324.31(2.77)
^{218}Rn	35 ms	α	7 129(99.87)	609.31(0.127)
^{214}Po	163 μs	α	7 687(99.99)	
^{210}Pb	22.2 a	β		

二、^{230}U 制备分离技术

^{230}U 的制备主要有以下两种途径(图 6-22):加速器辐照^{232}Th 靶,通过(p,3n)反应制备^{230}Pa,^{230}Pa 发生 β$^-$ 衰变后生成^{230}U;加速器辐照^{231}Pa 直接制备^{230}U。

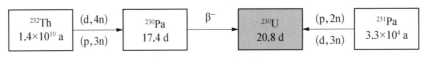

图 6 - 22　^{230}U 的制备路径

(一) ^{232}Th(p,3n)^{230}Pa(β$^-$)^{230}U

加速器辐照^{232}Th 靶是通过生成^{230}Pa 间接制备^{230}U。^{232}Th 在质子束轰击下首先发生(p,3n)反应生成^{230}Pa,质子能量在 20 MeV 附近时,核反应具有最大的反应截面,约为 350 mb。辐照所用的靶为金属 Th 靶,受靶厚及质子能量不同的影响,^{230}Pa 的制备速率存在差异。Friend 等使用 0.05 g/cm^2 的金属钍靶在能量为 10～30 MeV、流强为 10 μA 的质子束辐照下制备^{230}Pa 的速率为 10 μCi/(μA·h)。^{232}Th 在质子束辐照下除了生成^{230}Pa 之外,还会生成包括^{95}Zr、^{103}Ru、^{106}Ru、^{123}Sb、^{125}Sb、^{127}Sb、^{141}Ce、^{144}Ce、^{140}Ba、^{140}La 等在内的多种杂质放射性核素,这些杂质核素的反应截面普遍较高(表 6-12)。因此,制备的^{230}Pa 需要经过分离纯化去除^{232}Th 以及上述杂质核素才能确保其核纯度满足应用要求。^{232}Th 靶经过辐照、冷却以及溶解后,目前对^{230}Pa 的分离纯化主要采用固相萃取树脂进行。图 6-23 所示为一些文献中报道的辐照 Th 靶中^{230}Pa 的分离纯化流程,金属 Th 靶在盐酸及氢氟酸混合溶液中溶解之后经过阴离子交换树脂、CL 树脂或 DGTA 树脂初步实现^{230}Pa 与大量 Th 基质及裂变核素的分离。由于 Pa 与 Nb 的化学性质类似,初步分离的^{230}Pa 中还存在较多的^{95}Nb,两者的进一步分离可借助 TRU、DGA 以及 UTEVA 树脂实现,同时也可对一些未完全去除的裂变核素实现再次分离。需要指出的是,加速器辐照^{232}Th 靶的过程中还生成了^{230}Pa 的

其他同位素,如^{228}Pa、^{229}Pa、^{231}Pa及^{232}Pa等,这些核素在分离纯化^{230}Pa的过程中无法去除,但经过靶冷却后大部分短寿命核素如^{228}Pa、^{229}Pa及^{232}Pa已经发生衰变。Friend等的研究表明,经过5～10 d的冷却,^{229}Pa及^{231}Pa的放射性活度小于^{230}Pa放射性活度的0.1%。分离纯化后的^{230}Pa放置一段时间后可用于提取^{230}U,使用CL固相萃取树脂可实现^{230}Pa及其同位素与^{230}U的分离。

表6-12　^{232}Th在质子辐照下生成一些核素的反应截面

核反应	质子能量/MeV	半衰期	反应截面/mb
^{232}Th (p,f)^{91}Y	21±8.1	58.51 d	41.2±14.7
^{232}Th (p,f)^{95}Zr	21±8.1	64.03 d	45.7±14.1
^{232}Th (p,f)^{95}Nb	11.3	34.99	0.42±0.08
^{232}Th (p,f)^{99}Mo	21±8.1	65.98 h	30.1±9.3
^{232}Th (p,f)^{103}Ru	21±8.1	39.25 d	30.2±9.3
^{232}Th (p,f)^{106}Ru	21±8.1	371.6 d	28.6±8.8
^{232}Th (p,f) ^{123}Sn	21±8.1	129.2 d	11.9±4.3
^{232}Th (p,f)^{125}Sb	21±8.1	997.1 d	27.1±8.3
^{232}Th (p,f)^{127}Sb	21±8.1	3.85 d	24.1±7.5
^{232}Th (p,f)^{131}I	21±8.1	8.02 d	40.4±12.5
^{232}Th (p,f)^{140}Ba	21±8.1	12.75 d	40.8±12.6
^{232}Th (p,f)^{141}Ce	21±8.1	32.5 d	33.7±10.4
^{232}Th (p,f)^{143}Ce	21±8.1	33.04 d	25.2±7.8
^{232}Th (p,f)^{144}Ce	21±8.1	284.9 d	24.4±8.1
^{232}Th (p,f)^{147}Nd	21±8.1	10.98 d	9.67±3.02
^{232}Th (p,4n)^{232}Pa	21.2±0.5	1.3 d	15.7±1.1
^{232}Th (p,2n)^{231}Pa	20.55	3.7×10^4 a	186±29.76
^{232}Th (p,4n)^{229}Pa	24.8±0.6	1.5 d	86±8.2

除了色层分离技术之外,溶剂萃取法也是从辐照Th靶中提取^{230}Pa的一种技术手段。包括TBP(磷酸三丁酯)、TOPO(三辛基氧膦)、HDEHP[双(2-乙基己基)磷酸酯]、MIBK(甲基异丁基酮)、Aliquat 336(甲基三辛基氯化铵)等在内的萃取剂都能萃取Pa,但一些萃取剂对Th、Pa的选择性较差。最新的研究表明,长链脂肪醇能从较浓的Th溶液(0.4 mol/L Th^{4+})中高效萃取Pa,俄罗斯研究人员使用正辛醇的正十二烷溶液作为萃取剂,用Al^{3+}作为F$^-$的掩蔽剂,从Th靶溶解液中(7 mol/L HNO$_3$+0.01 mol/L HF)选择性地萃取回收了^{230}Pa,经过含有0.01 mol/L HF的酸液反

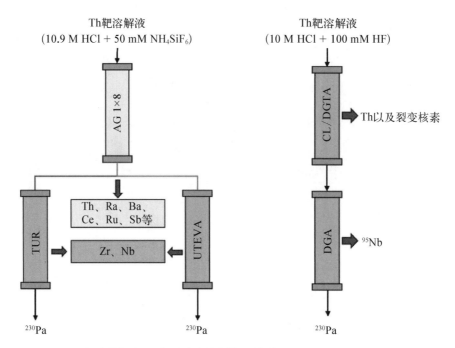

图 6-23 加速器辐照 Th 靶后分离纯化 ^{230}Pa 的流程（M＝mol/L，mM＝mmol/L）

萃后可以获得 97％的 ^{230}Pa，获得的 ^{230}Pa 中杂质核素主要是 ^{95}Nb 和 ^{103}Ru。相比于色层分离技术，液-液萃取技术在处理大体积溶液方面要更为高效。

虽然 ^{232}Th（p，3n）^{230}Pa 核反应截面较高，但 ^{230}Pa 发生 β^- 衰变生成 ^{230}U 的分支比较低，仅为 7.8％，导致最终获取的 ^{230}U 的放射性活度远比 ^{230}Pa 低，这是间接制备 ^{230}U 的弊端。但相比于直接制备，间接制备的 ^{230}U 是从 ^{230}Pa 中分离出来的，更能保证核素的放射性核纯度。

（二）^{231}Pa（p，2n）^{230}U 和 ^{231}Pa（d，3n）^{230}U

使用加速器辐照 ^{231}Pa 靶通过 ^{231}Pa（p，2n）^{230}U 以及 ^{231}Pa（d，3n）^{230}U 两种核反应可以直接制备获取 ^{230}U，图 6-24 所示为它们的激发曲线图，^{231}Pa（p，2n）^{230}U 的反应截面在 15 MeV 时达到最大，在 25～35 mb 之间；^{231}Pa（d，3n）^{230}U 的反应截面在氘粒子能量为 18 MeV 时达到最大，约为 25 mb。^{231}Pa 通常取自 ^{235}U 衰变链，经过纯化后制成 Pa_2O_5 靶，用质子束或氘粒子束辐照。辐照结束后的 ^{231}Pa 经过分离直接获取 ^{230}U。Morgenstern 利用硅胶色谱柱结合 TEVA 及 UTEVA 固相萃取色谱建立了辐照 ^{231}Pa 中 ^{230}U 的分离纯化流程，如图 6-25 所示，辐照后的 ^{231}Pa_2O_5 在 5 mol/L HF 溶液中溶解后加入氨水，通过沉淀将 ^{231}Pa 基质及裂变核素分离去除，使用硅胶柱吸附残留的 ^{231}Pa，^{230}U 经过 TEVA 树脂柱纯化，初步分离的 ^{230}U 再经过一次硅胶色谱柱进一步回收去除 ^{230}U 中少量的 ^{231}Pa，再经过 UTEVA 树脂去除 Fe 后最终获取 ^{230}U，整个分离流程对 ^{230}U 的回收率为 95％，获取的 ^{230}U 的放射性核纯度在 99.9％以上。

利用 ^{231}Pa 直接制备 ^{230}U 主要受限于 ^{231}Pa 的获取及靶制备。^{231}Pa 最初主要是从天然铀中分离提取的，天然铀中 ^{231}Pa 与 ^{226}Ra 的含量几乎相当，以含 60％ U_3O_8 的沥青铀矿为例，^{231}Pa 的总量为 1.5×10^{-7}，即 1 t 沥青铀矿中约含有 0.15 g ^{231}Pa，其分离提取比较困难。20 世纪 50 年代以前世界范围内 ^{231}Pa 的总量仅为 1～2 g，直到 20 世纪 60 年代英国从沥青铀矿冶炼产生的废料中提取了 127 g 纯度为 99.9％的 ^{231}Pa。此后，大规模制备和提取 ^{231}Pa 的活动并不多见，目前所使用的 ^{231}Pa 大部分仍源于 20 世纪的分离制备技术。通过慢中子活化 ^{230}Th 及快中子活化 ^{232}Th 也可以获得 ^{231}Pa，

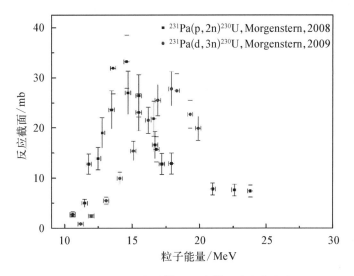

图 6-24　加速器辐照 ^{231}Pa 制备 ^{230}U 的激发曲线图
(数据源自 Nation Nuclear Data Center)

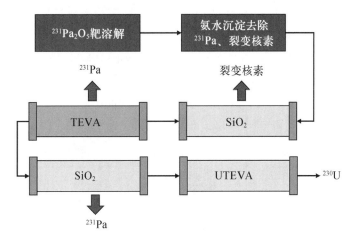

图 6-25　辐照 ^{231}Pa 靶中 ^{230}U 的分离纯化流程示意图

但采用这种方法制备 ^{231}Pa 的报道还不多。除了原料获取难度大、成本高昂以外，^{231}Pa 靶的比活度较高(47 mCi/g)，对操作者的辐射防护要求也极高。这些都是限制加速器辐照 ^{231}Pa 靶直接制备 ^{230}U 技术发展的因素。与质子束辐照 ^{231}Pa 靶相比，用氘粒子束辐照所需粒子的能量略高且反应截面相当，但氘粒子束对加速器端的要求及成本更高，该 ^{230}U 生产途径并无可见的实际应用优势。

　　无论是直接制备 ^{230}U 还是通过制备 ^{230}Pa 间接获取 ^{230}U 都需要加速器(主要是质子束)辐照。表 6-13 列出了文献中报道的直接制备 ^{230}U 与间接制备 ^{230}U 的产率，需要指出的是采用加速器辐照 ^{232}Th 制备 ^{230}U 时，虽然产生 ^{230}Pa 的反应截面较高，但 ^{230}Pa 衰变生成 ^{230}U 的分支比较低，辐照结束后，经 4 周左右的冷却、分离及等待 ^{230}Pa 中 ^{230}U 的增长后，最终获取的 ^{230}U 仅为辐照结束后 ^{230}Pa 的 2.8%，与采用 ^{231}Pa 靶直接制备获取的 ^{230}U 的产率相当。

　　总之，上述三种途径都能制备出一定量的 ^{230}U，产率也基本相当，但间接制备所需的 ^{232}Th 靶容易获得和操作，制靶成本优势明显，经过 ^{230}Pa 的分离也保证了 ^{230}U 的放射性核纯度(表 6-13)。由 ^{231}Pa 直接制备 ^{230}U 受限于 ^{231}Pa 靶原料的获取。使用氘粒子束辐照 ^{231}Pa 靶制备 ^{230}U 对加速器要求较高,该生产途径在实际应用中并不可取。尽管辐照^{231}Pa靶制备^{230}U所需的质子能量比辐照^{232}Th靶略低,但两者均需要能量30 MeV以上的质子回旋加速器的投入。综合考虑,我们认为利用加速器质子辐照^{232}Th靶是将来获取^{230}U医用核素最具可行性的实际生产方式。

表6-13 不同方式制备^{230}U的比较

制备途径	最大反应截面/mb	粒子能量/MeV	制备产率/(MBq·μA^{-1}·h^{-1})
^{232}Th(p,3n)^{230}Pa(β^-)^{230}U	353	19.9	8.4(^{230}Pa的制备速率)
^{231}Pa(p,2n)^{230}U	33.2	14.6	0.245
^{231}Pa(d,3n)^{230}U	27.8	17.9	0.119

三、^{226}Th的制备与分离技术

^{226}Th为^{230}U的子体核素,其半衰期仅为30.57 min。通常使用^{230}U/^{226}Th发生器,每隔1~2 h从中分离提取一次^{226}Th。图6-26所示为采用DGA树脂从^{230}U中分离提取^{226}Th的流程图。在3 mol/L HCl中将^{230}U及^{226}Th同时负载至DGA树脂上,使用0.1 mol/L HNO$_3$将^{230}U从树脂上洗脱,实现^{230}U与^{226}Th的分离。最终,使用pH为5的0.1 mol/L柠檬酸从树脂上洗脱^{226}Th并收集。

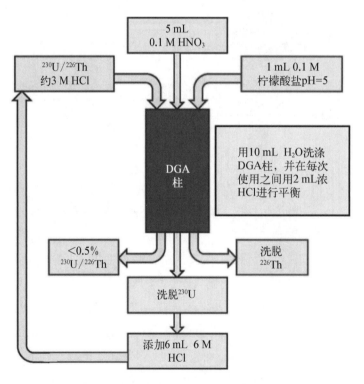

图6-26 ^{230}Pa及^{230}U中^{226}Th的分离纯化流程图(M=mol/L)

^{230}U及^{226}Th作为潜在的医用α放射性核素,其制备依赖于加速器实验设施,同时,要克服不同制备途径中面临的两种核素分离纯化技术难题,这些都是将来推动^{230}U及^{226}Th走向临床应用的前提条件。

第六节 铽-149 制备技术

铽是一种新兴的、可应用于核素治疗的极富潜力的元素,它有四种放射性同位素,分别是^{149}Tb、^{152}Tb、^{155}Tb、^{161}Tb,这四种核素的核性质决定了其均可以在核医学中应用。^{149}Tb 是质量最低的 α 发射体,也是放射性镧系元素中唯一满足受体靶向 α 疗法(TAT)所需核特性的同位素。

铽的这四种放射性同位素:^{149}Tb($T_{1/2}=4.12$ h)用于靶向 α 疗法,^{152}Tb($T_{1/2}=17.5$ h)用于 PET 显像,^{155}Tb($T_{1/2}=5.32$ d)用于 SPECT(还可能用于靶向俄歇疗法),以及^{161}Tb($T_{1/2}=6.89$ d)用于靶向 β 疗法。它们的主要物理特性见表 6-14。

表 6-14 铽的医学放射性同位素的物理特性

核素	半衰期	衰变方式	平均能量/keV	最大射程/mm	成像/治疗模式
^{149}Tb	4.12 h	α (4.0 MeV)	84	55	TAT
^{152}Tb	17.5 h	β$^+$ (0.5 MeV)	1 140	3.1	PET
^{155}Tb	5.32 d	EC/β$^+$ (0.2 MeV)	86/710	2.3	SPECT/俄歇治疗
^{161}Tb	6.89 d	β$^-$ (0.16 MeV)	154	1.5	靶向 β 治疗

铽同位素的生产制备方法是一种综合性的生产方式,包括反应堆生产、高能质量分离和环形加速器生产。除了可以通过核反应堆产生^{161}Tb 外,另外三种放射性同位素均须通过环形加速器或高能质量分离设施进行分离,仅能实现少量批次的生产制备。对于铽同位素的生产,需要考虑多种反应途径,还要考虑对多个靶材料进行轰击,最终确定最佳的反应途径和靶材料。此外,还需要考虑反应产物的分离和纯化,以确保最终产品的放射性纯度和化学纯度足够高。

一、^{149}Tb 的生产制备

^{149}Tb 是 Tb 同位素中唯一可以发射 α 射线的核素,其半衰期为 4.12 h,衰变方式为 α 衰变(3.97 MeV,17%)、EC 衰变(76%)和 β$^+$ 衰变(7%),同时伴随发射 γ 射线。因此,^{149}Tb 可以用于 α 核素靶向治疗和 PET 显像,实现诊疗一体化。然而,^{149}Tb 缺中子核、缺乏稳定性易衰变,使其难以批量生产(图 6-27)。

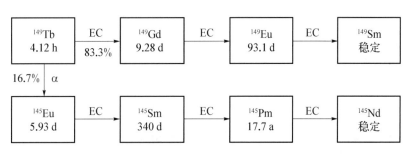

图 6-27 ^{149}Tb 的衰变图谱

对 ^{149}Tb 的研究最早可以追溯到 20 世纪 60 年代,当时利用加速到十亿电子伏特或数十亿电子伏特的质子对靶材料进行辐照,从而在靶核中产生了大量质量数小于靶材料质量数的同位素。通过对这些辐照产物进行质量分离,可以将目标核素与其他同位素和元素的原子核分离开来。这是生产 ^{149}Tb 时采用的主要分离方法之一。

欧洲核子研究中心(European Organization for Nuclear Research,CERN)的在线同位素分离器(ISOLDE)是一种用于生产和研究放射性同位素的设备,该设备位于瑞士日内瓦附近的 CERN 大型强子对撞机实验室内。ISOLDE 设备的建设始于 1964 年,最初用于研究铅同位素。随着技术的不断发展和改进,ISOLDE 已成为研究稀有同位素的重要工具,应用于核物理、天体物理、材料科学等领域。它是一种基于靶材料辐照产生同位素并通过质量分离法分离目标核素的技术。ISOLDE 可以将高能质子束定向至靶材料,通过靶材料中的核反应产生放射性同位素,然后将目标核素与其他同位素和元素的原子核分离,最终得到所需的放射性同位素。目前,ISOLDE 广泛应用于核物理、生物学和医学等领域,是进行放射性同位素研究和生产的重要工具之一。

(一) 质子辐照 Ta 靶/^{197}Au 靶/^{152}Gd 钆箔产生 ^{149}Tb

CERN 利用 ISOLDE 设备将能量为 1~1.4 GeV 的质子束定向至 Ta 箔靶,进行辐照。在照射过程中,Ta 箔靶被加热且温度保持在 2 200 ℃,并用激光将靶表面电离。然后,离子化的同位素被加速到 60 keV,通过质量分离法分离出目标核素 ^{149}Tb。最后,通过放射化学方法从同位素和子代产物中分离出 ^{149}Tb。使用 ISOLDE 辐照 Ta 箔靶后,^{149}Tb 的产率为 3.5 MBq/(μA · h)。

同位素 ^{197}Au 箔在质子辐照后也可以获得 ^{149}Tb 或其母体 ^{149}Dy(半衰期约 4 min),但同样需要进行分离纯化。利用这种方法制备 ^{149}Tb 的优点是可以利用现有的 ^{197}Au 箔,不需要特别制备靶材料。缺点是 ^{149}Tb 产率相对较低,同时还需要处理产生的放射性废物。

使用能量为 30~66 MeV 的质子束照射富含 ^{152}Gd(30.6%)的钆箔可产生 ^{149}Tb。在 45 MeV 时,该方法可以获得最大反应截面为 250 MBar,对于 100% 富集的靶,最大产额为 2 600 MBq/(μA · h)。需要注意的是,^{155}Gd(p,4n)^{152}Tb 反应的最大反应截面约为 800 MBar。因此,当 ^{155}Gd 的富集率低于 100% 时,无法避免其在靶材料中的存在,这将降低 ^{149}Tb 的放射性核素纯度。即便在使用最大富集靶的情况下,辐照过程中还会产生 $T_{1/2}$ 为 3.7 h 和 17.6 h 的 ^{150}Tb 和 ^{151}Tb,这也会降低 ^{149}Tb 的纯度;此外,高成本的 Gd 富集靶也限制了该方法的实际应用。因此,利用该技术也很难制备具有高放射性核素纯度和高比活度的 ^{149}Tb。

(二) 质子束照射天然钆箔产生 ^{149}Tb

堆叠箔法是一种广泛应用于核物理和核工程中测量反应截面的技术。该方法需要叠放几个箔片,每个箔片都有专门的作用。典型的叠层配置包括一个目标箔片、一个监测箔片、一个捕获箔片和一个降能箔片,如图 6-28 所示。

目标箔片是由研究核反应所需的起始材料制成的。监测箔片用于测量其位置处的束流电流,并由至少一个反应截面已知的元素制成,其可以对从目标箔片获得的数据进行归一化。捕获箔片用于恢复从监测箔片中逃逸的反冲原子的一部分,监测箔片对目标箔片也可起到同样的作用。降能箔片用于在进入下一个模式之前降低束流能量。

箔片的厚度须精心选择,以获得适当数量的实验数据点。辐照后,取出箔片并使用合适的探测器测量反应产物的活度。通过将目标箔片的活度与监测箔片的活度进行比较,可以计算出反应的截面。

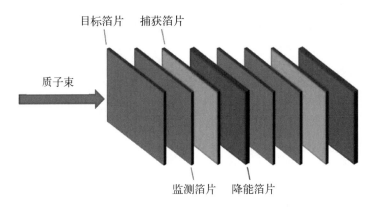

图 6-28　堆叠箔——典型堆叠配置示例图

总的来说,堆叠箔法是一种用于测量核反应截面的通用技术,适用于研究稀有或难以生产的同位素。

薄箔中产生的放射性核素的活度(最多几十微米)可以用下式计算:

$$A = \phi \cdot \sigma \cdot \frac{X \cdot N_A \cdot \rho_A}{M} \cdot (1 - e^{-\lambda t_{irr}}) \tag{6-6}$$

式中:ϕ 为质子束流的电流,粒子/s;σ 为反应截面,cm²;X 为目标元素的浓缩度,%;N_A 为阿伏伽德罗常数;ρ_A 为目标元素的面密度,g/cm²;λ 为目标元素的摩尔质量,g/mol;t_{irr} 为辐照时间,s;M 为目标元素的摩尔质量,g/mol。

使用放射性同位素产量计算软件(Radionuclide Yield Calculator,RYC)进行了厚靶产量估算。考虑的能量窗口为 58.2~69.8 MeV,相应的天然钆靶厚度为 2.74 mm。厚靶产量为 40 MBq/(μA·h)。在所考虑的能量范围内的积分产量曲线如图 6-29 所示。

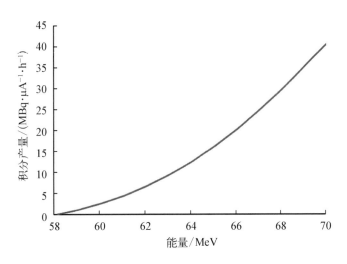

图 6-29　^{nat}Gd(p,x)^{149}Tb 积分产量曲线

考虑使用 50 μA 70 MeV 的质子束,并进行 10 h 辐照,可能的产量为 20 GBq(截止时刻)。增加产量可以考虑使用富集的钆靶进行辐照,使用 70 MeV 质子束照射 2.74 mm 厚的天然钆靶的积分产量可达到 40 MBq/(μA·h)。

（三）³He 核轰击 Eu 靶产生¹⁴⁹Tb

使用³He 核束辐照 Eu 靶可以产生¹⁴⁹Tb。在³He 的能量为 30 MeV 的情况下，该反应的最大截反应面约为 15 mb。

使用能量为 40～70 MeV 的³He 核在 0.1～0.2 μA 的平均电流下辐照¹⁵¹Eu₂O₃厚靶，可以产生¹⁴⁹Tb，¹⁴⁹Tb 的产额范围为从 40 MeV 下的 3 MBq/μA 到 70 MeV 下的 100 MBq/μA。需要注意的是，这种方法需要使用高纯度的 Eu 靶材料，还需要进行纯化分离以获得高放射性同位素纯度。虽然这种方法的成本和技术难度较高，但是它仍然是制备¹⁴⁹Tb 的一种有效方法。

（四）¹²C 核轰击 Nd 和 Pr 靶产生¹⁴⁹Tb

使用 12 mg/cm² 厚度的 natNd₂O₃ 靶，经过 108 MeV 的能量辐照后，产生的¹⁴⁹Tb 累积活性略小于 3 MBq。这是由 ¹⁴²Nd(¹²C,5n)¹⁴⁹Dy→¹⁴⁹Tb 反应生成的。如果要生产医用所需的¹⁴⁹Tb 量，则需要使用能量为 120 MeV、电流为 50～100 μA 的¹²C 束，辐照¹⁴²Nd(97%)厚靶，可以在 10 h 内获得 15～30 GBq 的靶核素。然而天然同位素混合物中¹⁴²Nd 的相对丰度约为 27.2%，其他 6 种 Nd 同位素的相对丰度分别为：¹⁴³Nd（12.2%）、¹⁴⁴Nd（23.8%）、¹⁴⁵Nd（8.3%）、¹⁴⁶Nd（17.2%）、¹⁴⁸Nd（5.8%）和¹⁵⁰Nd（5.6%），它们在辐照下可产生¹⁵⁰Dy 和¹⁵¹Dy，并迅速衰变为¹⁵⁰Tb 和¹⁵¹Tb。

当使用 100 MeV 的能量轰击 Nd 靶时，可以获得的¹⁴⁹Tb 产额为 8.9 MBq/μA。这意味着在电流密度为 1 μA/cm² 的情况下，可以在 1 s 内产生 8.9 MBq 的¹⁴⁹Tb。需要注意的是，这个产额仅供参考，实际的产额可能会因为实验条件、靶材纯度等因素而有所不同。

¹⁴⁹Tb 也可由¹⁴¹Pr(¹²C,4n)反应产生。使用 66 MeV 的能量轰击 Pr 靶可以产生¹⁴⁹Tb，产额为 2.7 MBq/μA。相比之下，使用 Nd 靶的产额要高一些。这是因为 Nd 具有更高的截面和丰度，能够更有效地吸收入射粒子的能量，从而产生更多的¹⁴⁹Tb。在¹²C 核能量为 71.5 MeV 的条件下，对薄 Pr 箔进行 9.3 h 的辐照，可以获得靶同位素的产率为 86 kBq/(μA·h)。在这种生产方式下，¹⁵⁰Tb 和¹⁵¹Tb 杂质的总活度要接近等于累积的¹⁴⁹Tb 活度的一半，这些主要的杂质¹⁴⁸Tb 和¹⁵⁰Tb 的半衰期都比¹⁴⁹Tb 短，需要进一步采取合适的方法对其进行分离和去除，以提高¹⁴⁹Tb 的纯度。按照此产率类推，若要生产出¹⁴⁹Tb 的临床使用剂量，必须以 1 mA 的电流照射同一靶 1 h。

（五）重离子⁶³Cu 轰击⁸⁹Y 产生¹⁴⁹Tb

美国得克萨斯 A&M 大学的环形加速器研究所(Texas A&M's Cyclotron Institute)拥有多种粒子加速器，包括可用于核素生产的 K150 环形加速器。该研究所通过模拟计算，发现⁸⁹Y(⁶³Cu,xnyp)¹⁴⁹X 是最合适的生产¹⁴⁹Tb 的反应途径，其中¹⁴⁹Tb 主要是间接产生的，例如，在⁸⁹Y(⁶³Cu,p2n)

¹⁴⁹Ho 和⁸⁹Y(⁶³Cu,3n)¹⁴⁹Er 中，铜束入射钇产生了复合核¹⁵²Er 和随后其他核素产物。

该方法中使用的靶材和靶材支架是在圣母大学(University of Notre Dame)进行定制设计和制造的，使用 137 个铝夹持器将 1 mm 厚、25 mm×25 mm 的钇靶安装在 ISO-KF100 空白法兰上。图 6-30 所示钇靶材来自 ESPI Metals(俄勒冈州阿什兰)，纯度为 99.9%，尺寸为 25.4 mm×25.4 mm×1.016 mm。

在 K150 环形加速器进行⁸⁹Y(⁶³Cu,xnyp)¹⁴⁹X 反应，库仑屏障为 229 MeV，最大束流能量为(258.0±0.5)MeV。加速器以第三谐波频率运行，以实现对铜的低能量轰击，大约传递

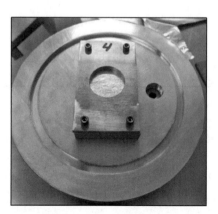

图 6-30　钇靶支架图

了 10 电子伏安的^{63}Cu,处于 15$^+$ 电荷状态。

在图 6-31 中显示了 PACE4 模拟的核子蒸发后由复合核^{152}Er 产生的质量分布截面。对于质量链为 $A=146$ 的情况,镝同位素的半衰期为 8 s,因此该曲线代表产生了少量的镝的子代^{146}Gd。对于质量数为 149 的同位素,主要通过(p,2n)反应产生了^{149}Ho,其次是^{149}Er,再次是^{149}Dy,而^{149}Tb 同位素的直接产生可以忽略不计。

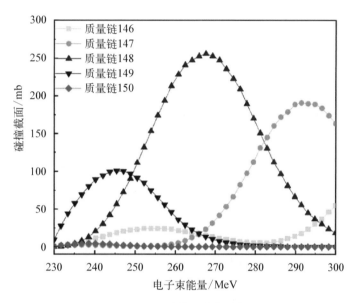

图 6-31　理论模型计算的截面

(六) ^{149}Tb 生产制备现状

目前在实际制备^{149}Tb 的过程中,所有核反应都会伴随一些副反应,生成其他放射性核素。通常,在核素生产过程中需要采取措施来控制这些副反应的产生,以确保所得到的产物质量和核纯度。^{149}Tb 的多种生产制备方式的比较如表 6-15 所示。通过中子捕获反应产生^{149}Tb,这种方法的主要优点是可以利用现有的核反应堆和中子源,产生高纯度的^{149}Tb,但是需要特殊的设备和技术,成本较高。使用加速器加速质子并轰击已有的稳定同位素来产生^{149}Tb,这种方法的主要优点是可以在实验室中产生高纯度的^{149}Tb,但是需要高能量的质子加速器,成本也较高。使用核裂变反应产生^{149}Tb 的主要优点是可以使用核反应堆产生大量的^{149}Tb,但是需要对核反应堆进行特殊的设计,同时也会产生其他放射性同位素的副产物。重离子轰击方法,也需要高能量的回旋加速器,成本也较高,产量也较低。化学分离方法是将天然的钐(^{144}Sm、^{147}Sm、^{148}Sm 和 ^{149}Sm)分离,再通过化学方法将^{149}Tb 从钐中提取出来。这种方法的主要优点是可以利用现有的钐分离技术,但是需要耗费大量的时间和精力,产量也较低。

表 6-15　^{149}Tb 的主要制备方法

反 应 式	入射能量/MeV	复合核	产量/(MBq·μA^{-1}·h^{-1})
^{152}Gd(p,4n)^{149}Tb	30～70	^{153}Tb	2 600
^{151}Eu(^{3}He,5n)^{149}Tb	30～70	^{154}Tb	19.4
^{151}Eu(^{3}He,5n)^{149}Tb	30～70	^{154}Tb	38.7

反　应　式	入射能量/MeV	复合核	产量/(MBq · μA^{-1} · h^{-1})
^{142}Nd(^{12}C,5n)^{149}Dy→^{149}Tb	108	^{154}Dy	3.3
^{141}Pr(^{12}C,4n)^{149}Tb	71.5	^{153}Tb	0.086
^{nat}Ta(p,x)^{149}Tb	1 000～1 400	^{182}W	约 3 000
^{89}Y(^{63}Cu,$x$nyp)^{149}X→^{149}Tb	258.0	^{152}Er	0.66

在制备^{149}Tb的过程中,伴随生成一些副产物核素的情况不一定是缺点。在副反应中产生的主要杂质是^{148}Tb($T_{1/2} = 1.0$ h, 48.62% EC, 51.38% Tb$^+$)和^{150}Tb($T_{1/2} = 3.48$ h, 70% EC, 0.000 7% Tb, 30% Tb$^+$)。它们均具有相对较大份额的正电子发射,这有助于在核素治疗过程中,通过定量 PET 成像技术,测定患者体内核素的分布部位和剂量。^{152}Tb($T_{1/2} = 17.5$ h, 83% EC, 17% γ^+),主要衰变方式:电子俘获(占比 83%)和 γ 衰变(占比 17%),其中通过电子俘获产生的是稳定的^{152}Gd核素,而在 γ 衰变中产生的是^{152}Dy 核素,释放的能量为 1.3 MeV(γ 射线),该 γ 射线具有很强的穿透力和能量,可以应用于医学成像、辐照治疗、工业无损检测等领域。这些 Tb 杂质的衰变产物是稳定的或接近稳定的同位素,其半衰期很长,因此不会显著影响患者接收的辐射剂量。这些杂质的存在可能会对制备高纯度的同位素的过程产生一定的影响,但对于核素治疗而言,由这些杂质产生的辐射量非常小,可以忽略不计。

^{149}Tb 主要的衰变方式为 β^+ 衰变,占总衰变的 99.999 2%,剩下的 0.000 8% 则通过电子俘获的方式进行衰变。这意味着,在大量的^{149}Tb 样品中,有 99.999 2% 的原子核会通过 β^+ 衰变转变成^{149}Gd,而只有很少一部分原子核会通过电子俘获的方式转变成^{149}Gd。提高同位素的纯度,确保其在医学、物理学等领域的应用效果,可以利用质量分离技术可以去除同位素中的杂质元素。

虽然目前已研究出多种制备^{149}Tb 的方法,但利用仍然是获取高放射性核素纯度的^{149}Tb 的有效方法。目前仅 CERN 实验室内有 ISOLDE 设备,但由于在核物理研究中的重要性,许多其他国家和地区也在利用类似的设备进行同位素分离研究。例如,美国的阿贡国家实验室、加拿大魁北克大学的三河实验室、日本的理化学研究所等机构也在进行同位素分离研究。德国美因茨大学的激光共振电离光谱同位素分离器使用稳定的铽示踪剂,其分离效率可达 50%,类似于在线同位素质量分离器中^{149}Dy 的生产路线。激光共振电离光谱同位素分离器生产分离^{149}Tb 具有较高效率和可获得较高纯度的^{149}Tb。

为了支持半衰期的相对较短的^{149}Tb 的配送,2018 年欧盟更新了运输限制,不再设定^{149}Tb 临床应用的相关限制因素。虽然这一举措已使^{149}Tb 这个新型 α 放射性核素可以以不同的方式提供给临床和基础研究人员,但欧盟通过新研究和创新框架计划——展望 2020(Horizon 2020),建立了一个新的联合体——欧洲医用放射性同位素网络(PRISMAP)。PRISMAP 包括重要的核反应堆、加速器和同位素质量分离中心,旨在通过单个枢纽、单个 Web 平台为医学研究人员提供不同的放射性同位素。PRISMAP 已于 2021 年启动,该网络通过项目呼叫、用户小组的选择和重要核相关数据的确定等实现适当的标准化。自 2021 年起,欧洲核子研究组织每天大约生产 500 MBq 批次的无载体^{149}Tb 放射性核素。

二、^{149}Tb 标记化合物的应用现状

在医学领域,治疗性诊断(theragnostic)是一个重要的新兴概念。在核医学领域,治疗性诊断通常指使用同一种放射性药物或标记物,既可用于诊断,也可用于治疗。通过使用治疗性诊断技术,医生可以更准确地判断患者的病情和病变部位,直接将治疗剂量输送到病变区域,从而实现更精准的治疗。这种技术已经在某些类型的癌症治疗中得到广泛应用,在提高治疗效果和减少副作用方面具有重要意义。

^{149}Tb 具有适宜的半衰期和一定的 γ 辐射能量,这使得它成为一种理想的医学放射性标记核素。在核医学诊断中,可以将^{149}Tb 标记到具有特定生物靶向的生物分子(如抗体)上,以诊断和治疗特定类型的癌症。由于^{149}Tb 同时具有诊断和治疗的功能,因此利用^{149}Tb 可以实现诊疗一体化,这对于提高疾病治疗效果和减少治疗时间非常有益。

早在 2003 年,就有研究将 α 粒子发射体^{149}Tb 和^{213}Bi 标记的 delta 9 E - cadherin(δ9 E - cad)特异性抗体^{149}Tb - δ9 MAb 和^{213}Bi - δ9 MAb 与转染 δ9 E - cad 或野生型 E - cadherin(E - cad)基因的人乳腺癌细胞(MDA-MB - 435S)特异性结合,通过放射免疫方法、Scatchard 分析和流式细胞术来量化放射免疫结合物对细胞悬液和细胞团的影响,并使用微剂量计算确定细胞核的剂量。在放射活度浓度约 185 kBq/mL(相当于抗体浓度在 200~1 000 ng/mL 之间)时,观察到表达 δ9 E - cadherin 和野生型 E - cadherin 的细胞增殖能力存在显著差异。与悬浮野生型 E - cad 细胞相比,与^{213}Bi - δ9 MAb 共孵育的团聚野生型 E - cad 的细胞增殖能力更强;相反,团聚 δ9 E - cad 的细胞增殖能力与悬浮细胞相似。对于^{149}Tb - δ9 MAb,在低放射活度浓度下,团聚细胞与悬浮细胞之间细胞增殖能力没有显著差异;而在高放射活度浓度下,^{149}Tb - δ9 MAb 仅对团聚细胞产生轻微影响。这些体外研究结果用于^{149}Tb 照射后单个细胞存活的微剂量模拟。

2014 年,有学者探究了使用铽-149 进行叶酸受体靶向 α 疗法的潜在应用。将 DOTA 与叶酸分子结合制备成 10 mmol/L 的 cm09 叶酸溶液,取 18 nmol 的 cm09 叶酸溶液,加入 25 MBq 的^{149}Tb,再加入 pH 为 4.7 的 L-乳酸溶液,在 95℃下孵育 10 min。利用高效液相色谱 C - 18 反相色谱柱、水/三氟乙酸(0.1%)和甲醇的梯度洗脱体系进行分离,得到放射性纯度大于 96% 的产物(保留时间为 19.5 min)。将 Na-DTPA(5 mmol/L,pH=5)加入标记溶液中,并以 1.0~1.2 MBq/nmol 的浓度进行体内外实验。实验结果表明,^{149}Tb 标记的叶酸分子可以高效地杀死 PRC 细胞,且对正常细胞的毒性较低。此外,研究者还进行了小鼠模型实验,结果显示,使用^{149}Tb 标记的叶酸分子可以有效地延长小鼠寿命,且对小鼠的身体组织没有明显毒性。这些结果表明,^{149}Tb 标记的叶酸分子具有潜在的临床应用价值,可以作为一种新的叶酸受体靶向 α 疗法标记物。

Beyer 等在 2018 年报道了在以 Daudi 细胞建立的淋巴瘤小鼠模型中,使用^{149}Tb 标记的利妥昔单抗(每只小鼠 5.5 MBq)进行临床前免疫治疗的情况。在这种情况下,使用了开链的环己烷二乙烯三胺五乙酸(CHX-A″-DTPA)螯合剂进行放射性金属配位。在 AR42J 荷瘤鼠模型中给小鼠注射 7 MBq ^{149}Tb-DOTANOC,并在注射 2 h 后进行 PET/CT 成像。如图 6 - 32 所示,在肿瘤组织中放射性药物浓聚,肾脏和膀胱中也存在一定浓度的放射性物质。大多数(89%)接受治疗的小鼠在 120 d 后没有出现肿瘤,而未接受治疗的对照组和接受未标记利妥昔单抗的小鼠仍然残留淋巴瘤病灶。这一研究,为利用^{149}Tb 进行 α 疗法以及与 PET 联合进行疾病诊断和治疗提供了详细的临床前研究结果。

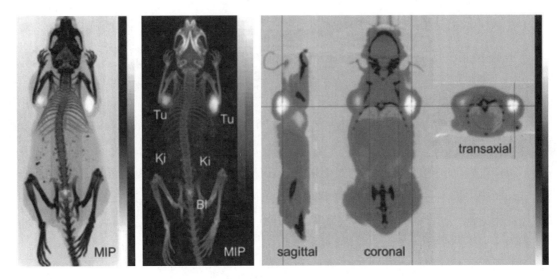

图 6-32 ^{149}Tb-DOTANOC 进行 PET/CT 成像

2019 年,有文章报道了利用^{149}Tb 标记的 PSMA-617 分子进行前列腺癌的 α PET 成像和治疗的潜力的研究。研究者使用^{149}Tb 标记的 PSMA-617 分子在小鼠模型中进行了 α PET 成像和治疗实验,如图 6-33 所示,注射 5 MBq 的^{149}Tb-PSMA-617,并在注射后的 30 min、2 h 和 4 h 进行扫描。结果显示,在 PC-3 PIP 肿瘤中,放射性活性的摄取明显增加,而在 PC-3 flu 肿瘤中未观察到放射性标记物的积累。在正常组织和器官中,只有在注射后早期时间点的肾脏中和由于放射性标记物的肾排泄而在膀胱中可见放射性活性的积累。这表明^{149}Tb-PSMA-617 分子在前列腺癌细胞中具有良好的靶向性和成像效果。

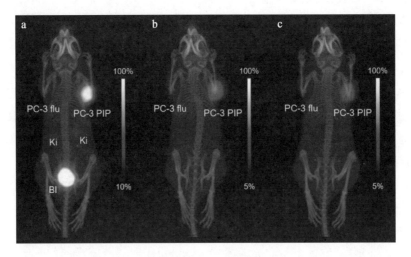

图 6-33 ^{149}Tb-PSMA-617 进行 PET/CT 成像

同时使用^{149}Tb-PSMA-617 和^{177}Lu-PSMA-617 进行前列腺癌放射治疗的剂量估计和研究。研究者计算了^{149}Tb-PSMA-617 和^{177}Lu-PSMA-617 的平均特异性吸收剂量,并发现其对肿瘤和肾脏的平均特异性吸收剂量分别为 1.5 Gy/MBq 和 0.14 Gy/MBq,等效剂量分别为 6.9 SvRBE5/MBq 和 0.63 SvRBE5/MBq。实验研究发现,与对照组相比,接受不同剂量^{149}Tb-PSMA-617 的小鼠的肿瘤生长受到明显抑制,且肿瘤生长延迟指数和肿瘤生长抑制率均显著增高。总的来说,结果显示,

^{149}Tb-PSMA－617 在前列腺癌细胞中具有很好的靶向性和成像效果,并且对前列腺癌细胞有很好的治疗作用。^{149}Tb 标记的 PSMA－617 分子具有潜在的临床应用价值,可作为一种新的前列腺癌诊断和治疗方法标记物。

作为一种新型的放射性同位素,^{149}Tb 在核医学领域中具有广阔的应用前景。因^{149}Tb 半衰期较长、能够发射 α 粒子等特性,目前已被用于放射性药物、生物医学等方面的研究中,尤其是在肿瘤治疗和分子影像的研究中。目前已有相关研究证明,将^{149}Tb 标记到肿瘤靶向分子上可以实现对肿瘤的高效治疗和显像。虽然对^{149}Tb 的研究尚处于初级阶段,但是其潜力巨大,未来也可能成为核医学领域的重要研究方向之一。

（作者：余飞　秦珊珊　高峰　左长京　程超

韩运成　戴雄新　宋丽娟　王路生　朱然）

第七章

阿尔法核素的放射分析化学

1928 年在美国加州大学伯克利校区，Glenn Theodore Seaborg 教授率领团队发现了核素碘-131，不久后其提出了使用碘-131 治疗甲状腺疾病的可能性。1941 年，在美国麻省总医院的 Saul Hertz 教授首次用碘-131 治疗甲亢患者。从那时起，β 核素就主导了治疗型核素药的研发和临床转化，比如碘-131、钐-153、铼-186、铼-188、钇-90、锶-89 和镥-177。直到 2013 年，首个 α 核素药氯化镭获批上市，α 核素药才又一次出现在核医学治疗型核素药领域的聚光灯下。从此，关于 α 核素药的学术论文以井喷的态势增长。多个临床研究表明，对于接受过 β 核素药治疗并且已经产生耐药性的患者，α 核素药仍然能在治疗过程中发挥作用，甚至是在相同的核素药结构而只是将 β 核素换成 α 核素的情况下。本章从放射化学和分析化学的角度来理解 α 核素的性质、α 核素药的杀伤机理，如何选择合适的 α 核素药是开发新的 α 核素药的基础，也是重中之重。

α 核素和 β 核素较为显著的区别就是射程和传能线密度（LET），简称线能。线能描述的是电离辐射在介质中传播时，在单位距离内向介质释放的能量，

$$LET = \frac{dE}{dx} \qquad (7-1)$$

式中，dE 描述的是带电粒子在介质中运动损失的能量。

dE 与粒子的带电量和质量成正比，即带电量越大，质量越大，在运动时损失的能量越大。α 核素在衰变时释放出 α 粒子，而 α 粒子本质上是带有两个正电的裸露氦核，其质量包含两个中子和两个质子。而 β 粒子本质是高能电子，所以 β 核素衰变释放的 β 粒子的线能约有 $0.2 \text{ keV}/\mu m$，而 α 粒子的线能比其高约 500 倍，为 $100 \text{ keV}/\mu m$。另外，α 粒子在衰变时所带有的初始动能在 $5 \sim 9 \text{ MeV}$ 之间。相较之下，β 核素在衰变时释放的高能电子的平均动能仅约 0.5 MeV。β 核素在衰变时所释放的高能 β 粒子在人体组织中的辐射范围为 10 mm 左右，而 α 粒子在人体组织中的辐射范围仅 $100 \mu m$ 左右，大概只有 10 个细胞的射程。α 核素较高的动能和线能以及较短的射程，使其与 β 核素在细胞杀伤能力和细胞杀伤机理上表现出巨大的不同，因为 α 核素可以在非常小的范围内释放出非常大的电离能量。

20 世纪 60 年代，Barendsen 教授发表了一系列的研究成果，重点在于揭示不同的辐射形式在组织中产生的不同的离子化效应。这一系列工作成为建立线能和组织杀伤强度之间关系的基础。其中揭示了 α 粒子在组织中运动时，在运动轨迹周围会产生直径为 100 Å 的圆柱形的电离区域。例如，砹-211 作为最有潜力的 α 核素之一，在衰变时线能为 $100 \text{ keV}/\mu m$，如此大的线能可以在 3 nm

的距离内释放超过 300 eV 的能量,电离产生的离子对超过 10 对,而如此大的能量足以杀死在 3 nm 范围内的细胞。低线能的 β 核素在衰变时,在组织内产生的离子对较少,所以并不能够通过一次衰变就产生可以杀死细胞的能量。但是,如果提高 β 核素的数量和辐射剂量,就会发生电离产生足够的离子对,以至于离子对细胞 DNA 的杀伤速度超过了细胞的自我修复速度,最终导致细胞死亡。这种现象也被 Charlton 等验证。

相对生物学效应(relative biological effectiveness,RBE)概念最早在 20 世纪 30 年代被提了出来,用来量化对比各种辐射类型对细胞产生的效果。相对生物学效应是指引起生物效应所需吸收剂量与引起相同生物效应所需参考辐射吸收剂量的比值。最初,对 α 粒子的相对生物学效应的测量是通过使用外部 α 束在各种体外模型中进行的,因为这样可以精确控制 α 粒子与组织相互作用的线能。直到 1994 年,Howell 等建立了一个使用从放射性核素内部发射的 α 粒子的体内模型,并展示了初始 α 粒子能量(E_i)与相对生物学效应之间的线性相关性,即对于给定的 E_i,其相对生物学效应可以通过 RBE $=9.17-0.510E_i$(E_i 以 MeV 为单位,3 Mev $<E_i<$ 9 MeV)来计算。这些研究揭示了内部发射的 α 粒子的 RBE 在很大程度上取决于其初始能量。这些研究均是在假设辐射在组织中均匀分布的前提下进行的,这与小鼠睾丸组织的精子生成的体内数据相匹配。然而,在 α 核素靶向疗法(TAT)的背景下,肿瘤内放射性分布很可能引起吸收剂量的变化,其中放射性核素的空间分布在其相对生物学效应测量中起着重要作用。由于高线能放射性核素的短程作用,放射性的细胞分布尤为重要,能量沉积的位置极大地影响了致命细胞损伤的概率。Humm 和 Chin 开发了一个蒙特卡罗模型,用于评估 α 粒子源与靶细胞的相对位置对细胞杀伤效果的影响。该模型表明,靶向细胞的存活分数在很大程度上取决于 α 粒子发射的放射性核素在介质中的分布以及其与细胞的结合方式。这为基于 α 粒子发射的放射性核素分布,利用细胞尺寸以及靶结合位点的数量和位置,从微剂量学角度估算吸收剂量提供了一种方法。在实践中,考虑到细胞杀伤,通常认为 RBE 值在 3～5 之间,而从 TAT 产生的确定性生物效应方面,推荐使用 RBE 值为 5。

对于 α 核素来说,因为绝大多数的 α 核素都会产生放射性的子核素,而有时候这些放射性的子核素也是 α 核素。在这种情况下,α 核素的放射化学和分析化学就必须考虑到子核素的影响。根据母核素和子核素的半衰期差异,它们会在衰变的时候产生不同类型的稳态平衡。如果母核素的半衰期远大于子核素,母核素衰变生成子核素,同时子核素在衰变,那么子核素会在一段时间内积累,直到产生和消耗子核素的速率相同,那么此时子核素达到长期平衡(secular equilibrium)。在这个状态下,母核素和子核素的活度(浓度)随时间变化基本保持恒定。计算方式如下:

$$\frac{\mathrm{d}N_B}{\mathrm{d}t}=\lambda_A N_A-\lambda_B N_B \tag{7-2}$$

式中:A 为母核素,B 为子核素;λ_A 为母核素的衰变常数,λ_B 为子核素的衰变常数;N_A 为母核素的量,N_B 为子核素的量。

当达到长期平衡,即 $\mathrm{d}N_B/\mathrm{d}t=0$ 时,子核素的数量 N_B 可以由下式计算:

$$N_B=\frac{\lambda_A}{\lambda_B}N_A \tag{7-3}$$

如果母核素的半衰期大于子核素,但并没有远远大于子核素,子核素与其母核素处于平衡状态,但这种平衡是暂时或瞬时的。换句话说,通过母核素衰变产生的子核素的产生速率大致等于子核素的衰变速率。瞬时平衡的持续时间取决于涉及的放射性核素的半衰期。一旦子核素达到更稳定的状态,或者由于某些外部因素干扰了平衡,它就会过渡到不同的阶段,浓度可能相应地发生变化。核医学科中常用的钼锝发生器就是典型的例子。计算公式如下:

$$A_B = A_A(0) \frac{\lambda_B}{\lambda_B - \lambda_A}(e^{-\lambda_A t} - e^{-\lambda_B t}) + A_B(0) e^{-\lambda_B t} \tag{7-4}$$

式中:A_B为子核素的活度;$A_A(0)$为零时刻母核素的活度;$A_B(0)$为零时刻子核素的活度。那么子核素达到最大活度的时刻可以由下式计算:

$$t_{max} = \frac{1.44 \, T_A \, T_B}{T_A - T_B} \cdot \ln \frac{T_A}{T_B} \tag{7-5}$$

式中:T_A为母核素的半衰期;T_B为子核素的半衰期。

综上所述,在学习 α 核素的放射化学时,需要掌握如何通过 α 核素的衰变物理性质去了解其放射性对此核素化学性质的影响。本章节在此选取几个在领域内比较受关注的 α 核素作为案例。

一、砹-211

砹-211 通过半衰期为 7.2 h 的分支途径衰变为稳定的^{207}Pb,并有两种衰变途径发射出 α 粒子。^{211}At 进行 α 衰变成为^{211}Po 的过程中,可发出 K 系 X 射线,使其能够进行样本计数以及在体闪烁成像。尽管砹通常被视为一种卤素,但在特定环境中它也具有显著的金属特性。砹的芳基碳—卤键强度显著低于碘,这排除了使用标准的直接放射性碘化方法来标记单抗类的载药分子的可能。这些方法会产生不稳定的产物,导致砹-211 在体内迅速丧失,并且在甲状腺、肺、肠胃中富集。为了解决这个问题,一些研究小组已经开发了小型连接分子,这些分子通过使用锡、硅或汞前体引发芳基碳—砹键的产生,涉及颤脱金属反应。Zalutsky 等利用两步法放射性标记完整的单抗和单抗片段。第一步,将 N-琥珀酰亚胺基 3-(三甲基锡基)苯甲酸酯和氧化剂加入砹-211/氯仿中,然后放置 15 min 并进行高效液相色谱(HPLC)纯化。第二步,将蛋白质加入纯化后的产物,然后在冰浴中放置 15 min,整个过程需要 1.5 h。这种方法能够提供具有良好比活性、高免疫反应性以及合理体内稳定性的砹-211 标记的单抗。

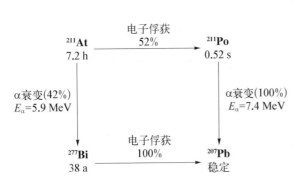

图 7-1 砹-211 的衰变图及其物理性质示意图

二、锕-225

锕是锕系元素中的第一个元素,在其已知的 32 种同位素中,只有^{228}Ac 和^{227}Ac 是作为^{232}Th 和^{235}U 衰变链的一部分而自然存在的。^{227}Ac 具有长达 21.7 a 的半衰期,主要通过 β⁻ 衰变进行衰变。^{228}Ac 也是一个 β⁻ 放射性同位素。^{225}Ac 是^{237}Np 衰变链的一部分,已在自然界中消失,但被人工再现。^{225}Ac 表现出的一些特征,使其成为核医学应用中有前景的候选物质。^{225}Ac 的半衰期为 9.9 d,发射 5.8 MeV 的 α 粒子,最终转变成稳定的^{209}Bi。一颗^{225}Ac 原子的衰变会产生 4 次纯 α 衰变(增加了其潜在的细胞毒性)、3 次 β 衰变、2 次 γ 衰变(图 7-2),这些 γ 射线可以用来测量和追踪子核素的

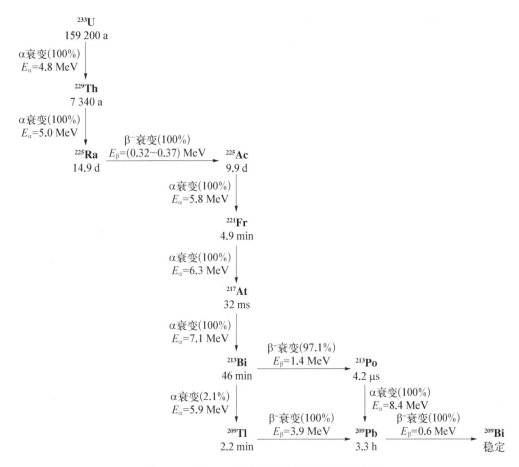

图 7-2　锕-225 的衰变图及其物理性质示意图

生物分布。但是这些辐射使反应监测变得困难,其必须在能够测量可靠的放射化学产率之前达到长期平衡。^{213}Bi 作为^{225}Ac 的子核素,其半衰期为 46 min,其中 97.1% 为 β 衰变,2.1% 为能量等于 5.9 MeV 的 α 粒子。

三、铅-212

铅-212(半衰期为 10.6 h,释放 93.5 keV β 粒子)和^{212}Bi(半衰期为 60.55 min,36% 6.1 MeV α 粒子)均属于^{232}Th(半衰期为 1.4×10^{10} a)和^{232}U(半衰期为 68.9 a)的衰变链,在此过程中,^{212}Bi 是^{212}Pb 的衰变产物。^{212}Pb 发射两个 β 粒子和一个 α 粒子,最终衰变为稳定的^{208}Pb,而^{212}Bi 则发射一个 β 粒子和一个 α 粒子。在^{212}Pb 衰变过程中,γ 射线的发射时间超过总时间的 30%,这一时段主要与内转化过程形成竞争关系。内转化电子的发射使^{212}Bi 价态升高(如 Bi$^{5\oplus}$ 和 Bi$^{7\oplus}$),使铋复合物失去稳定性,并最终释放出放射性核素。虽然^{212}Pb 的衰变为 β 衰变,但^{212}Pb 的半衰期是^{212}Bi 的 10 倍,这为核素药的制备提供了更充足的时间。^{212}Bi 临床应用的一个主要缺点是通过其子核素^{208}Tl 发射相对强烈和非常高能的 γ 射线(每个^{212}Bi 衰变有 36% 的 2.6 MeV 强度)。这也对处理^{228}Th 源造成了障碍,导致发生辐射损坏生成器系统稳定性的情况,且要求操作人员进行重要的屏蔽。这两种放射性同位素通常从^{228}Th 源中分离提取,而^{228}Th 则是^{232}Th 和^{232}U 的衰变产物。

由于 α 核素独特的放射化学性质,辐射自裂解效应对 α 核素的放射化学和核素药开发有着深远的影响,这也是 α 核素放射化学最关键的一环。自 2000 年以来,Pozzi 和 Zalutsky 发表了一系列研

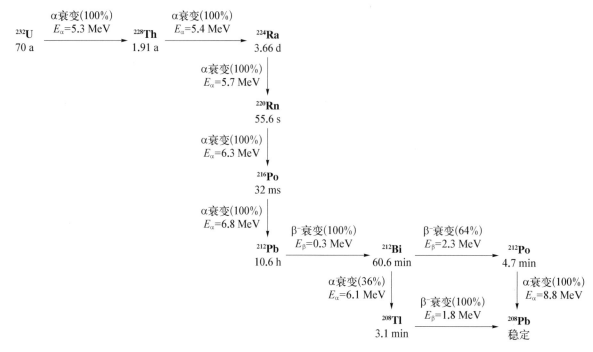

图 7 – 3 铅 – 212 的衰变图和物理性质示意图

究成果,描述了砹 – 211 在高放射性水平下的行为,概述了影响其放射化学和分析化学的重要因素,这有助于理解其辐射自裂解效应,并为未来放射性药物的开发奠定了基础。在与砹 – 211 放射性药物的临床转化相关的放射性水平上,沉积到标记反应体积的辐射剂量率可能迅速超过 3~4 Gy/s,这可能产生自由基和离子,并通过氧化剂或还原剂改变化学环境。由于不同的溶剂可能生成与砹 – 211 在放射性标记反应中可能发生竞争的物质,因此研究者对不同的溶剂进行了评估。在溶剂分子与电离辐射之间的相互作用中,pH 和砹 – 211 的氧化状态也可能发生改变。这些研究为砹 – 211 核素药的开发和临床转化所需要的大规模生产奠定了基础。

对于锕 – 211 的放射性药物来说,标准的放射标记和质量控制方案已经建立并且得到了一定的认可。尽管它在临床转化方面取得了可喜的发展,但科学界仍需要认真评估和分析其在放射性标记过程中以及生产后的质量控制中的辐射自裂解,以解决在患者体中锕 – 225 放射性药物的毒性问题。锕 – 225 的放射化学和分析化学受其各种子核素的存在的影响,以及锕 – 225 及其子核素的结合电离辐射剂量的共同影响而变得复杂。有报道称,加载 3 mCi(111 MBq)的锕 – 225 可以导致阳离子交换树脂上的物理损伤,而 15 mCi(555 MBq)的锕 – 225 导致 AG MP – 50 阴离子交换树脂损坏。此外,锕 – 225 引起的辐射自裂解在与固相树脂相互作用时可能促使有机分子的形成。以上这些都在规模化生产锕 – 225 时成为一个重要障碍,因为随着放射性水平的增加,辐解变得更为严重。另外,在锕 – 225 放射性药物的临床生产和质量控制中必须小心谨慎,因为辐射自裂解会导致成药制剂在放射性下产生辐射自裂解。在某些情况下,即使存在高浓度的抗坏血酸钠可缓解辐射自裂解,也会在标记后的几小时内观察到锕 – 225 标记的分子的降解。与作为 Ca^{2+} 模拟物的镭 – 223 不同,锕 – 225 放射性药物通常使用靶向载体,而辐解引起的对靶向载体的损伤可能导致其化学完整性的丧失和非靶向毒性。随着大家对锕 – 225 的研究兴趣增加,人们正努力解决这个问题。

α 粒子放射性核素的检测和定量测量通常使用液体闪烁计数方法(liquid scintillation),该方法采用包含闪烁体的"溶剂混合物"与放射性反应,释放光子,随后进行检测和增强。在临床环境中,由于液体闪烁探测器的有限可用性,需要快速可靠的计数方法,使得这种方法的应用存在困难。剂量校准器广泛用于临床,用于测定放射性、检测 X 射线或 γ 射线。

^{211}At 衰变的 687 keV γ 射线的低强度(0.26%)使得剂量校准器难以检测到 γ 射线;而钋-210 的 X 射线与^{133}Xe 具有重叠的能量,大多数医院的剂量校准器可以检测到。基于此,研究者开发了一种检测方法,利用广泛可用的剂量校准器定量测量^{211}At 放射性,即利用高纯度锗探测器(HPGe)在密封样品中通过 687 keV、669 keV 和 896 keV 的 γ 射线计数定量测量^{211}At 的放射性,同时用铅屏蔽 X 射线;之后,使用^{133}Xe 设置的剂量校准器对同一样品进行计数,并将数据与 HPGe 进行交叉校准以得出校准因子。这种方法适用于任何具有^{133}Xe 设置的剂量校准器,并允许在任何样品中定量测量^{211}At 的放射性,而无须将^{211}At 与液体闪烁混合物混合,以避免潜在的污染。

锕-225 的半衰期为 9.9 d,在衰变至稳定同位素^{209}Bi 之前,会产生 6 种放射性子核素,由于锕-225 衰变没有明显的、可探测的 γ 射线,通常需要依靠检测来自子核素^{221}Fr 衰变的 218 keV γ 射线和^{213}Bi 衰变的 440 keV γ 射线来测量锕-225。通过锕-225 衰变的稳态平衡后,对^{221}Fr 和/或^{213}Bi 子核素的量化,可以从平衡中计算出确切的^{225}Ac 量。然而,这种方法需要一定的等待时间以建立稳态平衡,在此期间无法验证^{225}Ac 放射药物的放射化学纯度(RCP),导致其延迟应用到临床。此外,在将放射性纯净的^{225}Ac 交付给最终用户(如医院)时,^{225}Ac 与其子核素之间的正处在平衡状态,因此子核素存在于放射性药物制造过程的开端,这将进一步加重对其定量的复杂性。Castillo Seoane 等报道了一种 γ 计数方法,只需要 30 min 的等待时间即可确定^{225}Ac 放射药物的 RCP,该方法利用两个计数窗口来区分^{221}Fr 和^{213}Bi。然而,这种方法仍然使用了瞬时薄层色谱法(instant thin-layer chromatography,iTLC),其准确性较差,而高效液相色谱(HPLC)则广泛应用于放射性药物的质量控制中。此外,在生物样本中识别和定量^{225}Ac 放射性的方法不依赖于子核素提供的有关^{225}Ac 及其在体内分布的有价值信息,这些子核素可能在^{225}Ac 衰变过程中从^{225}Ac 放射性药物分子中释放出来。目前迫切需要开发适用于临床环境的合适方法来定量测定^{225}Ac 的放射性活度。

本章节简单概括了 α 核素的放射化学和分析化学,重点指出因 α 核素物理性质的不同,其对放射化学和分析化学的影响深远。治疗性放射性药物,特别是 α 核素靶向疗法的药剂,能够在癌症治疗中给患者带来利好。然而,靶向 α 核素药物在生产、放射化学和分析化学方面面临挑战,需要解决这些问题才能实现全球多中心临床试验。扩大治疗性放射性药物的可用性的关键之一在于发展放射性核素的生产、化学和放射性药物的制造以及在临床环境中建立分析方法。我们希望总结并帮助解决这些问题,为放射性药物的发展提供另一种视角。

(冯钰天　郑永祥)

第八章

重要医用阿尔法核素标记技术

第一节 砹-211标记技术

当α核素通过肿瘤特异性靶向载体递送时,短范围内(40～100 mm)α核素能够高度选择性地靶向癌症细胞(包括微转移),同时潜在攻击健康组织。α核素的细胞毒性也与细胞周期或氧浓度无关,这为治疗缺氧耐辐射的肿瘤提供了优势。

靶向放射性核素治疗(TAT)通常利用同位素、靶向载体(如小分子、肽、抗体或工程抗体)和螯合剂。螯合剂可以形成稳定络合物并携带同位素,直接向癌症细胞和肿瘤微环境传递高传能线密度辐射。理想的螯合剂具有快速的金属络合动力学、对放射性核素的选择性(因为不可避免的金属杂质)、高热力学稳定性、高体内稳定性以及结合成像同位素用于治疗应用的能力。

本节综合概述了生产放射性砹化合物的有机和无机化学方法。简言之,At的同位素半衰期相对较短(最长为8.1 h,都不稳定),与不同标记试剂的反应性和所形成产物的体内稳定性存在差异,所以在研究At时,放射性碘通常被用作替代品。At具有金属性质,但迄今为止,尚未发现螯合配体可为[211]At复合物提供足够的体内稳定性,用于TAT应用。

通过大环冠硫醚(16aneS4 - diol)稳定的砹化铑(Ⅲ)络合物可能是一个例外。Rh[16aneS4-diol][131]I和Rh[16aneS4-diol][211]At的生物分布差异表明,后者在体内的稳定性可能是有用的。目前尚未确定[211]At标记必须稳定到什么程度才能用于患者治疗。

少数At标记方法采用非活化芳基—At键合方法,其中使用最广泛的方法是在亲电反应中,用At取代有机金属化合物,如N-琥珀酰亚胺基3-(三烷基锡烷基)苯甲酸酯(N-succinimidyl 3 - (tri-alkylstan-nyl)benzoate,compound2)。这种方法被用于许多临床前研究,最近又在治疗脑癌或卵巢癌的两项Ⅰ期临床试验中使用。在这些试验中,[211]At标记放射性药物的制备采用了两步标记法。Gothenburg团队发现了一种一步标记法,即在放射性标记之前先与三甲基锡烷基(tri-alkylstannyl benzoate)共轭。

研究表明,未活化的芳基硼酸衍生物能与亲电的At快速反应。利用芳基硼酸或硼酸酯进行的亲核取代反应被证明可提供高效的[211]At标记。利用硼酸酯前体和铜催化剂制备了一系列[211]At标记的化合物,如[211]At标记的聚腺苷酸核糖聚合酶-1抑制剂[[211]At]MM4,该化合物的生物分布特征与[18]F和[125]I类似物相似,有可能用于TAT中。使用芳基硼酸的铜催化砹化和放射性碘化反应可在水溶液中,于环境温度下进行,因此适用于单克隆抗体(mAb)标记。铜催化芳基硼酸共轭mAbs的砹化和放射性碘化已有报道。

芳基碘盐也可以通过亲核取代反应用于 mAb 标记。例如,将其中一个芳基环含有 N-羟基琥珀酰亚胺酯的不对称芳基碘盐与抗 CD138 mAb 连接进行砹化和放射性碘化研究。放射性碘化和砹化反应在区域选择性和获得最佳放射化学产率所需的反应条件方面存在显著差异;使用芳基碘盐的砹化反应比放射性碘化反应更有效。

另一种已用于临床前和临床研究的 ^{211}At 标记试剂是 isothiocyanatophenyl-closo-decaborate(2-)(B10) boron cage molecule。目前,^{211}At 标记的 B10 结合物抗 CD45 mAb BC8 正在两项 Ⅰ/Ⅱ期试验中进行评估,用于白血病、骨髓增生异常综合征和非恶性疾病患者的造血干细胞移植。芳香族 B10 分子提供了较高的 ^{211}At 标记效率(75%～90% 放射化学产率,1 min)和较高的体内稳定性。目前正在评估新的硼笼 ^{211}At 标记试剂,以将 ^{211}At 稳定在更高的氧化态,+3 价或 +5 价,从而改善组织分布和更有利的药物代谢特性。

总之,^{211}At 是一种极具吸引力的应用于 TAT 的放射性核素。目前,在未反应的芳香环上进行亲电取代是 TAT 临床前和临床放射性药物合成中使用最广泛的合成方法。其他的相关研究也证明了亲核取代反应在小分子和 mAbs 砹化方面具有潜力。除了芳基—At 键合方法外,硼—At 键也提供了另一种砹化策略。其他涉及使用化学合成、纳米粒子等的砹化策略也有探索,但尚未显示出用于人体的潜力。

^{211}At 已与多种靶向药物结合,包括小分子、肽和抗体。关于 ^{211}At 的一些早期研究是在美国杜克大学进行的,研究人员开发了多种小分子。靶向前列腺特异性膜抗原(PSMA)的放射性标记肽被开发成正电子发射断层扫描(PET)显像剂,用于检测复发性前列腺癌。最近,报告了一种放射性卤化 PSMA 靶向肽 (2S) - 2 - (3 - (1 - carboxy - 5 - (4 - ^{211}At-astatobenzamido) pentyl) ureido)- pentanedioic acid,其在前列腺癌临床前模型中显示了体内疗效。由于 PSMA 靶向药物在肾脏的肾小管中大量积累,导致其毒性仅限于晚期肾毒性。抗体也被探索为 ^{211}At 靶向制剂。总之,使用 ^{211}At 靶向药物对癌症进行 α 粒子治疗,已经进行了多项临床前研究,为未来的放射治疗奠定了基础。

2008 年,Zalutsky 等发表了一项首次人体研究的结果,该研究涉及 ^{211}At 标记抗细胞黏合素单克隆抗体 81C6(ch81C6)。在手术中,对 18 例复发的原发性恶性脑肿瘤患者局部给予 ^{211}At-ch81C6,然后进行化疗。所有患者均未发生剂量限制毒性(dose-limiting toxicity,DLT),且未达到最大耐受剂量(maximum tolerated dose,MTD)。间变性星形细胞瘤、多形性胶质母细胞瘤和少突神经胶质瘤的中位生存时间分别为 52 周、54 周和 116 周。

^{211}At 与单克隆抗体 MX35F(ab′)2 偶联已经进入 Ⅰ 期研究。MX35F(ab′)2 靶向钠依赖性磷酸盐转运蛋白 2b(NaPi2b),这种抗原在 90% 以上的人类卵巢上皮癌症中有过表达。该项研究始于 2009 年,涉及 9 名复发性卵巢癌二线化疗后临床完全缓解的女性(没有严重腹膜黏连),通过非腹膜导管给药的剂量范围为 22.4～101 MBq/L。甲状腺是唯一一个活性增强的器官,没有检测到其他器官摄取,未报告明显的不良反应。扩张期涉及 12 名复发性癌症患者。给药的活性浓度范围为 47～215 MBq/L,最高吸收剂量主要出现在膀胱,其次是甲状腺和肺。

由于不存在稳定的 At 同位素,而且 At 的供应非常有限,因此这种元素的一些物理化学性质是通过与碘进行类比推断或利用理论方法推测出来的。然而,At 的附加 5f 电子意味着必须考虑相对论效应,特别是自旋轨道耦合,这对其电子特性和反应性(如极化性和电子负性)有很大影响。因此,即使 At 与碘有明显的相似之处，但据报道两者的化学行为也存在显著差异，因此考虑 At 的氧化态非常重要。如果说氧化态 At⁻（最稳定的形式之一，在还原条件下获得的）的反应活性证实了它与碘的某些相似性，那么在正氧化态（在氧化条件下获得的 +1 价或 +3 价），特别是在观察到类似金属的特性时，也发现了一些差异。尽管共价化学具有明显的金属特性，但在进行放射性标记时，共价化学仍受到青睐。从这些观察结果来看，用于制备砹化分子的反应主要基于碘放射化学。此外，At 的电子特性使 C—At 键比其他 C—卤素键更弱。（异）芳基—At 键几乎是唯一使用的键，因为它们是唯一表现出足够稳定性、可用于体内的化合物。

一般来说，文献中报道的用于有机化合物放射性碘化的标记方法［通常基于碱性芳香族亲电或亲核取代（SE$_{ar}$或 SN$_{ar}$）］对于 At 仍然有效。因此，²¹¹At 的放射性标记化学可分为两种通用方法：一种是基于 At⁺ 形式的亲电方法，另一种是使用 At 形式的亲核方法。At⁺ 形式通常利用氧化剂（如氯胺或 N—卤代琥珀酰亚胺衍生物）生成，但由于 At（+3 价）的过度氧化难以防止，控制这种物质可能会遇到困难。经典的 SE$_{ar}$反应（如卤代去质子化反应）似乎不如放射性碘反应有效，也不适用于蛋白质。

据报道，由于碳—金属键的极化，卤代金属化反应更有效，有利于取代反应发生。虽然最初开发的是有机汞衍生物，但人们更倾向于使用三烷基芳基锡，其中 Sn(alkyl)₃ 是毒性较低的良好的离去基团。最近，硅衍生物被提议作为甲锡烷基化合物的可能替代品。另一种方法是以 At 为基础，由于 At⁺ 的优势域更大，因此更容易处理。这一策略首先在卤素交换反应中进行了测试，但不可分离的碘化类似物过量，导致其比活性较低，限制了其应用范围。人们还评估了芳烃重氮盐的卤代重氮化反应的砹化作用，但由于产生的副产品种类繁多，这种方法的应用范围也受到了限制。一种基于高价碘化合物和芳基碘盐的新策略似乎有希望用于制备 astatoaryl 化合物，与其他技术相比，这种方法的纯化步骤更为简便。此外，芳基硼衍生物（硼酸酯或硼酸）可以通过与铜催化剂相关的亲核方法进行制备。

关于蛋白质砹化的具体情况，有两种可能的策略：两步法（通过制备放射性标记的辅基基团）和直接标记预修饰的蛋白质。这两种方法都需要制备一种双功能前体，其中一个功能基团用于标记，另一个功能基团用于通过赖氨酸或半胱氨酸残基与生物大分子共轭（图 8-1）。N-琥珀酰亚胺基-3-[²¹¹At]天冬氨酸苯甲酸酯（[²¹¹At]SAB）作为与赖氨酸残基共轭的前体基团已被广泛研究，还衍生出可与半胱氨酸偶联的马来酰亚胺。

通常，各种载流子的放射定位可以通过亲核或亲电反应实现。与放射性碘不同，²¹¹At 很难直接与蛋白质或肽结合形成稳定的放射性标记化合物。因此，需要一种既能与靶向载体结合又能与²¹¹At 结合的双功能偶联剂。DFT 计算表明，C—At 键的稳定性与 At 的化学环境密切相关，这也与 C—I 键的变化一致。简而言之，在烷基、烯基、芳基化合物中，C—At 键逐渐趋于稳定，即 sp² 键比 sp³ 键更强，较高的共轭有助于 C—At 键的稳定。有趣的是，B—At 键和 C—At 键的极性完全相反，即 C—At 键的 At 带正电，而 B—At 键的 At 带负电。这很好地解释了为什么 C—At 更容易受到亲核试剂的攻击。体内相关实验也表明，硼烷衍生物连接的²¹¹At 标记化合物比芳香化合物连接得更稳定，但硼烷衍生物可能影响载体的靶向性和循环，使相应的放射性药物在血液、肾脏或肝脏中存在较长时间的滞留。因此，在最终应用于²¹¹At 标记之前，其潜在的生物毒性需要进一步的系统评估。

图 8-2 所示为常见的双功能偶联剂，涉及用于²¹¹At 标记的 C—At 和 B—At 键。一些非典型的方法，如环芳烃配位/金属-有机配合物、点击化学自组装、硼酸/硼酸酯亲核取代和纳米共沉淀法，也

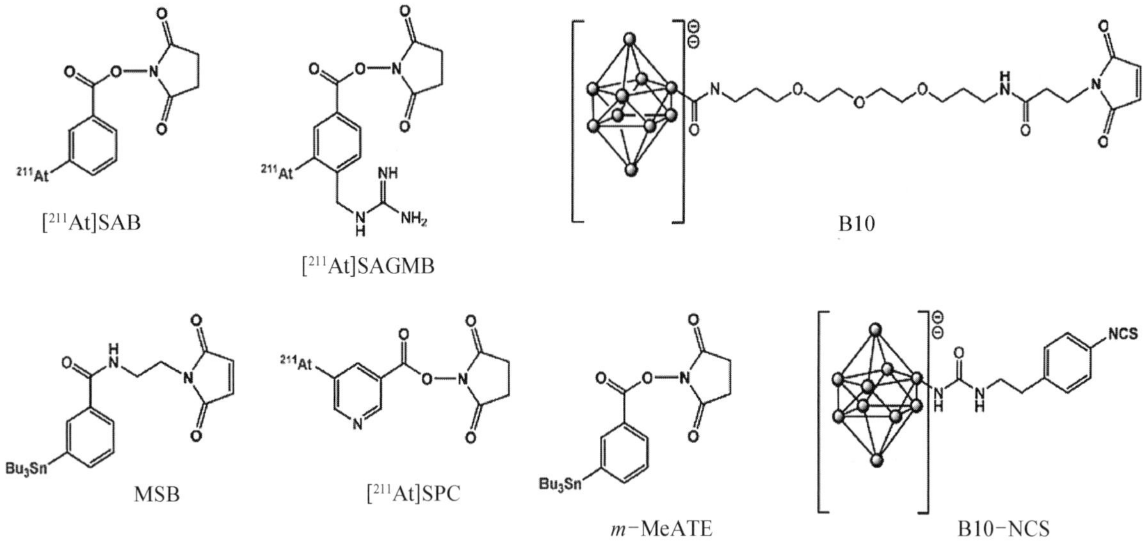

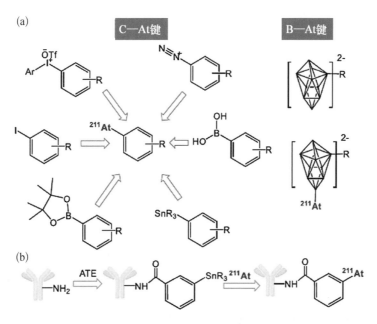

图 8-1 用于 ^{211}At 放射性标记的主要结构（[^{211}At]SAB：N-succinimidy - 3-[^{211}At]lastatobenzoate，N-琥珀酰亚胺基-3-[^{211}At]天冬氨酸苯甲酸酯；[^{211}At]SAGMB：N-succinimidyl - 3-[^{211}At]jastato - 4 - guanidinomethyl benzoate，N-琥珀酰亚胺 - 3-^{211}At-砹 - 5-苯甲酸胍基甲酯；MSB：N - 2 - (maleimidoethyl - 3 - (trimethylstannyl) benzamide，N - 2 - (马来酰亚胺基乙基 - 3 - (三甲基锡)苯甲酰胺；[^{211}At]SPC：N-succinimidyl 5 - [^{211}At]lastato - 3 - pyridinecarboxylate，N - 琥珀酰亚胺基 - 3 - [^{211}At] 吡啶甲酸乙酯；m-MeATE：N-succinimidyl - 3 (trimethylstannyl) benzoate，N-琥珀酰亚胺基 3 - (三甲基锡烷基)苯甲酸酯）

是 ^{211}At 标记的替代途径。然而，由于缺乏可靠的体内结果，它们是否能在 ^{211}At 标记药物中起作用还需要进一步的验证。目前，基于芳基三烷基锡烷酯（ATE）衍生物的一步 ^{211}At 标记仍是应用最广泛的方法。在一个典型的过程中，ATE 衍生物首先通过酰胺反应偶联到目标载体上，产生相应的卤代烯酰胺化前体（图 8-2b）。研究表明，用这种方法获得的具有烷基素基修复基的单克隆抗体（mAbs）在 -20 ～ 4 ℃ 的 PBS（pH=7.4）中可以高度稳定 3 个月以上，仍可用于有效的放射定位。

图 8-2 用于 ^{211}At 标记的不同双功能偶联剂(a)及当前放射他汀类化合物中最常见的放射标记策略(b)

一般来说，^{211}At 标记化合物的不稳定性主要归因于 C—At 键的断裂。理论上，减少 At 的电学缺陷是另一种巩固 C—At 键的方法。例如，在酰胺键和芳香环之间加入 n -甲基或亚甲基可以显著提高相应标记化合物的稳定性。其基本原理是直接位于苯上的酰胺键会增加 At 的电化学缺陷，不利于 C—At 键的稳定性。当然，双功能偶联剂和药效团也可以通过其他途径而不是酰胺键连接，如将蛋白质中的二硫键还原为巯基（—SH），然后通过加成反应与含环烯烃的双功能偶联剂结合。虽然相关放射标记化合物不易被破坏，但尺寸排除高效液相色谱（SE-HPLC）分析表明，还原剂可导致相关蛋白部分裂解，降低其纯度和免疫活性。值得一提的是，^{211}At 也可以通过预整合到载体中的三丁基锡直接标记在 RGD 多肽上。相应的标记化合物具有较高的肿瘤靶向性，表明它们在 ^{211}At 基础上的 TAT 中具有潜力。

在 At 旁引入相应的取代基是提高标记化合物稳定性的另一种方法。然而，Talanov 等发现在烷基锡的邻位直接加入给电子基团如甲氧基或甲硫醇会降低放射化学产率，而不会提高相应标记化合物的稳定性。一个可能的原因是取代基的引入增加了卤代脱苯基化的空间位阻。相反，邻位或原位胍可以显著提高 ^{211}At 标记化合物的放射化学产率和稳定性。显然，长链结构的胍基有利于减少 At 的电缺陷，同时可避免 At 的位阻。此外，当与吡啶而不是苯衍生物共轭时，相应的 ^{211}At 标记化合物的稳定性也降低了，这可能是由于 N 原子的电子牵引效应。

应该注意的是，当放射性从实验前增加到临床所需量时，^{211}At 标记率可能会降低。其中一个主要原因是，高剂量的放射性核素可以通过两种途径对整个系统产生显著的辐射效应，即溶剂诱导的双功能偶联剂消耗和 ^{211}At 的再分布。Pozzi 等认为，当使用氯仿作为反应介质时，ATE 衍生物即使在剂量低于 500 Gy 时也能降解 50%。这是因为氯仿在辐照下容易产生亲电的氯自由基，这种自由基会消耗 ATE 衍生物，降低 ^{211}At 在有机前驱体上的标记率。在甲醇和苯中，即使剂量为 3 500 Gy，仍有 85% 以上的标记前体保持稳定。HPLC 分析结果表明，当剂量小于 1 000 Gy 时，90% 以上的 ^{211}At 以单种形式存在于甲醇中。在这种情况下，卤代脱苯基化很容易实现。然而，当剂量达到 3 000 Gy 时，At 主要以 At$^-$ 的形式存在，不能有效地参与亲电反应实现放射标记。为了解决高活性 ^{211}At 在靶向载体上的偶联，最实用的方法是在反应体系中加入氧化剂（如 N -琥珀酰亚胺或 N -碘琥珀酰亚胺），抑制 ^{211}At 的还原。此外，通常需要在临床试验前进行大规模的 ^{211}At 放射标记，以验证所设计的标记策略的稳定性和可靠性。

实际上，由于 ^{211}At 的可用性有限，新体系中的标记化学在应用于放射定位之前，一般是基于放射性碘（^{125}I、^{131}I）进行的。通常，放射性碘化合物在体内更稳定，这得益于 C—I 键的高稳定性。因此，用放射性碘和放射性砹标记的化合物在生物分布上可能不同。例如，Wilbur 等发现即使使用相同的靶向载体，^{211}At 标记化合物在肾脏中的保留时间也明显长于 ^{125}I 标记的偶联物。因此，对放射性碘和放射性他汀类药物的生物分布和生物毒性等重要项目进行重新检验和比较是十分必要的。

α-反冲会导致子代离开螯合物，释放出子代，而子代可能携带大量甚至大部分能量。为了限制脱靶毒性并最大限度地提高肿瘤剂量，快速的药代动力学和充分的内化是非常有必要的。肿瘤微环境包括三种主要细胞类型：免疫细胞、基质细胞和血管细胞，利用元素或同位素与螯合剂的独特组合以及更具特异性的靶向载体，靶向每种细胞的潜力将变得更加精确。

虽然 ^{211}At 的标记方法有很多种，但放射化学产率重复性低和标记化合物稳定性差仍是制约 ^{211}At 在 TAT 中发展的重要问题之一。如何找到有效的方法将 ^{211}At 和设计的载体偶联在一起，或者如何找到一种更高效的双功能偶联剂，这是未来的关键课题之一。令人鼓舞的是，基于芳基硼酸盐和芳基碘苯的亲核取代反应为[211]At标记的发展提供了重要的参考，值得进一步研究。计算化学的发展也可以为新型双官能偶联剂的设计和合成提供重要的指导。

因为[211]At的半衰期相对较短，具有较短生物半衰期的小分子，包括氨基酸、抑制剂、多肽等，通常似乎更能与[211]At匹配。但放疗后的靶向性、稳定性和在肿瘤部位的滞留时间均不尽如人意。而单克隆抗体在肿瘤中具有较高的稳定性和保留时间，但是它们较长的生物半衰期很难与[211]At的物理半衰期相匹配。在这种情况下，mAb片段似乎更适合[211]At的放射性药物。为了避免长时间的体内循环和正常器官和组织的吸收，局部应用[211]At标记单克隆抗体或片段可能也可以实现区域靶向放疗。选择合适的肿瘤类型是另一种选择。由于其长期循环，[211]At标记单克隆抗体可能有助于治疗血液疾病。显然，似乎对体积较小的微转移瘤比对实体肿瘤有更好的治疗效果。

第二节　锕-225/铋-213 标记技术

一、[225]Ac/[213]Bi 的结构化学性质和螯合配体研究

锕是锕系元素里最轻的一个，目前人类已经发现了多达 32 种锕的同位素，其中绝大部分是人造同位素，只有[227]Ac 和[228]Ac 可在天然环境中找到，其中[225]Ac 由于其理想的半衰期和富含 α 粒子的衰变链，在靶向核医疗中具有特殊价值，引起了人们的广泛兴趣。

在临床前的早期研究中，药物的物理化学、生物学特性评估是关键的一环。对于放射性药物，通常使用其非放射性同位素替代药物分子中的放射性原子来实现研究的便利性和安全性。然而，迄今为止，没有已知的任何锕的同位素是稳定的，这对[225]Ac 的结构化学和配位化学研究增加了困难。众所周知，锕系元素在化学性质上与上一周期的镧系元素有许多相似之处。作为镧系中最轻的元素，镧元素可能是锕元素合理的替代原子。正三价是它们的稳定氧化态。它们的正三价离子行为在水溶液化学、配位化学和结构化学方面的特性目前已经得到了对应性的研究和比较。La^{3+} 的六配位离子半径为 1.03 Å，而 Ac^{3+} 稍大一些，为 1.12 Å。由于 Ac^{3+} 具有较低的电荷密度，在水溶液中的 pKa 达到 9.4，因此，更稳定不易水解。这使得即使在中性条件下，它还可以在水溶液中保持游离态，可以在标记反应中与螯合剂形成配位，这满足了那些生物大分子的放射标记需要的温和条件之一。根据硬软酸碱（HSAB）理论，这两种金属离子都被认为是"硬"的 Lewis 酸，其化学硬度值非常接近，分别为 14.4 eV（Ac^{3+}）和 15.4 eV（La^{3+}）。2016 年，扩展 X 射线吸收精细结构（extended X-ray absorption fine structure，EXAFS）光谱首次揭示了[225]Ac—O_{H_2O} 键长为 2.63 Å，而平均的[nat]La—O_{H_2O} 键长为 2.54 Å。基于这些相似性，目前在临床前研究中，使用镧原子替换[225]Ac，对候选药物前体进行标记，优化改进药物的放射化学标记方法，或者表征必要的药物的理化性质及毒理研究都是符合规范的。

Thiele 等于 2018 年总结了[225]Ac 的配位化学和螯合剂的研究状况。

2022 年 Yang 和 Farzipour 等分别总结了包括[225]Ac 在内的 α 粒子的螯合剂和标记方法。这部分知识对于我们优化放射化学标记条件、设计新颖的螯合配体有很大帮助。基本上，如果以螯合配体的有机骨架结构区分，大致分为大环配体或是开链配体两类。而两类结构的主链都可以以胺类或是醚-胺混合组成。图 8-3 给出了一些螯合配位体的化学结构示例。由于三价锕有 9～10 个配位数，大环配体除了作为金标准的 DOTA，其他类似物具有不同的环系大小，不同螯合羧酸数目如

PEPA 和 HEHA 都曾被尝试过。^{225}Ac 螯合配体的亲和力并不和配体能够提供的电子对成正比。比如，macropa 可以非常容易地和 ^{225}Ac 配位并且稳定，而它的类似物 macropid 虽然有更多配位的羧基和胺却不能与 ^{225}Ac 螯合配位。与此类似，多种 ^{225}Ac -DOTA 的多肽或抗体标记物在血浆或血清中均保持化学稳定性，但 HEHA-^{225}Ac 的标记物却被发现会在体内条件下缓慢释放 ^{225}Ac。另一类开链配体，还有 py4pa、CHXoctapa、H4Noneunpa 等，它们比传统的开链配体如 EDTA、DTPA 及其类似物和 ^{225}Ac 结合更好也更稳定。一个理想的标记配体需要具有对 ^{225}Ac 的高亲和力，达到高标记转化率，并且能够有很好的动力学特性，即使在低浓度条件下不需要加热，在室温甚至更低温度下都可以进行螯合，这样可以使用在对热敏感的分子上。螯合配体不仅要考虑放化标记方法的方便性，还要考虑由它引起的不同药物在体内的不同生物分布和清除途径。除此之外，还需要考虑同一配体结构是否也可以应用在其他以影像为目的同位素上，比如 ^{68}Ga、^{111}In 等，这样在一个诊疗一体药物的开发和转化阶段可以更容易进行商业化。综上所述，螯合剂的选择在药物的设计中实际是一个系统工程。目前，在实际核药生产的操作中最常见的 ^{225}Ac 螯合配体是 DOTA 和 macropa。特别是 macropa 对 ^{225}Ac 有很好的特异性，可以在温和条件下进行放射标记，也具有很好的体内稳定性，非常适合大分子药物的放射标记，但目前主要受到知识产权的限制，macropa 不能在工业化开发中广范围使用。

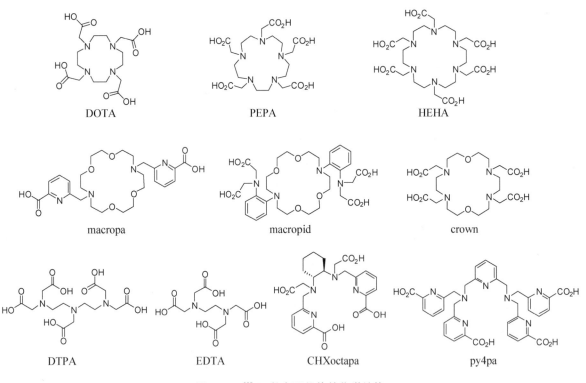

图 8 - 3　^{225}Ac 螯合配位体的化学结构

值得注意的是，由于 α 粒子衰变释出的能量远远高于配位的化学键能，^{225}Ac 一旦衰变，任何衰变产生的放射性子元素都会与螯合配体分离，游离在周围环境里，不再像其前体药物一样还具有靶向性。这是研究 ^{225}Ac 相关的 α 粒子放射药物制剂稳定性和体内放射剂量学都需要考虑的问题。

铋元素是第五主组的元素，通常以三价或四价的稳定氧化态存在，它们的结构和配位化学已经被详尽研究。其中正三价铋是水溶液中铋的主要存在形式，其水溶液中的 pKa 仅有 1.1，这意味着即使在比较低的 pH 条件下，它还是极易形成水解产物即氢氧化铋（Bi(OH)$_x$）。尽管根据硬软酸碱（HSAB）理论，三价铋离子属于交界金属离子，但它还是更多地显示了较强的 Lewis 酸性，可以较为容易地接受氮或氧提供的电子，形成稳定的螯合物，其配位数从 3～9，并且形成多种不同的空间几何构型。由于三价铋的螯合的灵活性，文献报道既可以看到常规的 12 元环的 DOTA 配体、15 元环的 PEPA 配体，也有 9 元环的 NETA 和 NE3TA，以及非环状配体如 DTPA 或 H$_4$neunpa，并且它们都具有较好的体内、体外稳定性。图 8-4 所示为 12 种^{213}Bi 的螯合配位体的化学结构。针对^{213}Bi 结构、配位体、标记和其药物的临床应用，Ahenkorah 等在其 2021 年的综述文献里给出了很好的介绍。

^{213}Bi 是^{225}Ac 衰变线路中的一员，可以通过^{225}Ac/^{213}Bi 发生器制备。^{213}Bi 还可以继续衰变，给出一个 α 粒子和两个 β 粒子，其中放出 α 粒子的衰变过程可以由^{213}Bi 衰变到自身直接释出，或者经由^{213}Po 以极短半衰期衰变到^{209}Pb，可以视为^{213}Po 和^{213}Bi 同样具有靶向性。在剂量学上^{213}Bi 被视为比^{225}Ac 更可控、更干净的医用 α 同位素。在目前的多个临床研究中，^{213}Bi 的标记手段都是使用传统的 DOTA 或 DTPA 的类似物作为螯合剂，也有报道指出这类标记手段的体内稳定性还可以进一步提升。其他更理想的标记方式正在研究中，不仅需要对它们标记的放射化学作出验证，也要对标记产物的体内、体外稳定性作出评估。

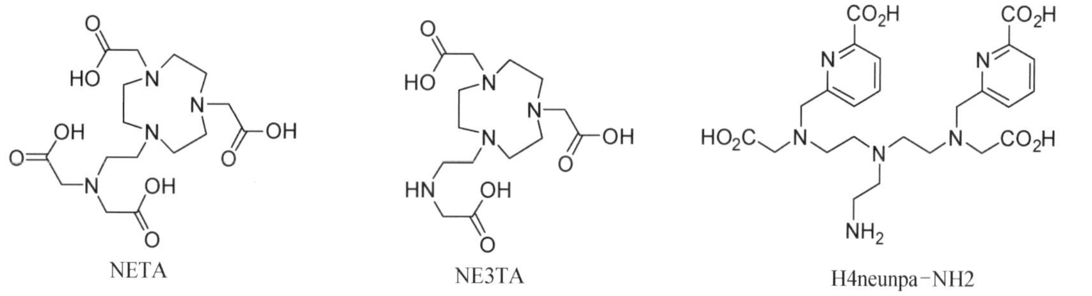

图 8-4　几种^{213}Bi 的螯合配位体的化学结构

二、^{225}Ac 多肽和小分子药物放射标记技术

多肽和小分子药物的分子结构化学稳定性比大分子药物更好，可以耐受更加苛刻的反应条件，比如较高的反应温度或 pH，在保持药理性质的同时不会产生大量化学分解产物。这可以使^{225}Ac 标记反应即使不使用某些高亲和性配体（如 Macropa），只使用 DOTA 也能够较快进行并且得到高转化率。

^{225}Ac 同位素的来源，如^{229}Th 发生器制备法，在浓缩富集^{225}Ac 的过程中，共存的 Fe^{3+}、Bi^{3+}、Pb^{4+}等多个非放射性金属离子也会被引入，而且它们在一定的反应条件下通常比^{225}Ac 更容易跟配体结合，含量也高于^{225}Ac，所以标记产物的比活度是由单位放射剂量的^{225}Ac 对应共存的其他金属离子决定的。^{225}Ac 药物的比活度远低于^{177}Lu 标记产物，并且会受到从核素洗脱到放射标记这个时间长短的影响。以 DOTATATE 标记为例，即使用含前体的^{177}Lu 进行标记，比活度也可以达到高于 1 000 mCi/μmol，而目前多篇报道显示^{225}Ac 标记的 DOTATATE 的比活度大多低于 30 mCi/μmol。

^{225}Ac 标记产物的表征不同于其他 α 核素。根据^{225}Ac 的衰变链，相继会产生 4 个 α 粒子和 2 个 β 粒子，并且产生较易测量的 2 个 γ 放射信号，分别是^{221}Fr 的 218 keV（丰度 11.4%）和^{213}Bi 的 440 keV（丰度 25.9%）。图 8-5 给出了^{225}Ac 的衰变线路，表 8-1 列出了相关的主要同位素的性质。由于用于标记的^{225}Ac 核素和其多个裂变产生的元素共存，而其本身并没有 γ 放射信号，所以高效液

相色谱联用在线 γ 信号检测器无法直接测量标记产物的放射化学纯度。目前常用的定量标准标记产物放化纯度的手段包括：第一，放射薄层色谱法；第二，制备高效液相色谱和伽马计数器联用法。这两种方法都是利用色谱分离完成后，经过一段老化时间，待反应前共存的裂变子元素完全衰变殆尽后，再检测放射信号。此时测量到的放射信号均是由相应组分里的 ^{225}Ac 生成的，因此可以对放化纯度作出定量评估。与此类似，^{225}Ac 放射药物制剂稳定性、^{225}Ac 放射药物血清或血液稳定性，以及 ^{225}Ac 放射药物的生物分布研究都是遵循类似原则。

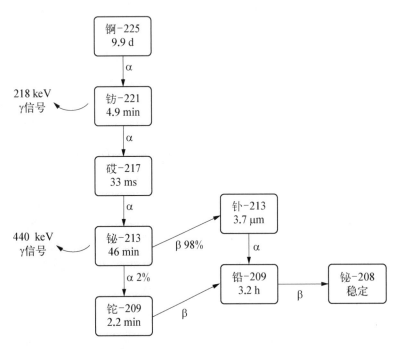

图 8－5　^{225}Ac 的衰变线路示意图

表 8－1　^{225}Ac 及其衰变子元素性质

同位素	^{225}Ac	^{221}Fr	^{217}At	^{213}Bi		^{213}Po	^{209}Tl	^{209}Pb	^{208}Bi
半衰期	9.9 d	4.9 min	33 ms	46 min		3.7 μs	2.2 min	3.2 h	稳定
主要衰变产物	^{221}Fr	^{217}At	^{213}Bi	^{213}Po(98%)	^{209}Tl(2%)	^{209}Pb	^{209}Pb	^{208}Bi	N/A
放出粒子及其平均能量	α 5.8 MeV	α 6.3 MeV	α 7.1 MeV	β 425 keV	α 5.9 MeV	α 8.4 MeV	β 660 keV	β 198 keV	N/A
同时放出主要 γ 射线能量及丰度	99.8 keV 1%	218 keV 11.4%	丰度均低于 1%	440.5 keV 25.9%		丰度均低于 1%	支系衰变，总量低	丰度均低于 1%	N/A

每个 ^{225}Ac 原子衰变至稳定同位素 ^{209}Bi，释放的平均放射能量大约是每个 ^{177}Lu 原子衰变释出能量的 200 倍。而根据衰变速率，每单位放射剂量的 ^{225}Ac 的原子数大约是 ^{177}Lu 的 1.5 倍。所以，如果在放射药物的放射物浓度相同的条件下，^{225}Ac 制剂的放射能量的密度要在 ^{177}Lu 的 300 倍以上，要

想保持标记反应以及制剂中的药物稳定性,放射浓度、放射分解保护剂、富余量的螯合剂等都需要有相应的调整。

（一）多肽和小分子放射标记的反应条件

^{225}Ac 通常来源于溶液形态的氯化物或硝酸盐,某些供应商会提供完全干燥的无机盐形态的 ^{225}Ac,以上任何一种形态都可以进一步以 $0.01\sim0.2$ mol/L 高纯无金属盐酸稀释形成备用溶液。其中固体锕盐在室温下溶解,耗时数小时才能达到完全均匀溶解,其间可以提取极少量液相成分,以伽马计数器或计量校正器即时检测衰变速度。通常当锕盐类未完全溶解或液相未混合均匀时,更多较易溶解的 ^{221}Fr^{+} 离子会进入液体样品,导致初始度数高估,且衰变速率高于 ^{225}Ac 的衰变速率。

表 8 - 2 列出了部分近年报道的多肽放射标记反应的应用情况。基本上,如果使用 DOTA 作为标记螯合配体,缓冲体系保持 pH= $5\sim6.5$,加热至 $80\sim100$ ℃,可以在 $15\sim60$ min 内达到完全转化。在大量反应或较长反应中通常需要放射降解保护剂,反应完成后以过量 DTPA 或 EDTA 终止反应,并使用已加入放射降解保护剂的注射制剂立即将其稀释到理想的放射浓度。在大多数文献中并未标出所使用的 ^{225}Ac 的标记时间和同位素制备纯化的时间间隔,但是多数研究中,在比活度达到 5 mCi/μmol 以上的条件下,得到了理想的放化转化率(表 8 - 2),这说明使用了较短期纯化的"新鲜的"高质量 ^{225}Ac。

表 8 - 2　多肽 ^{225}Ac - DOTA 放射标记反应的应用实例

标记药物前体	缓冲体系*	反应条件	比活度*/(mCi·μmol^{-1})	放化产率	文　献
DOTATOC	0.3 mol/L NaOAc, pH 5	60 min 70 ℃	2.1～6.5	N/A	Miederer M,2008
DOTA-(RGDyK)	1.7% Ascorbate Tris buffer pH 5.5～6	60 min 60 ℃	9～18	N/A	Pandya D N,2016
DOTATATE	1.7% Ascorbate Tris buffer pH 5.8	60 min 75 ℃	14～27	>98%	Tafreshi N K,2021
PSMA I&T	0.3 mol/L 抗坏血酸缓冲溶液 pH 5.8	6 min 95 ℃	达到 8.5	>95%	Hooijman E L,2021
PSMA - 617	17% 抗坏血酸缓冲溶液 pH 7.5 - HCl**	25 min 90 ℃	18.7	85%～87%	Thakral P,2021
DOTA-CycMSH	0.4 mol/L NH$_4$OAc pH 7 - HNO$_3$ buffer**	30 min 85 ℃	5.4	>95%	Ramogida C F,2019
DOTA-MC1RL	2% Ascorbate buffer pH 5.5～6	60 min 60 ℃	14.8	N/A	Tafreshi N K,2019

* 缓冲体系浓度和放射比活度经过作者重新计算,统一单位以作比较;** 未提供缓冲体系与酸的比例

（二）标记产物表征方法

放射薄层色谱法(radio thin layer chromatography,RTLC)。标记反应后使用薄层色谱是检测反应放化率和药物质量控制的首要方法。通常使用 $1\sim2$ μL 药物制剂溶液样品点样,点样放射活性可根据所使用放射薄层色谱显影扫描仪(RTLC Scanner)的灵敏度、饱和计数阈值、显影方法的扫描时长而定。使用带有螯合剂的展开溶液,如柠檬酸、EDTA、DTPA 等,展开液可以完全溶于水相,

对应小分子也可以有一定比例的有机溶剂如甲醇，使展开后峰形更对称以避免拖尾。完全展开的色谱经过干燥且待色谱样本老化后，定量测定样本纯度。如果使用充气比例计数器（gas filled proportional counter）的显影仪器，如 Eckert-Ziegler 的 AR-2000，可以直接检测样品中包括 α 粒子的所有放射组分的信号。如果使用晶体闪烁体探测器，如 Elysia-Raytest 的 miniGITA，则需要配备 α 粒子探头、ZnS(Tl) 晶体闪烁体。值得注意的是，当定量测定需要考虑 α 粒子对检测器的贡献时，要避免使用各类第三方薄膜覆盖 TLC 样本，它们会屏蔽部分信号，影响测量的准确度和重复性。甚至非充分干燥的 TLC 样本由于表面带有残留溶液，也会影响测量结果的可重复性。所以，在药物生产的质控中，恒温干燥 TLC 样本、固定时间扫描，是定量分析中保证可重复性的标准操作之一。也有报道中使用伽马计数器并配合切割纸质 TLC，定量分析放化纯度，此方法多见于临床前研究，药物生产中较少见。

在正相展开色谱中，多肽化合物和固定相有较高亲和力，出现在低 R_f 值区域。游离的 ^{225}Ac 会被展开剂中的螯合剂配合，被展开剂带到高 R_f 值区域。如前所述，衰变链中 ^{221}Fr 的 218 keV 的和 ^{213}Bi 的 440 keV 的 2 个 γ 信号是定量放射活度的主要信号来源，其中 ^{221}Fr 半衰期为 4.9 min，^{213}Bi 半衰期为 45.6 min。其原子数在核素原料里相对 ^{225}Ac 较小，^{213}Bi 的原子数约为 ^{225}Ac 的 0.3%，但贡献了主要的 γ 放射信号。因此定量测定放射薄层色谱时，需要在展开后有足够的老化时间，令放射原料中早先达到平衡的 ^{221}Fr 和 ^{213}Bi（及其标记的衍生物）衰变至较低水平，以 10 个半衰期计，^{221}Fr 需要 1 h 左右完成这个过程，^{213}Bi 需要 7 h 以上。与此同时，^{225}Ac（及其标记的衍生物）在其色谱展开位置新产生并到达平衡的 ^{221}Fr 和 ^{213}Bi 的放射信号是要检测的主要信号。在不同时间点显像，TLC 显影扫描仪器会给出不同的 TLC 放射信号曲线，以积分面积定量计算不同组分的丰度。

理论上 TLC 扫描在 5～6 h 后，定量结果会渐渐逼近真实值，不再有大的变化。当然由于原料 ^{225}Ac 中共存的衰变子元素丰度不同，化学标记过程本身转化率不同，以及点样用量和 TLC 显像扫描仪基线灵敏度相对比例不同，样本老化时间可能会短至 1～2 h，但其结果差别并不大。例如，2021 年，Kelly 等对 ^{225}Ac 薄层色谱的展开和定量做了系统性研究，根据早期时间点的 TLC 定量结果，以经验法推算最终放化转化率。虽然只是提前几个小时给出结果，但对于基于 ^{225}Ac 核药生产的质控及配送的计划性有着积极的意义。

制备高效液相色谱（HPLC）和伽马计数器联用法：由于 ^{225}Ac 本身几乎没有 γ 信号，高效液相色谱及在线的伽马检测器不能像很多其他同位素的测量一样给出基于高效液相色谱的放化纯度。但是高效液相色谱配以组分收集器（fraction collector）和后续的伽马计数法也可以给出放化纯度的定量表征。使用分析量高效液相色谱，以流速 1 mL/min 配以 4.6 mm×250 mm 色谱柱为例，可以进样 1～2 μCi，收集每个样品 0.5 mL，根据色谱方法及保留时间收集 50～60 个样品。样品同样经过 6 h 以上的老化过程，然后使用伽马计数器测定每分钟放射剂量计数（count per minute，CPM）。伽马计数器的测量范围可以设定为 ^{213}Bi 或 ^{221}Fr 的放射范围，也可以使用开放伽马测量，两者结果接近。这个过程结束后，人工绘制组分样品编号与伽马计数结果的对应曲线，然后进一步计算曲线下的积分面积，进而得到各个组分的丰度。通常以这种方法得到的定量的放化纯度会比放射薄层色谱法稍低。因为该方法具有高效的色谱分离能力，可以更准确地定量检测被 ^{225}Ac 标记的多种组分，特别是药物放射降解后的微量产物。

（三）放射药物制剂稳定性研究

^{225}Ac 多肽放射药物制剂的稳定性已经被系统性地研究。影响制剂保质期的因素有：① 制剂的

放射浓度。由于^{225}Ac的半衰期比^{177}Lu的长，^{177}Lu的衰变速率要比^{225}Ac的大，即单位放射剂量的原子数目，^{225}Ac比^{177}Lu高近50%。每1 mCi的^{225}Ac估算约有4.6×10^{13}个原子，每1 mCi的^{177}Lu估算约有3.1×10^{13}个原子。每一个原子^{225}Ac的系列衰变导致的总放射能量约为28 MeV，是^{177}Lu原子平均衰变能量(0.134 keV)的200余倍，所以^{225}Ac单位浓度的释出能量大约是^{177}Lu的300倍。比较^{177}Lu标记的DOTA-TATE(Lutathera)和^{225}Ac标记的DOTA-TATE (RYZ-101)，两者的商业放射制剂的放射物浓度相差300倍，基本同等条件下，两者的稳定性基本持平。② 之前放射标记反应的放化转化率，即制剂体系中的游离^{225}Ac的水平。由于^{225}Ac会不断放出衰变子元素的原子，它们不但本身会对药物分子起破坏作用，还会使水溶液分子产生氧化性的过氧化物、氧自由基、臭氧等活性中间体，间接导致药物分解。相关数据表明，1%游离^{225}Ac和2%游离^{225}Ac(即放化纯度99%对98%)会产生完全不成比例的药物放化稳定性的破坏作用。在实际操作中，会观察到^{225}Ac的药物的"加速"分解，即游离的^{225}Ac达到某个阈值后，药物纯度可在较短时间内迅速下降。③ 放射分解稳定剂的种类及其浓度。还原性化合物和游离基中和剂，比如维生素C、多酚、糖类及氨基酸都会起到保护放射药物质保稳定性的作用，减缓分解速度，对人体静脉注射摄入时，其也有较高的容忍阈值。④ 制剂放射活性在达到一定总量后才更有挑战性。比如，即使放射浓度相同，稳定剂种类和浓度也相同的两种制剂，1 mCi以上的制剂和100 μCi的比较，其更稳定更难持久。还有多种其他因素也会对制剂稳定性有一定影响，比如，pH对于静脉注射制剂相对可变范围较小；储存温度影响药物的化学稳定性及化学纯度，对放化纯度影响较小；低浓度的金属螯合剂用于减小游离的重金属离子的毒性，一般不会影响产品的有效期。

三、^{225}Ac大分子药物放射标记技术

大分子药物不同于小分子和多肽类分子，它们的热稳定性较低，在比较苛刻的反应条件下，才能在保证药物分子药理性质的同时达到很高的放化标记转化率。当放化标记转化不能完全时，后续的分离纯化及制剂过程将会更加复杂。针对这些问题，放射化学通过两种手段来进行标记。

第一，直接标记已偶联螯合剂的大分子前体。特别是使用特异性和亲和力高的螯合剂，如macropa，即在较低温度下，^{225}Ac仍然可以直接标记，达到较高的放化产率及比活度，且不会在标记过程中损害药物分子的药理活性。实际上，针对^{225}Ac标记的螯合剂研究都是围绕如何在温和条件下实现快速标记的。前文提到的py4pa、octapa等新型配体都可以在温和条件下进行放射标记。由于DOTA在较温和的条件下对大分子进行标记时的转化率稍低，大多需要进行凝胶（size exclusion chromatography，SEC）如PD-10过滤分离，或者薄膜超过滤离心分离，除去未反应的游离^{225}Ac。提高大分子标记前体的螯合抗体比例（chelator antibody ratio，CAR），对这一标记过程有显著的帮助。Maguare等的研究表明，四臂DOTA的反应性比三臂DOTA更强，但三臂DOTA标记蛋白稳定性稍好。如果使用37 ℃的标记温度明显比室温标记速度更快。以抗体HuM-195为例，四臂DOTA 2 h内也可达到超过90%的放化转化率。而几种DTPA衍生前体的标记转化率则较低，稳定性也差。

表8-3总结了^{225}Ac的一些具有代表性的直接标记大分子药物的应用实例。基本上，反应的pH缓冲体系的条件类似于多肽或小分子的标记条件，反应不经加热，保持室温或温度最高至40 ℃，使用更长的标记时间。纳米抗体有更好的热稳定性，在示例中可以耐受高至50 ℃的标记温度。反应结束后，以过量小分子螯合剂终止反应，并用制剂溶液将标记物稀释到理想放射浓度。大分子的

比活度通常使用单位重量的标记活性,如微克(μg)前体中所含有放射活性(mCi 或 kBq)。

表 8-3 大分子直接放射标记反应的实例

标记药物前体	缓冲体系	标记反应条件	放射降解保护剂	比活度/(kBq·μg^{-1})	放化产率/%
DOTA-trastuzumab	0.1 mol/L NH$_4$OAc, pH=5.5	240 min, 37 ℃	L-抗坏血酸	5.3	76
H4py4pa-trastuzumab	0.15 mol/L NH$_4$OAc pH=7	60 min, RT	N/A	1.1~2.2	>98
DOTA-HER2 nanobody	0.5 mol/L NH$_4$OAc pH=5.2	90 min, 50 ℃	L-抗坏血酸	4.4~84	>90
Macropa-trastuzumab	0.15 mol/L NH$_4$OAc pH=5	5 min, RT	N/A	0.8	>99
H$_2$BzMacropa-GC33	0.1 mol/L NH$_4$OAc, pH=5.5	30 min, RT	N/A	12.3	N/A
DOTA-lintuzumab	0.15 mol/L NH$_4$OAc pH=6.5	60 min, 37 ℃	N/A	37	>99
Macropa-IgG1	0.15 mol/L NH$_4$OAc pH=5~6	60 min, RT	Gentisic acid	18.5~37	N/A
DOTA-C595	0.15 mol/L NH$_4$OAc pH=N/A	60 min, 37 ℃	N/A	4.3	N/A

注:缓冲体系浓度和放射比活度经过作者重新计算统一单位以作比较。OAc 表示乙酸根,即 CH$_3$COO—。

第二,使用两步法对生物大分子进行标记,即先在小分子标记条件下进行具有偶联能力的双官能团^{225}Ac-DOTA 标记,将产物纯化后,进一步经由 Bioorthogonal 化学偶联组装到大分子上。早在 2004 年,Ballangrud 就通过合成纯化标记的^{225}Ac-DOTA 异硫氰酸酯中间体,标记了 Herceptin。近年来多种具有高反应动力学系数的 Bioorthogonal 化学反应也被更多地应用于放射化学合成中。比如,inverse electron-demand Diels-Alder ligation(IEDDA),Cu(I)-catalyzed azide-alkyne cycloaddition(CuAAC),strain-promoted azide-alkyne click chemistry reaction(SPAAC),可以在常温及很低的浓度条件下,进行特异性偶联,甚至可以在体内发生反应,进而利用 Pre-targeting 模式优化大分子核药的放射剂量学。其原理在于利用抗体的高特异性和靶向性,在目标组织(肿瘤)中富集未标记的抗体,待其他正常组织中的非特异性摄取基本被机体代谢清除后,再进行放射给药。抗体与放射标记在体内目标组织中偶联,规避了大分子普遍存在的对血液和肾脏肝脏的放射毒性问题。

例如,Lewis 等报道的使用 ^{225}Ac - DOTA-Tz (tetrazine,Tz)与 TCO (trans-cyclic octene,TCO)标记的抗体于体内进行偶联反应,成功地在小鼠模型上提高了 ^{225}Ac 标记 anti-CA19.9 antibody (5B1)的治疗指数(2 倍以上)。

^{225}Ac 标记的大分子药物的表征类似于小分子和多肽核药。由于这些大分子药物前体并不是单一化合物,标记药物的放化纯度也通常仅以薄层色谱、凝胶法或 SEC 液相色谱进行半定量评估,即标记大分子组分与未标记的游离 ^{225}Ac 的放射比例。表征过程类似于前者,都经过分离组分的老化过程。

大分子核药具有更高的靶向特异性,但也有更长的体内半衰期,人体总剂量易受红骨髓放射剂量限制,用量通常低于多肽和小分子核药。所以对其药物制剂放射活性总量及放射物浓度的要求可以远低于多肽和小分子 ^{225}Ac 核药,从技术上来说其制剂的挑战性稍低些。

四、^{213}Bi 药物放射标记技术

^{213}Bi 由 ^{225}Ac/^{213}Bi 发生器通过盐酸-碘化钠体系淋洗获得,所得含有放射同位素的盐酸溶液可直接用于标记反应,大多时候使用高浓度的缓冲体系中和盐酸酸性并在 pH=4~6 之间进行标记反应。类似于 ^{225}Ac 标记,如果药物标记前体能够耐受较高的温度,则使用加热条件并在反应中配以放射降解保护剂;对于大分子热稳定性较差的分子则在室温或 37 ℃下。如前所述,^{213}Bi 在放出 α 粒子同时本身有较易于被检测的 440 keV γ 放射,可以像其他 γ 放射同位素如 ^{177}Lu、^{111}In、^{131}I 及多种正电子放射同位素 ^{18}F、^{68}Ga、^{64}Cu、^{89}Zr 等,通过高效液相色谱法,利用在线的伽马检测器进行标记的核药放化纯度表征及质控,当然也可以使用放射薄层色谱法进行定量分析。由于 ^{213}Bi 放射同位素属于即制即用且不带有制备前体,不论是多肽还是大分子与 ^{213}Bi 相关的核药标记比活度都可以达到较高范围。表 8-4 列出了一些 ^{213}Bi 标记候选药物的应用实例。

表 8-4　^{213}Bi 放射标记反应实例

标记药物前体	缓冲体系	标记反应条件	放射降解保护剂	比活度	放化产率/%
DTPA - 2Rs15d (HER2 sdAb)	0.6 M NaOAc pH=5.5	7 min,RT	L-ascorbic acid	4.3 μCi/μg	70~75
DOTATATE	0.1 M HCl/ NaI - 0.15 M Tris buffer	5 min, 95 ℃	L-ascorbic acid	2 800 μCi/nmol	>95
CHX-A-DTPA-CD38	0.6 M NaOAc pH=5.3	10 min, 37 ℃	L-ascorbic acid	26 μCi/μg	60
CHX-A-DTPA-HuM195 (anti CD33)	0.25 M NaOAc pH=4~4.5	8~10 min, RT	N/A	21 μCi/μg	81
DOTATOC	0.1 M HCl/ NaI - 0.2 M Tris buffer	5 min, 95 ℃	L-ascorbic acid	2 200 μCi/nmol	N/A

注:OAc 表示乙酸根,即 CH$_3$COO—;M=mol/L。

作为医用放射同位素，[225]Ac 和同一衰变系中的[213]Bi 都是目前最富有潜力的成员。在众多进入临床开发的靶向核药中，目前在处于Ⅲ期试验的[225]Ac - DOTAT-TATE（NCT05477576）有望在 2025 年达到首要试验终点，成为第一个获批的 α 粒子靶向核药。将来随着新技术的应用，[225]Ac 工业级别的产能问题如果得以解决，[225]Ac 标记的药物将会成为核医学在征服癌症的战斗中最有力的武器之一。

第三节　钍-227/镭-223 标记技术

一、钍-227 标记技术

（一）钍-227 标记

钍是锕系金属，其同位素均具有放射性。天然钍几乎全部以钍-232 的形式存在，也有少量以 Th-230 的形式存在。钍同位素大多具有非常短（几微秒或毫秒）或很长（几年）的半衰期，只有两种表现出靶向 α 疗法（TAT）的潜力，分别为钍-226（30.6 min）和钍-227（18.7 d）。然而，由于生产过程困难（来自 U-230 衰变），目前只有少量的钍-226 用于研究。因此，钍-227 是 TAT 疗法中最有希望的候选者。

（二）钍-227 的化学性质和衰变

钍是一种具有复杂配位化学性质的亲氧金属，通常处于 +4 价的氧化态。Th(Ⅳ)/Th(Ⅲ) 对的标准还原电位为 -3.7 V，表明金属钍不容易发生氧化还原反应。虽然钍是 +4 价金属，但它的配位数可以是 4～15，最常见的配位数为 8。钍-227 的半衰期为 18.7 d，通过发射 α 粒子衰变为镭-223（$T_{1/2}=11.4$ d）、氡-219（$T_{1/2}=3.96$ s）、钋-215（$T_{1/2}=1.78$ ms）、铅-211（$T_{1/2}=36.1$ min）、铋-211（$T_{1/2}=2.1$ min）、铊-207（$T_{1/2}=4.77$ min），最后为铅-207（稳定）。在不到一个半衰期的时间内，Th-227 和 Ra-223 处于瞬时平衡状态。[223]Ra 衰变的两个子体是铅同位素[211]Pb 和[207]Pb，它们可以在标记反应中与钍竞争配体。铅和钍都可以以 +4 价金属存在，并且可以与相同的配体配位。

钍的电子构型为 [Rn]6d^{2}7s^2。因此，Th(Ⅳ) 是水介质中唯一稳定的氧化态。与[223]Ra 类似，游离的[227]Th 表现出适合掺入羟基磷灰石的特性，从而对骨骼具有天然的亲和力。然而，由于肾脏（肾脏清除）、肝脏或脾脏等软组织对其的摄取，因此不适合将其用作骨靶向剂。

为了更好地评估钍辐射，已有探究其与已知的与骨组织具有相似靶向能力的膦酸盐衍生物的相关性。[227]Th 与多膦酸酯配体的配合物，如双三羟甲基丙烷（DTMP）、1，4，7，10 -四氮杂环十二烷-1，4，7，10 -四（甲基膦酸）（DOTMP）和乙二胺四甲叉膦酸（EDTMP）表现出高选择性的骨吸收，在骨中的保留时间相当长，并且具有良好的体内稳定性。

（三）钍-227 标记螯合剂和放射性药物

与[223]Ra 不同，[227]Th 可以与合适的螯合剂形成稳定的络合物（见表 8-5）。无环和大环螯合剂均已用于[227]Th 放射性药物的研究（图 8-6）。其中大多数螯合剂只使用氧供体原子，而不是 H$_4$DOTA。钍与 DOTA^{4-} 和二甲基亚砜（DMSO）分子形成九配位络合物。研究发现 [Th(DOTA)(DMSO)] 的合成只能在无水环境中进行。使用 p-SCN-Bn-DOTA 进行[227]Th 标记抗体时，放射性标记需要在 pH=5 的乙酸钠缓冲溶液中，37 ℃条件下，孵育过夜才能达到 99% 的放射性标记率。使用 DOTA 进行[227]Th 标记抗体的络合步骤必须采用两步法或直接在高温下进行。用于直接标记的苛刻条件并不总与复杂生物大分子(如抗体)的稳定性兼容。此外,复合物形成速率较慢会影响标记率和比活度。因此,有必要使放射性标记过程更加高效,并且适用于较温和的反应条件(如室温)。

表 8-5　用于 Th-227 放射性药物的螯合剂的特性

螯 合 剂	供体球	$\log K$	人血清稳定性/%[A]	标记条件[B]	生物共轭体
非环式吡啶甲酸盐					
H_4octapa	N_4O_4			室温,10 min,pH=5.5[C]	
H_4py4pa	N_5O_4			室温,2.5 h,pH=5.5[D]	
羟基吡啶酮					
H_4(3,4,3-LI(1,2-HOPO))	O_8	40.1			
H_4(3,4,3-LI(Me-3,2HOPO))	O_8			室温,2.5 h,pH=5.5[E]	
H_4(Me-3,2-HOPO-OH)	O_8	41.7	99	室温,30~60 min,pH=5.5	依帕珠单抗;PSMA;曲妥珠单抗;噬铁蛋白
H_8(3,4,3-LI(CAM))	O_8	47.7			
H_8(terephthalamide)	O_8	53.7			
基于轮环藤宁					
H_4DOTA	N_4O_4			37 ℃,12 h,pH=5	APOMAB;曲妥珠单抗

注:A 在室温下放置 48 h 后稳定;B 除非另有说明,否则要实现>95% 的放射性标记率。由于结合方法中抗体和螯合剂的混合物以及反应混合物的体积未知,浓度无法计算;C 达到 65% 的放射性标记率;D 达到 87% 的放射性标记率;E 达到 83% 的放射性标记率。

由大环和无环苯二甲酰胺基团组成的螯合剂形成了一个八配位的 $^{232}Th^{4+}$ 配合物,具有扭曲的十二面体几何结构。该配合物具有非常高的形成常数(10^{54})和快速的形成动力学($T_{1/2}=57$ s)。截至目前,尚未有 ^{227}Th 放射性标记条件和 $^{227}Th/^{232}Th$ 配合物在生物条件下的稳定性的报告。

大多数研究的螯合剂是具有羟基吡啶酮(hydroxypyridinone,HOPO)或儿茶酚酰胺(catecholamine,CAM)基团的非环状螯合剂(见图 8-6)。这些螯合剂通常由多胺支架组成,氧原子供体基团附着在支架上。其中,八齿螯合剂 H_4(3,4,3-LI(1,2-HOPO)) 由 4 个 1-羟基-2-吡啶酮基团组成。Th^{4+} 配合物的形成常数为 $10^{40.1}$,并且已经证明在与 DTPA ($[Th(DTPA)]^-$ 的形成常数为 $10^{28.7}$)的金属转化具有动力学惰性。具有相同多胺支架但具有 4 个 N-甲基-3-羟基吡啶-2-酮功能基团的螯合剂 H_4(3,4,3-LI(Me-3,2HOPO))表现出良好的放射标记潜力,在 pH=5.5 的条件下反应 10 min,实现了 70% 的标记率,2.5 h 后标记率增加到 83%。所得产物可在 PBS 中保持稳定,在室温

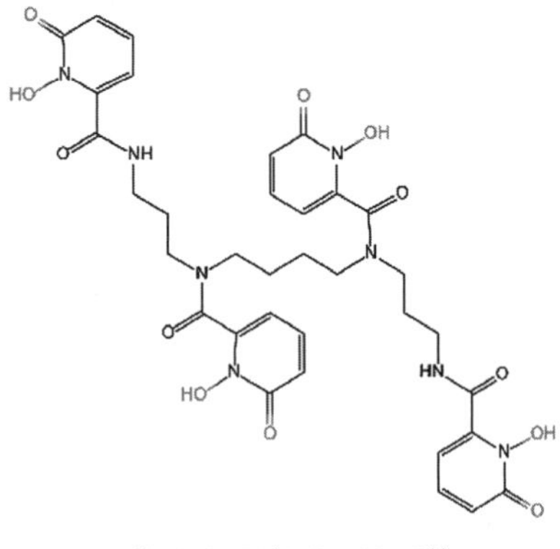

H_4(3,4,3-LI(1,2-HOPO))

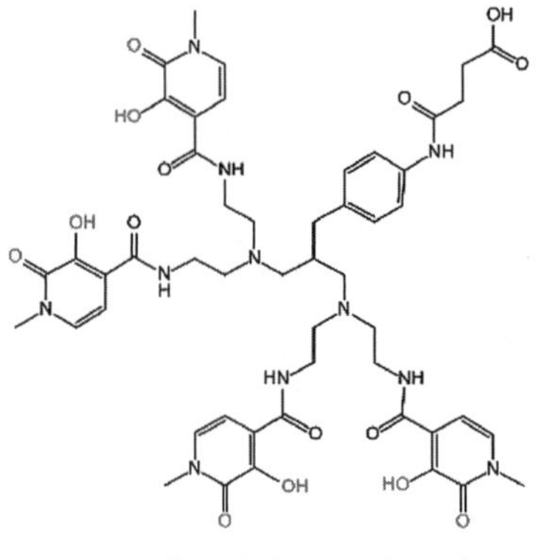

H_4(Me-3,2-HOPO-OH)

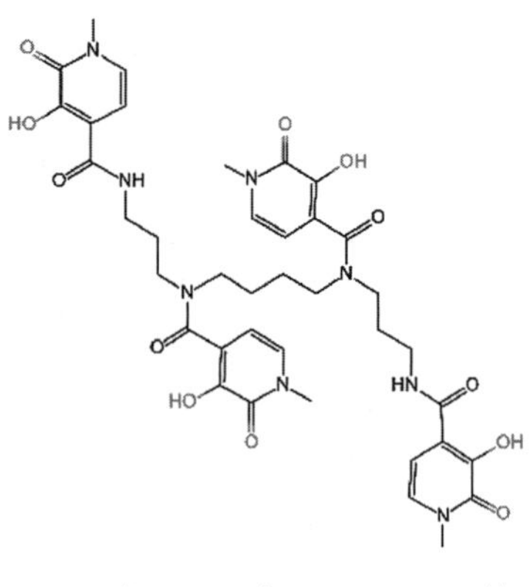

H_4(3,4,3-LI(Me-3,2-HOPO))

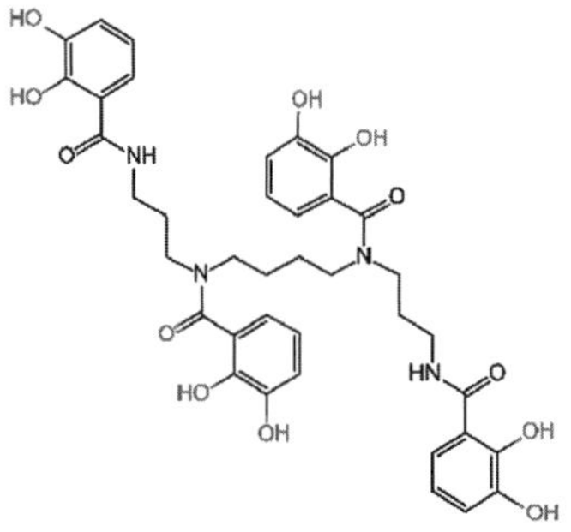

H_8(3,4,3-LI(CAM))

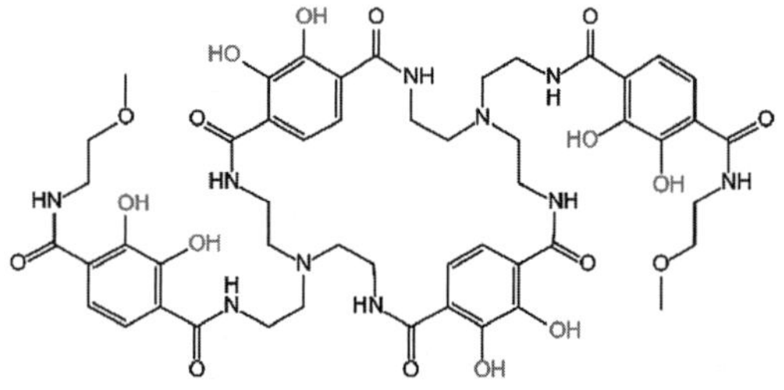

H_8(terephthalamide)

图 8-6　已研究的^{227}Th 放射性药物的螯合剂

条件下6 d，其稳定性维持在 95%，14 d 其稳定性维持在 73%。

十八齿双功能螯合剂 H_4(Me-3,2-HOPO-OH)由 4 个 N-甲基-3-羟基吡啶-2-酮官能团和一个用于生物连接的羧酸组成。[Th(Me-3,2-HOPO-OH)]复合物的形成常数为 $10^{41.7}$，相对于其他锕系元素和其他氧化态的生物相关金属，其对$^{227}Th^{4+}$ 表现出电荷依赖性选择。H_4(Me-3,2-HOPO-OH)与^{227}Th 的放射性标记是在室温下反应 30～60 min。这些温和的条件可以实现使用抗体和小肽生物偶联物制备双功能衍生物。由于已知的游离 Th^{4+} 的生物分布，Th^{4+} 复合物的动力学稳定性可以通过监测骨中的摄取间接确定。[Th(Me-3,2-HOPO-OH)]在雌性 C57B16 小鼠中的生物分布表明，骨骼中的摄取非常少(4 h 后在股骨的分布为 0.33 % ID/g)，大部分通过肾脏和肠道清除(4 h 后在大肠的分布为 48% ID/g)。[^{227}Th][Th(Me-3,2HOPO-OH)]的生物共轭物已在小鼠模型中显示出治疗各种恶性肿瘤的潜力，包括开始进行的 Th-227 标记 PSMA 的Ⅰ期临床试验(NCT03724747)。

H_8(3,4,3-LI(CAM))螯合剂具有 4 个 CAM 官能团，$^{232}Th^{4+}$ 配合物的形成常数为 $10^{47.7}$，^{227}Th 的动力学惰性和放射性标记尚未见报道。

无环吡啶甲酸螯合剂 H_4octapa 和 H_4py4pa 已被研究用于 Th^{4+} 标记。H_4octapa 可实现对^{227}Th 的快速标记，在 pH=5.5 的条件下反应 10 min 后放射性标记率为 65%，2.5 h 后放射性标记效率未见明显提高。相同条件下，H_4py4pa 的放射性标记速度较慢，10 min 后放射性标记率为 45%，2.5 h 后放射性标记率增加至 87%。环境温度下，两种化合物与 PBS 孵育 14 d 后，均表现出良好的稳定性。然而，生物学相关条件下的稳定性尚未确定。

钍配位络合物的高热力学稳定性和动力学惰性显示出在 α-疗法中的巨大应用前景。然而,基于钍的放射性药物的开发需要更好地了解 ^{227}Th 的放射化学(例如优化的放射性标记条件)以及新复合物的体内稳定性。

二、镭-223 标记技术

镭-223(Ra-223)及其衰变产物核素通过释放 4 个高能短程 α 粒子,最终衰变为稳定的铅-207。Ra^{2+} 在体内的作用与 Ca^{2+} 相似,被骨骼和高代谢活性区域(如肿瘤组织)选择性吸收。Ra^{2+} 通过肠道从体内清除,快速的清除率与放射性核素缓慢的衰变速率相结合,减少了对患者的非特异性剂量。

(一)镭-223 的化学性质

镭通常处于氧化态,离子半径为 1.48 Å。Ra^{2+} 表现出高度碱性,像其他碱土金属阳离子一样,只能形成弱配位配合物。因此,大多数镭化合物都是简单的离子盐。Ra^{2+} 的放射性和毒性限制了大家对其金属离子化学性质的研究,因此通常将 Ba^{2+} 作为非放射性同系物进行研究。Ra^{2+} 的化学性质是由其与高浓度离子(如 Ba^{2+})的相互作用决定的,最终共沉淀为 $Ba(Ra)SO_4$。然而,在没有共沉淀离子存在的水溶液中,Ra^{2+} 会形成氢氧化物 $Ra(OH)_2$。

(二)镭-223 标记螯合剂和放射性药物

$[^{223}Ra]RaCl_2$ 是第一个也是目前唯一批准的 α 粒子发射放射性药物,适用于患有骨转移去势抵抗性前列腺癌的患者。这种放射性金属以柠檬酸盐缓冲液中的氯化物形式使用,无须生物靶向载体或螯合剂。Ra-223 强大的细胞毒性表明 α 辐射疗法具有广阔的应用前景。为了实现 Ra-223 在非骨靶向治疗中的应用,Ra-223 必须通过双功能螯合剂(BFC)与肿瘤靶向载体稳定结合。有效的 BFC 必须与感兴趣的放射性金属的配位化学相匹配,以便离子在体内稳定地结合到靶向载体上。尽管几十年来人们对 Ra^{2+} 在生物医学和环境应用方面充满兴趣,但没有有效的 Ra-223 螯合剂被确定适合生物应用。

寻找一种有效的螯合剂来稳定 Ra^{2+} 的螯合依赖于其化学性质。作为 s 区离子,其与配体主要是静电相互作用。此外,Ra^{2+} 是元素周期表中最大的 +2 价离子(八配位离子半径 =1.48 Å),因此具有较小的电荷数与离子半径比。

先前对 Ra^{2+} 配位化学的研究主要集中在线性聚氨基羧酸盐配体,比如乙二胺四乙酸(EDTA)。在这些研究中,使用长寿命的 Ra-226 或示踪剂 Ra-228,证明 Ra^{2+} 与这些配体可形成复合物,尽管稳定常数比较轻的碱土离子低。竞争萃取实验结果表明,DOTA 和氨基聚醚(Kryptofix 2.2.2)等大环化合物可以与 Ra-223 结合形成复合物,但这些复合物的生物稳定性尚未得到评估。该领域的另一项重要工作是开发有机可溶性萃取剂,以便在双相系统中将 Ra-223 分离到有机相中。在这些提取剂中,最常见的是含有杯芳烃核心的结构基序。虽然,杯芳烃基配体在环境修复中已被证明能有效地选择性萃取 Ra^{2+},但由于放射性标记失败或所得到的复合物稳定性差,将这些复合物用于核医学领域并不成功。因此,大量的研究工作围绕着将 Ra-223 纳入各种纳米颗粒结构中这一方向。将 Ra^{2+} 离子掺入固态纳米粒子(如 $BaSO_4$、$LaPO_4$、Fe_2O_3、TiO_2、羟基磷灰石和纳米沸石)已被证明是稳定 ^{223}Ra 并改变其生物分布特性的有效手段。然而,利用 BFC 构建分子靶向载体,可以通过适当的化学修饰为放射性药物优化提供更多可能性。

目前,只有少数几种螯合剂被选择用于 Ra^{2+} 的放射性药物的研究中。已知冠醚是螯合碱土金属阳离子的有用候选者。冠醚和杯芳烃的组合可作为 $^{131}Ba^{2+}$ 和 $^{223}Ra^{2+}$ 的支架。用 Ba^{2+} 测定羟基衍生物的形成常数为 $10^{4.6}$。^{223}Ra 螯合剂的放射性标记尚未研究,这些配合物在水介质中的溶解度仍然是治疗应用的障碍。

基于冠醚的螯合剂 H_2macropa 通过配体的 N_4O_6 给体原子和溶剂分子中的氧与 Ba^{2+} 形成 11 配位配合物(见表 8-6)。^{131}Ba 在室温和 pH=6 且浓度大于 10^{-4} mol/L 的条件下,与 H_2macropa 进行 1 h 以上的放射性标记,实现了 95% 以上的放射性标记率。$^{223}Ra^{2+}$ 在室温和 pH=7.4 且浓度为 10^{-5} mol/L 时,与 H_2macropa 进行 5 min 的放射标记,放射标记率为 80%。高纯度的 $[^{223}Ra][Ra(Hmacropa)]^+$ 在体内给药前无须进一步纯化。$[^{223}Ra][Ra(Hmacropa)]^+$ 复合物在 37 ℃ 的缓冲液和人血清中保持稳定,12 d 的放射化学纯度可保持在 90%。$[^{223}Ra][Ra(Hmacropa)]^+$ 的生物分布研究表明,在健康啮齿动物模型中,与 $[^{223}Ra]RaCl_2$ 相比,$[^{223}Ra][Ra(Hmacropa)]^+$ 的体内骨摄取率降低(22% ID/g 和 1.6% ID/g,24 h),表明循环中不存在游离的 ^{223}Ra。H_2macropa-^{223}Ra 和 ^{131}Ba 复合物相似的生物分布表明,^{131}Ba 可以作为 ^{223}Ra 治疗应用的配对显像剂。在相同条件下,用 ^{223}Ra 对 β-丙氨酸功能化的 H_2macropa 和 PSMA 结合的小分子 DUPA 进行放射性标记(图 8-7),标记率为 90%。放射性标记的共轭物 $[^{223}Ra][Ra(macropa-\beta-丙氨酸)]$ 和 $[^{223}Ra][Ra(macropa-DUPA)]$ 在 37 ℃ 的人血清中,12 d 后分别保持 90% 和 75% 的放射化学纯度。$[^{223}Ra][Ra(macropa-\beta-丙氨酸)]$ 在小鼠体内的生物分布模式与 $[^{223}Ra][Ra(Hmacropa)]^+$ 相似,24 h 后的骨摄取率较低(2.7% ID/g)。值得注意的是,与 $[^{223}Ra]RaCl_2$ 相比,$[^{223}Ra][Ra(macropa-DUPA)]$ 在小鼠体内的生物分布没有差异,这表明该构建体在体内不稳定,凸显了靶向载体对化学特性和生物分布的重大影响。在放射性药物领域,开发在体内足够稳定的 α 核素靶向体系是目前的研究重点。近年来,研究者通过优化配体和连接基团,积极改善 α 核素制剂在体内的稳定性。Macropa 具有良好的体内稳定性,将为 α 核素的临床转化提供可能。它可能会激励研究者继续致力于 Ra-223 靶向治疗的设计与优化,推动 α 核素应用于肿瘤放射免疫治疗的新策略。

表 8-6　用于 Ra-223 放射性药物的螯合剂的性质

偶联剂	供体球	配位构型	$\log K$	人血清稳定性/%B	标记条件	生物共轭体
18-Crown-6-based H_2macropa	N_4O_6	不规则三面体A	10.74^A	90	RT,5 min,pH=7.4,10^{-5} mol/L	β-丙氨酸;DUPA

注:A 使用 Ba^{2+} 验证;B 在人血清中孵育 12 d。

(a)

macropa
$[^{223}Ra]Ra^{2+}$
NH_4OAc (0.1 mol/L)
RT, 5 min
$[^{223}Ra][Ra(macropa)]$

macropa-β-alanine　　　　　　　　　　　　　DOTA

macropa-DUPA

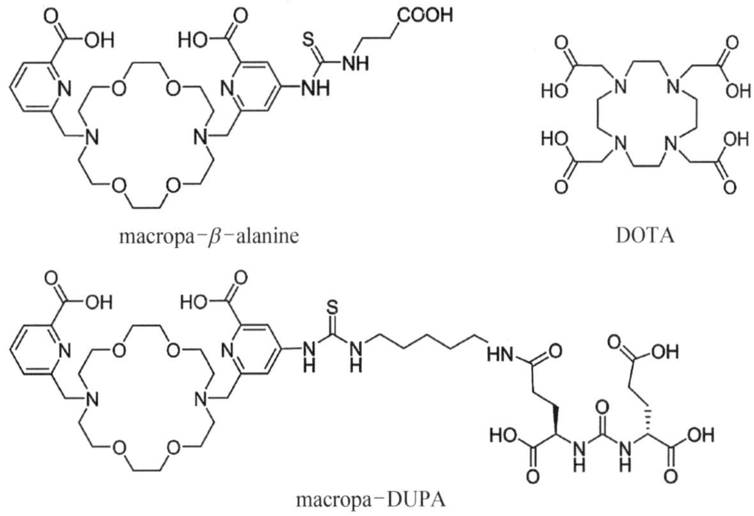

图 8 - 7　Macropa 的结构及其与镭的配位(a)，Ra - 223
螯合的 DOTA 结构和双功能 macropa 结构(b)

第四节　铅-212/铋-212 标记技术

一、^{224}Ra/^{212}Pb 发生器

^{212}Pb/^{212}Bi 通常由 ^{224}Ra/^{212}Pb 发生器生成(半衰期 3.6 d)。在美国主要由能源部 ORNL 国家实验室和 Orano Med LLL 公司提供，Perspective Therapeutics Inc 公司与 SpectronRx 合作可以自行生产该发生器。图 8 - 8 所示为 ^{224}Ra/^{212}Pb 发生器实例与示意图。将 ^{224}RaCl$_2$ 从其母元素 ^{228}Th 所附着的阳离子树脂中洗脱至另一装有 ^{224}Ra 特异性阳离子树脂的管中，上端加上垫片(孔径 20 μm)，压实固定，上端与下端分别连接导管并有滑扣式柱头填堵(luer lock)，封存于 0.5~2 mol/L HCl 中[图 8 - 8(a)]。标记清楚入口端(inlet)和出口端(outlet)置入铅管中[图 8 - 8(b)]，图 8 - 8(c)、(d)分别为 DOE 及 Perspective Therapeutics 发生器外包装实例。

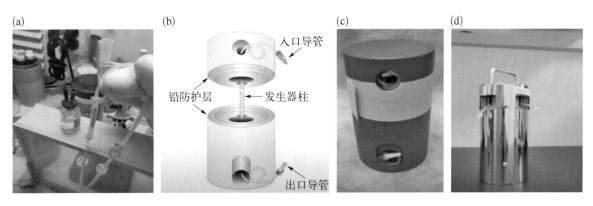

图 8 - 8　^{224}Ra/^{212}Pb 发生器实例与示意图

　　(a) ^{224}Ra/^{212}Pb 填充柱；(b) 发生器结构示意图，包括外层铅防护层、发生器柱、入口和出口端；(c) 能源部生产的发生器实图；(d) Perspective Therapeutics 生产的发生器实图

二、^{212}Pb/^{212}Bi 标记前准备

^{212}Pb/^{212}Bi 标记与其他常规标记一样,主要反应体系包括前体(precursor)、反应缓冲液(buffer)、放射性分解保护剂(radiolysis protectant)和同位素(radioisotope)。待标记的小分子、小肽或抗体等前体(precursor)都需要联入螯合剂基团,用以将放射性同位素嵌入其中。DOTA 是最常用的螯合剂,用于标记多种放射性金属,尤其是三价金属。TCMC 是另一种螯合剂,将 DOTA 环的 4 个游离羧基基团都变为乙酰胺基团,增加其正电荷性。铅特异性螯合剂(Pb-specific chelator,PSC)首次由 Schultz 科研组合成,仅将一个羧基基团改为酰胺基团,所以在标记^{203}Pb 和^{212}PbCl$_2$ 等二价金属时,净电荷数为零,为电中性。如图 8-9 所示,以 SSTR2 受体配体奥曲肽(^{3}Try-Octreotide,TOC)及其衍生物(TATE)为例,描述了不同螯合剂标记不同价位的金属同位素时,其终产物的净电荷数也不同。此因素与连接子(linker)将直接影响放射性药物的水溶性、体外细胞结合率、亲合力以及体内药动力及生物分布。

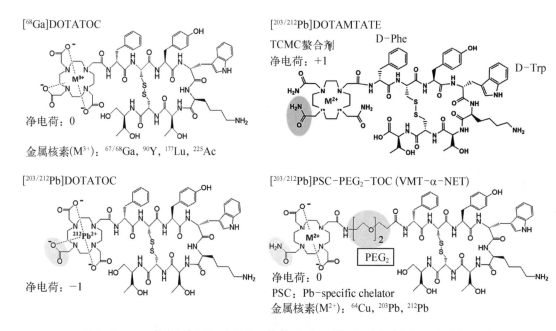

图 8-9 不同螯合剂与不同价位金属螯合时,生成的放射性偶联物的净电荷数不同
[以 SSTR2 配体奥曲肽(^{3}Try-Octreotide,TOC)或 TATE(Octreotate) 为例]

其他氮杂环(azacrown)的螯合剂如 NOTA 可能适合如^{64}Cu 较小的元素,Pb-NTPT 和 Pb-NE3TA 的稳定性不佳,Kokov 和 Yong 对一些可能标记铅的螯合剂进行了讨论评价。

放射性标记所需的试剂级别为含痕量金属(trace metal),缓冲液的配制用超纯水,反应的容器都应用酸洗和含痕量金属的超纯水清洗,具体方法如下。

(一)试剂与材料

以下示例所用材料为 GMP 生产标准。

盐酸:痕量金属级(trace metal grade),产品目录号 A508-P500,购于 Fisher Scientific 公司;

ARISTAR 超纯水:产品目录号 87003-236,购于 VWR 公司;

冰醋酸:痕量金属级,纯度 99.99%,产品目录号 338826-100ML,购于 Sigma-Aldrich 公司;

醋酸钠:含量 99.97%,产品目录号 11005,购于 Alfa Aesar 公司;

无水乙醇：产品目录号 2716GEA，购于 Decon 公司；

0.9％注射用生理盐水：产品目录号 2B1306，50 mL，购于 Baxter 公司；

抗坏血酸钠缓冲剂：50 mg/瓶，pH5.5，产品目录号 Ascorbic acid，购于 Polatomm 公司；

1 mL 空管含垫片：产品目录号 54220 - U，购于 Sigma-Aldrich Supelco 公司；

Sep Pak Light C18 柱：产品目录号 WAT023501，购于 Waters 公司；

铅特异性树脂：孔径 25～50 μm，产品目录号 PB-B01-F，购于 Eichrom Technologies 公司；

铋特异性树脂：RE2 树脂，购于 Eichrom Technologies 公司；

即时薄层色谱板(instant thin layer chromatography，iTLC)：2×10 cm，购于 Agilent 公司。

（二）试液配制

50％乙醇水溶液或生理盐水溶液，2 mol/L 盐酸，1 mol/L pH＝4.0 的醋酸钠缓冲液，1 mol/L pH＝6.0 的醋酸钠缓冲液，待标记物(肽或小分子化合物，一般为 0.5～1 nmol/μL，或抗体)，抗坏血酸钠缓冲液(加入 1 mL 水配成 50 mg/mL 溶液，pH 约为 5.5)

（三）铅特异性预浓缩柱制备

铅树脂含有一种 18 - Crown - 6 酯的衍生物吸附于孔径为 25～50 μm 的树脂微球上。铅特异性预浓缩柱(Pb-specific pre-concentration cartridge)的材料准备与制备好的浓缩柱实例见图 8 - 10。制备步骤如下：第一步，称取约 50 mg 的铅特异性树脂，按 10 mg/mL 加入 2 mol/L 盐酸配成悬浊液，静置约 5 min 使树脂充分活化，在 1 mL 空管内加上垫片封底，再将搅拌均匀活的、化好的悬浊液分次加入 1 mL 空管中，可将连接器连在空管上，推动注射器将盐酸排出，重复直至加入 43～45 mg 树脂，此时柱体积约为 0.2 mL。第二步，将垫片放在树脂柱上面，防止其泄漏，用 2 mL 2 mol/L 盐酸冲洗柱床。第三步，将空管上面多余部分切去，再把连接头放在上面。制备好的浓缩柱可立即使用，也可干燥后置于密封袋内备用，用前只需再次用 2 mL 2 mol/L 盐酸冲洗即可。

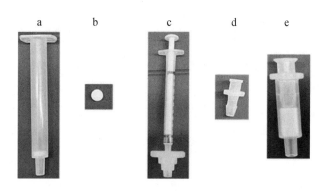

图 8 - 10　铅/铋特异性预浓缩柱制备材料和浓缩柱实例图(a. 空管；b. 垫片；
c. 连接器；d. 连接头；e. 填充好的预浓缩柱成品)

（四）铋特异性预浓缩柱的制备

铋特异性 RE2 树脂是含有 N,N-diisobutylcarbamoyl-methylphosphine oxide (CMPO) 的有机提取物。与铅树脂的制备类似，用 2 mol/L HCl 活化树脂后，称取 50 mg 装入管内，再用 1 mL 含 1 mg 抗坏血酸的 2 mol/L HCl 清洗 RE2 柱，这一清洗步骤可以将 Fe(Ⅲ) 还原为 Fe(Ⅱ)，减少杂质以提高反应率。

（五）Sep Pak Light C18 柱活化

依次用 1 mL 无水乙醇，1 mL 纯水清洗 C18 柱 2 次，使 C18 柱保持湿润，待用。

（六）主要设备

台式可控温混合加热器（Thermal Mixer 或 Heating Block），置于通风柜中。

计量仪（Dose Calibrator，Capintec CRC50R），预先校正，设定阅读参数（Dial Setting）。

（七）^{212}Pb 或^{212}Bi 放射性标记前体的准备

待标记化合物的加入量与同位素放射量的比例需要测试，以取得最佳放射活度。按实验所需的放射量，放射性标记反应可以在 0.25～2 mL ^{212}PbCl$_2$ 或^{212}BiCl$_3$ 的反应体积内进行准备。以 1 mL ^{212}PbCl$_2$ 的加入体积为例，在 1 个 2 mL 拧盖的管内依次加入待标记肽 PSC-PEG2-TOC，加入浓度为 1～5 μmol/L。1 mol/L pH＝4.0 的醋酸钠缓冲液 145 μL；1 mg/20 μL 的抗坏血酸钠缓冲液。按比例加入各组分可以保证标记反应的 pH 在 5.4～5.5 之间。在加入新鲜洗脱的^{212}Pb 或^{212}Bi 前，准备好的反应管应预热 2～3 min。

（八）^{224}Ra/^{212}Pb 发生器洗脱及^{212}Pb（或^{212}Bi）预浓缩

^{224}Ra/^{212}Pb 发生器根据其来源不同，封存的溶液不同（或是水或是盐酸），所以清洗顺序略有不同，但基本操作差别不大，见图 8-11。在通风柜内，将发生器的入口端和出口端的滑扣式柱头拧开，入口端经滑扣式连接器与硅胶管（内径 1 mm，外径 3 mm，长约 20 cm，增加距离以减少对操作者的辐射），连接 1 个 3 mL 的空注射器，出口端连接 1 个废液瓶（约 20 mL）。准备 4 个注射器：1 个装有 5 mL 2 mol/L HCl 盐酸，1 个装有约 3 mL 超纯水，1 个装有 2 mL 2 mol/L HCl 盐酸，1 个装有 2 mL 1 mol/L pH＝6.0 的醋酸钠缓冲液。另外准备 1 根管子盛装纯化的^{212}PbCl$_2$（体积＞2 mL）。将已制备好的预浓缩柱固定在通风柜内的铁架台上，上端经滑扣式连接器与上述硅胶管连接。

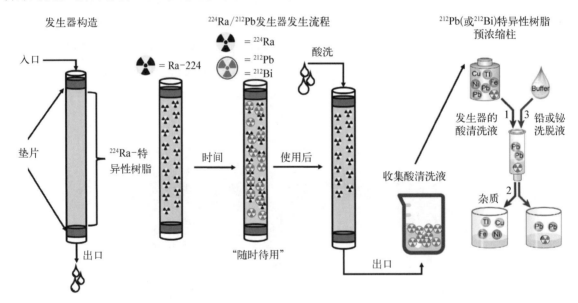

图 8-11　^{224}Ra/^{212}Pb 发生器洗脱及^{212}Pb 或^{212}Bi 纯化浓缩流程示意图

（1）待装置安装好后，用空注射器将封存在发生器内的残余液体排至废液瓶。

（2）将发生器出口端的滑扣连接至铅树脂预浓缩柱的入口端，浓缩柱出口端连接废液瓶，缓慢以 1～2 mL/min 速度将 5 mL 2 mol/L HCl 盐酸注入发生器，继续推入空气，将残留在连接导管和发生器中的盐酸及^{212}PbCl$_2$ 全部从发生器冲至铅预浓缩柱内。

（3）解开发生器出口端与铅树脂预浓缩柱的连接，将发生器出口端接废液瓶，用约 3 mL 的超纯水清洁并填充发生器，将发生器的入口和出口滑扣堵头封好，以备下次使用。

（4）将装有 2 mL 2 mol/L HCl 盐酸的注射器与铅树脂预浓缩柱的入口端连接，以 2 mL/min 的速度清洗铅预浓缩柱。

（5）移去废液瓶，将盛接 ^{212}Pb 洗脱液的容器置于铅树脂预浓缩柱下。

（6）连接盛装 2 mL 1 mol/L pH＝6.0 的醋酸钠缓冲液的注射器与铅树脂预浓缩柱的入口端，以 1 mL/min 速度洗脱铅树脂预浓缩柱，即可收集纯化的 ^{212}Pb，记录下时间。

（7）可将所收集的 ^{212}Pb 洗脱液置于计量仪中，读数所收集的 ^{212}Pb 放射量，按距离洗脱的时间（读数时间－开始洗脱的时间）所对应的校正系数计算实际的放射量。

（8）如要收集 ^{212}Bi，方法同 ^{212}Pb，只是换用铋特异性 RE2 树脂，同样用 2 mL 1 mol/L pH＝6.0 的醋酸钠缓冲液洗脱铋树脂预浓缩柱，即可收集纯化的 ^{212}Bi。

三、^{212}Pb/^{212}Bi 放射性标记反应

如前所述，不同螯合剂在标记反应中所需温度和时间不同。一般 DOTA 螯合剂所需温度较高，时间较长。铋的放射性标记对反应条件要求比铅更高，在实际标记时遵循以上原则，在实验中对不同螯合剂、反应时间、温度、前体与放射量的比例等因素进行优化，同时还要考虑放射产物的亲水性和稳定性，以及金属偶联后对细胞亲合力的影响等。

（一）^{212}Pb 和 ^{212}Bi 放射性 PSC-PEG2-TOC 标记反应

（1）将已加入待标记物前体的反应管在已设温度的预混加热器中预热 2～3 min。

（2）加入 1.0 mL ^{212}Pb 或 ^{212}Bi-洗脱液为 1 mol/L pH＝6.0 的醋酸钠缓冲液（约 0.2 mCi）。

（3）轻微混合，拧紧反应管的盖子。

（4）将反应管置于混合加热器中，于 0 ℃、25 ℃、80 ℃下反应 15 min，混合速度为 300 r/min。

（5）反应结束后，取出反应管，静置冷却至室温。

（6）缓慢将反应混合液加入 C18 柱（观察出口端呈滴状态），用 0.5 mL 水清洗反应管后再次加入 C18 柱，以提高回收率。

（7）用 0.3～0.5 mL 50％乙醇水溶液或乙醇生理盐水溶液洗脱 C18 柱，收集洗脱液。

（8）得到反应终产物 ^{212}Pb-PSC-PEG2-TOC 或 ^{212}Bi-PSC-PEG2-TOC。

（9）向终产物管内加入 1 mg/mL 抗坏血酸钠保护剂。

（10）用计量仪测定放射量，称重，计算放射活性，并记录时间。

（11）测定不同反应条件下反应终产物的放射化学产率（radiochemical yield，RCY）。从第 5 步的反应体系中取 2 μL，点于薄层色谱条，以展层液（0.1 mol/L 醋酸钠/1 mmol/L DTPA）中分离，采用放射性即时薄层色谱（Radio-iTLC）法测定标记产率（图 8-12）。在另一实验中比较 PEG2-TOC 分别与 PSC 和 DOTA 螯合剂偶联时，与 $^{203/212}$Pb 标记率的差别（图 8-13）。

（二）^{212}Pb 放射性标记 DOTAMTATE 反应

DOTAMTATE 是 SSTR2 的配体，是小分子肽，所结合的螯合剂为 TCMC。标记反应中加入的纯化的 ^{212}Pb 与肽量的比例为 2.4 mCi/ng，反应缓冲液为 10 mmol/L 的 L-抗坏血酸，在 50 ℃反应 10 min，混合速度为 300 r/min。用 iTLC 法测定金属螯合率可达 95％以上。

（三）^{212}Pb/^{212}Bi 放射性标记反应抗体

以 Trastuzumab（Herceptin，靶向 HER2 受体）为例，标记抗体时，先将螯合剂 TCMC 与抗体结合，分离纯化后才能与 ^{212}Pb 标记。用 1 mol/L HCl 溶液从 ^{224}Ra/^{212}Pb 发生器洗脱 ^{212}Pb，在加热

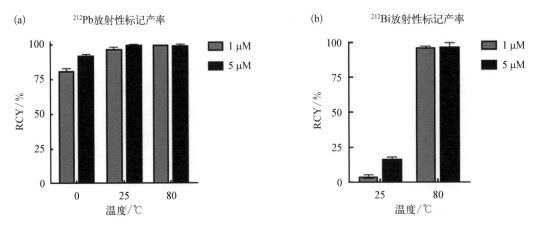

图 8-12 ^{212}Pb(A)和^{212}Bi(B)在不同温度和 PSC-PEG2-TOC 浓度下的放射性标记产率(μM=μmol/L)

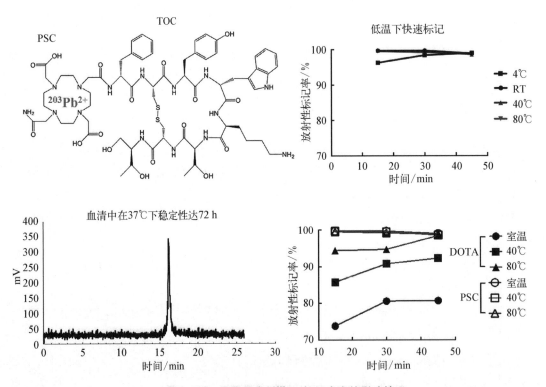

图 8-13 不同因素对^{203}Pb 标记产率的影响情况

板(Hot Plate)上浓缩蒸干,再用 100 μL(220 mg/mL)抗坏血酸溶解,利用 5 M 醋酸铵调节体系 pH 至 4.5~5.0。加入 TCMC-Herceptin(300 μg/60 μL),在 37 ℃下反应 1 h;再加入 3 μL 0.1 mol/L EDTA 终止反应。可以用 TSK-2000 柱排阻色谱法(size exclusion HPLC)纯化标记完的抗体,或者用 PD-10 柱(Amersham Bioscience)分离标记完的抗体。

从发生器洗脱的^{212}PbCl$_2$盐酸溶液,再进行 10 倍稀释,使盐酸浓度为 0.1 mol/L。将此液加入 MP-AG50 树脂(200~300 μL,BioRad,Hercules,CA)中,再用 300 μL 0.1 mol/L HI 溶液选择性地洗脱下^{212}Bi,可以按上述^{212}Pb 的标记方法进行^{212}Bi 的标记及^{212}Bi-TCMC-Herceptin 的分离纯化。

根据 Li 等报道,按 TCMC∶CD46 单克隆抗体 YS5 10∶1 的摩尔比例,用分光光度计定量 TCMC/mAb 最终的结合比例。在 500 μL pH=5.4 醋酸钠缓冲液中加入 200~500 μg TCMC-YS5 和 50 μL 人血白蛋白。用 2 mol/L HCl 冲洗^{224}Ra/^{212}Pb 发生器获得^{212}Pb,经 pH=6.0 醋酸钠缓冲液洗脱

Pb-树脂（100～150 μm 孔径，Eichrom Technologies LLC，USA）浓缩并除杂质。在上反应体系中加入 2～5 mCi 的 ^{212}Pb，在 37 ℃反应 1 h。^{212}Pb-TCMC-YS5 用含人血白蛋白（10 mg/mL）的 0.1 mol/L 磷酸缓冲液通过 PD-10 柱纯化。整个标记反应 1.5～2 h 内完成，可以获得 70% 的标记产率，用 HPLC-SEC 法测定反应产物 ^{212}Pb-TCMC-YS5 的 RCP 达 98% 以上。

（四）^{212}Pb/^{212}Bi 放射性标记反应

Stenberg 课题组报道了另一种 ^{224}Ra/^{212}Pb 液体发生器快标记小分子肽或抗体的方法。利用该液体发生器中的 ^{212}Pb/^{212}Bi 标记 PSMA 配体，再利用共存的 ^{224}Ra 在体内可以定向富集至骨髓的特性，可以双重靶向至转移去势耐受性前列腺癌（mCRPC）患者常伴有的骨髓中的癌症转移灶。该试验详细测定了 PSMA 的配体 p-SCN-Bn-TCMC-PSMA（NG001）在不同缓冲液（pH=5～6）、不同温度、不同反应时间下，其 ^{212}Pb/^{212}Bi 标记产物的反应产率、RCP 和稳定性，并与以 DOTA 为螯合剂的 PSMA-617 进行对比，反应中加入的前体浓度为 2.5～500 μg/mL。结果发现，反应前体浓度为 10 μg/mL 时，^{212}Pb 标记的 RCP 达 90%；浓度为 15 μg/mL 时，RCP 达 94% 以上。对 NG001，10 μg/mL 反应浓度下，^{212}Bi 标记的 RCP 为 45%，50 μg/mL 时 RCP 为 65%～75%，延长反应时间对 RCP 没有显著改善，可见 ^{212}Bi 对标记的标记条件更为严格。此外，^{212}Pb-NG001 在广泛的温度范围内的 RCP 超过 94%，在 pH=4～6 之间 RCP 为 94%，在 pH=8 时为 88%。

可以根据特异的 γ 射线能量峰进行定性（表 8-7），如 ^{212}Bi 为 727 keV，^{208}Tl 为 583 keV，^{212}Pb 为 238 keV。

表 8-7　^{226}Th/^{224}Ra/^{212}Pb/^{212}Bi 衰变的主要方式、α⁻、β⁻ 粒子及 X 和 γ 射线能量

放射性核素（半衰期）	α 和 β，平均能量	X 射线和 γ 射线，能量和丰度
^{228}Th（1.91 a）	α，5.4 MeV	84 keV，1.2%
^{224}Ra（3.66 d）	α，5.6 MeV	241 keV，4.1%
^{220}Rn（55.60 s）	α，6.3 MeV	
^{216}Po（0.15 s）	α，6.8 MeV	
^{212}Pb（10.64 h）	β，0.1 MeV	75 keV，10.3% 77 keV，17.1% 87 keV，6.0% 90 keV，1.5% 239 keV，43.6% 300 keV，3.3%
^{212}Bi（60.55 min）	α，6.8 MeV（2.2 MeV effective） β，0.7 MeV（0.4 MeV effective）	727 keV，6.7%（4.3% effective）
^{212}Po（0.30 μs）	α，8.8 MeV（5.6 MeV effective）	
^{208}Tl（3.05 min）	β，0.6 MeV（0.2 MeV effective）	75 keV，3.4%（1.2% effective） 511 keV，22.6%（8.1% effective） 583 keV，85.0%（30.6% effcctive） 860 keV，12.5%（4.5% effcctive） 2 615 keV，99.8%（35.9% effective）

四、$^{212}Pb/^{212}Bi$ 放射性标记需要注意的事项

本节仅以点带面地介绍了目前常用的 $^{224}Ra/^{212}Pb$ 发生器及洗脱方法和 $^{212}Pb/^{212}Bi$ 的标记方法，关于发生器原理和制备，铅、铋特异性浓缩柱的材料、洗脱、脱漏等还需更多测试。

在定性和定量测定中，放射性实验研究对所需仪器设备有很高的要求，如常规的 Radio-iTLC，Radio-HPLC 并配有部分分离器，γ 计数仪(gamma counter)，定量仪(dose calibrator,capintec CRC55)，还有 γ-能量测定仪(NaI (Tl) gamma spectroscope)，high purity germanium detector(HPGe)，Ludlum Model 3030 α-粒子计数器等。

由于同位素的衰变特性，在实验过程中要经常并准确记录时间，以便进行衰变定量校正，得到更准确的定量和回收率计算结果。

注意隔离防护，辐射保护。$^{224}Ra/^{212}Pb$ 发生器中 ^{224}Ra 衰变的中间产物 ^{220}Rn 是气体，因此要在通风柜中进行，并且要定期监测环境中 ^{220}Rn 的浓度。在 ^{224}Ra 系列衰变链中所伴有的各能量级别和丰度的 γ-射线，尤其是 ^{208}Tl 有 99% 丰度 2.6 MeV 的能量峰，所以要有足够厚度的铅砖进行隔离防护。

监测环境(地面、门把手、操作台面、测试仪器，所触之处、操作者手套、鞋、衣服等)是否被放射性元素污染，用手提式监测器(ludlum survey meter)或擦拭测定(wipe test)确保没有放射性泄漏或污染，操作人员则要用 Dosimeter(包括佩戴徽章和戒指)来确定辐射量。清理分类放射性垃圾、固体或液体废物，贴标签(标注同位素、放射量、时间及操作人)，衰变存贮。

第五节　面向临床应用的铽-149生产和分离

通过靶向放射性核素来治疗癌症的概念已被提出，但主要是针对晚期疾病。过去这种类型的治疗方法主要是使用 $β^-$ 核素，但使用锕-225(^{225}Ac)放射性核素治疗癌症，获得的优异结果使靶向 α 治疗(TAT)进入人们的视野。放射性核素发射的 α 粒子具有较高的传能线密度(LET 约 80 keV/μm)和较短的组织穿透范围(40~100 μm)。这些特性使得 α 核素在治疗导致疾病复发的微小转移方面具有优势。然而，^{225}Ac 的每次 α 衰变都伴随着一个高能反冲核，而反冲子体将破坏与生物分子的化学键，甚至可能破坏螯合剂，导致子体放射性核素的释放。因此，由于子核素可能会在放射敏感器官和组织积累，因而产生长期的不良副作用，^{225}Ac 的临床应用可能会受到质疑。此外，由于这些子核素的化学性质不同，从作为碱金属的 Fr 开始，到作为类金属卤素的 At，再到重金属 Bi 和 Po，子核素的积累很难预测和预防。

与引入 $^{225}Ac/^{213}Bi$ 发生器的时间接近，提出将铽-149 用于 TAT 是在 20 世纪 90 年代末。铽-149是一个部分 α 发射体($T_{1/2}=4.1\,h$, $E_\alpha=3.98\,MeV$, 16.7%)(图 8-14)，在组织中的穿透距离为 28 μm，而其余83.3%的衰变通过电子捕获(ε)和正电子发射($E_{\beta^+ average}=720\,keV$, $I=7.1\%$)发生。铽-149 的半衰期介于铋-213($T_{1/2}=45\,min$)和锕-225($T_{1/2}=9.9\,d$)之间，约为 ^{211}At($T_{1/2}=7.21\,h$)的一半。

迄今为止，只有少量涉及铽-149 的临床前概念性研究被发表。Beyer 等将 ^{149}Tb 标记的利妥昔单抗(^{149}Tb-labeled rituximab)应用于白血病小鼠模型临床前试验，并产生了较好的结果。Paul Scherrer 研究所(Paul Scherrer Institute,PSI)在研究中成功地使用了铽-149 标记的 DOTA-叶酸配体和 PSMA-617 配体。因为铽-149 具有能发射 $β^+$ 粒子的特性，因此能够通过 PET 进行成像，

例如,使用[^{149}Tb]Tb-DOTANOC 和[^{149}Tb]Tb-PSA-617 在生长抑素受体表达的肿瘤和 PSMA 阳性肿瘤的小鼠模型中进行的 PET 成像。然而,成像中伴随的治疗效果限制了其在治疗监测中的适用性,反而更适用于治疗前的剂量测定和诊断。

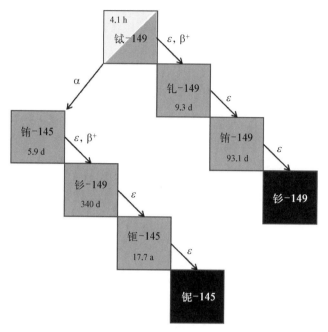

图 8-14 简化的铽-149 衰变纲图

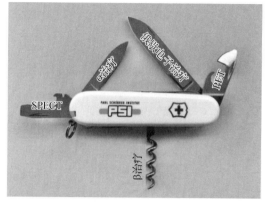

图 8-15 铽"瑞士军刀"(^{149}Tb 适用于 α 治疗/PET,^{152}Tb 适用于 PET,^{155}Tb 适用于 SPECT,^{161}Tb 适用于 β$^-$ 和俄歇电子治疗)

尽管如此,铽同位素在放射诊断学中的潜力已得到认可,有 4 种放射性同位素具有医学意义:用于 α 治疗的铽-149、用于正电子发射断层扫描(PET)的铽-152、用于单光子发射计算机断层扫描(SPECT)的铽-155 和用于 β$^-$ 治疗的铽-161(图 8-15)。其中,铽-149 的利用对于治疗目的和治疗期间的监测是最佳的,可以使用成像用的铽放射性同位素进行标记,并用相同的靶向化合物进行诊断或预处理剂量测定,准确地应用了肿瘤放疗学中放射性同位素的"配对"概念。

尽管铽-149 的疗效已得到了证明,但由于其来源有限,放射性核素的临床前研究仍处于初级阶段。同位素纯的铽-149 最早通过使用 65 MeV 质子辐照天然氧化钆产生,然后进行铽-149 组分离和离线质量分离。后来,质子诱导反应的横截面在富集 30% 的钆-152 靶上得到了确定。然而,发现相邻铽同位素的重叠激发曲线限制了铽-149 放射性核素纯度(RNP),低于 65%。此外,虽然制造高浓缩钆-152 靶在技术上是可行的,但钆-152 的天然丰度仅为 0.2%,使得该路径的应用颇具挑战。富集的铕-151(天然丰度 47.8%)靶上进行^{151}Eu(^{3}He,5n)^{149}Tb 或^{151}Eu(^{4}He,6n)^{149}Tb 的方案也曾被提出,但相邻铽同位素的共同产生仍会导致较低的 RNP。

通过各种重离子诱导反应来获得铽-149 的方法也曾被讨论,其中,对钕靶的 12C 辐照进行了实验测试。然而,低 RNP 和缺乏提供合适能量(约 10 MeV/核子)的强碳离子束的加速器限制了该方法的适用性。最终,人们通过高能质子(能量约为 600 MeV~3 GeV)引起的重靶材料如 Ta、W 或 Au 的散裂产生了铽-149 以及其他铽同位素。总之,所有已知的铽-149 生产路线都会导致其他铽放射性同位素的共同生产,这反过来又会导致 RNP 通常不足以用于医疗应用。因此,必须在分离方案中引入额外的质量分离步骤。原则上,"先照射,后分离"的方案可以应用于通过上述反应生产铽-149 的离线过程中。然而在实践中,使用可重复使用的高熔点靶,与所谓的同位素在线分离(ISOL)过程同时进行辐照和分离是最方便的。50 多年来,CERN-ISOLDE 一直使用高能质子束轰击 Ta 箔靶来制造和选择性收集质量数为 149 的同位素,收集到的大多数铽-149 是通过比铽更易释放的镝-149 离子($T_{1/2} = 4\ min$)的衰变得到的。近年来,共振激光电离的引入提高了镝的电离效率,使其超过了光束中其他同位线的电离效率。然而,在同位素在线分离之后,仍然需要进行化学分离,以获得放射性核素和化学纯的产品。

(余飞　张佳佳　陈钢　左长京　程超　李丹妮

刘涤洁　Nicholas P van der Meulen　冯钰天)

第三编

阿尔法核素药物治疗及转化研究

第九章

阿尔法核素药物在临床
转化中的质量控制

第一节 阿尔法核素药物的纯化

与β核素相比,α核素具有更高的能量和较短的射程、放射生物学效应和细胞毒性作用强等特点,理论上认为α核素靶向治疗(TAT)药物针对微小肿瘤、散在性癌和微转移癌具有良好的应用前景。目前临床前和临床试验中研究最多的α核素主要包括砹-211(²¹¹At)、锕-225(²²⁵Ac)、铋-213(²¹³Bi)、镭-223(²²³Ra)和铅-212(²¹²Pb),其性质见表9-1。

表 9-1 常用靶向治疗的 α 核素性质

核 素	半衰期	主要射线能量/MeV	射程/μm	主要发射粒子	主要制备方法
At-211	7.21 h	5.9	65	α粒子	Bi-209 (α,2n) At-211
Ac-225	9.9 d	5.8	48	α粒子	Th-229/Ac-225 发生器; Ra-226(p,2n)/Ac-225
Bi-213	45.6 min	5.8	81	α粒子	²²⁵Ac 发生器
Ra-223	11.4 d	5.7	43	α粒子	²²⁷Ac/²²³Ra 发生器
Pb-212	60.5 min	6.05	70	α,β粒子	²²⁸Th/²¹²Pb 发生器

一、²¹¹At

(一)²¹¹At 性质及生产

砹(At)通常被视为地球上最稀有的自然元素,有32种同位素,其中没有一种是稳定的。At 作为重卤族元素,其化学性质与 I 相似,但其具有 I 所没有的轻金属性,可与芳环上的碳原子较稳定地结合。²¹¹At 是一种 α 核素,它的半衰期为 7.21 h,衰变路线如图 9-1 所示,遵循双分支过程,产生 5.9 MeV 和 7.5 MeV 的 α 粒子及 X 射线(77~92 keV)。无论哪个分支,都会发射一个 α 粒子,使 ²¹¹At 成为 100 % 的 α 放射源。²¹¹At 体内的潜在放射毒性可以忽略不计,这是因为²¹¹Po 半衰期短且

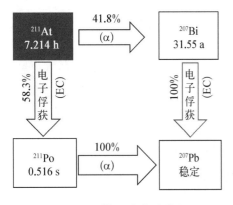

图9-1 ^{211}At 衰变路线图

^{207}Bi 生成量较低。同时，^{211}At 衰减中产生的 X 射线提供了单光子发射计算机断层扫描（SPECT）成像监测的可能性。

^{211}At 是通过在回旋加速器中粒子轰击天然 ^{209}Bi 靶发生 ^{209}Bi$(\alpha, 2n)^{211}$At 核反应产生的。粒子束的能量应该在 21～29 MeV 之间，当入射能量达到 31 MeV 时，其截面值可达最大值约 900 mb。虽然增加 α 粒子束能量可以提高 ^{211}At 产率，但能量超过 29 MeV 时，会因为 ^{209}Bi$(\alpha, 3n)^{210}$At 反应而导致放射性核素杂质 ^{210}At 的生成。^{210}At 会衰变成 ^{210}Po，^{210}Po 是一种在极低剂量下也会对骨髓产生长久毒性的 α 放射性同位素。目前世界上很少有回旋加速器能够将束流能量加速到 25 MeV 以上，因此 ^{211}At 的应用仅限于少数核医学中心。此外，由于 ^{211}At 的半衰期较短限制了远距离输送，因此，需要建立一个生产者网格来支持这种放射性核素的开发。然而，通过使用 IBA(30Xp, Julich, Polatom)或 Sumitomo（日本的几个中心）提出的旧回旋加速器或新回旋加速器，可以显著提高生产技术和生产能力。目前一种基于 ^{211}Rn/^{211}At 发生器捕获 ^{211}Ra 电子的主要生产路线正在研发。这种方法通过利用具有更长半衰期的 ^{211}Rn(14.6 h) 在瞬态平衡下衰变为 ^{211}At，较大程度地延长了配送时效，同时也避免了与当前方法相关的一些生产问题，比如 ^{210}At 和 ^{210}Po 的产生。但这种替代方案显示出了一定局限性，特别是由于生产 ^{211}Rn(用 ^{7}Li 束对 ^{209}Bi 靶进行重离子照射)所需的特定和不常见的技术，从联合生产的 ^{207}At 和 ^{207}Po 中分离 ^{211}At 的困难，以及在该过程结束时获得的 ^{211}At 活性并不高。目前，^{211}Rn 的生产和 ^{211}Rn/^{211}At 发生器的开发仅有少数机构在进行。无论如何，通过这种发生器供应 ^{211}At 仍然具有吸引力，其有助于满足这种放射性核素的日益增长和地理上更加分散的需求。

（二）^{211}At 核素药物的纯化

鉴于 ^{211}At 在肿瘤放射性治疗上的独特优势和应用前景，国内外已开展了大量的研究，包括利用 ^{211}At 治疗子宫瘤、神经胶质瘤、白血病、淋巴瘤、乳腺癌、前列腺癌等。但真正进入临床研究阶段的 ^{211}At 标记药物极少，见表9-2。

表9-2 ^{211}At 的临床转化应用

肿　瘤	核素偶联药物	临　床　中　心
脑肿瘤	^{211}At-ch81C6	美国杜克大学
卵巢癌	^{211}At-MX35 F(ab')2	瑞典哥德堡
白血病	^{211}At-BC8-B10	美国福瑞德哈金森癌症研究中心

1. ^{211}At-ch81C6 标记及纯化

2008 年，美国杜克大学 Zalutsky 等报道了 ^{211}At 标记嵌合抗张力蛋白单克隆抗体 81C6(ch81C6) 的首次人体研究。为了支持临床需求，该研究人员采用两步法高水平制备 ^{211}At-ch81C6。首先合成 [^{211}At]SAB，将试剂加入含有 ^{211}At 氯仿溶液的玻璃小瓶中，即 2 mg 1-[[3-(三丁基锡烷基)苯甲酰基]氧基]-2,5-吡咯烷二酮溶于 20～25 mL 氯仿中，加入 3 μL 叔丁基过氧化氢和 2 mL 冰乙酸混匀,将该混合物在室温下摇晃 30 min 后蒸发至 30 μL,使用装载了 650 mg 硅胶的固相萃取柱进行纯化。固相萃取柱依次用 30 mL 正己烷、30 mL 含 8% 乙酸乙酯的正己烷和 10 mL 含 30% 乙酸乙酯的正己烷溶液进行洗脱,纯化后的 SAB 收集在前 6 mL 含 30% 乙酸乙酯的正己烷中,用氩气流在玻璃小瓶中蒸发至干燥。然后将硼酸盐缓冲液与 81C6 抗体按照 1∶1 的体积比混合,利用其将 10 mg ch81C6 (16.0~17.6 mg/mL)的 pH 调节至 8.5~8.9,使用 1 mL 无菌注射器将单抗转移到含有 $[^{211}At]$SAB 的小瓶中,并在室温下孵育 15 min。在硼酸缓冲液中加入等量(1.14~1.25 mL)0.2 mol/L 甘氨酸,再孵育 3 min,从而终止反应。^{211}At 标记的 ch81C6 采用经气体灭菌的 1.5×10 cm 硼硅酸盐玻璃层析柱,柱上装 Sepadex G-25 填充剂,通过体积排阻色谱法纯化。为了尽量减少单抗的非特异性结合,色谱柱依次用 100 μL 25% 人血白蛋白、30 mL 0.05 mol/L 的无菌磷酸盐缓冲液进行预处理。^{211}At 标记的 ch81C6 用 0.05 mol/L 的磷酸盐缓冲盐从柱上洗脱。将洗脱下来的 ^{211}At-ch81C6 产品通过 0.22 μm 无菌滤膜,放入无菌、无热原玻璃小瓶中,置于 4 ℃下保存。尺寸排阻色谱分析结果表明,^{211}At 活性洗脱率为 96.0%±2.5%,其保留时间与 ch81C6 相当。值得注意的是,当 ^{211}At 放射性活度较高时,SAB 和 ch81C6 抗体的标记率会下降,被认为是 α 核素辐射分解所致。

2. ^{211}At-MX35 F(ab′)2 标记及纯化

该抗体片段的标记是使用试剂 N-琥珀酰-3-(三甲基锡基)苯甲酸酯进行的。用 NIS 作为氧化剂对 m-MeATE 进行 ^{211}At 标记。在反应瓶中加入 At(200 kBq~20 MBq)和 0.1~1.0 nmol m-MeATE,在温和的氮气流下蒸发溶剂。在反应瓶中加入 10 μL 新鲜制备的氧化剂 1 pmol~0.5 nmol 的 NIS(甲醇/1% CH₃COOH)。反应混合物在室温下温和搅拌 1~20 min。加入 0.1~2.5 nmol Na₂S₂O₅ 后,标记反应停止。在 Kromasil C-18 色谱柱上,以乙腈∶0.1 mmol/L 磷酸,60∶40 作为流动相,流速为 1 mL/min,取一小部分进行等梯度 HPLC 液相色谱分析。由于产品 NS$[^{211}At]$AtB 的量太少,无法通过紫外检测,因此将产品分成 15 份,并在 γ 计数器中进行测量。并将相应稳定碘化合物的放射色谱与紫外色谱进行比较。

在和 MX35 F(ab′)2 进行偶联之前,蒸发标记混合物 NS$[^{211}At]$AtB 的溶剂。每 150 MBq 馏分中加入 150 mg 的 MX35 F(ab′)2。^{211}At-MX35 F(ab′)2 产品通过 0.2 mm 无菌过滤器转移到腹膜透析液袋中。总体放射化学产率在 20%~30% 之间。

3. ^{211}At-BC8-B10 标记及纯化

作为可能的替代方案,^{211}At-BC8-B10 被开发用于靶向 CD45,一种表达于白血病母细胞表面的酪氨酸磷酸酶蛋白。近年来,从临床试验的角度,制定了一套 cGMP 流程和质量控制方法来制备 ^{211}At 标记的抗 CD45 单抗。

^{211}At-BC8-B10 的生产是在无菌条件下进行的。在含 ^{211}At/0.05 mol/L NaOH 溶液(约 0.7 mL)的无菌玻璃瓶中依次加入 1.4 mL 0.5 mol/L 乙酸铵(pH=5.5)和 1.6 mL 5 mg/mL BC8-B10 溶液(8 mg)进行 BC8-B10 的标记。在室温下轻轻摇晃 2 min。随后在反应瓶中加入 200 μL 1 mg/mL 的硫代硫酸钠,随即加入 200 μL 500 mg/mL 抗坏血酸溶液。使用 3 根 Sephadex PD-10 柱纯化 ^{211}At-BC8-B10,每根柱用 4 mL PBS/抗坏血酸钠洗脱。将 ^{211}At-BC8-B10 洗脱到无菌小瓶中,然后通过 0.1 μm 过滤器(Millex-VV,Millipore Sigma,St. Louis,MO)将该溶液提取到无菌注射器中进行给药,从洗脱瓶中取少量样品进行质量控制(图 9-2)。

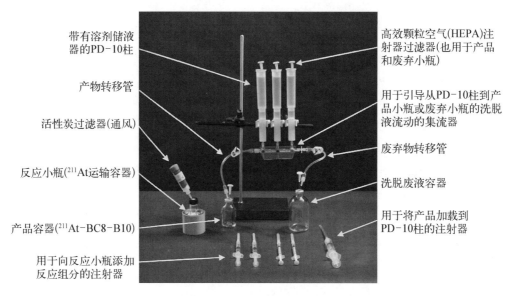

带有溶剂储液器的PD-10柱

产物转移管

活性炭过滤器(通风)

反应小瓶(^{211}At运输容器)

产品容器(^{211}At-BC8-B10)

用于向反应小瓶添加反应组分的注射器

高效颗粒空气(HEPA)注射器过滤器(也用于产品和废弃小瓶)

用于引导从PD-10柱到产品小瓶或废弃小瓶的洗脱液流动的集流器

废弃物转移管

洗脱废液容器

用于将产品加载到PD-10柱的注射器

图9-2 用于生产和纯化^{211}At-BC8-B10的装置和转移注射器

二、^{225}Ac/^{213}Bi

(一)^{225}Ac性质及生产

锕是锕系元素的第一个元素,在其已知的32种同位素中,只有^{228}Ac和^{227}Ac分别作为^{232}Th和^{235}U衰变链的一部分自然存在。^{227}Ac是最丰富的同位素,表现出21.7 a的长半衰期,主要通过β^-排放衰变。^{228}Ac也是一个罕见的β^-发射器,^{225}Ac是^{237}Np衰变链的一部分,^{237}Np在自然界中已经消失,但又被人工重建。^{225}Ac半衰期为9.9 d,它的衰变遵循六步衰变链以达到稳定的原子核(图9-3),产生多个α粒子,与其他发射粒子相比,有助于增加其潜在的细胞毒性。此外,由于它的一些子核素如^{221}Fr或^{213}Bi的发射,提供了在注入后追踪它的可能性。然而,必须提到的是,这些辐射使反应监测变得困难,必须达到长期平衡才能测量可靠的放射化学产率(至少6 h)。

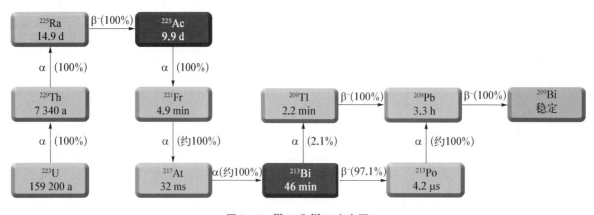

图9-3 ^{225}Ac和^{213}Bi衰变图

^{225}Ac可以从^{233}U、^{229}Th和^{225}Ra的漫长衰变过程中获得。由于这些同位素的半衰期很长,^{225}Ac只能在6~8周的间隔内获得,并通过常规的纯化过程(离子交换色谱柱)来去除其他子核素。20世纪60年代,^{225}Ac的需求由生产^{233}U的^{229}Th系统来满足。70年代初,通过^{232}Th的中子辐照生产

^{225}Ac。然而,在 20 世纪 70 年代末,钍燃料循环被放弃,转而采用钚燃料的快速反应堆,并储存了大量的^{233}U。直到最近,才有可能使用这些过量的^{233}U 来为医疗应用提供^{225}Ac 和^{213}Bi,但是,随着人们对这些核素的兴趣日益增加,仅靠这种方法将无法满足人们日益增长的需求。为了克服可用性问题,研究者开发了新的生产路线。除了直接生产途径,^{225}Ac 也可以在其三种母同位素^{233}U、^{229}Th 和^{225}Ra 衰变后分离出来。总的来说,这些替代方法分为三种一般方法:用^{226}Ra 生产^{225}Ac 和^{225}Ra,或者用^{232}Th 或铀辐照生产^{225}Ac 和^{225}Ra。

(二)^{225}Ac 核素药物的纯化

使用放射性同位素^{225}Ac 的靶向 α 粒子辐射是治疗各种类型癌症的一种很有前途的形式。但^{225}Ac 的早期工作受到以下因素的限制:难以将其附着于肽和单克隆抗体等靶向载体,产品可实现的特异性活性低,以及缺乏具有成本效益的标记策略。研究者研究的多种螯合剂根本无法螯合金属,而一些螯合剂似乎具有放射性标记,但会在受到血清攻击时释放^{225}Ac。大环 1,4,7,10 -四氮杂环十二烷-1,4,7,10 -四乙酸(DOTA)已充分证明了其与许多金属三价离子络合的效率,除了从血液中快速清除外,^{225}Ac - DOTA 生物分布结果显示,游离^{225}Ac 在肝脏和骨骼等靶器官中的吸收较低,这验证了在临床前阶段其在体内的稳定性。这些令人鼓舞的初步结果推动了功能化 DOTA 衍生物的发展,如 p-SCN-Bn-DOTA 或 MeO-DOTA-NCS,允许通过抗体的赖氨酸残基与生物分子偶联。

1. ^{225}Ac-HuM195 标记及纯化

2011 年,涉及^{225}Ac - DOTA-SCN(即^{225}Ac-HuM195)的第一项人体 I 期临床试验,利用其治疗晚期髓性白血病的结果在 ASCO 年会上公布。^{225}Ac-HuM195 标记过程是将^{225}Ac(37 MBq 溶于25 μL 0.2 mol/L HCl)与 L-抗坏血酸(150 g/L,20 μL)、2 -(对异硫氰酸甲基苯)- 1,4,7,10 -四氮杂环十二烷- 1,4,7,10 -四乙酸(DOTA-NCS)(10 g/L,50 μL)和四甲基乙酸铵(2 mol/L,50 μL)混匀,在 60 ℃ (pH=5.0) 下反应 30 min 形成^{225}Ac - DOTA。为了使^{225}Ac - DOTA 与 HuM195 结合(第二步反应),加入 200 μL 1 mg HuM195,用碳酸盐/碳酸氢盐缓冲液(1 mol/L,100 μL)调节 pH至 9.0,37 ℃下孵育 30 min。然后,用 20 μL 10 mmol/L 二乙烯三胺五乙酸(DTPA)吸附游离^{225}Ac和其他金属,用 1%人血白蛋白和 0.9%生理盐水作为洗脱液,使用 PD - 10 尺寸排阻柱(Bio-Rad)进行纯化,将未偶联的^{225}Ac 从^{225}Ac-HuM195 中分离。

尽管该方法显示出明确的可靠性,但应注意在加热步骤中异硫氰酸酯的降解会导致总体放射化学产率较低。因此,一种基于 Michael 在半胱氨酸残基上添加马来酰亚胺衍生物的更具体的两步法出现了,从而提高了效率。与这些方法相比,后来的直接标记方法取得了真正的进步,直接标记方法具有更高的放射化学产率和比活度,也适用于较温和的反应条件,即先形成抗体-螯合剂构建体,随后进行直接^{225}Ac 标记,将适量的^{225}Ac 与四甲基乙酸铵缓冲液、L-抗坏血酸,适当的抗体-螯合剂构建体混合均匀。控制 pH 为 5.8。将反应液转移到温度为 37.0 ℃的水浴中,除非特别注明,否则允许反应进行 2 h。在反应过程中使用 iTLC 测标记率。反应结束后用预先采用 1%人血白蛋白平衡后的 Econo-Pac 脱盐柱进行纯化,使用 iTLC 测量产品放射化学纯度。

2. ^{225}Ac-PSMA 标记及纯化

已有相关研究报道,用^{225}Ac 对肽-DOTA 结构进一步标记,该标记反应是在 70 ℃或更高的温度下进行的。前列腺特异性膜抗原(PSMA)是一种在前列腺癌细胞中高表达的 II 型膜糖蛋白。这个有希望的靶点涉及绝大多数^{225}Ac 研究,特别是^{225}Ac-PSMA - 617。这种放射性缀合物基于谷氨酸-脲-赖氨酸序列,称为 PSMA 抑制剂(具有内化),是一种有利于肿瘤摄取和肾脏清除的环烷连接物,将 DOTA 作为螯合剂。^{225}Ac-PSMA-617 放射性标记过程简单快速：将 ^{225}Ac 溶液加入含有 0.1 mol/L Tris 缓冲液（pH＝9）和适量 DOTA-PSMA-617 溶液的反应瓶中，使用加热器将反应混合物加热至 95 ℃反应 5 min 即可。

3. ^{225}Ac-J591 标记及纯化

放射配体治疗在遇到（唾液腺和肾脏毒性等限制时，另一种选择是评估 ^{225}Ac 标记的单克隆抗体。J591，是一种高亲和力结合 PSMA 细胞外结构域的单克隆抗体，可以代替 TAT 的小分子 PSMA。其标记是先合成 ^{225}Ac-DOTA，即将适量的 ^{225}Ac 溶于 200 mmol/L HCl、适量 DOTA-NCS（10 mg/mL）及抗坏血酸（150 g/L）和 TMAA 溶液，使溶液最终 pH 为 5.5，在 60 ℃下加热 60 min。随后，将所得溶液与含有抗体、抗坏血酸和 1 mol/L 碳酸盐缓冲液的第二种溶液混合。混合后的混合物在 37 ℃下加热 60 min。反应完成后，用 0.02 mL 10 mmol/L DTPA 处理反应混合物，并通过 10 DG 尺寸排阻层析柱纯化，用生理盐水进行洗脱。

三、^{227}Th/^{223}Ra

（一）^{227}Th/^{223}Ra 性质及生产

^{227}Th 和 ^{223}Ra 都可以从它们的共同母体 ^{227}Ac（$T_{1/2}$＝21.7 a）中分离出来（图 9-4）。临床生产 ^{223}Ra 使用 ^{227}Ac/^{227}Th 发生器。母同位素装载在锕系色谱树脂上，用 1 mol/L HCl 或 HNO$_3$ 洗脱，随后在阳离子交换柱上纯化、蒸发、溶解在盐水溶液中得到 ^{223}Ra-chloride 溶液。^{227}Th（$T_{1/2}$＝18.7 d；6.0 MeV α 粒子）及其子核素 ^{223}Ra（$T_{1/2}$＝11.4 d；5.7 MeV α 粒子），作为纳米发电机，在达到稳定的 ^{207}Pb 之前释放多达 4 个的高能粒子。^{223}Ra 是一种类似钙的碱土金属，与 ^{227}Th 一样，优先在骨矿化部位积聚，结合成羟基磷灰石。股骨的 γ 射线光谱显示，如果释放，由于 α 反冲能量，^{223}Ra 会重新分布到骨骼中，导致骨表面剂量增加。缺乏合适的螯合剂来配合 ^{223}Ra，限制了其放射性络合物的发展。氧化态为＋4 价的 ^{227}Th 可以被羟基吡啶酮配位的十八齿螯合剂如 N-甲基-3,2-羟基吡啶酮，Me-3,2-HOPO 和 DOTA 稳定螯合。因此，由于 ^{223}Ra 缺乏有效的螯合剂，其不能与其他发射体一样与生物分子结合，即使在纳米颗粒等结构中保留是可能的，^{223}Ra 主要以氯盐[^{223}Ra]RaCl$_2$ 形式使用。

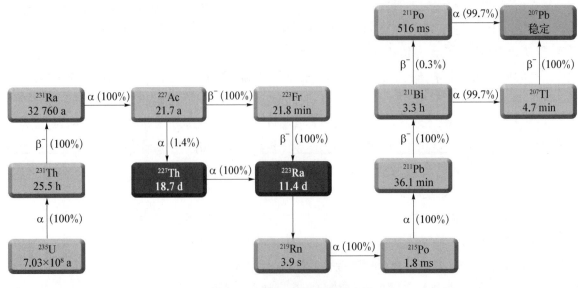

图 9-4　^{223}Ra 和 ^{227}Th 的衰变图

（二）^{223}Ra 核素药物的纯化

在早期前列腺癌中,肿瘤细胞仅位于前列腺内,可以较容易地通过手术、外部放射或近距离来治疗。当前列腺癌诊断为晚期时,经常会观察到骨组织的转移性扩散,可以采用其他治疗方案,如化疗或更常见的激素治疗。后一种策略允许通过使用雄激素产生的阻滞剂来减缓癌细胞的生长并限制转移的扩散。不幸的是,在大多数情况下,恶性细胞对这种治疗形式往往产生耐药性,这意味着病理发展为 mCRPC。也就是说,在 mCRPC 骨转移的这个特定模型中,主要对^{223}RaCl$_2$ 进行评估。2013年,^{223}RaCl$_2$(Xofigo$^®$)获得 FDA 批准用于治疗 mCRPC 骨转移病例,成为首个获批用于 TAT 的放射性药物。

Mokhodoeva 等提出了一种利用串联发生器系统制备^{223}Ra-EDTA,用于靶向放射治疗的新方案(图 9-5),在洗脱前对阳离子交换柱进行预处理,即用 2 mL 的 2 mol/L HNO$_3$,大量的双蒸水(直到 pH=6)洗涤阳离子交换柱,然后用 0.70～0.75 mol/L HNO$_3$ - 80% CH$_3$OH 溶液饱和。从 HNO$_3$-乙醇水溶液中吸附^{223}Ra 后,采用含有 EDTA 的常用于静脉注射的生理盐水溶液(0.9% 或 0.15 mol/L NaCl)分离^{223}Ra。最终的盐水^{223}Ra-EDTA 溶液不含任何其他放射性核素,除了^{223}Ra 及其子核素。^{223}Ra 洗脱物在 0.05 mol/L Na$_2$EDTA - 0.15 mol/L NaCl 溶液中。该方案适用于常规临床过程的自动化,排除了高酸性、放射性溶液蒸发的需要,降低了对技术人员的危害,生产的镭可直接用作基于^{223}Ra 的骨放射性药物,或者用于制备具有生物分子的^{223}Ra 配合物,以及各种器官的靶向 α 治疗。

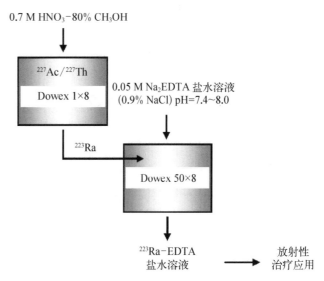

图 9-5 采用阴离子交换柱生产^{223}Ra,然后采用阳离子交换柱在盐水溶液中分离^{223}Ra-EDTA(M=mol/L)

四、^{212}Pb

（一）^{212}Pb 的性质及生产

铅通常被认为是元素周期表中最重的稳定元素,有 4 种稳定同位素:^{204}Pb、^{206}Pb、^{207}Pb 和^{208}Pb。在已报道的 38 种同位素中,有 5 种(^{203}Pb、^{210}Pb、^{211}Pb、^{212}Pb、Pb)具有适合检测的性质,但只有 2 种适合临床应用,用于^{203}Pb 成像(SPECT)和^{212}Pb 治疗。^{212}Pb 是一个 β 核素,但它 TAT 中的应用研究缘于它的第一个子核素^{212}Bi(图 9-6),利用^{212}Pb 在体内产生^{212}Bi,可以克服^{212}Bi 半衰期短的缺点。

作为^{212}Bi 的母体放射性核素,^{212}Pb 也按照^{228}Th 的衰变顺序产生,可以在非常相似的基于^{228}Th 或^{224}Ra 的发生器中获得。在这些体系中,离子交换树脂的性质和洗脱条件将是允许^{212}Pb 与^{212}Bi 选择性分离的唯一区别。在^{228}Th/^{212}Pb 生产路线中,^{228}Th 吸附在阳离子交换树脂(Dowex 50×8)上。衰变后,^{212}Pb 和^{212}Bi 可分别用 1 mol/L HCl(或 0.5 mol/L HI)或 0.5 mol/L HCl 选择性地从色谱柱中洗脱。^{224}Ra 发生器是^{212}Pb 的另一种来源。其中,^{212}Bi 可以用稀释的 HCl 或 HI 从 AGMP-50 树脂中洗脱,但^{212}Pb 可以用更高浓度的 2 mol/L HCl 洗脱。最近报道了基于新的^{224}Ra 发生器支持的替代策略,使^{212}Pb 更容易分离。使用锕系树脂(AC 或 DIPEX$^®$树脂)表明可以直接从^{228}Th/^{224}Ra 发

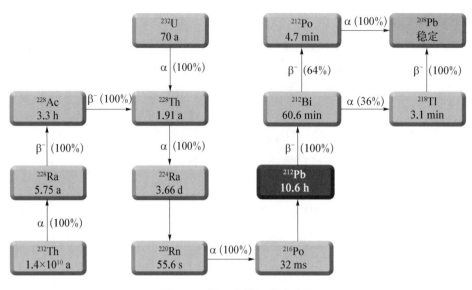

图 9 - 6 ^{212}Pb 和 ^{212}Bi 的衰变图

生器中洗脱^{224}Ra。使用铅选择性萃取树脂是提纯^{212}Pb 的另一种选择,用 2 mol/L 盐酸洗涤以去除其他金属离子,^{212}Pb^{2+} 在 pH ＝6 的乙酸缓冲液中直接洗脱。

(二)^{212}Pb 核素药物的纯化

1. ^{212}Pb-TCMC-trastuzumab 标记及纯化

曲妥珠单抗(Trastuzumab)是一种人源化单克隆单抗,具有对 HER2 的识别特性。HER2 是一种跨膜酪氨酸激酶受体蛋白,在乳腺癌、卵巢癌、胰腺癌或结直肠癌的上皮肿瘤中过表达。研究者已经对^{213}Bi 进行了研究,相应的^{213}Bi- RIC 在胰腺癌和卵巢癌的腹膜模型中显示出了令人鼓舞的结果。但在某些情况下,由于^{213}Bi 的半衰期短,没有足够的时间照射肿瘤细胞,因此需要增加注射剂量以获得对动物存活的明显治疗效果。因此,Trastuzumab 被放射性标记为^{212}Pb,作为^{212}Bi 的内发生器,以克服蛋白质和放射性核素之间的半衰期差异。

^{212}Pb 由^{224}Ra/^{212}Pb 发生器经 HCl 洗脱而得,所得溶液加热至干燥。在^{212}Pb 溶液中加入抗坏血酸,用 5 mol/L NH$_4$OAc 调节 pH 为 4.5～5.0,加入 TCMC-trastuzumab。在 37 ℃下孵育 1 h 后,用 0.1 mol/L EDTA (3 μL)进行淬灭反应。采用 TSK - 2000 色谱柱(TosoHaas;Montgomeryville,PA),以 1 mL/min 的速度用磷酸盐缓冲盐水(PBS)洗脱。使用流动伽马闪烁计数器进行放射性检测。在 6 min 时将放射性标记的单克隆抗体作为纯组分收集或者使用 PD- 10 柱纯化放射性标记的单抗。

2. ^{212}Pb-DOTAMTATE(AlphaMedix^{TM})

^{212}Pb-DOTAMTATE 由 TCMC 螯合剂与生长抑素类似物 octreotate 偶联而成,用于 NETs 的 PRRT。GMP 级 DOTAMTATE 由螯合剂采用 Fmoc 固相肽合成制备。将 DOTAMTATE 以 2.4 μCi/ng 的比例加入纯化好的^{212}Pb 中,在 50 ℃下孵育 10 min,300 r/min 的速度摇匀。iTLC 证实放射化学纯度大于 95%,注射前将样品在 PBS 或生理盐水中稀释至适当的活度。

第二节 阿尔法核素药物的质量控制

国内 α 核素放射性药品质量控制研究只涉及^{223}RaCl$_2$注射液,参考其他放射性药品可考虑质量控制项目包括但不限于外观、放射性核素鉴别、不溶性微粒(可见异物)、pH、渗透压摩尔浓度、氯化物测定(离子色谱法)、放射性活度测定、细菌内毒素和无菌检测。

一、α核素放射性核素鉴别方法

根据α核素衰变时放射出的γ射线分支比高低的性质不同,需要利用不同的方法进行核素鉴别。当核素衰变时γ射线分支比较高,如^{225}Ac(99.8 keV + 99.6 keV, 1.7%)、^{223}Ra(269.5 keV,13.9%)、^{212}Pb(238.6 keV,43.6%)、^{227}Th(235.9 keV,12.9%)、^{213}Bi(440.4 keV,25.9%),此时可利用高纯锗γ谱仪进行全能峰能量鉴别,该方法在《中华人民共和国药典》(2020年版)、《美国药典》(USP-42-NF37)和《欧洲药典》(EP9.0)均有详细的介绍,且目前国内多数放射性实验室具备高纯锗γ谱仪。当核素衰变时γ射线分支比较低,如^{211}At,需借助α谱仪进行核素物理鉴别,《美国药典》(USP-42-NF37)和《欧洲药典》(EP9.0)有相关方法介绍,目前国内多数放射性实验室具备相关设备。

二、α核素放射性活度(放射性活度浓度)测量

当α核素衰变γ射线分支比较高时,如^{223}Ra(269.5 keV,13.9%)、^{212}Pb(238.6 keV,43.6%)、^{227}Th(235.9 keV,12.9%)、^{213}Bi(440.4 keV,25.9%)可利用活度计直接测量,但需标准源或计量机构的标定,《中华人民共和国药典》(2020年版)、《美国药典》(USP-42-NF37)和《欧洲药典》(EP9.0)均有详细的介绍。对于^{225}Ac(99.8 keV+99.6 keV,1.7%),由于γ射线的分支比相对较低,利用活度计测量低活度样品时会造成较大的误差,且标定存在困难。当核素衰变时γ射线分支比较低,如^{211}At、^{225}Ac(99.8 keV+99.6 keV,1.7%)等可利用液体闪烁计数器对样品进行逐级稀释后测量,《欧洲药典》(EP9.0)对此有较详细的介绍。

三、放射性核纯度测量

放射性核纯度测量需要明确核素制备工艺,确定目标杂质的衰变类型,才能确定需要用何种检测设备,建立质量控制方法。

^{223}Ra核素放射性核纯度的有关测量如下:^{223}Ra核素的制备主要是通过^{227}Ac/^{223}Ra发生器进行的,^{227}Ac经β衰变成为^{227}Th(98.62%),经α衰变成为^{223}Fr(1.38%),然后^{227}Th经α衰变成为^{223}Ra(100%),^{223}Fr经β衰变成为^{223}Ra,^{223}Fr(1.38%)经α衰变成为^{229}At(0.006%),分支比极低,因此最终产物^{223}Ra的放射性杂质主要考虑为^{227}Th和^{223}Fr两种γ杂质。在实际应用中,^{227}Th、^{223}Fr两种γ杂质可直接利用高纯锗进行测量。如要求较高纯度的^{223}Ra,则需要放化分离,将^{223}Ra分离后利用高纯锗进行测量。

^{225}Ac核素放射性核纯度的有关测量如下:目前主要利用^{229}Th/^{225}Ac发生器及加速器制备^{225}Ac,发生器产量已不能满足市场需求,未来将主要通过加速器制备^{225}Ac。通过^{229}Th/^{225}Ac发生器制备的^{225}Ac的核纯测量方法:^{229}Th经α衰变成为^{225}Ra(100%),^{225}Ra经β衰变成为^{225}Ac(100%),^{225}Ra、^{229}Th都有较高的X、γ射线分支比。因此,可用高纯锗γ谱仪进行核纯测量。

利用加速器^{232}Th(p,x)^{225}Ac反应制备的^{225}Ac核纯度测量方法:利用高能质子轰击^{232}Th靶材料,并经多步放化分离提纯后得到^{225}Ac。由于伴生的^{227}Ac很难通过放化分离的方法去除,所以考虑γ核素杂质的同时,主要考虑长半衰期杂质^{227}Ac。^{227}Ac核素的X、γ、α衰变分支比非常低,不适用于高纯锗及α谱仪测量含量。由于^{227}Ac核素衰变过程中有较高的β射线,理论分析可利用液体闪

烁计数器进行 α/β 甄别测量后,利用两者活度进行判定。

利用加速器^{226}Ra(p,2n)^{225}Ac 反应制备^{225}Ac 的核纯测量方法:利用高能质子轰击^{226}Ra 靶材料,是目前最有前景、能够大规模生产^{225}Ac 的制备方式。此种方式可避免产生长半衰期的^{227}Ac,且产生的其他 γ 杂质也会较少。因此,可用高纯锗 γ 谱仪直接测量样品,检测是否存在 γ 杂质。

四、放射化学纯度测量

测量 α 核素放射性药品放射化学纯度需要综合考虑放射性主成分及放射性杂质的化学结构,利用纸色谱、层析色谱、液相色谱方法进行放化分离,然后借助放射性薄层扫描仪、放射性检测器等测量装置,对各成分的放射性活度进行测量,从而得到主成分的放射化学纯度。

五、细菌内毒素和无菌检验

《中华人民共和国药典》(2020 年版)规定,静脉用注射剂应按照细菌内毒素检查法(通则 1143)以及无菌检查法(通则 1101)进行检查并要求符合规定,目前有报道的 α 核素放射性药品均为注射液,因此可直接按照《中华人民共和国药典》(2020 年版)相关规定进行质量控制方法的开发。

六、^{211}At 核素药物的质量控制

1. ^{211}At-ch81C6

分子量鉴定:Zalutsky 等采用体积排阻高效液相色谱(size exclusion chromatography-high performance liquid chromatography, SEC-HPLC)检测^{211}At - 81C6 制剂的分子量谱,色谱柱为 7.5×300 mm Toso Haas TSK - 3000 SWXL 柱,使用 pH=6.7、50 mmol/L 磷酸缓冲液洗脱。首先,通过在 280 nm 处监测吸光度(OD)建立未标记 ch81C6 的标准洗脱曲线,然后,使用 1 MBq 的标记单抗,用 270 流通型 γ 计数器 (Beckman, Fullerton, CA)监测其洗脱。^{211}At-ch81C6 显示总放射性的 90%,才能被认为可接受用于人体。

蛋白活性测定:将 10% 牛血白蛋白加入^{211}At 标记的 ch81C6 中,一式 3 份,管中加入 500 mL 甲醇,在 4 ℃下孵育 10 min。离心后,沉淀物和上清液分别在伽马计数器中计数。甲醇沉淀率为 95% 的制剂被认为不适用于人体。

无菌和热原检测:这些检测在杜克大学医学中心进行,采用 USP 标准无菌检查。热原水平在病人给药前用 USP 鲎试剂内毒素试验测定。

2. ^{211}At-MX35 F(ab')2

取 50 μL 稀释后的产品进行质量控制。

活度测量:低活性样品(<10 kBq)在 NaI(Tl) γ 计数器,高活性样品在井型电离室(CRC - 15 剂量校准器;Capintec)测量,2 台设备交叉校准。

放射化学纯度测量:使用 ÄKTA-FPLC 给药系统,在 Superdex - 200 色谱柱上通过甲醇沉淀法和快速蛋白液相色谱(fast protein liquid chromatography, FPLC)法测定放射化学纯度。只有放射化学纯度大于 95% 的产品才被批准用于临床输注。

免疫反应分数测定:通过与 NIH:OVCAR - 3 细胞结合来测定脱除后 MX35 F(ab')2 的免疫反应分数。在完成分析的同时,开始进行单点分析。在浓度为 5×10^6 个细胞/毫升的 4 支含有 NIH:OVCAR - 3 细胞的试管中,加入 10 ng 的标记产物。试管孵育 45 min,以设定的 50% 免疫反

应分数进行输注。

3. ^{211}At－BC8－B10

蛋白浓度：采用 SE-HPLC 液相色谱法测定^{211}At－BC8－B10 蛋白浓度。这一测定是通过评估蛋白质峰下的面积(UV,280 nm)、相对于由 3 个样品制备的标准曲线、在同一天测量已知浓度的蛋白质来完成的。HPLC 系统由 Hewlett-Packard 可变波长检测器(280 nm)、Beckman Model 170 放射性同位素检测器、等压泵、Protein-Pak 玻璃 300 SW 色谱柱(7.5 mm×300 mm，10 μm)组成。用 1×磷酸盐缓冲盐水以 1 mL/min 的流速洗脱，得到^{211}At－BC8－B10 的滞留时间为 8.2～8.6 min。

^{211}At－BC8－B10 纯度：用 iTLC 分析方法测定产品的放射化学纯度。采用 iTLC-SG 色谱条、生理盐水(质量浓度为 0.9%的 NaCl)洗脱。蛋白相关活性保持在原点，游离^{211}At 随溶剂前沿移动。洗脱后，将 iTLC 条切成 3 段，在自动 γ 计数器上分别计数。放射化学纯度由产物峰(起点)中计数与 3 个 iTLC 条片总计数的百分比确定。

免疫反应性评估：采用放射标记细胞结合法评估免疫反应性。放射性标记细胞结合试验使用的缓冲液为含有 0.1% NaN$_3$ 的 RPMI 1640 细胞培养基。Ramos 细胞(CD45＋淋巴瘤细胞系)以每孔 3×10^7 的浓度在 96 孔 V 型板上冰孵，并在 4 ℃下孵育至少 30 min。在整个试验过程中，所有的管、溶液和细胞都保持冰冷。以 1 000 r/min 的转速离心细胞，丢弃上清液。在部分孔中加入 BC8－B10 和培养基，冰孵 45 min。随后，将^{211}At－BC8－B10、^{125}I－BC8－B10 和^{125}I 标记的同型匹配的非结合对照单抗^{125}I－BHV1 加入孔中，在冰上孵育 1 h，每 15 min 轻轻混合/旋转一次。孵育后，细胞以 1 000 r/min 的转速离心，丢弃上清液。使用结合缓冲液清洗细胞 2 次，然后通过在 γ 计数器上计数细胞颗粒来测量细胞相关的放射性。

热原检测：使用 Endosafe-PTS 仪器进行鲎试剂内毒素试验，检测^{211}At－BC8－B10 的热原水平。根据制造商的说明，在 FDA 许可的墨盒上进行测试，在 37 ℃下保持 5 min，然后进行自动处理和分光光度读数。如果存在的内毒素低于检测限(<0.5 EU/mL)或在产品输注时具有≤5 EU/(kg·h)，则产品通过热原测试。

无菌检验：对 2 mL 0.1 μm 过滤后的^{211}At－BC8－B10 溶液进行测试。无菌试验采用接种含有《美国药典》推荐的液体硫基乙酸酯培养基和大豆酪蛋白消化培养基(TSB)的试管进行。硫基乙酸酯管在 37 ℃下孵育，TSB 管在室温下孵育 14 d。在制作后第 3，7，14 d 对样品进行评估。

滤膜完整性测试：由于给药前无法进行无菌测试，因此在过滤^{211}At－BC8－B10 后进行使用后滤膜完整性测试(泡点测试)，以确保 0.1 μm 过滤器完好无损。滤膜的完整性测试是通过串联 2 个调节器，将用于过滤最终^{211}At－BC8－B10 产品的 0.1 μm 无菌滤膜，连接到压缩空气气缸来完成的。将滤膜下游的油管浸入水中，通过调节第 2 个调节器逐渐增加压缩空气压力，直至观察到气泡。如果泡点为≥62 psi，则认为滤膜完好无损。

七、^{225}Ac 核素药物的质量控制

1. ^{225}Ac-HuM195

^{225}Ac-HuM195 最终产品的质量控制包括薄层色谱法测定放射纯度、细胞结合法测定抗体载体的免疫反应性、鲎试剂测定热原含量和大豆蛋白酶消化液硫代酸盐微生物培养以验证无菌性。

2. ^{225}Ac-PSMA－617

^{225}Ac-PSMA－617 以 0.05 mol/L 柠檬酸(pH＝5)为溶剂，采用快速薄层色谱法进行质量控制。

显影后,色谱条保存至少 1 h,直到 ^{225}Ac($T_{1/2}=9.9$ d)与其子核素 ^{221}Fr ($T_{1/2}=4.8$ min)之间达到放射化学平衡。随后,使用高分辨率 γ 谱法测量 ^{221}Fr 在条带上下部分的 218 keV 处的 γ 射线活性,从而确定放射化学纯度。合成之后,需在反应混合物中加入抗坏血酸[以减少 ^{225}Ac-PSMA-617 的辐射降解和二乙烯三胺五乙酸]和清除游离放射性金属。该混合物的最终 pH 为 7.4,通过无菌过滤确保其无菌性。

3. ^{225}Ac-J591

利用硅胶浸渍纸的即时薄层色谱常规测定反应的标记效率和最终产物的纯度。

八、^{223}Ra 核素药物的质量控制

^{223}RaCl$_2$产品浓缩物在进一步使用前,用伽马能谱法检测放射性核素纯度。在 NaCl/Na 柠檬酸盐混合物中,浓缩的 ^{223}Ra 被转移到 GMP 放射制药部门进行无菌生产。调整等渗性、pH 和活性浓度,并保留样品用于病原体和热原检测。最终产品填充在无菌小瓶中,随后用可穿透注射器的密封橡胶膜盖住。

九、^{212}Pb 核素药物的质量控制

^{212}Pb-DOTAMTATE 在 Agilent 1220 高效液相色谱上,使用 C-18 与乙腈梯度分析。每 10 s 从色谱柱上收集馏分,共 10 min,然后用自动伽马计数器进行辐射检测分析。

随着国内外对多种 α 核素放射性药品的不断研究,α 核素放射性药品的质量控制方法体系也将逐步建立并完善。对于放射性杂质可通过直接测量或结合放化分离的方法,利用高纯锗 γ 谱仪、液体闪烁计数器、α 谱仪进行测量,从而确定 α 核素放射性药品的理化指标。国外对于 α 核素标记放射性治疗药物的细菌内毒素检验和无菌检验的研究结果少有报道,对于生物方面的研究主要为生物分布试验及放射性免疫分析等试验项目,但是《中华人民共和国药典》对于细菌内毒素检验、无菌检验有通用指导方法,因此可参照建立 α 核素放射性药品的分析方法。

第三节　治疗核素临床转化要点

一、SOP 基本要求

标准作业程序(standard operating procedures,SOP)是高效进行放射性药物制备的关键因素之一。所有的溶液配制、设备使用、所用方法的建立都是有文件可以依据的。比如:饱和氯化钠溶液的配制,0.1 mol/L HCl 的配制,0.1 mol/L pH=5.5 乙酸钠溶液的配制,都要在一个专门文件夹里可以查阅得到。每一个放射性药物的制备,都对应一个文件夹,其中涉及药物配制的所有资料(甚至药品摆放的位置)。这看起来似乎有些费时、费力,实际上有效提高了药物制备的效率,使得每一位经过培训的人员可以很快了解该标记过程中可能需要的所有材料,当有的试剂用完或过期时,能够很快获得正确的试剂配制方法。在放射性药物制备过程中,也有对应的一套标准流程。尽管标记过程是自动化的,每次合成之后,会将所使用的程序打印出来并留档,作为 SOP 的一部分。

在临床转化过程中,对放射性药物进行质量控制的过程,更是 SOP 流程中最重要的部分,主要包括:视觉测试、pH 测试、Radio-HPLC 放化纯度测试、Radio-TLC 放化纯度测试、比活度测试、放射性活度测试、有机物残留测试、有效期测试、微孔滤膜完整性测定、内毒素测试、核素半衰期测试、

核素纯度测试、无菌无热原测试等。建议每次放射性药物的标记及质量控制都要开展,并且存档。

二、对药物制备人员的培训

在放射性药物制备过程中出现的任何问题,归根结底,终究是人的问题。除了有先进的设备、严格的制度管理之外,对人的培训更要精益求精。在放射性药物制备达到预定标记产率之后,准备给患者使用之前,需要对制药人员进行连续三次的资格认证。该认证没有第三方的监督,但是制药人员需要提供对药物检测的测试结果(包括所有详细的数据分析)、放射性药物标记过程之前所有前体药物及仪器设备的认定数据、放射性标记过程中计算机控制系统所产生的数据等资料,并且需要授权管理人的签字。这三次认证需要连续完成,三次中如果有任何一次的任何一项结果不通过,则三次的结果完全作废,需要重新进行新的三次资格认定。

从另外一个方面来说,只要在制备过程中符合 SOP 的所有流程、放射性药物质量控制未见任何异常、仪器使用正常并且保留所有过程的数据,制药人本身并不需要对药物使用出现的问题负责任。

以严格的制度保证在标记过程中,整个过程可追溯,也是对制药人员本身的保护。制药人员不需要为药物在患者体内出现的不良反应负相应的责任,核医学科也不需要对患者的不良反应负责。

三、严密的追溯机制建立

建议有专门存放文件的场所,确保可以追溯 5 年之前、一次放射药物的合成。其中关键因素包括制药人员的名字及签字、药物前体及相关所有化学试剂的有效期(包括前体生产商、生产批次)、制药过程中溶剂的配制方法、药物生产过程中计算机的操作程序、药物合成之后的质量控制、患者的药物使用剂量等。这些记录不需要上报给任何单位或者组织,只是存档。

例如,美国相关医院放射性药物制备中心要求:倘若某位患者在使用药物过程中(或怀疑是由于放射性药物)产生了不良反应,相关人员会第一时间来调取合成放射性药物的相关记录。倘若有一项记录缺失或被认为有篡改的行为,相关人员会告知负责人,同时会联系健康与安全部门以及美国药监局,暂停该中心的所有放射性药物提供资质,并逐项检查与本放射性药物相关的所有批次的文档。这将会有更多的部门涉足,这个事件将会变得尤其复杂(不良反应未必是由放射性药物造成的)。倘若所有的记录都符合规范,相关人员完成一次例行的记录即可。

因此,严密的追溯机制并不给制药人员带来繁重的条条框框的制约,而是将这些应该规范的事情作为一个整体,使得整个团队都非常重视,同时也给临床试验患者带来最好的保证。即使最坏的情况发生,按照既定要求生产的制药人员也无须承担任何连带责任。

放射性药物的质量控制意义重大,特别对于 α 核素治疗药物而言,其不仅是保证临床诊疗准确和安全的重点,也是促进临床分子影像快速、突破性发展的基石。本节通过阿尔法核素药物的纯化、质量控制及临床转化要点,总结了国内外许多值得借鉴的成功经验,以期能为 α 核素治疗药物质量控制提供理论支持和技术借鉴。

(作者:朱华)

第十章

阿尔法核素药物的预临床
及临床应用研究

第一节　砹-211 临床前及临床应用研究

本章将以^{211}At-BC8-B10为案例,总结截至 2023 年,作为 α 粒子核素的^{211}At 标记的抗 CD45 单克隆抗体缀合物,在造血细胞移植上应用的研究进展。为了帮助理解,第一节简要地介绍了相关的背景知识及概念。第二节从^{211}At 单抗标记化学的优化、^{211}At-BC8-B10 安全性和有效性的预临床评估、临床药品的生产和 IND 申请的准备等几个方面,讨论美国西雅图华盛顿大学和福瑞德哈金森癌症研究中心的科研团队在这个项目的进行过程中获得的经验。第三节列举和讨论一些目前限制 α 免疫放射疗法得到广泛应用的因素。

一、砹-211 临床前研究

在 20 世纪 70 年代,科学家开始提出放射免疫疗法(radioimmunotherapy,RIT)的概念,即通过结合放射疗法和免疫疗法的原理,来提升对癌症的治疗效果。21 世纪初起,RIT 逐渐成为癌症治疗领域的一个重要研究方向。RIT 是一种结合了放射疗法和免疫疗法的治疗方法,其治疗原理包括:① 辐射效应。放射免疫疗法的核心是通过引入放射性同位素或辐射源,利用辐射对癌细胞产生直接杀伤效应。这些放射性物质通常能够靶向癌细胞,最小化对正常组织的伤害。② 免疫激活。放射免疫疗法还通过激活或增强免疫系统,使其更好地识别和攻击癌细胞。辐射可引发免疫细胞的活化,并促使它们释放细胞因子和其他免疫调节物质,从而加强对癌细胞的攻击能力。③ 免疫记忆效应。放射免疫疗法有时可以引起免疫系统的长期效应。这意味着即使治疗结束,免疫系统仍然能够保持对癌细胞的辨识,并在未来阻止或抑制癌症的再次发生。④ 血管影响。放射免疫疗法还可以影响肿瘤内的血管结构,导致血管损伤和缺血,从而削弱癌细胞的供血,加强治疗效果。⑤ 远隔效应和旁观者效应。没有直接接收到辐射的癌细胞也会受到放射免疫药物的影响而产生细胞凋亡,这种现象在阿尔法核素和俄歇电子核素这种高传能线密度(LET)的核素药中更加明显。RIT 通常需要精确的治疗规划和监测,以确保最大程度地减少对正常组织的损害。

(一) RIT 原理

RIT 利用单克隆抗体作为放射核素的载体,通过直接注射到肿瘤、体腔或血液系统内,将能够杀死病灶细胞的放射剂量传递给肿瘤来达到针对性的治疗效果。注射之后,放射性标记的抗体随着血流,通过扩散(diffusion)或对流(convection)传输到肿瘤细胞上的抗原结合位点。RIT 的原则是基于有选择性地靶向肿瘤而不伤害正常组织。理想情况下,RIT 的治疗指数应该是无限的,即辐射只覆盖肿瘤组织。然而,在实际靶向过程中通常会不可避免地辐照到正常的组织。肿瘤抗原靶点和靶向抗体的选择、放射核素的选择以及标记化学的设计,都对最大化治疗指数至关重要。下面从放射免疫药物的组成、标记方法以及质量控制三个方面(包含放射化学纯度测量、摩尔比活度以及免疫反应性分数)来简要介绍 RIT。

1. 放射免疫药物的组成

放射免疫药物由单克隆抗体(monoclonal antibody, mAb),放射性核素以及连接抗体和放射性核素的化学基团组成。其中,抗体是 RIT 药物能够特异性地靶向癌细胞表面的特定抗原的关键。对 RIT 来说,理想的抗原在所有肿瘤细胞的表面上以高度均匀的密度表达,在正常细胞上不表达,且不会"脱落"到血液中。多篇文献综述都已经总结了目前认为有临床应用价值的抗原。此外,抗体-抗原复合物的体内代谢也是一个重要的方面。放射性核素在细胞内的代谢可能会将核素保留在细胞内的溶酶体或储存蛋白内,也可能会将核素排除细胞外。除全长单克隆抗体外,RIT 药物还包括抗体片段和工程抗体。

在选择适合 RIT 的放射性核素时需要考虑的最重要因素之一是有效半衰期(effective half-life, T_e)。T_e 可以通过医学体内放射剂量(medical internal radiation dosimetry)计算方法确定。其公式为 $T_e = T_p \cdot T_b / (T_p + T_b)$,其中 T_p、T_b 分别为放射性药物的物理半衰期和生物半衰期。T_b 的确定需要测量放射性药物在生物体内的输送、吸收、代谢、清除和排泄情况。

放射性核素的辐射特性对设计放射性药物至关重要。RIT 可以使用任何粒子辐射,包括 α 粒子、β 粒子和俄歇电子与转换电子。目前,在临床和预临床研究中使用的治疗型放射性核素见表 10-1。碘-131(^{131}I)是一个代表性的 β 粒子核素。由于其具备容易获得和为核医学从业者所熟悉的优势,所以早期的 RIT 就已采用 ^{131}I。然而,^{131}I 的半衰期较长,其高能伽马辐射导致患者需要被隔离,以及 ^{131}I 标记的放射性药物由于在体内发生去卤化反应而导致体内脱靶、肿瘤吸收剂量降低,使 ^{131}I RIT 试剂的应用受到了限制。

表 10-1 治疗型放射性核素举例

α 发射体	半衰期	生 产 方 式	初级衰变模式	初始发射能量
^{225}Ac	10 d	^{229}Ra(p,2n)/^{225}Ac	α(100%)	α(5 600~5 830 keV)
^{223}Ra	11.44 d	^{227}Ac/^{227}Th/^{223}Ra 发生器	α(100%)	α(5.7~7.5 MeV)
^{227}Th	18.7 d	^{227}Ac 衰变	α(100%)	α(5.9 MeV)
^{212}Bi	60.55 min	^{228}Pb/^{212}Pb 发生器	α(36%) β⁻(64%)	α(6 050 keV) β⁻(6 089 keV)
^{213}Bi	45.7 min	^{225}Ac/^{213}Bi 发生器	α(2.2%) β⁻(97.8%)	α(5 549 keV) β⁻(5 869 keV)
^{211}At	7.2 h	^{209}Bi (α,2n)^{211}At	α(42%) EC(58%)	α(5.87 MeV) EC(77~92 keV)

α发射体	半衰期	生 产 方 式	初级衰变模式	初始发射能量
^{149}Tb	4.1 h	^{nat}Ta(p,x)^{149}Tb	α(16.7%) EC(83.3%)	α(3.97 MeV) EC(730 keV)
^{212}Pb	10.6 h	^{228}Th 衰变链	β$^-$(100%)	α(570 keV)

β发射体	半衰期	生 产 方 式	初级衰变模式	初始发射能量
^{131}I	8.02 d	^{130}Te(n,γ)^{131}Te ^{131}Te(β衰变)	γ,β	γ(364 keV) β(0.61 MeV)
^{32}P	14.26 d	^{31}P(n,γ)^{32}P	β$^-$(100%)	1.71 MeV
^{67}Cu	62 h	^{68}Zn(p,2p)^{67}Cu	β$^-$(100%)	197 MeV
^{90}Y	64.10 h	^{90}Sr/^{90}Y 发生器	β$^-$(100%)	2 280 keV
^{89}Sr	50.5 d	^{88}Sr(n,γ)^{89}Sr	β$^-$(100%)	1.46 MeV
^{153}Sm	46.50 h	^{152}Sm(n,γ)^{153}Sm 核反应堆	β$^-$,γ	γ(103.2 MeV) β(0.810 MeV,0.710 MeV, 0.640 MeV)
^{177}Lu	6.73 d	^{176}Lu(n,γ)^{177}Lu	β$^-$(100%)	500 keV
^{188}Re	17 h	^{188}W/^{188}Re 发生器	β$^-$,γ	γ(0.155 MeV) β(2.12 MeV,1.96 MeV)
^{186}Re		反应堆,低比活度 ^{186}W(d,2n) 或^{186}W(p,n), 高比活度		

俄歇发射体	半衰期	生 产 方 式	初级衰变模式	初始发射能量
^{125}I	60.1 d	^{124}Xe(n,γ)^{125}Xe ^{125}Xe(β$^+$衰变)	EC	27.5 keV
^{111}In	2.80 d	^{109}Ag(α,2n)^{111}In ^{111}Cd(p,n)^{111}In	EC	171.3 keV

注:半衰期($T_{1/2}$)、主衰变模式、初始发射能量数据来自 https://www.nndc.bnl.gov/nudat2/。

β粒子在生物组织内可以传播较长的距离,可以覆盖长达 50 个细胞直径的距离。通常受β粒子辐射的细胞会发生单链 DNA 断裂,同时对抗原阴性的邻近细胞也可能产生旁观者效应,但这也意味着β粒子辐射可能会引起正常组织的损伤。对于β粒子核素,体内放射剂量学的方法已经能够匹配放射性同位素的β辐射能量和肿瘤体积。α粒子在生物组织内的路径长度小于 100 μm(5～10 细胞直径),因此非常适用于血液疾病,弥漫性微小肿瘤和靠近体腔表面的肿瘤细胞。α粒子具有非常高的传能线密度(LET),造成无法修复的 DNA 双链断裂的概率高。此外,α粒子的细胞毒性不受剂量速率的影响,甚至在低氧条件下也能够有效杀死细胞。相对而言,俄歇电子和转换电子的辐射高度局部化,仅在细胞核或关键细胞器内部有效。俄歇电子和转换电子的传播距离通常在亚微米级别,即小于一个细胞直径。相对于 α 粒子和 β 粒子，俄歇电子和转换电子的靶向难度更高，要求构建能够特异性靶向癌细胞并将放射性核素带入细胞内部，甚至进入细胞核的放射性药物。

临床应用指导着我们选择何种放射性核素，进而决定了核素标记的具体化学方法。理想情况下，我们希望将放射性核素与载体连接在一起的化学标记方法既能够保证标记产物的高度稳定，又能不影响抗体-抗原的结合亲和力。除 ^{211}At 外，大部分 α 核素都是金属核素。放射金属核素都是通过螯合剂来稳定地连接到载体上的。这种螯合剂通常包括一个用于配位放射金属的功能基团和一个用于与抗体缀合的功能基团。图 10-1 所示为几种代表性的螯合剂。没有一种单一的放射性核素适用于所有临床应用，同样，由于不同金属元素之间的基本化学差异，也没有一个螯合剂适用于所有不同种类的金属离子。

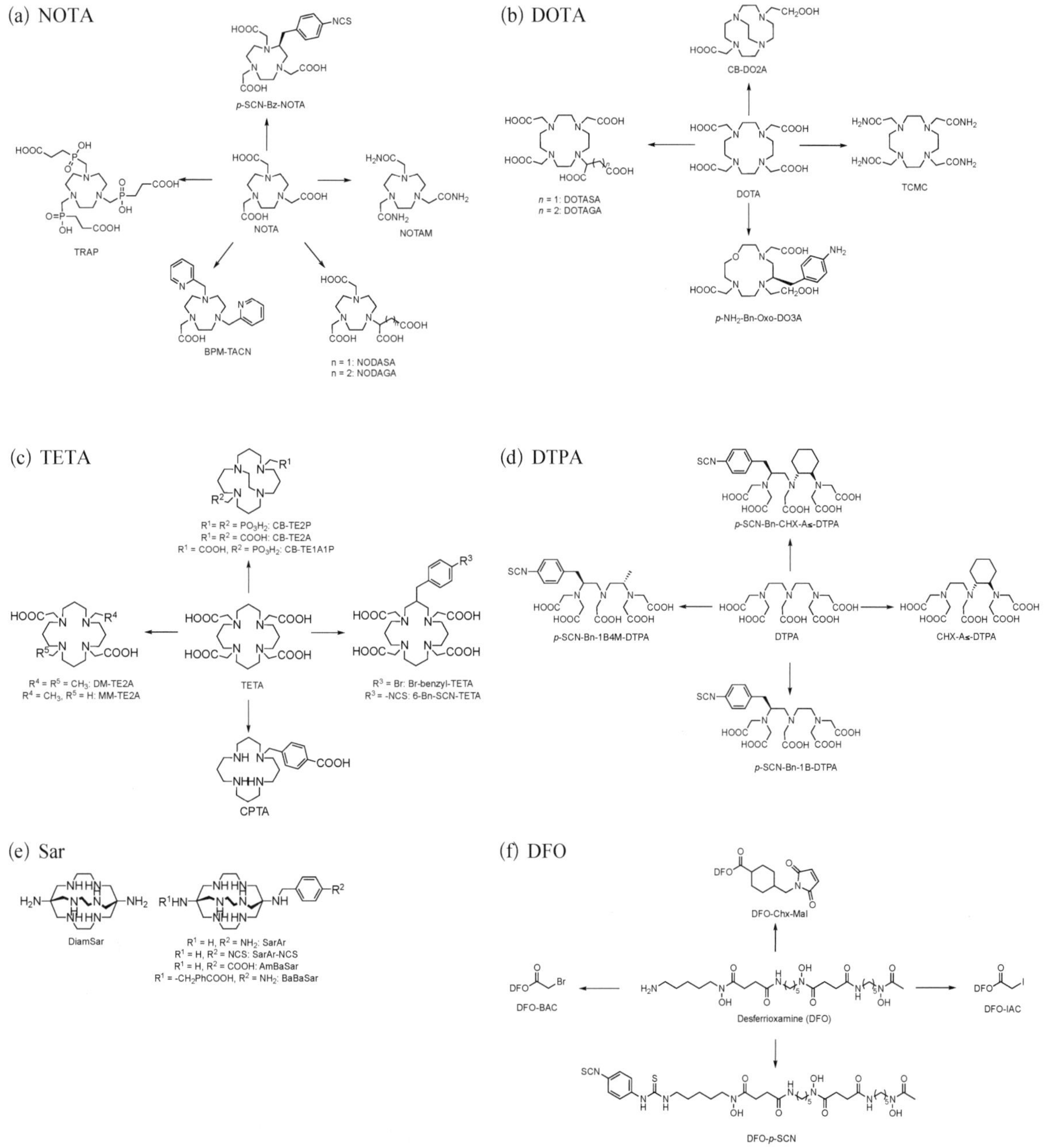

图 10-1 用来连接放射金属核素和抗体的常用螯合剂

直接碘化是最早用于蛋白质和肽类放射性碘化标记的方法。虽然组氨酸和酪氨酸都可以进行直接碘化标记,但酪氨酸的应用最为广泛。尽管直接标记的方法非常简便,但这种方法的主要缺点是这些标记的分子在生物体内会发生严重的脱碘反应,而同为卤族元素的砹无法通过直接亲电取代的方法标记抗体。为了实现碘和砹标记的高化学稳定性,发展出了多种标记试剂,以及对应的标记抗体和肽类的方法。图 10-2 所示为几种代表性的标记试剂。

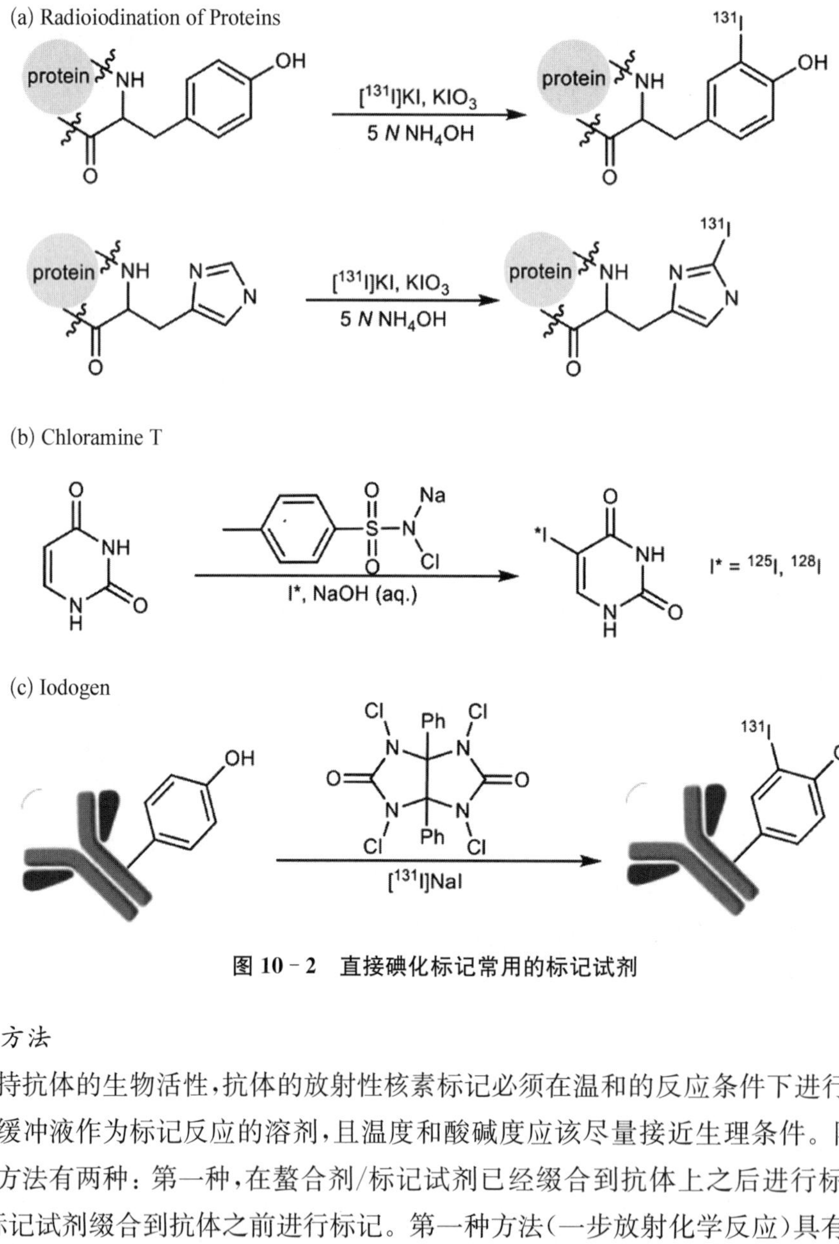

图 10-2 直接碘化标记常用的标记试剂

2. 标记方法

为了保持抗体的生物活性,抗体的放射性核素标记必须在温和的反应条件下进行。这类反应要求使用水性缓冲液作为标记反应的溶剂,且温度和酸碱度应该尽量接近生理条件。除直接碘化外,抗体的标记方法有两种:第一种,在螯合剂/标记试剂已经缀合到抗体上之后进行标记;第二种,在将螯合剂/标记试剂缀合到抗体之前进行标记。第一种方法(一步放射化学反应)具有操作简便和可能提供更高的放射化学产率的优势,但如果螯合剂/标记试剂和标记反应条件可能破坏抗体生物活性或放射标记时可能产生副产物,则需要选择第二种方法(二步放射化学反应)。

评价标记方法的参数包括,总放射化学产率(标记产率、纯化产率、RCY 和 RCP)、总合成时间(含产物纯化)、产物的放射化学纯度(radiochemical purity)和摩尔比活度(molar activity)等。比活度(specific activity)是放射性药物开发中的重要概念,是指单位质量/摩尔量内的放射活度,通常以 Bq/g、GBq/mg、Bq/mol、GBq/μmol 为单位。需要注意的是,由于放射性标记的抗体与未标记的抗体在分子量上差异不大,尺寸排阻法无法有效分离它们。因此,放射性标记的抗体缀合物都含有非放射性抗体缀合物,它们都会竞争性地结合到抗原上。Elgqvist 等研究了使用不同摩尔比活度的 ^{211}At 标记的单抗对小鼠的卵巢癌治疗效果,这项研究将 ^{211}At 原子数和抗体数之比为 1∶80,1∶500,或 1∶1 200 的 ^{211}At 标记的 MX35 F(ab′)2 单抗注射给 NIH∶OVCAR-3 腹腔卵巢癌小鼠模型,并在 8 周后,通过腹腔检查确认有无肉眼可见的肿瘤。可能由于高比活度的 ^{211}At 抗体能够更充分地利用癌细胞表面有限的抗原,结果显示注射了更高比活度 ^{211}At 抗体的小鼠有更小的肿瘤发生概率。

3. 质量控制

在制备用于 RIT 的抗体缀合物标记前体时,通常采用以下方法:① 利用 N-羟基琥珀酰亚胺(NHS)或异硫氰酸酯(SCN)与抗体上的赖氨酸的 ε-氨基基团进行位点随机缀合反应;② 采用马来酰亚胺与抗体上的巯基(—SH)进行位点随机缀合反应。这些随机的非定位缀合反应会产生化学结构不尽相同的抗体缀合物混合物。例如,尽管该产物的配比平均每个抗体包含一个螯合剂即表现出 1 个螯合剂与 1 个抗体的配比,但实际上,该产物中包含了多种抗体缀合物,其螯合剂与抗体的比例从 0 至超过 2 不等。即使缀合物的螯合剂与抗体比例相同,它们也可能是位置异构体(regioisomer)。此外,鉴于缀合反应具有随机性,不同批次之间的产物可能会存在可重复性问题。抗体缀合物的合成也可以利用更为先进的特异位点的化学反应来进行。此领域的研究进展,可以查阅最新的文献综述。无论采取何种化学方法,缀合过程中必须确保螯合剂/标记试剂与抗体的连在生物体内保持稳定,同时避免对抗体与抗原结合的亲和力和特异性产生显著影响。以下是几种常用于抗体缀合物表征和质量控制的常见分析化学方法。

十二烷基硫酸钠聚丙烯酰胺凝胶电泳(SDS-PAGE):在电泳过程中,蛋白质样品依据其分子量大小在凝胶中实现分离,分子量较小的蛋白质迁移速度较快,而分子量较大的蛋白质会迁移速度较慢。通过非还原和还原的 SDS-PAGE 分析来表征非放射性的 mAb 缀合物,可以分析缀合物的分子量以及这些结合物中的链间二硫键是否完好(非还原)。

质谱(mass spectrometry,MS)技术:其中,基质辅助激光解析电离飞行时间质谱(MALDI-TOF MS),通过观测分子离子峰中心的移动来计算螯合剂与抗体的平均比例。此外,利用分子离子峰的形状构建数学模型,分析螯合剂与抗体比例的分布。

尺寸(体积)排阻色谱(size exclusion chromatography,SEC)又称凝胶过滤色谱,该技术以分子大小为依据将分子分离。较大的分子能比小分子更快地通过色谱柱。如何选择适合的尺寸排阻色谱柱取决于需要分离的蛋白和杂质的大小。SEC-HPLC 与紫外线(UV)检测器和放射性检测器结合使用,是 RIT 药物生产中最常用的方法之一。例如,利用 SEC-HPLC 来纯化非放射性抗体缀合物前体,分析放射化学产率,检测抗体二聚体(dimer)的百分比等。此外,填充有 Sephadex G-25 填料的 PD-10 脱盐柱,主要用于分离放射性抗体缀合物和纯化剩余放射性同位素离子。

等电点电泳(isoelectric focusing,IEF):IEF 技术利用蛋白质的等电点(isoelectricpoint,pI)特性来实现分离。在该方法中,蛋白质会在一个 pH 梯度中进行电泳,直到达到其 pI 为止。螯合剂/标记试剂与抗体的缀合反应会改变抗体的 pI,所以 IEF 技术可用于检测抗体缀合物电荷的变化,从而验证螯合剂/标记试剂是否成功与抗体结合。

放射性薄层色谱(Radio-TLC):Radio-TLC 技术是一种将薄层色谱(TLC)与放射性同位素标记技术结合使用的技术。TLC 作为一种色谱技术广泛应用于分离和鉴定混合物中的化合物。该技术通过将待分析混合物施加在薄层吸附材料上,利用适当的溶剂使混合物中的成分沿着薄层移动,从而实现分离。在此过程中,化合物因各自与吸附相之间的相互作用而分离,可以通过目视观察或检测器进行识别。通过将薄层色谱与放射性同位素标记技术相结合,利用 Radio-TLC 技术研究人员可以跟踪和定量分析样品中特定物质的移动。通过检测标记化合物发出的放射性,可采用放射自显影法或闪烁计数器等方法对其进行检测。该技术常用于分析放射化学产率及放射化学纯度。

细菌内毒素测试(bacterial endotoxin test):内毒素检测是一项关键的质量控制程序,适用于放射性药物和其他医疗产品的安全性评估中。该测试旨在检测和量化内毒素的存在情况,内毒素是一种源自革兰阴性细菌细胞外壁的致热原物质,即使极小剂量也可能引发严重的发热反应、败血症休克等危害,甚至危及生命。鲎阿米巴样细胞裂解物试剂为细菌内毒素的检测提供了一种高度敏感且定量的方法。在细菌内毒素和钙离子共存时,鲎阿米巴样细胞裂解物试剂能够促进凝固蛋白的形成。

免疫活性分数(immunoreactive fraction):免疫活性分数反映了在无限过量的抗原存在的情况下,总体放射性标记的抗体缀合物产物中具备抗原抗体结合能力的放射性标记的抗体缀合物所占的比例。鉴于抗体缀合反应的缀合位点是随机的,抗体的互补决定区有可能被标记,从而导致其结合亲和力受损。此外,反应条件的变化或放射性分解过程可能会导致抗体的结构发生氧化损伤。由于这些杂质结构相似,因此难以将其分离出去。免疫活性分数为评估放射性标记的抗体缀合物的功能性纯度提供了重要信息。目前还没有确定的方法来确定免疫活性分数。在实际应用中,Lindmo 分析是最常用的方法。简单概括,免疫活性分数的测定主要依赖于放射性标记的抗体缀合物与浓度递增的过量抗原之间的结合。这些抗原可以是活细胞或固定细胞表面上的受体,也可以是附着于特定基质上的细胞膜或受体蛋白。最后,基于与抗原结合的放射性标记的抗体缀合物的百分比与抗原浓度的关系,通过数学方法进行线性外推,从而估算出无限抗原过量时的免疫活性分数。

(二) 单克隆抗体

1975 年,Köhler 和 Milstein 发表了关于单克隆抗体(简称单抗)制备的里程碑性研究。他们成功地融合了小鼠体内多个抗体产生的多克隆 B 细胞和骨髓瘤细胞,从而创造出了能够产生单一抗体的杂交瘤细胞,该技术称为单克隆抗体技术。在过去几十年里,小鼠被广泛应用于单克隆抗体的生产。然而由于人体会对来自小鼠的单抗这种外来物质产生新的抗体即 HAMA 反应(human anti-mouse antibody response),不仅会降低治疗的有效性,还能造成轻度或严重到危及生命的过敏反应,因此鼠源单抗并未能得到广泛的临床应用。为了最小化 HAMA 反应,研究人员通过将小鼠抗体的可变区和人类抗体的恒定区融合,获得了嵌合抗体。嵌合抗体仍然含有大约三分之一的鼠源蛋白,能够产生 HACA 反应(human anti-chimeric antibody response)。更加先进的人源化抗体技术通过保留鼠源抗体的互补决定区(CDR)进一步降低了免疫反应,人源化的抗体含有 $90\%\sim98\%$ 的人源蛋白,具有极低的免疫原性(immunogenicity)。最近的技术进步是全人源单抗的生产,这些单抗完全由人类成分构成,具有最低的免疫原性。

降低免疫原性的同时,单抗的药代动力学也发生了变化,人源化抗体和全人源抗体往往在血液中停留的时间更长,这可能会增加造血系统的放射毒性。除了可能产生免疫反应,单克隆抗体还具有以下潜在的缺点:① 单克隆抗体的生产成本相对较高,包括在细胞培养中的生产和纯化等过程。② 由于其相对较大的分子量,单克隆抗体可能在某些组织或肿瘤中的渗透能力较差。③ 在抗原表达密度低的情况下,放射标记的单克隆抗体可能达不到需要的比活度。尽管有这些需要考虑的限制因素,单抗作为放射核素载体仍具有以下不可忽视的优势:① 单克隆抗体对特定抗原具有极高的特异性,这使其在准确识别和结合目标分子上表现出色。② 单克隆抗体有很高的多样性,为 RIT 药物的开发提供了更多选择。③ 单克隆抗体可以通过工程手段进行改良,包括调整结构、增强肿瘤摄取、优化药代动力学等,以提高其性能和效果。

单克隆抗体的构造和大小跟其体内药代动力学密切相关。完整的 IgG 抗体的分子量约为 150 kDa,可以在血液循环中停留 3~4 周。这使得放射标记的全长单抗具有长血清半衰期,能够提高实体肿瘤的肿瘤摄取率。但这也可能造成血液和其他组织中的放射活性增加,产生放射毒性。抗体片段,例如 F(ab')2 片段、(scFv)2 片段、F(ab) 片段、scFv 片段、微型抗体(minibody)、双链抗体(diabody)等,保留了全长抗体与抗原结合的特性,但分子量更小,因此具有更快的药代动力学特性和更好的肿瘤渗透性(表 10-2)。需要注意的是,具有较低价位的抗体片段(monovalent)可能会比全长抗体有更低的抗原亲和力。一般来说,抗体片段更快的药代动力学更适合半衰期较短的同位素。然而,由于它们在体内被迅速代谢排除,基于抗体片段的放射免疫缀合物通常在肿瘤上摄取率较低,有些抗体片段放射免疫缀合物还显示出了非常高的肾脏积累水平。此外,因为 IgG 的恒定区与恒定区受体之间的相互作用,与抗体的体内行为密切相关,工程改造抗体恒定区也有潜力能提高放射免疫药物的治疗指数。

表 10-2 临床和临床前发展中的抗体片段

片段类型/格式	品牌名称 (通用名称)	靶向抗原	阶 段	适 应 疾 病
Fab/嵌合体	ReoPro(阿昔单抗)	Gpllb/gplla	美国食品药品监督管理局批准	心血管疾病
Fab/ovine	CroFab	蛇毒	美国食品药品监督管理局批准	响尾蛇咬伤 (解毒剂)
Fab/ovine	DigiFab	地高辛	美国食品药品监督管理局批准	地高辛过量
Fab/ovine	Digibind	地高辛	美国食品药品监督管理局批准	地高辛过量
Fab/小鼠	CEA-scan (阿奇托莫单抗)	CEA	美国食品药品监督管理局批准	结直肠癌影像学
Fab/人源化	Lucentis(拉尼比珠单抗;鲁法布)	VEGF	第 3 阶段	黄斑变性
Fab/人源化	Thromboview	D-d 二聚体	第 3 阶段	深静脉血栓成像 冠状动脉旁路
Fab/聚乙二醇化人源化	CDP791	VEGF	第 1 阶段	癌症(抗血管生成)
Fab/聚乙二醇化人源化	CDP870	TNF-α	第 3 阶段	克罗恩病
Fab/双特异性人源化	MDX-H210	Her2/Neu & CD64(γFcR1)	第 2 阶段	乳腺癌
单链 Fv(scFv)/人源化	Pexelizumab	补体 C5	第 2/3 阶段	冠状动脉旁路术

片段类型/格式	品牌名称 （通用名称）	靶向抗原	阶　　段	适 应 疾 病
（ScFv）₄融合链霉亲和素 小鼠	CC49	TAG－72 胰腺癌抗原	第 1 阶段	靶向前放射免疫 胃肠疗法 恶性肿瘤
ScFv 融合 β-lactamase 人源化	SGN－17	P97 抗原	临床前	黑色素瘤 （ADEPT 前药激活）
ScFv fused to PEG 人源化	F5 scFv- PEGImmunoliposome	Her2	临床前	乳腺癌 作为药物靶向
Diabody（V$_H$－V$_L$）₂人 源化	C6.5K-A	Her2/Neu	临床前	卵巢癌和乳腺癌
Diabody（V$_H$－V$_L$）₂人 源化	L19 L19－YIFN	EDB domain of fibronectin	临床前	抗血管生成与动脉 粥样硬化斑块成像
Diabody（V$_H$－V$_L$）₂人 源化	T84.66	CEA	临床前	结直肠癌影像学
微型抗体 （scFv－C$_H$3）₂ 鼠-人嵌合体（微型抗体）	T84.66	CEA	人类成像 试点研究	结直肠癌 影像学治疗前
微型抗体 鼠-人嵌合体（微型抗体）	10H8	Her2	临床前	卵巢癌和乳腺癌
ScFv dimer Fc （ScFv）₂－Fc 鼠-人嵌合体（微型抗体）	T84.66	CEA	临床前	结直肠癌
双特异性单链抗体 （V$_L$－V$_H$－V$_H$－V$_L$）小鼠	r28M	CD28 and MAP	临床前	黑色素瘤（MAP 抗原）
双特异性单链抗体 （V$_L$－V$_H$－V$_H$－V$_L$）未知 来源	BiTE MT103	CD19 and CD3	第 1 阶段	B 细胞肿瘤（非霍奇 金淋巴瘤、急、慢性 淋巴细胞白血病）
双特异性单链抗体 （V$_L$－V$_H$－V$_H$－V$_L$）未知 来源	BiTE	Ep-CAM and CD3	临床前	大肠癌
双特异性串联双抗体 （V$_H$－V$_L$－V$_H$－V$_L$）（小鼠）	Tandab	CD19 & CD3	临床前	B 细胞肿瘤（非霍奇 金淋巴瘤急、慢性淋 巴细胞白血病）
VhH-β-lactamase fusion camelid	Nanobody	CEA	临床前	癌症影像学
Dab/human	Anti-TNFα dAb	TNFα	临床前	类风湿性关节炎和 克罗恩病
VhH/camelid	纳米抗体	TNFα	临床前	类风湿性关节炎和 克罗恩病
VhH/camelid	纳米抗体	Von Willebrand factor	临床前	抗血栓

（三）单克隆抗体缀合物放射免疫疗法在造血细胞移植中的应用

在过去的几十年里,造血干细胞移植(hematopoietic cell transplantation,HCT)显著改善了患有血液恶性肿瘤的患者的长期生存率。然而,这种治疗方法仍然伴随着显著的毒性和复发风险。降低疾病复发风险的一个重要策略是增加预处理方案的强度。研究显示,将全身照射(total body irradiation,TBI)的剂量从 12 Gy 增加到 15.75 Gy,显著降低了急性髓性白血病(acute myeloid leukemia,AML)和慢性髓性白血病(chronic myelogenous leukemia,CML)患者的复发率,但由于毒性增加,这个改变并没有改善患者总体生存率。RIT 可以更精确地将辐射引导到靶细胞,以增加对肿瘤的治疗剂量,同时最大限度地减少放射性对正常组织的损害。与其他一些基于抗体的治疗方法相比,RIT 不需要正常工作的免疫系统来发挥抗肿瘤作用。

1. RIT 增强造血干细胞移植预处理方案

造血干细胞移植(HCT),也称作骨髓移植,是将造血干细胞经静脉输注到患者体内,为骨髓或免疫系统有缺陷的患者重新建立造血功能。造血干细胞移植通常分为两种类型:第一种,同基因造血干细胞移植(同基因移植)使用患者自己的骨髓或外周血干细胞。这种类型的移植主要用于治疗特定的非恶性疾病,如重型贫血。第二种,异基因造血干细胞移植(异基因移植)使用来自配型相符或近似匹配的供体的骨髓或外周血干细胞。这种类型的移植通常用于治疗恶性疾病,如白血病、淋巴瘤等。

造血干细胞移植的挑战:① 免疫排斥反应。异基因骨髓移植可能引发宿主对移植物的免疫排斥反应,导致移植失败。因此,需要进行配型以找到尽可能匹配的供体。② 移植物抗宿主病(graft-versus-host disease,GVHD)。异基因移植后,供体免疫细胞可能攻击宿主组织,导致 GVHD,这是一种严重的并发症,需要治疗和预防。③ 感染。移植后,患者的免疫系统可能受损,容易受到感染的威胁。这可能需要进行预防性的抗生素治疗。④ 移植相关的并发症。包括出血、贫血、呼吸问题等,这些可能与预处理所使用的高剂量的化疗和放疗有关。⑤ 在一些情况下,尤其是在配型相符的供体不易获得时,患者可能无法找到合适的供体,从而限制了移植的可行性。⑥ 患者耐受性和康复。预处理是造血干细胞移植前的一个超高剂量的放化疗过程,会对患者的皮肤及消化道黏膜造成损伤和破坏,也有可能对重要器官造成损伤。患者可能面临身体和心理方面的挑战。

通过使用 RIT 希望可以:① 降低 TBI(全身照射)副作用。RIT 可以更加精确地定位和攻击异常的免疫细胞,从而降低对正常组织的不良影响。② 增强治疗效果。RIT 利用放射性同位素标记的抗体能够识别和结合到白血病或淋巴瘤细胞表面的特定抗原的特性,通过将放射性同位素引入目标细胞,实现局部的放射疗效,从而提高治疗的精准性和有效性。③ 提高骨髓移植的成功率。清除体内的异常免疫细胞和疾病相关的细胞,有助于为移植后的新骨髓提供更好的生存环境。

2. 适合用于 AML 造血干细胞移植 RIT 预处理方案的免疫靶点

目前,已经有很多Ⅰ期和Ⅱ期临床试验研究了 RIT 预处理方案在白血病、淋巴瘤、多发性骨髓瘤以及非恶性疾病治疗中的应用,其对急性髓系白血病(AML)的研究最多。以下将对 RIT 在 AML 的治疗上研究进展进行总结。尽管 AML 在免疫表型上具有高度多样性,可供选择的抗原不缺,但目前在临床实践中,放射免疫疗法的研究主要聚焦于 CD33、CD45 和 CD66 三个靶点。

CD33 是一种单磷酸酯酶,其在正常不同化和成熟的髓系细胞,包括多潜能髓系前体上表达。作为髓系分化抗原,CD33 在绝大多数白血病细胞中显示,且在一些患者的白血病干细胞中也可表达。其抗原密度相对较低,平均每个 AML 细胞约有 10 000 个 CD33 分子,但在不同 AML 的患者之间有超过 2 个数量级的差异。CD33 在抗体结合后会发生内化,这一特性在早期使用[131]I 标记的 CD33 抗体的研究中,导致了严重的脱碘问题。

CD45 是一种细胞表面酪氨酸磷酸酶,调节 T 细胞和 B 细胞的活化和成熟。它在除血小板和红细胞外的所有造血细胞上广泛表达(每个细胞约 200 000 个)。多数血液恶性肿瘤,包括大多数 AML 病例,都表达 CD45。鉴于 CD45 具有相对较高的拷贝数(每个细胞 200 000 个),且在细胞表面相对稳定,在配体结合后没有明显的脱落现象,因此,CD45 被视为 RIT 的理想靶点。

CD66 也称为癌胚抗原(carcinoembryonic antigen),由一组糖蛋白组成,控制着细胞黏附、运动以及免疫细胞调节等关键的细胞功能。与 CD45 类似,CD66 抗原在细胞上相对稳定地显示。CD66 抗原不仅存在于上皮细胞和内皮细胞上,还存在于某些血液细胞上,尤其是晚期髓母细胞或早期原粒细胞阶段的髓系细胞。然而,在 AML 细胞上,其表达只偶尔出现。因此,截至目前,使用识别多个 CD66 抗原的抗体进行的 AML 的 CD66 定向 RIT,主要依赖于旁观者效应来实现抗肿瘤效力。

临床前研究表明,其他与 AML 细胞相关的抗原可能对 RIT 亦具有价值,比如白细胞介素-3(IL-3)受体 α 链(即 CD123)。与 CD45 和 CD33 相比,CD123 在正常细胞的子集上显示较少,而在 AML 细胞(45%～95% 的病例)上广泛表达。这种相对于正常造血干/前体细胞,白血病干/前体细胞上 CD123 的过表达使 CD123 成为治疗急性白血病的极具吸引力的靶点。然而与 CD33 类似,CD123 在白血病细胞上的表达密度较低。

3. β 粒子核素 CD45 RIT 的临床经验

在美国西雅图、美国纪念斯隆-凯特琳癌症中心(Memorial Sloan-Kettering Cancer Center)和德国乌尔姆,相关研究人员分别开展了 I 期及 II 期临床试验,研究了[131]I 标记的抗 CD45 抗体、[131]I 或 [90]Y 标记的抗 CD33 抗体和 [188]Re 或 [90]Y 标记的抗 CD66 抗体对 AML 的治疗作用。已有多篇文献对这些临床试验的结果进行了总结。其中,[131]I 标记的抗 CD45 抗体,即 BC8,已经进行了 III 期临床研究。在此,我们以[131]I 标记的 BC8(^{131}I-BC8)为例,讨论 β 核素 RIT 在增强 HCT 预处理方案中的实际应用经验。

首个关于[131]I-BC8 的 I 期临床试验在 34 名患有难治性急性髓性白血病(AML)、急性淋巴细胞白血病(ALL)或骨髓增生异常综合征(myelodysplastic syndromes,MDS)患者体内研究了[131]I-BC8 的生物分布,并确认[131]I-BC8 与标准的 12 Gy 全身辐射(TBI)+120 mg/kg 环磷酰胺(CY)处理方案结合的安全性。试验结果显示,84% 的患者的骨髓和脾脏(造血细胞和白细胞集中分布的器官)接受的辐射剂量高于其他正常器官。尽管肝脏是接受最高辐射剂量的正常器官,但[131]I-BC8 剂量限制毒性是黏膜炎。在本次临床试验中,[131]I-BC8 提供的平均红骨髓剂量为 24 Gy,总的白血病无病生存率(leukemia-free survival,LFS)为 29%。

美国西雅图的相关研究人员又通过了 2 个 II 期临床试验,分别研究了[131]I-BC8 与白舒非(BU)和 CY 结合的安全性和有效性,以及[131]I-BC8 与标准的非骨髓清除式预处理方案(即 2 Gy TBI+氟达拉滨)结合时的最大耐受剂量。在前一个 II 期临床试验中,88% 的患者的骨髓和脾脏接受的辐射剂量高于其他正常器官。有 56 名患者接受了 102～298 mCi 的[131]I-BC8,其骨髓和脾脏接受的平均剂量为 11.3 Gy 和 29.7 Gy。预计这些患者的 3 年非复发死亡率为 21%,LFS 为 61%。这项研究中患者的死亡率,在调整过年龄和细胞遗传学风险差异之后仅为国际骨髓移植登记处所记录的仅使用 BU/CY 方案的类似的 AML 患者的死亡率的 65%。

在后一个 II 期临床试验中,共有 58 名 50 岁以上的 AML 或 MDS 患者在异基因移植前接受了

^{131}I-BC8 联合 2 Gy TBI 和氟达拉滨结合的预处理。其中,86%的患者在预处理前的骨髓检查中显示有超过 5%的白血病细胞。该治疗方案使这 58 名患者均得到完全缓解。^{131}I-BC8 在肝脏中的最大耐受剂量为 24 Gy。在移植后的 100 d 内,7 名患者(占比 12%)因非复发原因死亡,预测患者 1 年内复发的概率和 1 年生存率均为 40%。这些结果表明,利用 ^{131}I 标记的 CD45 单抗可以安全地与非清髓式预处理方案结合使用,提高高龄、高风险的 AML 或 MDS 患者的生存概率。

基于这些数据,Actinium Pharmaceuticals 公司开展了一项名为 SIERRA(NCT02665065)的Ⅲ期多中心、随机、对照研究,作为第一个测试 RIT 在 AML 中应用的随机试验,SIERRA 是 RIT 肿瘤治疗临床应用方面的一个重要里程碑。SIERRA 旨在比较包含 Iomab-B(^{131}I-BC8)RIT 的预处理方案与医师选择的常规护理方法结合之后在年龄较大、复发/难治性 AML 患者中的疗效。在此研究中,患者被随机分配至两组:一组接受 ^{131}I-BC8 联合 2 Gy TBI 和氟达拉滨预处理,再进行 HCT(^{131}I-BC8 组);另一组接受传统的预处理方案和 HCT(传统组)。在传统组中,未达到完全缓解的患者可以选择转入 ^{131}I-BC8 组,然后进行 HCT。^{131}I-BC8 组的患者所接受的剂量中位数为 664.4 mCi,而由传统组转入 ^{131}I-BC8 组的患者,其接受的剂量的中位数为 613.3 mCi。两组患者在接受治疗期间,其骨髓所受到的辐射剂量均为 16 Gy。所有接受 ^{131}I-BC8 治疗的患者(66 人)均进行了 HCT,而在传统组中,只有 14 人(占比 18.2%)接受了 HCT。接受 ^{131}I-BC8 预处理后并进行 HCT 的患者,其中位总生存期为 6.4 个月,而传统组中未转组的患者,其中位总生存期为 3.2 个月。从传统组转到 ^{131}I-BC8 组接受治疗的患者,其中位总生存期为 7.1 个月。接受 ^{131}I-BC8 和 HCT 并实现长期完全缓解的患者在 1 年和 2 年的总生存率分别为 92%和 60%。总体而言,^{131}I-BC8 联合 2 Gy TBI 和氟达拉滨预处理方案安全性高,这一创新疗法为传统意义上被认为不适合接受 HCT 的患者提供了通过 HCT 达到痊愈的可能性。

4. 阿尔法核素药 AML RIT 的临床研究

与 β 核素相比,使用 α 核素进行癌症治疗具有两个明显的优势。首先,α 核素在人体组织中的较短距离辐射仅几个细胞直径(<0.1 mm),这一特性使其可选择性杀死癌细胞,同时保护周围的健康组织免受损害。其次,α 核素所释放的 MeV 级别的高能量及其相关的高传能线密度,通过使 DNA 双链和 DNA 簇断裂,实现高效的细胞杀伤作用,这在很大程度上与细胞周期和氧合状态无关。因此,α 辐射可以杀死对 β 或 γ 辐射或化疗药物治疗表现出抗性的细胞,可以为那些对其他疗法有抗性的患者提供新的治疗选择。只有少数 α 发射放射性核素适用于靶向 α 治疗的临床应用,除了 FDA已批准的 α 放疗药物 ^{223}RaCl$_2$(Xofigo)外,目前,多数临床经验都是使用 ^{225}Ac($T_{1/2}$=9.9 d)及其短寿命子体核素 ^{213}Bi($T_{1/2}$=46 min)。

抗 CD33 单抗、M195(鼠源)和 HuM195(人源)与 SCN-CHX-A-DTPA 的缀合物,已经被用于针对非移植性 AML 的 ^{213}Bi RIT 的临床研究中。尽管 ^{213}Bi 的半衰期只有大约 46 min,但美国 Memorial Sloan-Kettering Cancer Center 的研究人员依然成功地进行了早期的临床试验。在一项 Ⅰ期剂量递增试验中,18 位复发和难治性 AML 或 CML 患者接受了 10.36~37.0 MBq/kg ^{213}Bi RIT 治疗。与使用抗 CD33 单抗的 β-RIT 一样,^{213}Bi 标记的 HuM195,即 ^{213}Bi-lintuzumab,在白血病细胞富集的组织(如骨髓、肝脏、脾脏)中被集中吸收。由于 α 辐射对全身正常组织的辐射有所降低,且对目标细胞的辐射剂量明显增大,相较于对应的 β 核素 RIT,^{213}Bi 标记的 HuM195 在骨髓、肝脏和脾脏中的吸收剂量与全身的比例高达 1 000。尽管在 15 位患有外周血中有白血病细胞的患者中,有 14 位在接受 ^{213}Bi 标记的 HuM195 治疗后外周血白细胞数量降低,但在这项临床试验中并没有患者达到完全缓解。Jurcic 等对此提出的解释如下：① 根据这些患者所接受的 ^{213}Bi 标记的 HuM195 的比活度，平均约每 2 700 个 HuM195 分子中只有 1 个分子携带放射标记，因此几乎不可能实现每个白血病细胞结合 1 个或 2 个 ^{213}Bi 原子；② 由于抗体的特异性，不表达 CD33 的白血病祖细胞（leukemic progenitor）不会被 ^{213}Bi 标记的 HuM195 靶向杀死。

鉴于 α 辐射在组织内极短的传播距离和高传能线密度，其适合用于彻底清除微小的残留癌细胞（minimal residue diseases，MRD）。美国 Memorial Sloan-Kettering Cancer Center 的研究人员设计并开展了另一个 Ⅰ/Ⅱ 期临床试验，以确定 ^{213}Bi 标记的 HuM195 在患者接受化疗治疗（如阿糖胞苷，cytarabine 治疗）后的最大耐受剂量。这些临床试验的过程和数据已经在文献中发表，此处不做详细讨论。这些围绕 ^{213}Bi 的临床经验为 α-RIT 在非移植性 AML 的治疗和清除 MRD 方面的可行性提供了有力支撑。然而，由于 ^{213}Bi 半衰期较短和 ^{225}Ac/^{213}Bi 发生器成本高昂，^{213}Bi 标记的 HuM195 的广泛使用受到了一定的限制。为了克服这一点，美国 Memorial Sloan-Kettering Cancer Center 的研究人员已经开发出了与 ^{225}Ac 结合的第二代 lintuzumab 放射免疫药物，即 ^{225}Ac 标记的 HuM195，又称 Actimab-A。^{225}Ac 的半衰期约 10 d，因其衰变过程中连续产生 4 个释放 α 辐射的 α 核素，被称作纳米发生器。有研究认为，^{225}Ac 标记的单抗比 ^{213}Bi 标记的对应物的细胞毒性高 1 000～10 000 倍。在一项 Ⅰ 期剂量递增试验中，共有 18 位复发和难治性 AML 患者接受了 18.5～148 kBq/kg 的 ^{225}Ac 标记的 HuM195 治疗。试验结果显示，其中 10 位接受了 37 kBq/kg 或以上剂量的患者在治疗后完全消除了外周血中的白血病细胞，并将 3 位分别接受了 37 kBq/kg、111 kBq/kg 和 148 kBq/kg 的患者的骨髓白血病细胞数量降至小于等于 5%。随后开展的一项 Ⅰ/Ⅱ 期临床试验，美国 Memorial Sloan-Kettering Cancer Center 的研究人员测试了 ^{225}Ac 标记的 HuM195 在被认为不适合标准诱导化疗的老年 AML 患者群体中，与低剂量阿糖胞苷联合应用的效果。参与这项临床试验的 40 名患者的年龄在 60～87 岁之间，中位数年龄为 75 岁。其中，接受了 74 kBq/kg 剂量治疗的 13 名患者的反应率为 69%。然而，多位患者出现了严重且持续的血小板减少症和中性粒细胞减少症。这一副作用导致部分试验者因感染而死亡，因此，为确保患者安全，RIT 剂量必须降至 1.5 kBq/kg 以进行进一步评估。但是，在这个较低剂量下获得客观反应的患者只有 22%。尽管这项研究显示在没有造血干细胞支持的情况下，^{225}Ac 标记的 HuM195 的治疗指数（therapeutic index）可能偏低，但它与其他药物一起作为非移植性 AML 治疗策略的潜力仍在被继续测试。^{225}Ac 标记的 HuM195 的临床试验结果也凸显了增强 α-RIT 的靶向特异性对降低其毒副作用的重要性。

目前，位于美国西雅图的弗雷德·哈钦森癌症中心和华盛顿大学的研究人员，正在积极推进三项以 ^{211}At 标记的抗 CD45 小鼠单抗 BC8（^{211}At - BC8 - B10）为对象的早期临床试验。后续章节将以 ^{211}At - BC8 - B10 为例，介绍一个新的 α-RIT 试剂由预临床研究进展到临床研究所需经历的过程。

二、砹-211 临床应用研究

美国西雅图的弗雷德·哈钦森癌症中心和华盛顿大学在治疗血液疾病领域有着长期的合作。早在 20 世纪 90 年代末，他们就开展了关于碘-131 标记的单抗 RIT 在血液疾病中的应用研究。之后，又在同样的应用场景中评价了钇-90、铋-213 等核素，2017 年，其决定在临床试验中评价砹-211 的 RIT。作为全球开展 α 核素药临床评价工作最早且最为成功的机构之一，弗雷德·哈钦森癌症中心和华盛顿大学合作的主要优势在于其具有非常丰富的核素药治疗临床经验，尤其在治疗血液疾病领域，在开展 α 核素药治疗之前，针对利用 β 核素药已经建立了完整的临床开发、应用和评价体系，并且有非常扎实的临床剂量学基础。此外,华盛顿大学在核素药标记开发和优化、预临床安全性评价、规模化生产和质量控制,以及供应临床需求等方面已有多年的积累。

亟待解决的临床需求是核素药临床转化的最初动力。首先,对于临床医学专家来说,能够给患者带来安全的、有效的治疗是最重要的,所以临床专家所关注的往往是目前标准疗法无法有效治疗的适应证和临床应用场景。如果某个临床前的核素药所对应的适应证在临床上已经有较好的方法可以治疗和缓解,那这一类的核素药进入临床的难度就会呈指数增大。其次,核素药临床转化中所面临的最大挑战就是如何可控地、大规模地生产核素药。众所周知,即使在非放射性的药物生产中,实验室级别的生产和临床级别的大规模生产都有巨大的差异,而生产难度往往随规模增大成倍上升。同时,生产过程需要符合良好生产规范(good manufacturing practice,GMP)级别生产的要求和规范。放射性药物的生产又涉及辐射防护,更是增加了一层难度。再次,有了临床需求和大规模生产的能力,如何将所有预临床数据整合组织成一个完整的临床申请书也非常关键的。例如,砹-211没有稳定同位素,那么就需要用非放射性的碘来作非放射性标准(reference standard)。再比如,临床试验申请需要有相对完善的临床试验操作手册。如何选择患者,设计剂量、观测患者生命指标、设计结束点(end point)、设计控制组,且最终处理临床数据,均需要临床专家对核素药,尤其是 α 核素药有深入的研究和理解。除此之外,供应场景和供应链也是非常重要的。对于不同半衰期的核素药,有效期不同且接受准则(acceptance criteria)不同,如何保证患者和药物转移顺利实施,如何保证辐射安全也是有一定挑战性的。以下将阐述一个成功案例的整个实施过程。

（一）^{211}At 的衰变性质及潜在优势

与 ^{210}At 相比,^{211}At 不会衰变产生剧毒的 ^{210}Po。^{211}At 的衰变过程遵循分支衰变方案,一个分支通过发射 α 粒子产生 ^{207}Bi（$T_{1/2}=33.9\,a$）,然后 ^{207}Bi 通过电子捕获衰变为 ^{207}Pb;另一个分支通过电子俘获衰变产生半衰期为 0.516 s 的 ^{211}Po,后又通过发射 α 粒子衰变为稳定的 ^{207}Pb。这些衰变途径使得每一个 ^{211}At 衰变过程都释放出一个 α 粒子,并且不产生释放 α 粒子的衰变产物。自 20 世纪 50 年代以来,^{211}At 一直被认为是在各种恶性肿瘤的靶向 α 治疗(TAT)中最有前途的 α 核素之一。

跟其他 α 核素相比,^{211}At 更容易制备,所以在未来有可能以较低的成本在核医学领域被广泛使用。生产 ^{211}At 不需要使用昂贵的同位素富集材料,因为铋金属的自然丰度为 100%。虽然 ^{211}At 7.21 h 的短半衰期很大程度地限制了 ^{211}At 从产地到实际使用场所的距离,但是已经有了商业化的生产 ^{211}At 所需的 α 粒子加速器,且建设成本较低。

^{211}At 首次使用在人活体治疗中是在 1954 年,目的是评估其在治疗甲状腺疾病方面的潜力。1990 年研究人员报道了一个使用 ^{211}At 进行舌癌治疗的例子,在一位患者动脉内使用 ^{211}At 标记的人血清白蛋白微球作为无法手术的舌癌患者的挽救治疗措施。近期研究人员进行了两项临床试验来评估 ^{211}At 标记的单抗在治疗非血液系统恶性肿瘤方面的效果。在杜克大学进行的一项临床试验中,在 18 例复发性恶性脑肿瘤患者中将 ^{211}At 标记的抗 tenascin 单抗 81C6 局部注入手术切除腔中。在瑞典哥德堡大学进行的另一项临床试验中,将 ^{211}At 标记的 MX35 F(ab')₂ 靶向钠依赖性磷酸盐转运蛋白 2b,通过腹膜导管给药于 9 例卵巢癌患者。

（二）生物分布和稳定性

1. 优化标记试剂

通过对 ^{131}I 和 ^{90}Y 标记的 BC8 的研究,位于美国西雅图的华盛顿大学和弗雷德·哈钦森癌症中心的研究人员已经积累了大量关于 CD45 抗原和 BC8 抗体的临床经验。在开发 ^{211}At 标记的 BC8

药物时,如何建立一个在体内高度稳定且容易获得高标记产率的[211]At BC8 缀合物是一个至关重要的问题。为了解决体内脱砹的问题,不同单位的多位研究人员开发了通过芳香基来稳定[211]At 且含有能够与蛋白质发生缩合标记的试剂。N-羟基琥珀酰亚胺基间-[[211]At]苯甲酸酯是代表性的标记试剂之一,其当时已在治疗恶性脑肿瘤的临床试验中标记 mAb(图 10-3)。

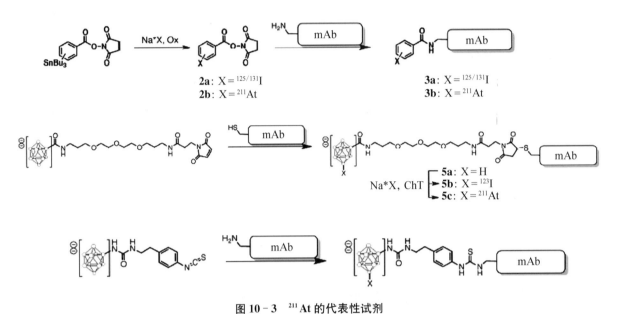

图 10-3 [211]At 的代表性试剂

用 N-羟基琥珀酰亚胺基间-[[211]At]苯甲酸酯来标记单抗的一个缺点是这个反应需要分两步进行:第一步产生 N-羟基琥珀酰亚胺基间-[[211]At]苯甲酸酯;第二步将 N-羟基琥珀酰亚胺基间-[[211]At]苯甲酸酯与单抗连接在一起。这是因为 N-羟基琥珀酰亚胺基间-[[211]At]苯甲酸酯的制备,需要在会导致单抗失去与抗原结合亲和力的有机溶剂中进行。此外,有相关的动物实验数据表明,[211]At 标记的苯甲酸酯在完整的单抗上可以相对稳定地抵抗体内的去砹作用,但与代谢更快的单抗 Fab′片段或较小的生物分子如生物素衍生物结合时会变得相当不稳定。为了优化标记过程并进一步提高其体内稳定性,研究人员评估了一系列包含硼笼烷结构的[211]At 标记试剂。

选择研究包含硼笼烷结构的物质作为[211]At 标记试剂的想法源自硼原子与其他卤素之间的共价键键能远高于碳原子和相对应的卤素间的共价键键能。因为[211]At 与芳基碳的共价键比与烷基碳的共价键更加稳定,所以具有芳香性的硼笼烷结构的物质成为最具吸引力的构建新的[211]At 标记试剂的选择。在一项预临床试验中,两种分别基于苯甲酸酯和闭合式十硼烷的[211]At 标记方法,在雌性 BALB/c 小鼠上进行了直接对比。

基于苯甲酸酯的标记方法,使用 N-羟基琥珀酰亚胺基间-[[211]At]苯甲酸酯和 N-羟基琥珀酰亚胺基间-[^{125}I]苯甲酸酯,并通过后续的缩合反应获得[211]At 和[125]I 标记的 30F11 和 CA12.10C12。另一种标记方法是先将马来酰亚胺基-闭式-硼笼烷衍试剂与单克隆抗体上的巯基结合,然后使用 Na[[211]At]At 或 Na[^{125}I]I 和氯胺-T(Chloramine-T)直接标记单克隆抗体缀合物。该方法直接在室温下,水溶液中进行,并在不到 1 min 的反应时间里提供了 65% 以上的产率。

利用两种不同的标记方法标记的大鼠抗小鼠 CD45 单克隆抗体(30F11)和无关的单克隆抗体(CA12.10C12),在小鼠体内组织中的分布情况显示出了两种标记方法在小鼠体内稳定性上的差别。此外,研究人员还对这 2 个单克隆抗体进行了[125]I 标记。在[211]At 和[125]I 标记的单抗同时注射到小鼠体内之后,^{211}At 和 ^{125}I 的体内浓度比也被用来评价两种标记的稳定性。如果 ^{211}At 和 ^{125}I 的标记都是稳定的,那么由于所用的抗体相同,^{211}At 和 ^{125}I 的生物分布应该高度一致(浓度比接近 1)。直接向小鼠体内注射 Na[^{211}At]At 或 Na[^{125}I]I 的实验结果显示,砹离子(At$^-$)在体内会分布至甲状腺、肺和胃,而从抗体上脱落的 ^{211}At 标记很可能会以 -1 价砹离子的形式存于小鼠体内,从而导致在这些器官中 ^{211}At 的活性远高于 ^{125}I 标记的同一个抗体。值得注意的是,自由的碘离子并不会分布到肺和胃中,这是砹离子和碘离子的一个重要区别。

体内分布实验显示,与闭式-硼笼烷(2 -)结合的 30F11,获得了更好的 ^{125}I 和 ^{211}At 的靶向效果。作为参照组的没有 CD45 亲和性的单抗 CA12.10C12,通过任一方法标记上 ^{125}I 或 ^{211}At 的结构都在脾脏中显示出极低的吸收水平。在肺、颈部和胃中 ^{125}I 和 ^{211}At 的浓度差异表明,间位-[^{211}At]苯甲酰标记的单抗在小鼠体内发生了脱砹过程,而 ^{211}At 标记的闭式-硼笼烷单抗在小鼠体内具有较高的稳定性。闭式-硼笼烷(2 -)标记试剂的发现,为研究人员继续研究 ^{211}At 标记的单抗在造血细胞移植中的应用奠定了基础。

2. 优化缀合方法

在一个针对狗的剂量递增研究中,美国西雅图的相关研究人员意外地观察到了严重的肾毒性。这项研究使用了闭式-硼笼烷(2 -)缀合的狗的抗 CD45 单抗 CA12.10C12（CA12.10C12 - mal - B10）,其是通过马来酰亚胺与单抗的硫醇基进行缩合反应获得的。尽管这个单抗缀合物保持了完好的与抗原的亲和性,但在被注射了 ^{211}At 标记的 CA12.10C12 - mal - B10 的狗的肾脏中显示了非常高的放射性浓度。由于已知放射性标记的蛋白质片段可以被肾脏吸收,而利用硫醇基的缀合方法可能会产生单抗碎片,因此研究人员开展了一系列优化单抗的缀合方法的工作。

通过 I - 123 直接标记的 CA12.10C12-DTPA 和 CA12.10C12 - mal - B10 在狗体内的生物分布对比,研究人员关于反射性标记的单抗碎片导致了高于预期的肾脏吸收的猜想得到了支持。尽管有文献表明使用低浓度的还原剂 DTT 或 TCEP 可以实现有选择性地还原单抗边缘结构处的二硫键,从而为马来酰胺定点标记提供标记位点,但是这项实验表明这种选择性的还原也会在一定程度上还原单抗分子中轻链和重链之间链接的二硫键。选择性地还原边缘结构的二硫键非常重要,因为边缘结构中有多个二硫键,还原其中一个并不会对结构产生大的影响,但是还原链接 2 个链端的二硫键会产生单抗碎片,而这一类的单抗碎片倾向于在肾脏中富集并且产生肾毒性。

2012 年,Wilbur 博士及其团队重新设计了使用活性酯标记氨基方法的硼烷分子（B10 - NCS）。在非还原条件下的凝胶电泳实验中,在利用活性酯标记的分子中并没有观测到任何单抗碎片,但是在利用马来酰胺标记硫醇的分子中却观测到了蛋白碎片,这表明链间的二硫键已经被破坏。进一步的多项试验表明,这种选择活性酯的随机标记方法并不会对蛋白的结构和亲和力有显著影响。针对狗利用碘-125 和砹-211 双标签方法进行生物分布实验,比较两种核素的生物分布情况,确认了其在狗体内的稳定性。生物分布实验同时表明,新的缀合方法的肾脏放射性浓度远低于马来酰胺标记方法的,且效果优于 DTPA 标记。

这项实验体现了单抗缀合方法对生物分布的重要影响,而异硫氰酸酯与赖氨酸 ε -氨基基团缀合的方法可以有效避免放射性蛋白质片段的产生,从而降低肾脏吸收减轻肾脏毒性。因为 α 核素的细胞毒性非常强,所以即使很小量的降低也可以较大程度地降低正常器官的毒性。

3. 预临床安全性和有效性评估

在准备申请核素药进入临床试验之前,预临床的安全性和有效性评估是非常关键的。对于造血干细胞移植之前的清髓过程来说,α核素药相较于β更有优势。对于核素药来说,生物分布数据可以有效地指导器官的辐射剂量计算,而预临床试验能够有效地检测药物可能产生的造血系统抑制毒性和其他相关毒性。以下将介绍几种预临床安全性和有效性的评估方法。

(1) ^{211}At 和 ^{213}Bi 的比较

在最初尝试使用α核素的一系列的实验中,铋-213标记的CD45靶向单抗在狗的动物模型中显示出了替代全身辐射,实现造血干细胞成功移植的潜力。然而,铋-213的半衰期只有45.59 min,需要通过 Ac-225/Bi-213 发生器获得,而在当时 Ac-225/Bi-213 发生器的价格昂贵且其产量不足以支持临床试验。研究人员通过动物实验比较了砹-211和铋-213标记的CD45靶向单抗的安全性和有效性。在对比过程中,研究人员使用了小鼠和小鼠抗CD45单抗30F11。因为所使用的单抗分子是相同的,砹-211和铋-213表现出了类似的生物分布。根据生物分布数据,研究人员计算出了各个器官所接受的辐射剂量。虽然两者的生物分布相同,但是砹-211标记的30F11对造血系统的估算辐射剂量远高于铋-213标记的30F11。这在很大程度上取决于砹-211比铋-213有更长的半衰期,有足够的时间给造血干细胞积累辐射剂量。根据研究人员的计算,500 μCi 的铋-213能够释放的辐射剂量大致与50 μCi砹-211相同。

在这项研究中,接受最高剂量(50 μCi) ^{213}Bi-30F11 的小鼠出现了严重的肝毒性。接受较低剂量 ^{213}Bi-30F11 或任何剂量的 ^{211}At-30F11 的小鼠均没有出现肝毒性。较高的肝脏吸收可能是由于肝脏中富含表达 CD45 抗原的造血细胞和库普弗(Kupffer)细胞。此外,由于肝脏是代谢免疫球蛋的主要器官,即使在肝细胞上不表达 CD45,也会导致放射性标记的 mAb 停留在肝脏,从而造成非特异性的辐射。类似地,在另一个利用狗的动物模型的实验中,接受最高剂量 8.8 mCi/kg ^{211}Bi 标记的抗 CD45 mAb 的狗也表现出转氨酶显著升高和肝功能衰竭的现象,出现了由于放射免疫治疗而导致的腹水。

这项研究中的一个关键的问题是标记有α核素的CD45单抗是否能够在不对其他组织产生严重毒性的前提下提供骨髓消融剂量。与 ^{211}Bi 相比,在相同注射量的放射性活性下, ^{211}At 在骨髓抑制方面更为有效,并且没有显著的非血液学毒性。由于华盛顿大学能够用较低的成本生产足够支持临床试验的 ^{211}At,且 ^{211}At 在这项研究中显示出了比 ^{213}Bi 更高的安全性和有效性,所以研究人员对 ^{211}At 标记的抗 CD45 单抗在狗的动物模型中进行了进一步的研究。

(2) CD45 单抗蛋白剂量和微观剂量学

核素药对肿瘤组织的杀伤原理为:通过靶向分子将核素运送到肿瘤组织,核素在肿瘤组织中的累积衰变可以向肿瘤组织释放辐射剂量,从而达到杀死肿瘤组织的效果。由于放射性元素的性质,有放射性标记的单抗浓度是非常低的。例如,假设一个患者的砹-211核素药的活度剂量是 10 mCi,那么转化成的核素药浓度就是 23 pmol。假设一个单抗分子的相对分子质量是 150 kDa,那么一个患者的 RIT 剂量就只有 4 μg 左右。在核素标记过程中,因为分离纯化过程无法将含有放射性核素的单抗分子从未标记的单抗分子中分离出来,所以给患者注射的是两者的混合物,而未标记的单抗分子会跟放射标记的单抗分子竞争有限的抗原,因此注射的核素药的比活度就有可能会对其最终的生物分布和辐射剂量产生一定的影响。

对核素药的辐射剂量学研究采用了很多体外放射治疗的辐射剂量学研究作为基础。例如,体外放射治疗认为如果人体的肾脏接受超过 23 Gy 的辐射剂量,就会产生显著的肾脏毒性。参照这一标准,在进行核素药辐射剂量学计算时,如果肾脏是剂量限制器官,那么核素药对肾脏产生的辐射剂量不应该超过 23 Gy,这也可作为核素药治疗窗口和肿瘤辐射剂量估算的基础。然而,体外放射治疗的标准是建立在整个肾脏均一地接受 23 Gy 辐射剂量的基础上的。对于核素药来说,就算肾脏的累积辐射剂量达到了 23 Gy,绝大多数情况下,这种辐射剂量一定不是均一的。因此,研究核素药物在器官内的分布就非常重要。尤其是 α 核素药,因为 α 粒子在体内传播的距离非常短,对器官内的亚结构释放的辐射剂量尤其不均匀。阿尔法成像技术可以在体外提供组织内的核素分布信息和数据。α 成像的基本原理就是利用核素衰变释放的 α 粒子和荧光成像板之间的反应产生的光学信号,获得 α 核素在组织间的分布情况。具体做法为:给动物模型注射 α 核素药之后,在固定的时间点摘取器官组织,冷冻切片。取多个连续切片,将组织切片和阿尔法相机曝光板贴合,通过读取曝光板上的荧光信号,即可获得 α 核素在组织切片中的分布情况。之后,可以对组织切片进行染色,通过不同的染色获取生物组化信息。最终,通过将阿尔法相机的成像和组织染色成像重叠,即可获得详细的组织内核素生物分布情况,进一步计算出微观辐射剂量。

我们在狗的动物模型上评价了两种单抗剂量:0.75 mg/kg 和 1.00 mg/kg。这项试验主要是针对淋巴瘤的实验,但是因为都涉及骨髓移植,所以在此作为案例。流式细胞数据表明两种单抗剂量都可以使外周血中的淋巴细胞和骨髓中的 CD45 抗原饱和,但在淋巴结组织中有很多 CD45 良好的细胞没有结合到单抗。而从两种不同的阿尔法成像方法[α 相机和电离辐射量子成像探测器(iQID)相机]中,可以看出尽管淋巴结中的 CD45 抗原没有饱和,但每一个时间点所采取的样本里都不均匀地分布着[211]At,尤其是在 T 淋巴细胞富集的区域。这种器官内放射性不均匀的分布强调了微观计量学的重要性。因此得出,两种单抗剂量在效果上并没有显著的差异,所以较低单抗剂量(0.75 mg/kg)就足够了。

两种单抗剂量在血液学毒性或肝肾功能方面没有明显差异,并且在给药[211]AtRIT 活性水平上没有观察到趋势。给予较低单抗剂量(0.75 mg/kg)后未见严重毒性。主要不良事件发生在 1 只受试实验狗在接受较高单抗剂量(1.00 mg/kg,14.6 MBq [211]At/kg)和 HCT 后。这只狗的肝脏的临床表现和组织学特征与之前报道的 2 只未移植的狗的肝脏非常相似,这些狗接受了[211]At-anti-CD45 放射免疫治疗,剂量为 0.50 mg 单抗/kg。在增加辐射剂量的研究中,在接受超过 15.0 MBq/kg 剂量的狗中观察到临床相关性的肝脏畸变。另外 8 只狗在接受了 7.5～23.1 MBq/kg 剂量的[211]AtRIT(0.50 mg 单抗/kg)后接受了狗白细胞抗原相同的骨髓移植,没有任何明显的肝衰竭病例。这种耐受差异产生的机制尚未完全明确。

据估计,每 166 MBq [211]At 的平均血液吸收剂量为 3.1 Gy,与标准的 2～3 Gy 全身外照射剂量水平相当。然而,当考虑辐射体的相对生物学效应时,这种吸收剂量水平在[211]AtRIT 中显著升高,通常假定在 3～5 Gy 之间。利用传统的全组织剂量学方法计算的骨髓和淋巴结的吸收剂量与血液的吸收剂量相当,但对淋巴结的吸收剂量估算是基于有限的时间点的。

阿尔法成像显示淋巴结内的剂量率有很大的变化,但热区(富集[211]At RIT 的区域)和富含淋巴细胞的区域之间的一致性是[211]At RIT 较高靶向性的有力证据。此外,在这些高活性区域,在早期时间点观察到了明显较高的剂量率。因此,如果每个淋巴结的特征时间进展是 3.4 Gy/166 MBq,那么富淋巴细胞靶区的总吸收剂量可能比从平均活度计算得出的 3.4 Gy/166 MBq 高出 2 倍。免疫组织化学染色切片中观察到的广泛的细胞死亡指征支持初步的剂量估计,但更准确的剂量测定需要额外的时间点。正在进行的[211]At 犬放射免疫治疗研究可进一步扩展剂量学分析。

在流式细胞术数据和体内活性谱之间也观察到了一致性。骨髓中大量的[211]At 放射性与流式分析显示的广泛靶点相匹配。同样,淋巴结内的异质性放射性分布与流动分析显示的较低的总体靶点相对应。有数据表明,CA12.10c12 单抗可以靶向 T 淋巴细胞和 B 淋巴细胞表达的所有 CD45 亚型,但 α-图像一致显示,在所有研究时间点,含有 B 淋巴细胞的卵泡中都没有²¹¹At。可能是因为 T 细胞相关亚型(180～220 kDa)比 B 细胞亚型(205～220 kDa)更丰富或更容易获得。

在定位和微剂量测量中,使用 2 个 α 成像系统对²¹¹At 进行高分辨率的离体评估:α 相机和电离辐射量子成像探测器(iQID)相机。将腋窝淋巴结和骨髓芯的冷冻切片(10～12 mm)放置在闪烁胶片上,并进行成像。使用连续切片进行苏木精-伊红染色(H&E)和器官内成像,比较²¹¹At 分布。

通过连续的 H&E 染色冷冻切片(图 10-4 和图 10-5),使用 α 相机和 iQID 相机获得的图像显示,在所有时间点淋巴结中的²¹¹At 分布不均,主要定位于皮层旁富含 T 淋巴细胞的区域。皮层表层的淋巴结髓质和滤泡具有较低的放射性。定量图像分析显示,高活性淋巴结区域的活性浓度可能是低活性区域的 8～65 倍。除了骨基质没有表现出可量化的活性摄取外,骨髓样本在 2 个时间点显示出更均匀的摄取谱,在含有造血细胞的所有区域都具有高水平的²¹¹At 活性。

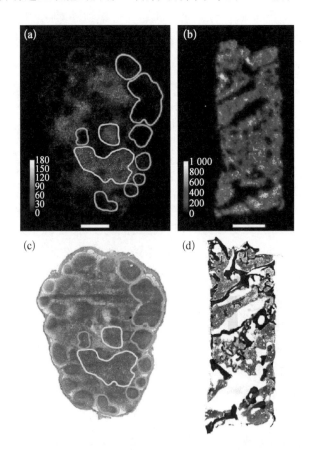

图 10-4　使用 iQID 相机成像的冷冻切片组织样本(a、b)和相应的 H-E 染色切片(c、d)中²¹¹At 的分布(Frost S H, Miller B W, Bäck T A,2015)

注:(a)和(c)显示 H638 犬的淋巴结切片,每隔 19 h 活检;(b)和(d)为 H632 犬骨髓核心切片,活检 2 h 后。与 α-图像叠加,轮廓区域与低活性区和高活性区吻合良好。水平刻度条表示 1 mm,颜色条表示²¹¹At 活性(μBq)。

图 10-5 呈现了 H638 和 H689 犬的三维小规模剂量学淋巴结数据。在所有病例(3 例)中均观察到高度不均匀的剂量率分布[图 10-5(A)、(C)、(D)],小的放射性聚集区域(80～180 mGy/h)分

散在较低剂量率水平(0～20 mGy/h)的大部分器官组织中。与犬 H638 的 H&E 染色切片比较(图 10-5B),显示高剂量率区域和淋巴结内淋巴细胞丰富的区域重合。

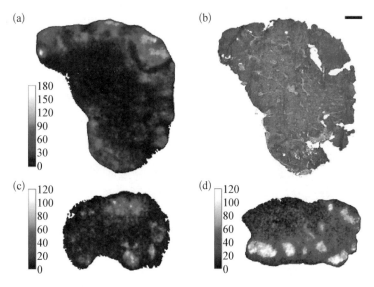

图 10-5　使用 α-相机成像的 3D 剂量学得到的剂量率图像

注:(a) 犬 H638 注射 4 h 后活检时的剂量率分布;(b) 相应的 H&E 染色切片;(c 和 d) 犬 H689 注射 2 h 和 19 h 后的剂量率分布。色条表示剂量率,单位为 mGy/h;比例尺(右上角)表示 1 mm。

以上工作优化了[211]At RIT 的蛋白剂量,并且利用阿尔法成像和组织染色探究了核素药在组织内的不均一分布对辐射剂量的影响,为[211]At RIT 向临床转化提供了强有力的支持。

(3) 剂量提升和安全性评价

预临床的剂量提升实验和毒理探究实验可以为核素药的临床转化提供安全性方面的数据,并且能够指导临床转化过程中剂量的选择和方案的设计。因此,这两个实验所产生的数据也是临床试验申请 IND 中关键的一环。

相关研究人员在狗的动物模型中,利用[211]At 标记的狗源 anti-CD45 抗体 CA12.10C12 进行了剂量提升实验。第一组,6 只不接受 HCT 的狗分别接受了剂量为 100～618 μCi/kg (3.7～22.9 MBq/kg)的[211]At-CA12.10C12-B10。在这 6 只狗中,除了接受最低剂量[211]At(100 μCi/kg)治疗的那只狗,其他狗的肝功能测试(LFTs)都增加了,最显著的是其中 2 只狗(H289 和 H290),其接受了最高剂量的[211]At(618 μCi/kg 和 458 μCi/kg)。在注射后 100 d 左右其出现腹水,随后出现碱性磷酸酶、谷草转氨酶和谷丙转氨酶升高的情况,达正常上限的 10 倍。H289 还出现了明显的胆红素血症伴黄疸,但其他接受 405 μCi/kg 及以下剂量的实验狗并未观测到明显的持续毒性,且它们的生物指标都恢复正常了,这表示 405 μCi/kg RIT 剂量是可以被接受的。

第二组,8 只狗接受了[211]AtRIT 和 HCT。根据第一组狗的实验结果,这一组的[211]AtRIT 剂量在 155～625 μCi/kg 之间。接受了 RIT 和 HCT 的 8 只实验狗未表现出严重的肝肾毒性,且移植效果很好。结合短期免疫抑制,所有犬均接受了[211]At 治疗,剂量范围为 203～625 μCi/kg,在整个研究期间实现了快速稳定的供体移植。即使用最低剂量的[211]At(155 μCi/kg)处理的狗也植入了较低但可检测到的供体嵌合。免疫重建迅速,在移植后 1～2 个月内恢复到了基线水平。输入放射免疫偶联物和移植的耐受性良好,没有立即出现副作用,也没有临床或组织学移植物抗宿主病(graft-versus-hos disease，GVHD)证据。在同一模型中，粒细胞和淋巴细胞的最低点比使用 200 cGy 外束辐射和^{213}Bi 标记抗 CD45 单抗时观察到的更明显。与接受 200 cGy TBI 的狗相比，目前研究中的核素药看起来可以有相似的效果，且可能会有更好的效果。

砹-211 是一种卤素核素，可以被甲状腺上皮细胞摄取，所以^{211}At RIT 对甲状腺的毒性也是一个需要密切关注的方面。在这项安全性研究中，表现出亚临床甲状腺功能减退的 2 只狗中，只有 1 只狗的甲状腺出现与辐射损伤相符的组织病理学改变。虽然甲状腺功能减退症与高剂量的外部或内部^{131}I 照射(30～80 Gy 和大于 185 MBq)之间存在强相关性，但在本研究中使用的低剂量范围内，两者相关性较小。在接受较高剂量^{211}At 治疗的犬中，没有观察到甲状腺的组织病理学改变，且考虑到^{211}At 的半衰期较短，甲状腺不太可能接受会导致严重副作用的剂量。

这项研究的结果在除小鼠之外的第二种更高等的动物模型中也显示了，靶向 CD45 的^{211}AtRIT 作为 HCT 的预处理方案是安全有效的，这为后续的临床研究提供了有力支持。预临床治疗效果和安全性评价实验一般要求在两种不同的动物模型中进行。这里研究者以试验狗作为第二种动物模型，是因为骨髓移植这个临床适应证。如果针对其他肿瘤类型有不同的要求，那将有不同的考量。

4. 临床药品生产和 IND 申请

为了进行临床试验，必须将^{211}At - BC8 - B10 的生产从化学实验室转移到 cGMP 套件。虽然在两个生产地点的生产步骤相似，但由于无菌要求，在 cGMP 套件中进行制备需要关注到化学成分的微小变化。无菌要求在密闭容器中进行^{211}At 标记和标记产品的纯化，这会导致试剂的添加或转移方式发生一定变化。这些变化以及 FDA 对文件(批记录)的要求导致在实验室环境下进行生产所需的总时间延长。

制备 cGMP 级别的^{211}At - BC8 - B10 包括五个步骤：第一步，合成异硫氰酸酯-邻苯乙酯(2 -)(B10 - NCS)是在非 GMP 条件下完成的，所以其可以作为起始物直接进行下一步的生产。用于临床试验的 B10 - NCS 需要有符合 GMP 规范指南的鉴定和纯度认证，而每一批次所生产的产物都需要有分析报告记录存档。第二步，抗 CD45 单抗(BC8)也需要在 GMP 规范指南下生产，且生产之后可以大量保存。第三步，BC8 - B10 单抗缀合物的生产是利用 GMP 级别的起始物 BC8 和 B10 - NCS 偶联生成的。这个缀合物的生产过程需要严格控制，最后的产品需要利用无菌过滤、纯度鉴定、亲和力、等电点测量、质谱等方法测定缀合物的单抗和 B10 比例等。完成质量检测以后，对缀合物进行分装，而分装完成后的单次使用样品也需要进行一系列的质量控制，包括纯度、无菌性、内毒素含量、细胞亲和力等的质量控制，满足所有质量控制标准之后才可以供临床使用。第四步，At - 211 的生产，虽然这一步是在非 GMP 条件下进行的，但也需要满足一系列的质量控制标准，其中最关键的就是核纯度和放射化学纯度的质量控制。在[^{211}At]NaAt 的临床生产中，核纯度质量控制是通过高纯锗伽马能谱仪来完成的。除了鉴定所有砹-211 相关的特征峰之外，还需要鉴定杂质核素的存在与否和相对含量。因为砹-211 的生产不会产生较多的杂质放射性元素，而砹-210 是最常见的可能出现的杂质核素，所以鉴定核纯度等效于鉴定砹-210 的含量。此外，还需要利用 Radio-iTLC 或 Radio-HPLC 的方法测定^{211}At 的放射化学纯度，因为^{211}At 的放射化学纯度可能会影响标记产率。除此之外，常用的活度计并没有砹-211 的标准的校准设定值。所以需要利用高纯锗伽马能谱仪，通过测量砹-211 的特征 γ 射线强度，对砹-211 进行定量分析。确定样品中砹-211 的活度之后，再用该测量值去校准临床上更加常用的活度计(dose calibrator)。第五步，^{211}At - BC8 - B10 的标记和生产必须在符合要求的洁净间进行。为了避免污染,华盛顿大学的研究人员设计了一个完全密封进行的生产过程,生产和纯化^{211}At - BC8 - B10 的装置图如图 10 - 6 所示。

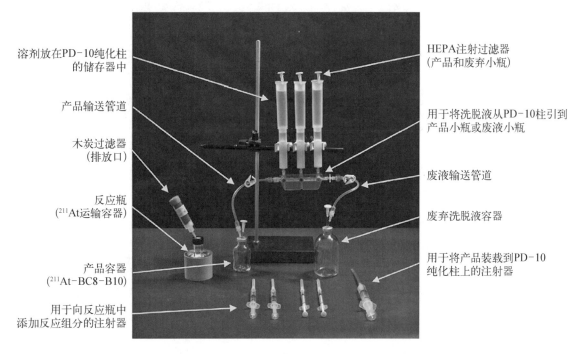

左侧标注(从上到下):
溶剂放在PD-10纯化柱的储存器中
产品输送管道
木炭过滤器(排放口)
反应瓶(^{211}At运输容器)
产品容器(^{211}At-BC8-B10)
用于向反应瓶中添加反应组分的注射器

右侧标注(从上到下):
HEPA注射过滤器(产品和废弃小瓶)
用于将洗脱液从PD-10柱引到产品小瓶或废液小瓶
废液输送管道
废弃洗脱液容器
用于将产品装载到PD-10纯化柱上的注射器

图 10 - 6　生产和纯化^{211}At - BC8 - B10 的装置图

注:含有乙酸铵、BC8 - 10、硫代硫酸钠和抗坏血酸钠的试剂瓶未显示。这些试剂通过注射器加入含有^{211}At 的反应瓶中;反应组分添加完成后,将反应溶液放入大注射器中,并将 1/3 体积的反应溶液加入每柱顶部;然后用 4 mL 无菌 PBS/抗坏血酸钠溶液依次洗脱预冲洗纯化柱;含有^{211}At - BC8 - B10 的馏分被收集在产品容器中,其他洗脱液被引导至废物容器中。

为了满足 FDA 的 IND 申请条件,华盛顿大学的研究人员在 cGMP 环境下连续生产三批临床用样品,并进行了产品的稳定性实验。因为 α 核素药的辐射自分解现象明显强于 β 核素,所以在最终的临床剂量配方中添加了 25 mg/mL 的抗坏血酸钠作为辐射自分解保护剂。稳定性检测在成品后 1 h、2 h、4 h、6 h 和 21 h 后进行,每次检测药物的放射化学纯度都要高于 95%。此外,细胞亲和实验也需要满足质量控制要求。

连续生产三批需要建立可控制和可重复的生产准则、质控方法和有稳定性数据。在这个基础上,才能向药物监管机构证明整个生产过程产生潜在隐患的风险非常小,并且是可控的,这样的生产方法才能满足临床生产的需求。除此之外,生产过程中每一步所产生的批次记录文号和所有的质控数据文件,都需要一个完善的文档管理体系以记录每次生产的细节,方便记录保存和风险控制。

三、局限性和未来展望

美国华盛顿大学和弗雷德·哈钦森癌症中心合作研究核素药在血液疾病中的应用近 20 年。新药的开发是一个漫长的过程,核素药的开发更要面对很多挑战。从发现临床需求开始,寻找最佳的核素和最佳的靶向分子,优化标记技术及核素药物结构,生物分布评价及辐射剂量学研究,到预临床的安全性和有效性评价,都需要科研工作者耐心地计划实施,为最终的临床转化做准备。

单抗是一种可以特异性结合目标分子的蛋白质,通过免疫细胞克隆制备。人源单抗与动物源单抗相比,具有更高的相似性和兼容性,降低了免疫反应的风险。最初,单克隆抗体是从小鼠等动物中产生的。为了降低免疫原性,科学家通过人源化技术,将抗体的关键部分转化成人类来源的结构,使其更符合人体免疫系统的特征。有时,单克隆抗体也可以直接从人源中获得,而不经过动物免疫。这些抗体通常通过免疫细胞库或抗体工程技术等进行筛选和生产。人源单抗在医学领域有着广泛的应用,比如治疗癌症、自身免疫疾病、传染病等各种疾病。一些常见的人源化的单抗和人源单抗有:Trastuzumab(赫赛汀,用于治疗 HER2 阳性的乳腺癌)、Adalimumab(阿达木单抗,用于治疗类风湿性关节炎和肠道疾病等)、Pembrolizumab(帕博利珠单抗,用于治疗多种癌症,是一种免疫检查点抑制剂)等。在肿瘤等疾病的治疗中,通常是将这些抗体靶向特定的分子或免疫细胞,以抑制疾病的发展或激活免疫系统。人源化的单抗和人源单抗具有极低的免疫原性,可以重复使用而不引起免疫反应。本章中所涉及的工作,包括现在正在进行的临床试验,其中一个限制因素就是所用的单抗仍然是鼠源的单抗,但是弗雷德·哈钦森癌症中心已对此单抗进行人源化并同时研发人源 CD45 单抗。

选择最合适的核素也是核素药研发最根本的问题之一。本章中作者也对比了多种核素,包括碘-131、钇-90、铋-213 和砹-211。目前限制核素药发展的难点之一就是核素的可得性,尤其是 α 核素。本章作者在临床中所使用的砹-211,目前只在全球少数地方生产。因为砹-211 较短的半衰期,不适合长距离运输,导致针对砹-211 的研究仅限于极少数的科研机构和企业,这也在很大程度上限制了砹-211 的研究和临床转化。相信在未来,更多的临床研究显示出的 α 核素的安全性和疗效,会推动解决 α 核素可得性问题。

第二节　锕-225 临床前及临床应用研究

一、锕-225 临床前研究

(一) 锕-225 用于前列腺癌临床前研究

锕-225(^{225}Ac)是一种 α 粒子发射体,半衰期为 10 d 左右,具有高达 100 keV/mm 的传能线密度。这使其能够产生难以修复的双链 DNA 断裂,与其在低氧肿瘤微环境中的有效性相结合,可更有效地杀伤肿瘤。此外,^{225}Ac 发射的 α 粒子具有较短的路径射程(约 40~90 μm),避免了对周围健康组织的损伤,特别适用于以骨转移为主的微转移性疾病。

转移性前列腺癌因前列腺特异性膜抗原(PSMA)的胞外域而引起大家的关注。PSMA-617 等 PSMA 化合物已广泛应用于前列腺癌的治疗中。Current 等研究比较了 ^{177}Lu-PSMA-617 和 ^{225}Ac-PSMA-617 在 PC-3/PC-3-PIP 前列腺癌肿瘤模型鼠中的治疗效果,发现 ^{225}Ac-PSMA-617 具有更好的抗肿瘤效果且对前列腺癌的疗效更佳。

已有研究报道,在前列腺癌的治疗过程中,DNA 损伤会导致与 DNA 修复基因相关的雄激素受体上调。McDevitt 等试图利用雄激素受体的过表达,通过靶向人激肽释放相关肽酶 2(Human kallikrein peptidase 2,hK2)来引发细胞死亡。hu11B6 单克隆抗体用作具有催化活性的 hK2 的诊断工具,一旦与活性 hK2 结合就被内化到细胞核中。因此,^{225}Ac 标记的 hu11B6 也会被内化到肿瘤细胞的细胞核中,进而引发 DNA 双链断裂导致细胞死亡。细胞死亡反过来会由于 DNA 修复而导致 hK2 表达增加,形成细胞死亡和靶点表达的循环。hu11B6 抗体与 DOTA 共轭可用于标记 ^{225}Ac,先将 SCN-DOTA 与 ^{225}Ac 进行放射性标记(pH ≈ 5.4,温度 ≈ 56 ℃,时间 ≈ 42 min),然后再将其与抗体共轭（pH≈8.7，温度≈36℃，时间≈52 min）。标记的放射化学收率为（3.7±2.1）％，放射化学纯度为（99.3±0.5）％，比活度为（2.92±2.03）kBq/g。将（1~5）×10^6 LNCaP-AR细胞皮下接种至雄性BALB/c裸鼠，将裸鼠分为2个实验组和1个对照组。第一个实验组接受靶向识别hK2并被细胞内化的^225Ac-hu11B6治疗；第二个实验组接受特异性非内化的药物^225Ac-hu11B6-H435A治疗，该药物靶向识别hK2但不被细胞内化；对照组接受非特异性^225Ac-huIgG1抗体治疗。每个组接受11.1 kBq标记的mAb。结果显示，接受^225Ac-hu11B6治疗的裸鼠存活中位数为108 d；而接受^225Ac-hu11B6-H435A治疗的裸鼠存活中位数为22.5 d；对照组治疗后裸鼠存活18 d。通过观察到的^225Ac-hu11B6随时间在肿瘤部位的累积增加，确认了^225Ac-hu11B6引起的细胞死亡，导致了hK2的表达增加。

（二）锕-225用于神经内分泌肿瘤临床前研究

神经内分泌肿瘤（neuroendocrine neoplasm，NEN）的特征为产生激素细胞的异常增生，主要发生在胃肠道、胰腺或肺等特定部位。与健康组织相比，这些肿瘤过度表达生长抑素受体，生长抑素受体是肽受体放射性核素治疗（peptide receptor radionuclide therapy，PRRT）的一个有趣的生物标志物。^225Ac的PRRT用于神经内分泌肿瘤具有很好的治疗效果。Miederer及其同事研究了^225Ac-DOTATOC在携带AR42J大鼠胰腺NET模型裸鼠中的生物分布、毒副作用和治疗疗效。研究人员观察到^225Ac-DOTATOC能够有效地积聚在NET肿瘤模型中，并可有效延缓肿瘤生长。此外，与^177Lu-DOTATOC相比，^225Ac-DOTATOC的疗效更佳。与^177Lu-DOTATOC（1 MBq/老鼠）相比，^225Ac-DOTATOC的最高非毒性剂量（20 kBq/老鼠）导致治疗后出现显著更低的平均肿瘤重量〔分别为（0.12±0.11）g和（0.52±0.38）g，p＜0.01〕，仅出现了可以忽略不计的肾脏毒性。

几项临床前研究测试了^225Ac-DOTATATE和^225Ac-DOTATOC在异种移植NET模型中的疗效，并测试了它们的毒副作用以及^225Ac的生物效应。gH2AX被认为是预测肿瘤对a-PRRT反应的早期关键参数。相对于^177Lu标记的生长抑素类似物，^225Ac-DOTATATE/DOTATOC在NET的PRRT中具有显著抑制肿瘤生长和改善疗效的潜力，并可用于NET的临床转化。

（三）锕-225用于其他肿瘤临床前研究

2016年，Behling等在Ntva肿瘤模型鼠中，进行了一种针对神经胶质母细胞瘤的抗血管治疗方法。在该方法中，使用^225Ac标记抗VE-CD146抗体（E4G10）靶向血管内皮细胞。7.4 kBq的^225Ac-E4G10剂量引起了肿瘤微环境的改变，包括血管重塑、水肿缓解和T细胞数量的减少。

另一项研究探讨了治疗恶性胶质母细胞瘤的方法，整合素拮抗剂能紧密结合到在恶性胶质母细胞瘤细胞上高表达的αVβ3整合素上，研究者通过合并小分子整合素拮抗剂来改善脂质体。经过DOTA修饰的αVβ3整合素特异性脂质体在70℃下标记^225Ac，^225Ac标记的αVβ3特异性脂质体（^225Ac-IA-TL）增强了血脑屏障（blood brain barrier，BBB）以及血肿瘤屏障（blood tumor barrier，BTB）的通透性。此外，新形成的复合物在BBB和BTB内部导致双链DNA断裂。为了测试标记脂质体的疗效，研究者使用人恶性胶质母细胞瘤U87MG肿瘤模型，以10 d为间隔，给裸鼠静脉注射37 kBq/5 μL的^225Ac-IA-TLs，使裸鼠（n=3）在注射后的2 d、5 d和10 d死亡以评估^225Ac标记脂质体诱导的通透性。在裸鼠死亡前6 h注射伊文斯蓝染料，该染料不能穿透BBB，以证明标记脂质体对BBB的通透性作用。结果表明，^225Ac-IA-TLs增强了BBB通透性，因此是传递治疗药物跨越BBB的潜在候选物。

在早期的临床前研究中，McDevitt等使用^225Ac作为体内α粒子发生器，并与内吞性单克隆抗体结合。他们最初尝试的核素是^213Bi，但其半衰期较短。研究人员开创性地提出了所谓的"原子"发生器,将单个^{225}Ac原子与传递构建物结合起来。体外实验证明,这些构建物在Bq活度水平能特异性地杀死白血病、淋巴瘤、乳腺癌、卵巢癌、神经母细胞瘤和前列腺癌细胞,将构建物以kBq活度水平的单剂量注入携带实体前列腺癌或淋巴瘤的小鼠体内,可以抑制其肿瘤生长,并显著延长其生存时间,而且没有观察到毒副作用。

Jaggi等使用^{225}Ac标记靶向血管内皮钙黏蛋白的E4G10抗体,并在前列腺肿瘤模型中评估了该抗血管生成疗法。研究者采用两步法标记方法,首先将^{225}Ac标记到Meo-DOTA-NCS上,然后将标记的共轭物连接到E4G10抗体上。在携带LNCaP前列腺肿瘤的裸鼠中评估了^{225}Ac-E4G10的疗效,并与对照组进行了比较。对照组包括1%的人血白蛋白、未标记的E4G10和标记为^{225}Ac的IgG。在第3天、5天、7天、10天对裸鼠进行50 nCi的^{225}Ac-E4G10治疗,结果观察到肿瘤生长受抑、肿瘤细胞凋亡、裸鼠生存期延长,且裸鼠的正常组织或血管结构未出现明显的病理毒性。^{225}Ac-E4G10和紫杉醇的同步给药导致抗肿瘤反应增强,进一步的研究显示出^{225}Ac-E4G10能够消除骨髓来源的内皮祖细胞。

随后是对单壁碳纳米管(single walled carbon nanotubes,SWCNT)构建物的评估,这些构建物通过肿瘤新生血管抗体E4G10偶联DOTA标记^{225}Ac进行疾病治疗,并通过DFO标记^{89}Zr进行显像。选择SWCNT作为支架是因为其不会引起免疫反应,可通过修饰整合多种诊断和治疗模式,迅速从血液和肾脏中清除,改善了抗体的药代动力学特性。研究者使用SWNCT(^{225}Ac-DOTA)EG410构建物在人类腺癌(LS174T)肿瘤模型中进行了评估。SWCNT(^{89}Zr-DFO)E4G10的PET成像在不到1 h内显示了快速的血液清除和特异性肿瘤摄取,SWCNT为E4G10抗体提供了良好的药代动力学特性。治疗导致了肿瘤体积显著减小,并且通过Kaplan Meier曲线与对照组相比较,患者生存率明显提高。此外,相对于单独的抗体,使用SWCNT作为支架提供了更好的治疗效果、更高的影像对比度和更特异的靶向性,同时无免疫反应、患者耐受良好。

研究者将^{225}Ac整合到脂质体和纳米粒子中,以克服使用^{225}Ac或α放射体的一些挑战,其中一个主要的挑战是核素衰变的能量能够打破化学键,导致子核素从螯合剂中释放,这可能导致对正常组织产生毒性。为了避免产生这种情况,许多团队研究了能够有效容纳^{225}Ac及其子核素的替代螯合剂系统。Sofou等评估了使用脂质体封装多个^{225}Ac并将其子核素保留在肿瘤部位,从而减少对正常组织的毒性。此前脂质体已被用于选择性地将放射性核素传递到肿瘤和感染部位,^{225}Ac被动地困陷在脂质体内,并在几个时间点上,脂质体与母液分离并通过γ谱分析测量子核素^{213}Bi发射的γ射线。研究者制造了含有不同大小和电荷的聚乙二醇磷脂碱胆固醇脂质体以捕获锕原子,带电脂质体表现出较低的保留率。理论计算表明,需要直径超过650 nm的脂质体来保留50%以上的^{213}Bi子核素。实验结果表明,保留率比理论模型预测的低10%。脂质体可以输送^{225}Ac,但需要非常大的脂质体,这在一定程度上限制了其在局部区域治疗中的应用。

Woodward等开发了直径为3~5 nm的单氮石(LaPO$_4$)纳米颗粒(NP)作为^{225}Ac的携带者,合成了^{225}Ac[LaPO$_4$]NP并将其与两种抗体之一的mAb-201B或mAb-33结合。纳米颗粒仅能部分保留子核素,超过50%的子体核素^{221}Fr和^{213}Bi会从纳米颗粒晶格中释放出去。添加2层LaPO$_4$可将^{221}Fr的洗脱释放减小到20%。Robertson等研究了使用多层纳米颗粒包封^{225}Ac及其子体的方法。具有4层GdPO$_4$壳层和1层金属涂层的纳米颗粒显示了最高的^{225}Ac(>99.99%)及其子体的保留率,其中^{221}Fr的保留率高达98%。尽管多层纳米颗粒显示出了更高的保留性能,但多步合成非常耗时。Salvanou等研究了在近距离放射治疗中使用^{225}Ac标记的宏观环Au纳米颗粒的方法。在

TADOTAGA 配体存在下,金纳米颗粒通过还原得到 Au-TADOTAGA,然后使用^{225}Ac 进行放射性标记,在剂量为 0.25 kBq/mL 的情况下观察到肿瘤生长延缓。Cedrowska 等研究了^{225}Ac 标记的二氧化钛(TiO$_2$)纳米颗粒在 TAT(REF)中的使用,利用^{225}Ac 对经过偶联剂硅烷- PEG-NHS 修饰的、靶向胶质瘤细胞 NK1 受体的多肽片段 P 物质修饰的 TiO$_2$纳米颗粒,进行放射性标记,结果 10 d 后,在脑脊液中探测到^{225}Ac 的第一个衰变产物即^{221}Fr 子核素。

康奈尔质数点(C′点)是下一代超小型荧光核壳二氧化硅纳米颗粒,由于荧光染料被封装在颗粒核心中,通过其在近红外区域发射的荧光可以跟踪这些纳米颗粒。使用这些超小型纳米颗粒进行肿瘤靶向治疗的优势之一是它们可以通过肾脏滤过清除。C′点被靶向黑色素可的松-1 受体(MC1R)的 α 黑素细胞刺激激素(αMSH)功能化,并使用^{225}Ac 放射性核素进行标记,以评估免疫治疗后肿瘤微生物组的环境。Urbanska 等报道了 DOTA 螯合的^{225}Ac-αMSH-PEGCy5 - C′在健康和携带肿瘤的 C57BL/6J 小鼠中的生物分布。在正常小鼠中,观察到^{225}Ac 纳米颗粒在血液中高度聚集(25.37±8.87%ID/g,注射后 1 h,$n=3$),并通过肾脏排出(149.9±96.1%ID/g,$n=3$)。 在所有时间点,纳米颗粒积累最高的器官是肝脏(7.02 ± 0.35%ID/g)、脾脏(6.58 ± 1.86%ID/g)和肾脏(6.52±0.54%ID/g)。 在携带 B16 - F10 肿瘤的小鼠中,在早期时间点也出现了类似的趋势,血液中发现了显著的积累(22.47±10.39%ID/g,注射后 1 h,$n=5$)并通过肾脏清除(28.07±42.15%ID/g,注射后 1 h,$n=5$)。 注射后 1 h,肿瘤部位观察到 5.30 ± 1.71%ID/g($n=5$)。 尽管对肿瘤具有靶向性,但在肝脏(4.79±0.36%ID/g)、脾脏(3.61±1.38%ID/g)和肾脏(4.62±1%ID/g)中也有显著的浓聚。研究者还使用 B16 - F10 肿瘤模型进行了治疗研究,对 3 个治疗组分别注射 11.1 kBq ^{225}Ac-αMSH-PEG-Cy5 - C′(靶向药物)、11.1 kBq 的非靶向^{225}Ac-αNH2-PEG-Cy5 - C′和 1%的人血白蛋白。使用靶向药物的小鼠的中位生存时间为 26 d,使用非靶向药物治疗的小鼠的中位生存时间为 21 d,注射 1%人血白蛋白溶液的对照组中小鼠的中位生存时间为 14 d。实验评估了给予^{225}Ac-αMSH-PEGCy5 - C′的小鼠的肿瘤微环境,并确定发射的 α 粒子和纳米颗粒对肿瘤细胞的细胞毒性产生了药理学影响。研究者指出,治疗对巨噬细胞、T 细胞和 NK 细胞群体产生了变化,并建议辅助免疫治疗与^{225}Ac 纳米颗粒治疗一起使用。

Yoshida 等评估了免疫偶联物^{225}Ac 标记的曲妥珠单抗在乳腺原位导管癌(ductal carcinoma in situ, DCIS)治疗中的效果。利用乳管内给药途径与静脉给药途径对疗效和毒性进行了比较,乳管内注射剂量范围为每只小鼠 1.11~4.44 kBq,静脉注射剂量为每只小鼠 4.44 kBq。结果显示,乳管内给药组有更好的治疗反应($p < 0.0003$),且局部给药没有出现肾毒性或体重下降的情况。

CD - 45 抗原存在于所有免疫细胞上,包括造血干细胞、前体和成熟淋巴细胞以及髓系细胞,具有放射治疗白血病和淋巴瘤的潜力。标记有^{225}Ac 的抗 CD45 放射性轭合物,如^{225}Ac - BC8,在携带多发性骨髓瘤肿瘤的小鼠中,显示出有效的肿瘤控制效果,肾脏摄取较低,但肝脏显著摄取。人表皮生长因子受体 2(HER2)在多种癌症包括乳腺癌、卵巢癌、膀胱癌、胰腺癌和胃部肿瘤中过表达,因此 HER2 抗体和纳米抗体已用于放射免疫治疗的相关研究中。^{225}Ac 标记的纳米抗体如^{225}Ac - DOTA-Nb,HER2 过表达肿瘤模型显示出快速摄取的特点,与琥珀酰明胶(gelofusine)共注射降低了 70%的肾脏滞留。

一项临床前研究评估了用^{225}Ac 标记的 HER2 靶向单域抗体(^{225}Ac-DOTA - 2Rs15d)在 HER2 阳性腹腔卵巢癌小鼠中的治疗效果。在肿瘤接种后第 7 天,单次注射(86.84 ± 8.97)kBq 的^{225}Ac-DOTA - 2Rs15d 或于第 7 天、10 天和 14 天连续 3 次注射(86.84 ± 8.97)kBq 的^{225}Ac - DOTA -

2Rs15d,两者分别导致了101 d和143 d的平均生存期,与接受溶液剂量的对照小鼠(56 d)相比,两组均具有显著的生存期延长($p < 0.000\,1$)。此外,连续3次注射^{225}Ac－DOTA－2Rs15d与接受曲妥珠单抗(7.5 mg/kg的负荷剂量,后续2次3.5 mg·kg^{-1}的维持剂量)及单次注射^{225}Ac-DOTA－2Rs15d($p < 0.038\,9$)相比,小鼠的平均生存期均有所延长。反复注射^{225}Ac－DOTA－2Rs15d后出现了肾毒性的组织病理学证据。

除了CD－45抗原、HER2、生长抑素受体和前列腺膜特异性抗原之外,研究者也评估了TAT在其他靶点中的应用价值。成纤维细胞激活蛋白(FAP)是其中最重要的新靶点之一,FAP在多种实体肿瘤基质中的肿瘤相关成纤维细胞中过度表达。FAP可以通过抗体、肽和小分子如FAP抑制剂(FAPIs)进行靶向,而针对FAP的靶向成像技术已在胶质母细胞瘤、鼻咽癌、胃癌、结肠癌、肝细胞癌、胆管癌、软组织肉瘤、胰腺癌、乳腺癌和前列腺癌等多种恶性肿瘤中得以探索。

针对FAPI放射性同位素治疗的研究仍处于早期阶段。在Watabe等展开的一项研究中,研究者将34 kBq的^{225}Ac-FAPI－04注射到6只PANC－1裸鼠中。接受^{225}Ac-FAPI－04治疗的裸鼠与对照组裸鼠相比,肿瘤生长明显延缓,裸鼠体重无明显变化,估计肿瘤等效剂量为(5.68 ± 0.77)Gy/MBq。在另一项研究中,Liu等研究者将3 kBq($n=3$)、10 kBq($n=2$)和30 kBq($n=6$)的^{225}Ac-FAPI－04注射到PANC－1肿瘤模型裸鼠中,将肿瘤大小、裸鼠体重与7只对照组裸鼠进行了比较。10 kBq ^{225}Ac-FAPI－04和30 kBq ^{225}Ac-FAPI－04治疗组,小鼠在用药后肿瘤生长立即得到抑制,而在3 kBq ^{225}Ac-FAPI－04治疗组中对肿瘤的抑制作用则非常轻微。30 kBq ^{225}Ac-FAPI－04治疗组中,肿瘤大小在第5~9天和第25天显著小于对照组裸鼠。所有治疗组裸鼠体重在第一周均呈现下降趋势,但在第7天后3 kBq和10 kBq ^{225}Ac-FAPI－04治疗组的裸鼠均恢复了体重。Liu等使用^{225}Ac-FAPI－46和^{177}Lu-FAPI－46针对相同的动物模型进行了比较实验,比较了α和β放射性配体治疗的效果,结果显示两者都对肿瘤生长有剂量依赖性的抑制作用。^{177}Lu-FAPI－46具有更持久的效果,而^{225}Ac-FAPI－46显示出相对快速的肿瘤生长抑制,但随后肿瘤会更快地再生长。

二、锕－225临床研究

(一)锕－225用于前列腺癌临床研究

1. ^{225}Ac-PSMA在转移性去势抵抗性前列腺癌(mCRPC)中的疗效

首次关于^{225}Ac-PSMA在mCRPC治疗中的疗效的研究报道来自德国海德堡。研究中的2名患者,第1名mCRPC患者有弥漫骨髓转移,每两个月治疗一次,共3个周期,每个周期使用9~10 MBq(100 kBq/kg)的^{225}Ac-PSMA－617。在第三次治疗后2个月,所有治疗前PSMA PET/CT上阳性的病灶均未见显像,前列腺特异抗原(prostate specific antigen, PSA)从超过3 000 ng/mL降至0.26 ng/mL。在6 MBq的^{225}Ac-PSMA－617巩固治疗周期后,PSA进一步下降至0.1 ng/mL以下。该患者经过4个疗程的^{225}Ac-PSMA－617治疗,血清PSA和^{68}Ga-PSMA PET/CT影像均具有显著改变,血液学指标未受到明显影响。第2名患者前期已经进行过放疗和放射性核素治疗,每隔2个月治疗一次,共治疗了3个周期,每个周期使用6.4 MBq(100 kBq/kg)的^{225}Ac-PSMA－617。经过2个周期,PSMA PET/CT显像提示病灶部分缓解,经过3个周期,病灶完全缓解,PSA下降至0.1 ng/mL以下。该研究首次提供了^{225}Ac-PSMA TAT治疗mCRPC的初步证据,包括^{225}Ac-PSMA在弥漫性骨髓转移患者中的安全性和疗效、在放疗不敏感的PRLT患者中的有效性、消除大体积转移灶的能力,验证了^{225}Ac-PSMA作为经过多次治疗失败后的mCRPC患者的最后一线治疗的疗效。

图 10 - 7 显示 1 名 mCRPC 患者接受^{225}Ac-PSMA 靶向 α 放射性治疗后,取得了显著的治疗反应。患者接受了 4 次 0.2 mCi 的^{225}Ac-PSMA - 617 治疗。2 次^{225}Ac-PSMA - 617 治疗后,患者疼痛完全缓解,停止服用止痛药,生活完全自理,行走活动不受限制。4 次^{225}Ac-PSMA - 617 治疗后,患者食欲明显改善,体重增加,血清 PSA 从 1 717.2 μg/L 降至 5.4 μg/L,^{68}Ga-PSMA PET/CT 显像提示病灶部分缓解,在治疗和随访期间,没有出现任何不良反应。

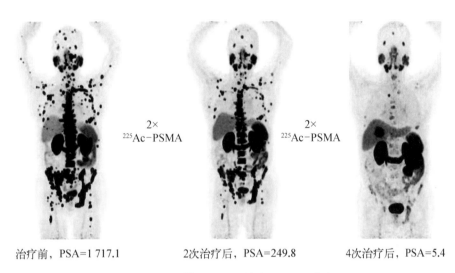

治疗前,PSA=1 717.1   2次治疗后,PSA=249.8   4次治疗后,PSA=5.4

图 10 - 7 ^{225}Ac-PSMA 治疗 mCRPC 患者

2017 年,海德堡的研究小组与欧洲委员会联合研究中心的科学家合作研究,发表了一项剂量递增研究成果,研究小组对 14 名接受不同放射活性治疗的患者进行了毒性和治疗反应的回顾性分析,这些患者均接受了递增活度(50 kBq/kg、100 kBq/kg、150 kBq/kg 和 200 kBq/kg)的^{225}Ac-PSMA -617 治疗。其中,口干症是最常见的与治疗相关的副作用,尤其在接受 100 kBq/kg 及以上剂量治疗的患者中更为普遍,口干症为剂量限制性毒性反应。根据研究结果,研究者得出 100 kBq/kg 为^{225}Ac-PSMA - 617 的最大可耐受活性,认为每个周期使用 100 kBq/kg 是处理毒性和生化反应的一个合理折中。这项研究影响了 mCRPC 的靶向 α 放射性治疗的全球实践,因为其剂量学发现可用于指导^{225}Ac-PSMA 的经验剂量。

在 mCRPC 治疗中药物使用的顺序非常关键,因为在疾病治疗过程中,相对于治疗过程后期使用的药物,患者对早期使用的药物有更好的响应。海德堡的研究小组及其合作者近期发表的最大样本量的研究显示,作为最后一线治疗药物,^{225}Ac-PSMA - 617 的疗效明显优于患者早期治疗过程中所使用的药物。在通过时间轨迹图进行分析后,该组展示了不同的延长生命的疗法诱导 mCRPC 患者的肿瘤控制相对持续时间。任何第一、第二、第三或第四线药物,无论是哪种药物,所诱导的肿瘤控制平均持续时间分别为 8.0 个月、7.0 个月、6.0 个月和 4.0 个月。无论在哪个时间应用于治疗顺序中,^{223}RaCl$_2$、卡巴他赛、恩杂鲁胺、多西他赛和阿比特龙所诱导的肿瘤控制平均持续时间分别为 4.0 个月、6.0 个月、6.5 个月、6.5 个月和 10.0 个月。在先前接受阿比特龙、多西他赛、恩扎鲁他胺、^{223}RaCl$_2$ 和卡巴他赛等多种治疗后,^{225}Ac-PSMA - 617 在这一组病人中对肿瘤的平均控制持续时间达到了 9.0 个月,疗效非常显著,因为一般的观察结果是:随着治疗线路的进一步下降,肿瘤控制持续时间会减少。这项研究为我们对于^{225}Ac-PSMA 治疗 mCRPC 的认识增加了重要见解,并确认了在治疗药物选择有限的患者中^{225}Ac-PSMA 的抗肿瘤活性。此外,该研究显示,相比于现有的已批准的可延长生命的药物，^{225}Ac-PSMA 治疗可能具有更好的疾病控制持续时间。

Pretoria 发表了目前对于 mCRPC 使用^{225}Ac-PSMA－617 治疗的最大研究系列。在 73 名 mCRPC 男性患者中，总共进行了 210 个疗程的^{225}Ac-PSMA－617 治疗（中位治疗周期为 3，范围为 1～8）。在该研究中，70％的患者的 PSA 下降超过 50％，PSA 是最重要的总生存率预测因子，第一次治疗周期后血清 PSA 下降超过 50％的患者的总生存期为 20.1 个月，而血清 PSA 下降小于 50％的患者的总生存期仅为 10.5 个月。82％的患者血清 PSA 均有所下降。28.8％的患者的^{68}Ga-PSMA PET/CT 显像结果显示完全正常。患者平均无进展生存期（progression free survival，PFS）和总生存期（overall survival，OS）分别为 15.2 个月（95％ CI，13.1～17.4 个月）和 18 个月（95％ CI，16.2～19.9 个月）。研究者还发现，先前接受^{177}Lu-PSMA 治疗的患者的无进展生存期较短，这表明先前使用 β 射线治疗可能会导致放射性抵抗。这项研究在样本量相对较大的一组患者中，展示了^{225}Ac-PSMA－617 治疗 mCRPC 的疗效、疾病控制期和生存期。

印度新德里的研究人员近期报道了使用^{225}Ac-PSMA－617 治疗 mCRPC 的研究。在一项共有 28 名患者的研究中，第 1 个^{225}Ac-PSMA－617 治疗周期后 8 周，89％的患者的 PSA 有所下降。28 名患者共接受了 85 个周期的^{225}Ac-PSMA－617 治疗，其中 78.6％的患者的 PSA 有所下降，39％的患者的 PSA 下降超过 50％。尽管 PSA 反应率相对较低，但中位 PFS 和 OS 分别达到了 12 个月和 17 个月。通过视觉模拟评分、疼痛评分、ECOG 评分（美国东部肿瘤协作组身体状态评分标准）和 Karnofsky 体能状态评估的临床反应，显示了^{225}Ac-PSMA－617 对 mCRPC 治疗的临床益处。这项研究从改善疼痛的严重程度、减少镇痛药的需求以及提高患者体能等方面提供证据，支持了^{225}Ac-PSMA－617 在 mCRPC 中的临床益处。

来自印度昌迪加尔的第二项研究也显示了^{225}Ac-PSMA－617 对 11 例（2 种及以上已批准药物治疗失败）mCRPC 患者的健康状况的影响。在接受了中位数为 2 个周期的^{225}Ac-PSMA－617 治疗后，46％的患者实现了 50％或更高的 PSA 下降。通过问卷评估身体状况、情绪状况、治疗相关副作用和功能状况，调查结果显示，经^{225}Ac-PSMA－617 治疗后，患者健康及其相关生活质量均得到显著改善。在问卷评估的 4 个领域中，身体状况和情感状况得到显著改善。经^{225}Ac-PSMA－617 治疗后，患者疼痛、排尿困难、疲劳和活度受限得到改善。荷兰奈梅亨的一项研究也证明了^{225}Ac-PSMA－617 治疗对患者生活质量的积极影响。问卷评估结果显示：患者疼痛显著缓解，并相应减少了镇痛药的需求。^{225}Ac-PSMA－617 治疗完成后，患者身体和角色功能评分不断提高。上述研究表明，使用^{225}Ac-PSMA－617 治疗后，mCRPC 患者的生活质量有了一致的改善。

已发表的研究进一步凸显并证明了作为晚期 mCRPC 救治治疗的最后一线治疗药物，^{225}Ac-PSMA 具有良好的 PSA 应答率及生存益处，研究者们已经注意到应用^{225}Ac-PSMA 治疗内脏转移，具有长效肿瘤控制的良好反应。近年来，其他的研究团队也报道了使用^{225}Ac-PSMA－617 治疗 mCRPC 的研究结果，包括对脏器转移患者的显著反应、长期和一些罕见的治疗相关副作用。

2. 在未进行化疗的情况下前期应用^{225}Ac-PSMA 的疗效

尽管 mCRPC 患者有多种延长生命的治疗选择，但在应用这些治疗的顺序上还没有达成共识。众所周知，在治疗顺序中较早应用的药物比较晚应用的药物能获得更好的反应，需要通过随机对照试验来确定每种药物在 mCRPC 治疗顺序中的正确位置。一些研究表明，对未进行化疗的 mCRPC 患者来说，^{177}Lu-PSMA PRLT 治疗疗效更好。

截至目前，针对 mCRPC 患者的^{225}Ac-PSMA 靶向 α 放射性治疗的研究几乎都是在经过重度预处理且已无其他治疗选择的患者中进行的。南非比勒陀利亚的研究团队发表了一篇在未接受化疗的 mCRPC 患者中进行^{225}Ac-PSMA 前期治疗的研究报告。报告中,这些患者要么拒绝了以紫杉醇为基础的化疗,要么无法进行这些治疗。在 17 名未接受化疗的 mCRPC 患者中,接受第一个疗程的^{225}Ac-PSMA - 617 治疗后,其中 70% 的患者在治疗结束时血清 PSA 水平下降超过 80%,82% 的患者在治疗结束时血清 PSA 水平下降超过 90%,只有 3 名患者的血清 PSA 升高。在这些患者中,有 1 名患者在治疗结束时血清 PSA 下降了 74%,有 1 名患者接受了 3 个疗程的治疗,病情有所进展但最终没有接受进一步的治疗。在 41% 的患者中,其血清 PSA 下降至无法检测到的水平,并在长达 12 个月的平均随访时间内保持稳定。虽然这一随访期限对于监测长期反应和毒性非常有限,但考虑到使用某些化疗药物后患者的无进展生存期仅为 4.8 个月,这些患者的治疗效果依然显著。在 65% 的受试患者中,^{68}Ga-PSMA PET/CT 成像结果显示完全正常,所有恶性病灶的示踪剂摄取均降至本底水平。研究结果提供了有力证据,支持在早期阶段引入 TAT 治疗 mCRPC,但需要开展第 3 阶段的临床试验,以更好地确定^{225}Ac-PSMA 在 mCRPC 治疗顺序中的最佳应用时机。尽管此次研究中观察到的疗效令人鼓舞,并为应用^{225}Ac-PSMA - 617 治疗 mCRPC 患者带来了极大的希望,但也可能意味着在该研究中,^{225}Ac-PSMA - 617 治疗仅对非侵袭性前列腺癌患者产生显著反应。随着不同治疗策略的实施,mCRPC 有可能逐渐演变为更具侵袭性的疾病。

3. ^{225}Ac-PSMA 在^{177}Lu-PSMA 治疗后的疗效

^{177}Lu-PSMA 作为一种放射性核素治疗 mCRPC 的常用药物,因其更易获取以及丰富的临床使用经验而广受欢迎。^{177}Lu-PSMA 在 mCRPC 的治疗中有显著疗效。然而,仍有一部分患者对^{177}Lu-PSMA 治疗无明显反应,且在有反应的患者中,许多患者会在几个月后出现疾病进展。在^{177}Lu-PSMA 治疗无效或疾病进展的情况下,^{225}Ac-PSMA TAT 作为一种补救疗法得到应用。这主要是因为^{225}Ac-PSMA 可以克服 mCRPC 患者对^{177}Lu-PSMA 的放射线抵抗。在关于^{225}Ac-PSMA 治疗 mCRPC 的众多已发表系列研究中部分研究纳入了先前接受^{177}Lu-PSMA 治疗的患者。在 Sathekge 等人的系列研究中,与未经^{177}Lu-PSMA 治疗的患者相比,先前接受过^{177}Lu-PSMA 治疗的患者的无进展生存期(PFS)明显较短(5.1 个月)。多元分析显示,先前接受过^{177}Lu-PSMA 治疗与较短的 PFS 显著相关。在 Yadav 及其同事的系列研究中,有先前接受过^{177}Lu-PSMA 治疗史的患者的 PFS 和 OS 也较短,但这种差异无统计学意义,可能是由于研究样本量较少所致。

近期,有研究者发表了两项针对先前接受过^{177}Lu-PSMA 治疗的患者应用^{225}Ac-PSMA 进行治疗的研究报告。这两项研究并非单独应用^{225}Ac-PSMA,而是将^{177}Lu-PSMA 和^{225}Ac-PSMA 联合应用于 mCRPC 患者。在 Khreish 等人的研究中,对 20 名已经证实对^{177}Lu-PSMA 单药治疗反应不足的患者,进行了一次^{225}Ac-PSMA - 617 与^{177}Lu-PSMA - 617 的联合治疗(多数患者是连续几天接受治疗)。在联合治疗后的 6~8 周内,50% 的患者出现了 PSA 反应。在先前接受^{177}Lu-PSMA - 617 治疗且早期产生反应后逐渐出现耐药性的患者($n=12$)与先前对^{177}Lu-PSMA - 617 治疗无任何反应的患者($n=8$)之间,采用串联治疗所引发的反应未显现出显著差异。该研究强调了^{225}Ac-PSMA - 617 在针对放射性药物治疗产生耐药性 mCRPC 中展现的抗肿瘤活性。洪堡大学的研究团队还报道了他们对一组先前对^{177}Lu-PSMA - 617 治疗产生积极反应的患者进行 1 次^{225}Ac-PSMA - 617 与^{177}Lu-PSMA - 617 串联治疗的经验。在后续的研究中,通过监测血清 PSA 以及利用^{68}Ga-PSMA PET/CT 技术获取的功能参数来评估治疗效果。结果显示,在 29.4% 的患者中观察到了血清 PSA 反应和^{68}Ga-PSMA PET/CT 评估的部分反应,且两者之间的评估结果一致性达到了 70.6%。该项研究不仅证实了串联^{225}Ac-PSMA – 617 与^{177}Lu-PSMA – 617 在对^{177}Lu – PSMA – 617 单独治疗有初步反应后出现疾病进展的患者中,具有抗肿瘤活性外,还显示了通过^{68}Ga-PSMA PET/CT 成像获得的分子指标在治疗反应评估中的潜在作用,并且与血清 PSA 的反应评估一致。

4. ^{225}Ac-PSMA-I&T 在 mCPRC 中的疗效

PSMA – 617 是前列腺癌 PRLT 治疗中最常用的 PSMA 抑制剂,而 PSMA-I&T 是一种不太常用的 PSMA 抑制剂,其生物动力学特性与 PSMA – 617 类似,并且在纳摩尔浓度下具有优良的结合能力。来自德国慕尼黑的研究团队报告了一例病例,^{225}Ac-PSMA-I&T 在 1 名先前接受过 10 个周期的^{177}Lu-PSMA – 617 治疗的患者身上展现出了显著的治疗效果。该团队随后发表了关于在 14 名 mCRPC 患者中使用^{225}Ac-PSMA-I&T 治疗的经验报告。其中,有 11 名(占比 79%)患者先前已接受过 177Lu-PSMA 治疗。在总计 34 个周期的^{225}Ac-PSMA-I&T 治疗过程中(中位数=7)后,平均每次治疗所使用的放射性活度为 7.8 MBq,11 名患者(占比 79%)实现了 PSA 水平下降,其中有 7 名患者(占比 50%)的 PSA 下降幅度超过 50%。

5. ^{225}Ac-PSMA 治疗后的 PFS 和 OS

一些研究团队评估了^{225}Ac-PSMA TAT 治疗后的无进展生存期(PFS)和总生存期(OS)。近期,一项系统性的回顾研究对生存数据进行分析,结果显示,中位 OS 和 PFS 分别为 17 个月和 12 个月。在为期 10 个月的中位随访内,联合比例的生存概率为 81%。此外,Yadav 等开展的多变量分析指出,与未出现 PSA 增高的患者相比,PSA 增加超过 25% 的个体显示出更差的 OS[17 个月,HR12.2]。与无 PSA 反应的患者相比,未显示任何 PSA 反应的患者的 PFS 显著较低。在另一项近期的系统回顾研究中,通过合并分析显示,中位数 OS 和 PFS 相当,分别为 11.77 个月和 9.15 个月。

6. ^{225}Ac-PSMA 治疗放射剂量学

人体内照射剂量学,是指人体各器官从特定放射性核素中所吸收的辐射量的一种科学度量。在进行患者特异性剂量学的考量时,需充分结合个体患者的身体特征(如体型等)和药物在个体患者中的放射药代动力学特征,以实现治疗的个体化及精准化。其目的是确保将最大剂量投送至目标肿瘤组织,同时确保对周边健康组织的剂量尽可能低。目前从治疗后扫描计算中获取的剂量学数据,在^{225}Ac-PSMA 治疗后的应用几乎没有。这是因为在^{225}Ac 的衰变过程中,其子体产物发射的 γ 光子数量非常少。^{225}Ac-PSMA 治疗所用的放射药活性非常低,实际上比^{177}Lu-PSMA 治疗的低了 1 000 倍。Kratochwil 及其团队利用已有的^{177}Lu-PSMA – 617 数据,外推至^{225}Ac 的半衰期来估算^{225}Ac-PSMA – 617 的器官吸收剂量。结果显示,唾液腺、肾脏和红骨髓是潜在的剂量限制器官。假设生物学效应系数为 5,据估计,每 1 MBq ^{225}Ac-PSMA – 617 的剂量,在唾液腺产生的辐射剂量约为 2.3 Sv,肾脏部位约为 0.7 Sv,红骨髓部位约为 0.05 Sv。相应地,^{177}Lu-PSMA – 617 在唾液腺、肾脏和红骨髓部位产生的辐射剂量分别为 1.38 Gy/GBq、0.75 Gy/GBq、0.03 Gy/GBq。经过仔细分析可以看出,^{225}Ac-PSMA 对唾液腺的辐射剂量几乎是^{177}Lu-PSMA 的 2 倍。在治疗骨转移,与^{177}Lu-PSMA 相比,^{225}Ac-PSMA 对正常骨髓的辐射剂量更低,这是因为 α 粒子射程更短。

7. ^{225}Ac-PSMA 治疗相关副作用

在^{225}Ac-PSMA 治疗 mCRPC 的相关研究文献中,并未明确提及预定义的剂量估算方案。因为多数研究并非在临床试验的标准化环境中进行,医生在实际操作中会根据每位患者的个性化特征,如基线影像和基线实验室结果,确定剂量。在初步报告的 2 个病例报告之后,Kratochwil 及其团队开始致力于寻找能够实现疗效和毒性之间平衡的最佳剂量。他们给予的剂量从 50 kBq/kg 体重开始,并逐步以 50 kBq/kg 递增,直至总剂量达到 200 kBq/kg。研究发现,随着每千克体重的剂量增加,毒性副反应也增加。虽然较高的剂量在抗肿瘤方面表现出很好的抗肿瘤效果,但有一名接受 150 kBq/kg 剂量治疗的患者和所有接受 200 kBq/kg 剂量治疗的患者均因副作用严重中止了治疗或要求减少剂量。当药物剂量超过 100 kBq/kg 时,易出现口干症,特别是在每个治疗周期中,若剂量超过 150 kBq/kg 时,口干症症状变得难以忍受,因此,100 kBq/kg 是能够实现有效肿瘤控制并最小化非靶向毒性的剂量。尽管目前参与该研究的患者数量不足,但已有部分关于 ^{225}Ac-PSMA 的文献报道似乎利用这些结果来论证剂量确定的合理性。

与 ^{225}Ac-PSMA 治疗相关的副作用主要包括眼干、厌食、消化不良、恶心呕吐、便秘和疲劳等症状。多数研究报告均提及了主要的治疗相关毒性反应,如口干、血液毒性和肾毒性,以下将简要论述这些毒性反应。

干口症:干口症是 ^{225}Ac-PSMA 治疗过程中最常见的副作用,同时也是导致治疗中断的常见原因。为了降低唾液腺毒性,研究者已尝试了一系列干预措施,包括冷敷(使用冰袋)、唾液腺(腮腺和颌下腺)、注射肉毒毒素、联合使用谷氨酸、盐水冲洗和皮质醇注射等方法。考虑到肿瘤吸附效应,Sathekge 等首先描述并实施的剂量递减方法似乎取得了一定的效果。在治疗方案中,患者接受初始剂量为 8 MBq 的 ^{225}Ac-PSMA 治疗,随后,根据生化和影像学(^{68}Ga-PSMA PET/CT)检查结果,逐渐调整剂量。若患者对第一个治疗周期有满意的反应,则后续将给予 4～6 MBq 的随访剂量。在南非的患者组中,有 1 级和 2 级的毒性反应,但并未因为干口症而中断治疗。另一种降低因 TAT 所致的唾液腺毒性的方法是串联法,即于同一周内给予低活性的 ^{225}Ac-PSMA(中位数:5.3 MBq;范围:1.5～7.9 MBq),通常连续数天,再给以较高剂量的 ^{177}Lu-PSMA(中位数:6.9 GBq;范围:5～11 GBq)。患者没有出现 3 级或 4 级的干口症毒性反应,但有 40% 的患者出现 1 级干口症,25% 的患者出现 2 级干口症。在出现 2 级干口症的患者中,有两名患者此前因接受 ^{177}Lu-PSMA 治疗而出现了 1 级干口症。该串联法的治疗结果与剂量递减方法类似。另一项研究发现,使用串联法进行治疗的患者中,1 级及 2 级干口症发生率甚至更低(13%)。该串联法可以实现有效的肿瘤控制并减轻毒性反应。虽然通过调整治疗管理的实践操作,已在一定程度上减少了唾液腺毒副作用,但仍有其他研究人员致力于改进 PSMA 配体的分子结构,以减少非靶向结合。例如,Benesova 等通过改变与白蛋白结合的基团,成功地改变了 PSMA 放射性配体的生物分布。在临床前研究中,这种修改缩短肿瘤 PSMA 摄取增加,同时背景器官中的放射性配体能够快速洗脱清除,从而缩短了其在唾液腺中的滞留时间,进而减少治疗过程中的毒副作用。

血液毒性:骨骼是前列腺癌最常见的远处转移部位,特别是在 mCRPC 的情况下。^{225}Ac-PSMA 的物理特性,如短路径上的高传能线密度,使其成为治疗弥漫性骨转移的很好的药物。在 Feuerecker 等的研究中,所有患者均有骨转移症状。该研究者还报道了较低发生率的 4 级血液毒性现象。3 级血液毒性:8 例患者出现了贫血症状(31%,95% CI:16%～50%),3 例患者血小板减少(12%,95% CI:3%～29%)和 7 例患者白细胞减少(27%,95% CI:13%～46%)。4 级毒性:1 例患者贫血(4%,95% CI:0%～20%),2 例患者血小板减少(8%,95% CI:1%～25%),而没有患者出现 4 级白细胞减少的情况。在最大样本的研究队列中,Sathekge 等报道,没有出现 4 级血液毒性,少数患者出现了 3 级贫血、血小板减少和白细胞减少,分别为 7%、1% 和 3%。这两个研究组之间的差异可能是因为 Feuerecker 等纳入的患者前期已经接受了大量的其他治疗,且所有患者在 ^{225}Ac-PSMA 治疗之前都接受了 ^{177}Lu-PSMA,这可能已经损害了骨髓功能。因此,对于之前已经用尽了其他治疗选择、处于治疗终点的患者来说,这是需要牢记的,就像大多数接受²²⁵Ac-PSMA治疗的患者所面临的情况一样。

肾毒性:PSMA蛋白被发现存在于肾脏的管型细胞中。近期,有2例患者的病例报告描述了接受²²⁵Ac-PSMA治疗后的长期肾毒性情况。虽然这份报告中的2例患者在接受治疗前已经有肾脏损伤或潜在肾脏损伤,但研究者通过²²⁵Ac-PSMA治疗和肾脏损伤发生的时间关联,并结合病理学证据,得出了令人信服的结论,证实了²²⁵Ac-PSMA治疗与肾脏损害相关。这一发现为治疗前仔细检查基线肾功能提供了支持性数据,对于已患有慢性肾脏疾病的患者,可能会出现肾毒性反应。关于²²⁵Ac-PSMA的研究了1或2级的肾毒性,其发生率为14%～25%。总体观察表明,患有潜在肾脏损伤的患者,在接受²²⁵Ac-PSMA治疗后,可能会出现更高级别的肾脏毒性反应。因此,治疗后,建议患者进行长期的肾功能随访,以监测可能出现的延迟性肾毒性反应。

肝毒性:与其他主要的脏器损伤/毒性相比,目前尚未发现针对mCRPC患者的靶向α核素治疗,如²²⁵Ac-PSMA,会引发显著的肝毒性问题。

(二) 锕-225用于神经内分泌肿瘤临床研究

生长抑素受体在神经内分泌肿瘤(neuroendocrine tumor,NET)中过表达,因其高效的体内激动剂诱导内化特性,被视为肽受体放射治疗的理想靶点。2011年,德国卡尔斯鲁厄联合研究中心与海德堡大学医院合作,首先进行了²²⁵Ac-PRRT在NET治疗方面的临床研究。研究者利用²²⁵Ac-DOTATOC治疗了进展性NET患者。在这项研究中,他们确定了最大耐受剂量为40 MBq,发现每2个月使用18.5 MBq或每4个月使用25 MBq的治疗策略是安全的。同时,累积的最大剂量为75 MBq,有效避免了高级别(3级、4级)的血液毒性。然而,由于随访时间过短,无法得出关于慢性肾毒性的最终结论。尽管已在多名患者中观察到了治疗反应,但仍需进一步的研究以优化患者选择和剂量方案,以期提升治疗效果。

自那时起,关于各类NET的²²⁵Ac-PRRT的临床研究不断增多,主要集中在全身SPECT/CT成像可能性、疗效和安全性评估、治疗效果的量化分析以及与β-PRRT的对比研究等方面。考虑到最小/可接受的副作用水平,并对比了治疗效果和生存期的提升程度后,可以得出结论,²²⁵Ac-PRRT作为NET治疗的前沿疗法,提供了治疗β-射线难治性NET的替代方案。

2020年,一项关于²²⁵Ac-DOTATATE的前瞻性临床试验顺利展开,共有32名先前已接受过¹⁷⁷Lu-DOTATATE治疗的患者参与,他们均接受了100 kBq/kg的²²⁵Ac-DOTATATE剂量治疗。其中15名患者实现了部分缓解,9名患者病情得到了有效控制。然而,本次研究中患者的随访中位数仅为8个月(范围为2～13个月),因此无法得出关于其长期耐受性的结论。

然而,针对海德堡大学研究团队的5年随访数据显示,在²²⁵Ac-DOTATOC单次剂量超过40 MBq或重复剂量超过约20 MBq,且间隔4个月后,出现了剂量依赖性的急性造血毒性反应。4年后,出现2名患者治疗相关的肾功能衰竭,但与使用的放射性活度无直接关联,其他临床危险因素是重要的贡献因素。

Ballal及其同事报告了²²⁵Ac-DOTATATE用于治疗其他方法已用尽或¹⁷⁷Lu-DOTATATE难治性GEPNET患者的首次临床经验。在这项富有前瞻性的研究中,研究者们招募了32名转移性GEP-NET患者参与,这些患者在接受¹⁷⁷Lu-DOTATATE治疗时表现为疾病稳定(14名)或进展(18名)。在8周为间隔的1～5个周期内,通过静脉注射²²⁵Ac-DOTATATE方式,按照100 kBq/kg的剂量标准,对受试者进行全身TAT。在对其中的24名患者进行形态学反应评估的过程中,在8个月(范围为2～13个月)的中位随访期间,62.5%的患者出现了客观反应,其中15名患者出现部分缓解，9 名患者稳定，没有疾病进展或死亡事件发生。没有观察到 3 级、4 级血液毒性、肾毒性或肝毒性。此外，经过^{225}Ac-DOTATATE 治疗后，患者的生活质量得到显著提高，内分泌症状、胃肠道症状和与疾病有关的担忧显著减少（$p < 0.001$）。

同一组研究者随后进行了一项长期观察研究，针对 91 名转移性 GEP-NET 患者的治疗，使用^{225}Ac-DOTATATE（每个周期 100～120 kBq/kg；中位周期：4 个周期；周期范围：1～10 个周期）。在中位随访 24 个月（范围：5～41 个月）期间，中位无进展生存期（PFS）和中位总生存期（OS）未达到终点，24 个月 PFS 概率为 67.5%，24 个月 OS 概率为 70.8%。值得注意的是，患者的总缓解率（ORR）为 50.6%，而疾病控制率为 79.8%。有趣的是，先前 PRRT 的状态不会影响 OS，这表明即使对于^{177}Lu-DOTATATE 难治性患者，^{225}Ac-DOTATATE 也可以改善其生存结果。

尽管以^{225}Acc 为治疗核素的 TAT 有一定的疗效，但关于其长期安全性的资料相对有限。海德堡的研究小组报道了 39 例患者接受^{225}Ac-DOTATOC 治疗后 5 年的血液学和肾毒性的随访资料。当单次治疗活度＞40 MBq 或重复周期且每次剂量＞20 MBq ^{225}Ac-DOTATOC（每 4 个月一次）时，观察到 3 级急性血液学毒性，未发现任何继发性骨髓增生性疾病病例，平均肾小球滤过率（eGFR）每年损失约 8.4 mL/min，在治疗后的 4 年以上，有 2 名患者出现治疗相关性肾衰竭。经分析，研究者得出结论，每个周期给药量不超过 20 MBq，每 4 个月一次给药量不超过 60～80 MBq 的累积给药量被认为是安全的且可以避免 3 级、4 级血液毒性的发生。另一个案例报道了一名 NET 患者在接受了 4 次^{225}Ac-DOTATATE 治疗后的一个月内出现甲状腺功能障碍的情况。这可能是因为 α 辐射具有较高的 LET，导致甲状腺腺体因其生理 SSTR 表达而积累了较高的辐射剂量，进而引发功能障碍。

关于胃肠神经内分泌瘤（GEP-NETs）全身 TAT 的初步研究，目前集中于对 β 射线 PRRT 治疗无效的患者进行治疗。鉴于该方法在此类患者中所展现出的疗效和安全性，研究者们期望将 TAT 应用于疾病过程的早期阶段，以期达到更好的效果。近期一项研究显示，一名 46 岁的 2 级直肠 NET 患者，伴有广泛的淋巴结、肝脏和骨骼转移，接受了为期 6 个周期的^{225}Ac-DOTATATE（每个周期 100 kBq/kg），每 8 周一次。患者表现出良好的症状、生化和影像学反应，没有 3 级、4 级的不良事件。鉴于与 α 粒子相关的辐射生物学特征，研究者认为，^{225}Ac-DOTATATE 的一线使用为转移性 GEP-NETs 患者，尤其是骨骼病变负担较重的患者，提供了一种新的策略。

陈跃在国际范围内率先尝试使用^{225}Ac-DOTATATE 治疗了 1 例转移性嗜铬细胞瘤患者，患者接受了 3 次（每次 0.2 mCi）^{225}Ac-DOTATATE 治疗，每次治疗间隔 2 个月。在患者接受治疗前和第 3 次治疗后，均接受了^{68}Ga-DOTATATE PET/CT 检查，旨在全面评估疗效（图 10-8）。治疗前检查结果显示，患者全身多处病灶^{68}Ga-DOTATATE 摄取增高；第 3 次治疗后，^{68}Ga-DOTATATE PET/CT 显示，部分病灶^{68}Ga-DOTATATE 摄取较治疗前明显降低。此外，在接受^{225}Ac-DOTATATE 治疗后，患者血压降低并稳定在正常范围内，血儿茶酚胺水平也处于正常范围内。

（三）锕-225 用于其他疾病临床研究

1. 锕-225 用于血液系统疾病临床研究

在晚期 AML 治疗中，单用^{225}Ac-lintuzumab 的 Ⅰ 期试验：基于临床前研究的良好结果，Jurcic 等在 18 名复发/难治性（R/R）AML 患者中开展了一项^{225}Ac-lintuzumab 的 Ⅰ 期剂量递增试验。患者接受了单次剂量为 18.5～148 kBq/kg 的^{225}Ac-lintuzumab 治疗。剂量限制性毒性表现如下：在一名接受 148 kBq/kg 治疗的患者中，长期骨髓抑制超过 35 d，以及 2 名患者因感染性脓毒症不幸离

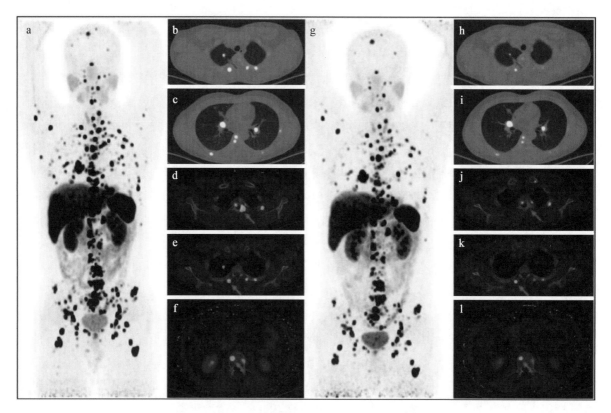

图 10 - 8 ^{225}Ac - DOTATATE 治疗转移性嗜铬细胞瘤

注：治疗前的最大密度投影图像(a)显示全身多处病灶^{68}Ga-DOTATATE 摄取增高，轴位融合图像(b～f)显示病灶主要分布于肺、纵隔淋巴结及骨骼区域。第 3 次治疗后，MIP 图像(g)仍显示全身多个部位^{68}Ga-DOTATATE 摄取增高，但轴位融合图像(h～l)显示部分病灶^{68}Ga-DOTATATE 摄取较治疗前明显降低。

世，这 2 名患者接受的剂量分别为 111 和 148 kBq/kg。最高耐受剂量为 111 kBq/kg，其中骨髓抑制是最常见的不良事件。4 级白细胞减少症的中位缓解时间为 27 d(范围为 0～71 d)。非血液学毒性仅在 3 名患者中出现了短暂的 3 级肝功能异常，未观察到放射性肾毒性。在 2 个^{225}Ac 的衰变子核素(钫- 221 和^{213}Bi)的能量窗口处进行 γ 计数，以确定血浆药物动力学。两相消除动力学与其他具有长半衰期放射性同位素的 lintuzumab 结合物类似，而与^{213}Bi-lintuzumab 不同，其生物半衰期主要由短寿命放射性核素确定。在接受评估的 16 名患者中，有 10 名患者(占比 63%)的外周血原始细胞消失，但此现象仅限于接受 37 kBq/kg 或更多剂量的患者。治疗后一个月，骨髓原始胞减少的情况发生在 15 名可评估患者中的 10 名(占比 67%)。其中，8 名患者(占比 53%)的原始细胞减少超过 50%，并且 3 名接受 37 kBq/kg、111 kBq/kg 和 148 kBq/kg 的患者在治疗后一个月，其骨髓原始细胞计数低于 5%。

低剂量紫杉醇和^{225}Ac-Lintuzumab 的组合：Jurcic 等针对老年未经治疗的 AML 患者，进行了分段剂量^{225}Ac-lintuzumab 和低剂量紫杉醇(LDAC)联合治疗的多中心 I 期剂量递增试验。患者每天接受 2 次 LDAC 治疗，4～6 周重复一次，最多持续 12 个疗程。在第一个疗程中，LDAC 完成后，连续一周给予^{225}Ac-lintuzumab 的 2 个剂量分数。此次试验治疗了包括 12 例患有骨髓增生异常综合征(MDS)在内的 18 名患者(中位年龄 77 岁，年龄范围为 68～87 岁)。其中，10 名患者(占比 83%)之前接受过去甲基化剂(n=9)或异基因造血干细胞移植(n=1)治疗 MDS。根据细胞遗传学和分子遗传学特征，11 名患者(占比 61%)属于中危险度，7 名(占比 39%)属于高危险度 AML。^{225}Ac-lintuzumab 的施用剂量为每次 18.5～74 kBq/kg/次。2 名每次接受 37 kBq/kg 和 74 kBq/kg 治疗的患者出现了剂量限制性毒性,具体表现为持续了超过 6 周的 4 级血小板减少。骨髓抑制和感染是治疗中最常见的不良反应。在接受治疗后的 30 天内,没有出现死亡病例,也未达到最大耐受剂量(MTD)。其中,有 5 名患者(占比 28%)有客观反应,包括 1 例完全缓解(CR),2 例完全缓解伴随部分血常规恢复(CRps)和 2 例完全缓解但血常规恢复(CRs)不完全。中位反应持续时间为 9.1 个月(范围为 4.1～16.9 个月)。仅接受每次 37 kBq/kg 或更高剂量治疗的患者取得了疗效。与使用阿糖胞苷(LDAC)单独治疗时,中位响应时间为三个周期的历史数据不同,此次所有接受联合治疗的患者均在第一周期治疗后产生疗效。在初始 I 期关于 ^{225}Ac-Lintuzumab 单药治疗和 LDAC 联合 ^{225}Ac-Lintuzumab 治疗的临床研究中,疗效结果与患者个体特征、疾病特征、白血病负荷程度以及所采用的治疗方案相关。外周血原始细胞计数被证实为临床反应的重要预测指标。在参与这两项试验中的 36 名接受全剂量治疗的患者中,有 9 名患者(占比 42%)的外周血原始细胞计数低于 $200/\mu L$,而其中有 8 名患者(42%)获得了疗效,而 17 名外周血原始细胞计数超过 $200/\mu L$ 的患者没有获得疗效($p = 0.002$)。此外,随着治疗剂量的逐步增加,反应率呈现出增加趋势,特别是针对外周血原始细胞负荷进行调整时,这种趋势变得更加明显。这种反应率差异的出现,可能是由于抗体对外周位点的优先结合,在周围循环原始细胞负荷较高的患者中导致了骨髓靶向的降低。

在未经治疗的 AML 中,一项针对 ^{225}Ac-Lintuzumab 的 II 期单药治疗试验:基于前期的观察结果,此次试验在 60 岁及以上的患者中进行了 ^{225}Ac-lintuzumab 的 II 期试验,旨在更准确地评估其疗效反应率。患者在治疗前被允许使用羟基脲以降低外周原始细胞计数。本项研究共纳入了 40 名患者(中位年龄 75 岁,范围为 60～87 岁)。23 名患者(占比 58%)此前曾患有血液疾病,而其中又有 18 名患者(占比 78%)接受过针对血液疾病的治疗。有 31 名患者(占比 78%)存在中度或不良风险的细胞遗传学和分子特征。初始阶段,患者在一周内接受 2 个剂量为 74 kBq/kg 的 ^{225}Ac-lintuzumab 治疗。在接受此疗法的 13 名患者中,有 69% 的患者有客观反应(1 例完全缓解、2 例部分缓解和 6 例血细胞计数不完全恢复)。然而,该研究观察到了长期骨髓抑制的现象,其中有 46% 的患者出现持续超过 6 周的 4 级血小板减少,38% 的患者出现持续超过 6 周的 4 级粒细胞减少。鉴于上述结果,对另外 27 名患者采用了 55.5 kBq/kg 的 2 个剂量分数。虽然只有 30% 的患者在治疗后出现了超过 6 周的 4 级血小板减少,但在 40% 的患者中出现了长期的粒细胞减少,并且反应率降低至 22%,具体表现为 3 例临床缓解部分进展(CRp),3 例临床缓解不完全(CRi)。

2. ^{225}Ac 标记 P 物质类似物用于胶质瘤临床研究

P 物质(SP)作为一种神经肽,已被证实为多形性胶质母细胞瘤(glioblastoma multiforme, GMB)过表达的跨膜神经激肽类型 1 受体(NK-1)的天然配体。^{225}Ac 标记的 DOTA-[Thi 8, Met(O2)11]-P 物质在抗肿瘤疗效方面展现出很好的应用前景。基于 Warsawin 医科大学与 JRC Karlsruhe 的合作,研究者们已经启动了关于 ^{225}Ac-DOTA-[Thi8, Met(O2)11]-P 物质的肿瘤内/腔内注射临床试验。到目前为止,已经使用从 10～42 MBq 的 ^{225}Ac-[Thi8, Met(O2)11]-P 物质治疗了超过 20 例的神经胶质瘤患者。该治疗方案耐受性良好,对治疗有效性、剂量递增的研究及患者招募正在进行。

Majkowska-Pilip 等研究者评估了 ^{225}Ac-DOTA-SP 在人胶质母细胞瘤中的疗效,并通过诱导细胞凋亡显著提升了细胞存活率。目前,该药物的临床阶段研究正在进行,初步的临床数据表明,肿瘤内注射该药物后,患者有积极的肿瘤反应。

在^{225}Ac-DOTA-SP剂量升级治疗研究的三个亚组(分别为10 MBq、20 MBq和30 MBq)中,对于给药活性的评估表明,在一个周期内最多可耐受30 MBq的治疗剂量,治疗耐受性良好。在治疗过程中,仅有轻微和暂时的副作用发生如癫痫发作、水肿和失语症等。只有一例接受30 MBq治疗的患者出现了3级血小板减少的情况。在所有治疗组中,没有出现与^{225}Ac-DOTA-SP治疗相关的3级、4级毒副作用。然而,计算出的生存参数与^{213}Bi-DOTA-SP的相当,OS-d和OS-r/c分别为35.0和13.2个月。从治疗开始起计算,^{225}Ac-DOTA-SP的中位PFS为2.4个月,OS-t为9.0个月。剂量逐步增加的各组之间并未表现出统计学上的显著差异。目前,关于影响^{213}Bi-DOTA-SP和^{225}Ac-DOTA-SP治疗效果的因素评估工作仍在持续进行。

3. ^{225}Ac标记药物靶向IGF-1R临床研究

基于上述^{225}Ac-放射免疫共轭物的类似方法,目前正开展一项针对^{225}Ac-FPI-1434的Ⅰ期临床试验(编号NCT03746431),旨在明确其在晚期实体瘤患者中的耐受性、药代动力学特征和治疗效果。该药物是以对Ⅰ型胰岛素样生长因子受体(IGF-1R)特异结合的人源化单克隆抗体(AVE1642)为基础研发而成的。研究表明IGF-1R在乳腺癌、前列腺癌或非小细胞肺癌等实体肿瘤中高表达。

肉瘤,特别是尤文肉瘤和骨肉瘤,都具有IGF-1R的过度表达。在临床试验中,冷抗体治疗对尤文肉瘤有中度治疗效果,但对骨肉瘤没有疗效。利用IGF-1R抗体标记^{225}Ac已显示出作为一种强效的α治疗剂的潜力。目前,安德森癌症中心、斯隆-凯特琳癌症中心、明尼苏达大学、丹娜法伯癌症研究所、宾夕法尼亚大学等众多权威机构已联合开展了一项临床试验研究(NCT0374631),以期望在完成推荐的2期剂量时,能够招募年龄低于18岁的患者参与研究。因此,^{225}Ac-IGF1R可能是治疗非成骨性骨肉瘤转移的另一种方式,这种方式通过α粒子辐射,以强有力的方式在短距离内起到治疗作用。然而,正常组织中IGF-1R的表达或抗体的非特异性结合,可能会限制此方法的有效性。

第三节　铋-213临床前及临床应用研究

一、^{213}Bi衰变链及理化性质

铋在自然界中,以游离态的金属和矿物的形式存在。在Bi的同位素中,常用于医疗活动中的有^{212}Bi和^{213}Bi,本章将重点介绍^{213}Bi。

铋-213(^{213}Bi),属α放射性核素,其母核为砹-217(^{217}At),衰变子体为铊-209(^{209}Tl)和钋-213(^{213}Po),半衰期($T_{1/2}$)=45.65 min, E_α=8.4 MeV, γ=440 keV,α粒子范围为40～80 μm。基于以上特性,^{213}Bi被认为是一种适用于靶向放射性核素治疗(TRNT)的α放射性核素。在靶向α治疗(TAT)药物的研究中,^{213}Bi由锕-225(^{225}Ac)经过3次α衰变得到,随后标记靶向分子以制得TAT药物。^{213}Bi有2种衰变方式,即β^-和α衰变,衰变分支比分别是97.91%±0.03%和2.09%±0.03%。^{213}Bi每次解体时,释放的总粒子能量的大部分来自α衰变,占92.7%,而剩余的7.3%来自β^-粒子发射。^{213}Bi在衰减后会发射一个435 keV光子(98%丰度)的发射,这一特性使得我们可以通过配备高能准直器的伽马相机,详细评估^{213}Bi在体内的生物分布。

在疾病治疗中,由于^{225}Ac及其子体同位素^{213}Bi对靶细胞具有很强的细胞毒性,同时对非靶向正

常组织几乎无毒性。因此其非常适合应用于α免疫疗法中用作靶向微转移疾病(扩散的癌症)和血源性癌症(白血病)的治疗手段。

二、^{213}Bi 的制备

^{213}Bi 的生产制备与其母核^{225}Ac 息息相关。最常用的策略是从铀-233(^{233}U)衰变的钍(^{229}Th)中通过放射化学手段提取^{225}Ac(图 10-9)。迄今为止,在全球范围内,用于临床试验和研究活动的^{213}Bi,大部分是通过这种方法制备得到。但由于^{233}U 的管理受到有关裂变材料不扩散的要求的限制,故可供利用的^{233}U 和^{229}Th 数量极其有限。

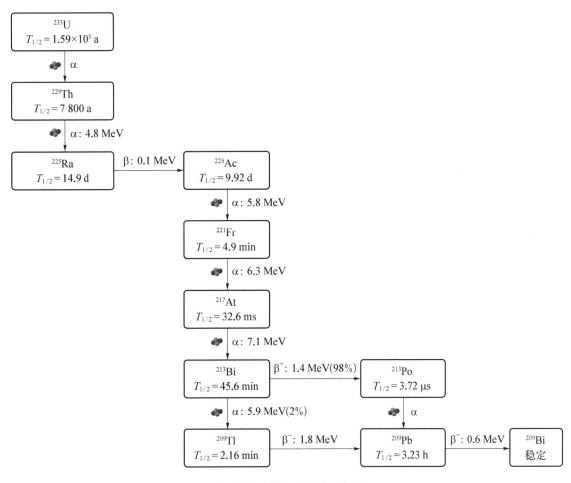

图 10-9　^{233}U 衰变链示意图

目前,全球范围内有三种来源的^{229}Th 可以生产临床用^{213}Bi。分别是:位于德国卡尔斯鲁厄的欧盟委员会联合研究委员会核安全与安保理事会(原名超铀元素研究所)、美国橡树岭国家实验室(ORNL)和位于俄罗斯奥布宁斯克的物理与动力工程研究所(IPPE)。此外,比利时核研究中心(SCK CEN)也已确认存在一种极为纯净的^{229}Th 来源,经过相应处理后可用于临床前研究。有报道称,从 2019年起,美国计划从能源部储存的遗留废物中提取^{229}Th,此举有望大幅提升^{229}Th 的生产量。

此外,^{213}Bi 还可以通过类似于^{98}Mo/^{98}Tc(钼-锝)的^{225}Ac/^{213}Bi 发生器洗脱获得。^{225}Ac 可以装在^{225}Ac/^{213}Bi 发生器上,可以在现场输送^{213}Bi,也可以直接作为放射性核素治疗使用。^{225}Ac 用作生产其子产品^{213}Bi 的发生器,可重复使用制作放射治疗剂,它的子体同位素在衰变过程中,发射 α 和 β

射线,但不发射高能 γ 射线。

三、²¹³Bi 标记药物载体分子的选择

²¹³Bi 目前被认为是 TAT 中一种性能卓越的精密弹药,但在使用过程中需要小心处理。在靶标功能的选择上,需要选择最适合的载体分子。鉴于放射性核素²¹³Bi 的半衰期相对较短,优先使用具有快速药代动力学的低分子量肽和抗体作为载体。同样,²¹³Bi 高活度才能达到治疗效果。载体的生物半衰期应与²¹³Bi 的物理半衰期(45.6 min)相兼容,此半衰期显著短于目前常规临床应用中使用的任何治疗性放射性核素。此外,还需要仔细选择一个合适的螯合剂,以匹配²¹³Bi 的物理性能。根据载体分子的不同,²¹³Bi 给药剂量的潜在范围可能会在 5~10 GBq 范围内发生变化。

载体分子是治疗用靶向放射性药物的重要组成部分,它是实现药物与靶点选择性相互作用的关键,可以实现靶点组织中放射性核素的高浓度聚集,从而在目标组织与背景组织中有足够高的差异表达,并确保足够高的绝对表达量。为了挖掘并利用²¹³Bi 在 TAT 中的潜力和优势性能,需要开发专用的靶向载体分子。由于²¹³Bi 是一种放射性金属,有机小分子与一个庞大的螯合剂的衍生化通常会显著改变其结合性质。因此,在²¹³Bi 双标记放射性药物中,多肽和抗体片段被用作载体分子。

在评估载体的治疗潜力时,载体的动力学轮廓是一个重要因素。一般来说,在血液中循环时间较长的载体分子的肿瘤积累量最高,这有助于提升 TAT 治疗的疗效。载体分子在血液中的停留也可能导致健康组织不可避免的高辐射剂量。因此,放射性核素的半衰期应与载体的等离子体半衰期相兼容,以确保有足够高的肿瘤/背景比。值得注意的是,对于具有更长半衰期的放射性核素,其对恶性组织的辐射损伤的选择性可能更高,这在治疗环境中是有益的。²¹³Bi 与物理半衰期较长的等离子体载体分子结合时,其物理半衰期较短是一个缺点。与²¹³Bi 的半衰期相比,这种载体在肿瘤组织内的积累太慢,导致对肿瘤组织的选择性照射较少。相比之下,²¹³Bi 与生物半衰期较短的载体分子,如一些小分子、一些多肽等更匹配。这些载体分子在肿瘤组织中迅速积累,确保在²¹³Bi 衰变之前将其剂量完全沉积到肿瘤部位。例如,一项针对 TAT 药物²¹³Bi-PSMA－617 的研究结果显示,对¹⁷⁷Lu 放疗无效的转移性去势耐药前列腺癌患者,²¹³Bi-PSMA－617 展现出了良好的治疗效果,这说明了²¹³Bi 与生物半衰期较短的载体分子结合可发挥较好的治疗作用。

与系统给药相比,局部应用²¹³Bi 放射性药物有显著提高疗效的潜力,同时尽量减少对非靶向组织的全身毒性。此种给药方式的缺点是其不再是系统性治疗,不是所有转移病灶都能得到治疗,除非局部治疗药物能够大量进入体循环(如,在肝动脉内注射)。通过局部区域递送,短半衰期的放射性核素²¹³Bi 可以与具有较长生物半衰期的载体分子结合(如单抗)。因为只有与靶标的高结合亲和力是重要的,而非放射性药物的血浆药代动力学特性。

预靶向放射治疗是一种将长血浆半衰期的载体与半衰期短的放射性核素相结合的治疗方法,此方法适用于²¹³Bi 标记的 TAT 药物。该方法首先系统地使用一个携带标签的缓慢代谢的肿瘤积累载体分子,其在靶部位积累并从血液中大量清除后,注射一种放射性标记剂,该标记剂能在体内快速识别肿瘤结合载体,并从血浆中快速清除。当放射性标记剂遇到靶向载体时,两个分子之间会发生快速高效的生物正交连接,从而在体内形成放射性偶联物。这种结合使得靶组织受到特异性辐照,而健康组织则接受低剂量的辐射。

放射性药物通常通过静脉注射,迅速分布全身,并由于物理或化学的相互作用集中在靶组织或细胞中。在缺乏相互作用机制的周围组织中,放射性药物的浓度与血浆浓度保持平衡,而由于肾脏

和肝脏等排泄器官清除血浆,血浆浓度会随时间的变化而降低。对于^{213}Bi标记的TAT药物,肾脏清除和尿排泄优于肝胆清除,因为肝胆清除导致药物在胃肠道缓慢转移,因此在使用该类药物时,应该避免高强度的腹部活动。

四、目前研究的^{213}Bi标记物和适应证

在1993年,Geerlings等提出了将^{225}Ac及其子核素^{213}Bi用于癌症靶向α治疗(TAT)的理念。虽然这些核素在当时难以获得,但鉴于其良好的衰变特性和化学性质,加之α辐射在人体组织中具有高能、短程的固有优势,研究者们意识到它们在医学上的巨大应用潜力。在此后的数十年间,研究者对^{213}Bi标记的各类药物进行了大量的临床前研究和临床研究(表10-3)。

表10-3　^{213}Bi标记物的适应证及研究阶段

药物种类	药物名称	适应证	研究阶段
抗体类	^{213}Bi-CD74	多发性骨髓瘤 非霍奇金淋巴瘤	临床前
	^{213}Bi-anti-CD20	非霍奇金淋巴瘤细胞	临床前
	^{213}Bi-anti-EGFR-MAb	膀胱癌	临床前
	^{213}Bi-chTNT3	胰腺癌	临床前
	^{213}Bi-J591	前列腺癌	临床前
	^{213}Bi-anti-mCD138	骨髓瘤	临床前
	^{213}Bi-lintuzumab	急性骨髓白血病	临床Ⅲ期
	^{213}Bi-9.2.27 mAb	黑色素瘤	临床Ⅰ期
	^{213}Bi-DOTA-substance P	神经胶质瘤	临床Ⅰ期
生长抑素类似物	^{213}Bi-DOTATOC	神经内分泌肿瘤	临床Ⅰ期
小分子靶向药物	^{213}Bi-PSMA-617	转移性去势抵抗前列腺癌	临床Ⅰ/Ⅱ期

(一)^{213}Bi标记抗体类药物

1. CD74抗体

CD74,是一种进化过程中保持稳定的Ⅱ型膜蛋白(跨膜糖蛋白),主要负责主要组织相容性复合体(major histocompatibility complex,MHC)蛋白的合成和转运,该蛋白最初因其与MHC-Ⅱ分子的关联而被识别。CD74参与免疫系统的几个关键过程,包括抗原呈递、B细胞分化和炎症信号传导。CD74在多种癌症中表达上调,并且在炎症期间也由非免疫细胞表达。CD74在约90%的B细胞肿瘤中表达,包括多发性骨髓瘤(multiple myeloma,MM)和非霍奇金淋巴瘤(non-Hodgkin lymphoma,NHL)。正常组织中CD74表达非常少。CD74抗原可以被快速内吞,是抗体偶联药物(antibody drug conjugate,ADC)的理想靶点。

有研究表明,^{213}Bi标记的CD74抗体可以作为B细胞淋巴瘤的治疗药物。标记的抗体完全保留

了免疫反应性,并且对 RajiB 淋巴瘤细胞系具有单细胞杀伤作用。细胞结合^{213}Bi 衰变所传递的 cGy 剂量级,足以杀伤 99% 的细胞。对重度联合免疫缺陷(server combined immune deficiency,SCID)小鼠移植瘤的治疗实验表明,在小鼠接种瘤细胞 2 d 后注射 3.59～4.68 MBq 的^{213}Bi 标记 CD74 抗体药物,其对肿瘤生长的抑制作用极强。至实验结束的 182 d,治疗组 9 个动物中有 6 个小鼠的肿瘤细胞完全消失,且机体健康,而肿瘤对照组小鼠最多仅存活 20 d。

2. CD20 抗体

CD20 是淋巴癌、白血病和某些自身免疫等疾病治疗的热门目标靶点,CD20 在多数 B 细胞恶性肿瘤中都有表达,但在 pro-B、血浆或造血干细胞中不表达,这使其具有良好的肿瘤特异性,且发育初期的 B 细胞以及产生抗体的浆细胞不会受到抗 CD20 单抗治疗的影响。CD20 具有高表达且在与抗 CD20 单抗药物结合后不会从细胞表面脱落等特点,使其成为一个在补体依赖性细胞毒性反应(complement dependent cytotoxicity,CDC)和抗体依赖性细胞介导的细胞毒性(antibody-dependent cell mediated cytotoxicity,ADCC)机制中重要的免疫治疗靶点。

目前,抗 CD20 单抗在治疗 B 细胞淋巴癌中已表现出显著疗效,而使用^{213}Bi 抗 CD20 可作为对放疗和化疗耐药的非霍奇金淋巴瘤(NHL)细胞的新型靶向治疗方案。已有研究者使用^{213}Bi 标记抗 CD20 抗体研究^{213}Bi 对放疗/化疗耐药的非霍奇金淋巴瘤细胞的细胞周期和细胞死亡的分子效应,即^{213}Bi 抗 CD20 可诱导细胞凋亡,激活半胱天冬酶-3、半胱天冬酶-2 和半胱天冬酶-9,并在表达 CD20 的敏感、耐化疗、耐辐射的 NHL 细胞中,特异性切割多聚 ADP 核糖聚合酶(poly-ADP-ribose polymerase,PARP)。而 CD20 阴性细胞不受^{213}Bi 抗 CD20 的影响,用^{213}Bi 标记的非特异性抗体不能杀死 NHL 细胞。使用^{213}Bi 抗 CD20 打破 NHL 细胞的放射/化疗耐药性依赖于 caspase 的激活,在使用^{213}Bi 抗 CD20 的 NHL 细胞中,caspases 的激活缺陷被逆转。线粒体的激活,促使 caspase-9 的激活被恢复,而在放射/化学敏感和放疗/化学耐药的 NHL 细胞中,Bcl-xL 的表达下调,经抗 CD20 处理后,发现了死亡抑制蛋白 XIAP。由此可见,^{213}Bi 抗 CD20 是一种很有前途的放射免疫偶联物,可通过逆转半胱天冬酶和线粒体通路的缺乏激活,进而下调 XIAP 和 Bcl-xL 的表达,重新激活凋亡通路,选择性地打破表达 NHL 细胞的放疗化疗耐药性,从而提高治疗成功率。

3. 抗 EGFR-mAb

特异性 mAb 可以结合表皮生长因子受体(epidermal growth factor receptor,EGFR)的细胞外结构域Ⅱ和Ⅲ。该类型抗体与受体的结合能力非常牢固,可以阻断配体 EGFR 的结合,进而阻断配体对 EGFR 的激活,同时促进 EGFR 的胞吞机制,减少细胞膜表面的 EGFR 数量。此外,由于该类型抗体与 EGFR 的细胞外区域结合,因此它对野生型和具有细胞内酪氨酸激酶活性结构域发生变异的 EGFR 均有效。靶向 EGFR 受体的单克隆抗体是早期实现癌症药物治疗的重要方向,并且这种治疗理念已取得成功。截至目前,已有五款 EGFR 抗体药物获得治疗批准,分别是西妥昔单抗(Cetuximab)、帕尼单抗(Panitumumab)、耐昔妥珠单抗(Necitumumab)、尼妥珠单抗(Nimotuzumab)、埃万妥单抗(Amivantamab)。

利用^{213}Bi 与靶向 EGFR 抗体偶联的细胞毒性可治疗膀胱癌症(bladder cancer)。在一项研究中,通过组织病理学分析以及对正常尿路上皮细胞的总生存率和毒性研究,已经评估了膀胱内注射^{213}Bi 抗 EGFR 的可行性、安全性、毒性和治疗效果。未经治疗的小鼠和使用天然抗 EGFR-mAb 治疗的小鼠,其中位生存期分别为 65.4 d 和 57.6 d。经 0.93 MBq 的^{213}Bi-anti-EGFR-MAb 分级处理后,实验动物平均存活 141.5 d,33% 的动物存活至少 268 d。用 0.46 MBq 的^{213}Bi-anti-EGFR-mAb

分级处理后,实验动物平均存活 131.8 d,30% 的动物存活时间超过 300 d。使用 3.7 MBq 的 [213]Bi-anti-EGFR-mAb 治疗后,未观察到对正常尿路上皮的毒副作用。研究结果表明,膀胱内分级 TRNT 联合 [213]Bi 抗 EGFR-mAb 是一种很有前途的治疗晚期膀胱癌的方法。

4. 抗体 chTNT3

chTNT-3 属于一系列抗体,可针对坏死组织中无处不在且稳定的核酸抗原,从而应用于肿瘤坏死治疗(TNT)。TNT 抗体能够结合普遍存在于实体肿瘤中的核酸抗原,用于动物模型实验和临床应用研究。由于退化的肿瘤细胞会释放肿瘤抗原,肿瘤的坏死核心因此成为传递免疫刺激分子的理想部位。目前,一些 TNT 抗体已处于临床试验阶段,用于肺癌和脑癌的放疗,以及作为融合蛋白应用于实体肿瘤的免疫治疗。在临床前肿瘤模型中,已有研究在影像学和治疗方面证明了 chTNT-3 及其衍生物的肿瘤靶向特异性。

[213]Bi 标记的 chTNT3 抗体已被用于胰腺癌(pancreatic cancer)的治疗研究中。Bryan 等在实验中,将人类的胰腺癌细胞 MiaPaCa-2 异种移植至裸鼠体内,研究 [213]Bi 标记嵌合抗体 chTNT3 联合化疗药物顺铂和吉西他滨治疗胰腺癌的效果。研究人员分别对比了单独给予 700 μCi [213]Bi-chTNT3、化疗药物治疗 3 d 后再给予 700 μCi [213]Bi-chTNT3、单独给予 chTNT3 和化疗药物的治疗效果。结果显示,[213]Bi-chTNT3 联合化疗药物能显著抑制 MiaPaCa-2 肿瘤的生长,而且毒副作用很小,有望进一步应用于胰腺癌的治疗。

5. J591 单抗

前列腺特异性膜抗原(prostate-specific membrane antigen,PSMA)是一种 Ⅱ 型跨膜糖蛋白,膜内段含有 19 个氨基酸,跨膜段含有 24 个氨基酸,膜外段含有 707 个氨基酸,膜内段和膜外段含有多个表位,可以与多种单克隆抗体结合。

J591 是几种针对 PSMA 细胞外结构域的单克隆抗体之一。J591 单抗与 [213]Bi 螯合形成 α 放射免疫偶联物(α-radio immuno conjugate,AIC),是一种通过靶向抑制癌细胞的生长、治疗前列腺癌的新疗法。有研究通过体外 MTS 法和体内裸鼠模型检测了 AIC 对前列腺癌的抗增殖作用,使用末端脱氧核苷酸转移酶(TdT)介导的脱氧尿苷三磷酸(dUTP)缺口末端标记法(TUNEL)来记录细胞凋亡的情况,并使用 Ki-67 标记物评估增殖指数。结果显示,在雄激素依赖性的 PCA 细胞系(LNCaP-LN3)和裸鼠肿瘤异种移植物中,PSMA 的表达密度非常高。此外,AIC 在体外以浓度依赖的方式广泛抑制了 LN3 细胞的生长,并导致细胞凋亡。体内研究结果显示,在细胞接种 2 d 后,局部注射 50 μCi 的 AIC 能够完全抑制肿瘤生长,而采用非特异性 AIC 处理的小鼠与未接受治疗的小鼠有相似的结果。此外,在肿瘤出现后的第 1 周和第 3 周,单次(100 μCi/100 μL)病灶内注射 AIC 可抑制裸小鼠体内 LN3 肿瘤异种移植物(体积<100 mm^3)的生长。采用 AIC 治疗的肿瘤体积缩小到不可触及的程度,而在接受相同剂量的非特异性 AIC 治疗的对照小鼠中,其肿瘤体积则有所增大。由此可见,[213]Bi-J591 偶联物作为治疗前列腺癌的新药物具有相当大的潜力。

6. 抗 mCD138

CD138(即 Syndecan-1,SDC1)是一种细胞外基质(extracellular matrixc,ECM)的跨膜蛋白受体,其通过与乙酰肝素结合分子的相互作用介导细胞黏附,参与细胞增殖、迁移和细胞骨架的组织调节。Syndecan-1 属于硫酸肝素蛋白聚糖家族,由上皮细胞、前体 B 细胞和浆细胞表达。Syndecan-1 在骨髓内的所有多发性骨髓瘤(multiple myeloma,MM)中均有高水平表达,并在调节 MM 的病理生理过程中发挥关键作用,因而它已被用作 MM 的主要诊断标志物。

CD138 靶向与单抗偶联放射性核素发射 α 粒子是一种新的 MM 巩固治疗方式。Chérel 等通过小鼠多发性骨髓瘤模型,研究了 [213]Bi 标记抗 mCD138 的疗效。研究发现,给予 3.7 MBq 和 7.4 MBq 剂量的 [213]Bi 标记抗 mCD138 治疗组,小鼠的中位生存期分别大于 300 d 和 227 d,而对照组中小鼠的中位生存期为 45.5 d。最高活度(11.1 MBq)显示短期毒性,而最低活度(1.85 MBq)的结果与对照组相似。当活度为 3.7 MBq 和 7.4 MBq 时,小鼠表现出短暂的血液学毒性,结果表明, [213]Bi 标记抗 mCD138 治疗新发多发性骨髓瘤病例残留疾病的治疗效果良好,仅有短暂的中度毒性反应。

7. 林妥珠单抗

林妥珠单抗,也称 Anti-CD33 MAb、SGN-33、HUM-195,是一种人源抗 CD33 抗体,以骨髓性白血病细胞为靶向,对急性骨髓性白血病(acute myeloid leukemia, AML)具有适度的单药活性。目前,全球范围内,针对此类药物的研发已到临床Ⅲ期。

将放射性核素 [213]Bi 与林妥珠单抗(lintuzumab)结合,可提升抗体的效力而不产生与 β 射线相关的非特异性细胞毒性。现已经临床Ⅰ/Ⅱ期试验,评价了 [213]Bi-林妥珠单抗药物在人体的最大耐受剂量(maximum tolerated dose, MTD)和对白血病的治疗效果。相关试验研究纳入了 31 例新诊断或复发/难治性 AML 患者纳入研究,连续 5 d 给药阿糖胞苷(每天 200 mg/m[2])后,局部癌细胞数量减少,再于 1~2 d 内,给病人分次注射从 18.5 MBq/kg 到 46.25 MBq/kg [213]Bi 标记的林妥珠单抗,所有的剂量均能有效地降低骨髓萎缩。临床数据显示,该药物在人体内的最大耐受剂量可达 37 MBq/kg,有 5 位患者可见短暂的肝功能异常,2 位剂量为 37 MBq/kg 的患者发生了与治疗相关的死亡事件。所有剂量均可显著降低骨髓萎缩,平均疗效持续时间为 6 个月。生物分布和药理学研究显示,[213]Bi 标记的林妥珠单抗可在 CD33 位点达到饱和状态。研究结果显示,[213]Bi-lintuzumab 药物具有安全性,且阿糖胞苷和 [213]Bi 标记的林妥珠单抗的联合给药是可行的,能减轻急性骨髓白血病患者的病症。由此项研究也可以看出,在使用 [213]Bi 靶向药物治疗前,通过化疗药物使癌细胞数目减少是必要的,也就是说 α 核素靶向治疗对小体积肿瘤有效。

8. NG2/MCSP 抗体

硫酸软骨素蛋白多糖(NG2)在多数皮肤和葡萄膜黑色素瘤中表达。MCSP 抗体(9.2.27 mAb)是一种单克隆抗体,对人类黑色素瘤中的 NG2 具有特异性识别能力。此外,该抗体还可与神经胶质瘤和增殖状态的脑内皮细胞发生反应。

[213]Bi 被偶联至 9.2.27 mAb,形成 [213]Bi 标记的 α-免疫偶联物(AIC)。在一项针对转移性皮肤黑色素瘤患者进行系统性 TAT 的Ⅰ期试验中,使用 [213]Bi 标记 9.2.27 mAb,对病灶内 AIC 治疗的安全性和有效性进行研究。所有患者均为单克隆抗体 9.2.27 阳性。22 例转移性黑色素瘤患者接受了单次静脉注射 55~947 MBq [213]Bi-AIC。所有参与患者均有皮肤或皮下病变,1 例患者完全缓解,3 例患者部分缓解,2 例患者有短暂的部分反应,4 例患者病情稳定至少 6 周。在 38 名接受治疗的最终研究人群中,中位生存时间为 266 d。在病情稳定或对治疗产生部分反应的患者中,中位生存时间明显延长至 612 d。然而,仍有 30% 的患者表现出进行性疾病。大多数患者的肿瘤标志物黑色素瘤抑制活性蛋白(MIA)水平在 8 周内显示降低。在给药范围内未观察到毒性反应。研究结果表明,[213]Bi 标记的 AIC 对黑色素瘤细胞具有高细胞毒性,病灶内 TAT 治疗黑色素瘤药物在剂量不超过 1 350 μCi 时是非常安全的,600 μCi 的剂量是有效的。

此外,有关 [213]Bi-AIC 对人黑色素瘤细胞的抗原特异性细胞毒性的体外研究,以及通过瘤内和静脉注射[213]Bi-AIC 对人黑色素瘤异种移植瘤的体内研究均有报道。在一项针对瘤内 TAT 的Ⅰ期临床试验中,共有 16 例不可手术且 NG2 阳性的皮肤黑色素瘤转移患者参与研究。病灶内 TAT 与治疗后的活检证据显示,大量肿瘤细胞死亡,肿瘤细胞增殖减少,部分肿瘤体积缩小,且在治疗过程中无明显不良反应。用于治疗恶性黑色素瘤的[213]Bi 标记抗 MCSP 抗体,可能因其药代动力学较慢,未能提供足够的肿瘤剂量。相比之下,在静脉内应用[213]Bi-anti-EGFR-mAb 治疗原位癌是一种极好的方法,有助于快速和有选择性地靶向,并最大限度地降低对其他器官的毒性。由此可见,TAT 具有一定的治疗优势,可用于补充标准治疗,即当局部复发性黑色素瘤患者接受 MAPK 通路抑制剂治疗时,TAT 可作为葡萄膜黑色素瘤手术、放疗或两者结合使用的辅助治疗。此外,TAT 还可用于局部治疗,以根除运输过程中的微转移灶或位于注射病灶近端淋巴管内的孤立癌细胞。

9. Substance P 抗体

Substance P 的生物学描述是参与疼痛传递的感觉神经肽和炎症介质。多形胶质母细胞瘤(glioblastoma,GBM)是最常见的一种恶性脑肿瘤,主要表现为原发性肿瘤,较少表现为继发性胶质肿瘤。GBM 已被证明可以过度表达 NK-1 受体,Substance P 可以用作靶向治疗的配体。

[213]Bi 标记的 TAT 药物在短距离内可以沉积高能量,对肿瘤细胞进行选择性照射,同时保留相邻的神经元结构。[213]Bi 靶向药物治疗神经胶质瘤的临床Ⅰ期试验,用[213]Bi-DOTA-substance P 对精确定位的Ⅱ—Ⅳ期的 5 名神经胶质瘤患者进行治疗,再用 SPECT/SPECT/CT、磁共振和血液学检查来跟进治疗情况。临床数据显示,α 核素[213]Bi 靶向药物与 β 核素靶向药物有相同的治疗效果,但 α 核素对周围正常组织的损伤较小,初期临床试验证明了[213]Bi-DOTA-substance P 治疗神经胶质瘤具有广阔的应用前景。

此后,另一项研究将[213]Bi-DOTA-substance P([213]Bi-DOTA-SP)用于复发性多形性神经胶质细胞瘤的治疗,9 名继发性 GBM 患者通过注射 0.9～2.3 GBq[213]Bi-DOTA-SP 进行疾病治疗,[68]Ga-DOTA-[Thi8,Met(O2)11]-substance P(^{68}Ga-DOTA-SP)与[213]Bi-DOTA-SP 同时注射,使用 PET/CT 成像评估生物分布情况,用 MRI 监测治疗反应。结果显示,治疗活度为 1.4～9.7(中位数为 5.8)GBq 时[213]Bi-DOTA-SP 耐受性良好,只有轻微而短暂的不良反应,主要是由短暂性局灶性水肿反应引起的头痛。α 治疗开始后,患者的中位无进展生存期和总生存期分别为 5.8 个月和 16.4 个月。从首次诊断开始,患者的中位总生存时间为 52.3 个月。9 名患者中有 2 名在治疗开始后分别存活了 39 个月和 51 个月。研究结果表明,[213]Bi-DOTA-substance P 治疗多形性神经胶质细胞瘤是安全且毒副作用较小的,[213]Bi-DOTA-substance P 有可能成为一种针对复发性、多形性神经胶质细胞瘤的新型的 α 靶向治疗药物。

（二）[213]Bi 标记生长抑素类似物

DOTATOC(Edotreotide;SDZ-SMT 487;SMT 487)是一种生长抑素类似物,可与多种放射性核素结合,具有研究和诊断某些类型癌症的潜力。[68]Ga-dotatoc 注射剂是一种 PET 显像剂,于 2019 年 8 月获 FDA 批准上市,用于定位生长抑素受体阳性的神经内分泌肿瘤。该制剂中含有 18.5～148 MBq/mL 的[68]Ga-dotatoc,通过 DOTA 将[68]Ga 共价螯合至奥曲肽(奥曲肽为环状 8 肽生长抑素类似物)即可得到,其可与生长抑素受体结合。

[213]Bi-DOTATOC 可以打破对 β 治疗药物的放射耐药性,同时降低神经内分泌肿瘤骨髓红细胞弥漫性浸润患者的血液毒性。目前,使用标记有 β 发射体的生长抑素类似物(如[90]Y/[177]Lu-

DOTATOC)的放射肽治疗神经内分泌癌症是一种新的治疗选择。有研究者在用 β 放射物预处理的患者中,使用[213]Bi-DOTATOC 进行靶向 α 治疗,并对 1 例骨髓癌患者进行了[213]Bi-DOTATOC 全身输注治疗。根据常见不良反应术语评定标准(Common Terminology Criteria for Adverse Events, CTCAE)标准评估所有患者血液、肾脏和内分泌毒性,并用对比增强 MRI 和[68]Ga-DOTATOC PET/CT 评估放射反应。研究者对 7 例患者进行了 2 年以上的随访。结果显示,用 440 keV 的 γ 发射扫描评估[213]Bi-DOTATOC 的生物分布,发现其可与肿瘤特异性结合,在所有接受治疗的患者中都观察到了持久的反应,产生的慢性肾毒性处于中等水平,急性血液毒性甚至不如之前的 β 治疗明显。此研究结果提示,[213]Bi-DOTATOC 可对 β 辐射不敏感的神经内分泌肿瘤产生治疗效果。

(三)[213]Bi 标记小分子靶向药物

前列腺特异性膜抗原(prostate-specific membrane antigen, PSMA)是针对前列腺癌的一个有前途的靶点。PSMA‑617 是一种可以优化肿瘤细胞内化和降低肾脏摄取的配体,通过与 DOTA 螯合,被开发用于 PSMA 靶向放射配体治疗。

通过 PSMA 的小分子靶向药 PSMA‑617 与[177]Lu 偶联可得[177]Lu-PSMA‑617。[177]Lu-PSMA‑617 通过 PSMA 小分子定位前列腺癌细胞群,在不影响周边细胞的情况下,把放射源传递至前列腺癌细胞,进行精准辐射。[177]Lu-PSMA‑617 在 Ⅲ 期临床试验中,达到了试验的 2 个主要终点即总生存期(OS)和影像学无进展生存期(radiographic progress free survival, rPFS)。与最佳标准护理相比,[177]Lu-PSMA‑617 显著延长了 PSMA 阳性转移去势抵抗性前列腺癌(metastatic castration resistant prostate cancer, mCRPC)患者的总生存期(OS)和影像学无进展生存期(rPFS)。2022 年,[177]Lu-PSMA‑617 已获得 FDA 批准用于治疗 PSMA 阳性 mCRPC 患者,商品名为 Pluvicto。但有研究显示,约 30% 的患者对[177]Lu 标记的 PSMA 配体没有反应,且有弥漫性红骨髓浸润等相关血液学毒性的危险因素。更多的结构化数据显示,尽管有的患者对 PSMA-RLT 有明显的反应,但仍存在一些[177]Lu 放射配体难治性患者。

已有研究证明,[213]Bi-DOTATOC 靶向 α 放射治疗可以打破对 β 的放射耐药性,同时降低神经内分泌肿瘤弥漫性红骨髓浸润肿瘤患者的血液学毒性。在一项研究中,将[213]Bi-PSMA‑617 应用于一名常规治疗下病情进展的 mCRPC 患者。该患者接受了 2 个周期的[213]Bi-PSMA‑617 治疗,累积活度为 592 MBq。11 个月后经[68]Ga-PSMA PET/CT 成像显示出显著的分子成像反应,且显示出生化反应,即 PSA 水平从 237 $\mu g/L$ 降至 43 $\mu g/L$。这个案例对进一步探索靶向 α 放射治疗的使用和供应的必要性提供了有力支持。

五、[213]Bi-TAT 的展望

[213]Bi 生物偶联物的应用不仅为癌症治疗提供了一种有利的治疗选择,同时也强调了 TAT 在肿瘤治疗中的巨大潜力。针对[213]Bi 和[213]Bi-PSMA‑617 的临床研究数据表明,患者对 α-TAT 治疗没有产生耐药性。TAT 可以为常规治疗下进展性的患者提供一个有效的治疗选择。与[225]Ac-TAT 相比,[213]Bi-TAT 的主要优势是没有子核素不受控制的再分配问题,子核素的再分配问题可能会对健康组织产生相当大的毒性作用。为了成功地将[213]Bi 生物偶联探针应用于临床治疗,需要考虑[213]Bi 短半衰期的问题,应与载体分子的肿瘤和血浆动力学相匹配。利用一种在达到作用靶点之前驱散大部分能量的治疗药物是弊大于利的。由于其良好的快速药代动力学,[213]Bi 标记的低分子量肽配体和抗体片段,未来将有广阔的应用前景。

癌症相关成纤维细胞(cancer associated fibroblast,CAF)是一个新兴的肿瘤靶向区域,其在大多数肿瘤实体的间质中高表达。与正常的成纤维细胞相比,CAFs 过表达成纤维细胞激活蛋白(fibroblast activation protein,FAP)α。研发人员设计了用于诊断和治疗的新型放射探针,且基于FAP 抑制剂(fibroblast activation protein inhibitor,FAPI)可作为载体分子(如 ^{68}Ga-DOTA-FAPI-46)。FAPI PET 图像具有快速动力学,非常低的背景活性(大脑、肌肉、棕色脂肪、肠道等无摄取),以及肿瘤与背景的高对比度等特点。FAPI 载体分子的快速药代动力学可能与 ^{213}Bi 短半衰期匹配。因此,其将是未来 ^{213}Bi 放射性药物开发的一个重要探索领域。

NETA 和 DEPA 的衍生物已被证明是 ^{213}Bi 的理想匹配物。然而,NETA 和 DEPA 在 ^{213}Bi 放射性药物中的应用潜力还需要进一步的研究,才能转化为临床使用。

虽然低分子量、快速扩散肽与局部给药模式的组合有望在短期内实现 ^{213}Bi 的治疗应用,但高成本和目前高活度 ^{225}Ac/^{213}Bi 发生器的有限供应等,对这些治疗方法的临床应用仍有相当大的限制。

总之,针对 ^{213}Bi 的 TAT 在临床前和临床中的应用研究都显示了其巨大的临床应用潜力。^{213}Bi 可与具有快速血浆清除、快速肿瘤靶向及有限肿瘤保留的载体分子匹配,但 ^{213}Bi 放射性核素的半衰期相对较短,供应量有限。可以通过 ^{225}Ac/^{213}Bi 发生器提供 ^{213}Bi 给医院,其可以在 10 d 以内使用。

第四节　镭-223 临床前及临床应用研究

氯化镭注射液是第一个获 FDA 批准上市发射 α 粒子的靶向放疗药物,有利于延长转移性去势抵抗性前列腺癌(CRPC)患者的总生存期和延迟症状性骨骼事件发生时间。Ⅲ期临床试验回顾性分析支持镭-223 的安全性、治疗效果和临床结果。目前,镭-223 已被批准为治疗转移性 CRPC 的有效的放射性药物。目前正在研究镭-223 在其他临床环境中的应用,如早期无症状疾病,并与其他药物,包括激素治疗药物、免疫治疗和化疗药物联合使用。临床试验也在其他原发癌症患者,如乳腺癌、甲状腺癌和伴骨转移的肾癌等中进行。本节阐述镭-223 物理学和放射生物学特征,介绍最新的关于镭-223 的文献和案例,旨在更好地分析实验数据并应用到临床实践中。

前列腺癌(PC)是常见的男性恶性肿瘤,是男性因癌症死亡的第三大恶性肿瘤,仅次于肺癌和结肠癌。从 2010—2012 年的数据来看,大约 14.0% 的男性会在他们一生中的某个时刻被诊断为前列腺癌。2013 年,美国约有 2 850 139 名男性患有前列腺癌。从 2009—2013 年的数据来看,每 10 万名男性中有 129.4 例新发前列腺癌患者,每 10 万名男性中有 20.7 例因病去世。高达 85% 的前列腺癌患者表现为原发性疾病,但有近 40% 的患者最终会发展为转移性疾病。超过 90% 的晚期前列腺癌患者会有肿瘤骨转移。转移性前列腺癌患者最初会接受药物或手术去势治疗。然而有些患者尽管做过去势手术,但睾酮水平仍不可避免地增高,发展成去势抵抗性前列腺癌(CRPC)。与对去势手术敏感的患者相比,CRPC 的预后较差,患者生存期较短。近一半的 CRPC 患者会出现明显的骨痛、发生骨骼相关事件(如病理性骨折、脊柱受压、恶性高钙血症和骨髓抑制)或两者兼有。肿瘤骨转移会降低患者生活质量,需要进行适当的管理,以避免骨骼功能障碍。传统的治疗手段包括使用镇痛药、骨保护药物和放疗(EBRT),如双膦酸盐或核因子 kappa-B 配体受体激活剂(RANKL)单克隆抗体地舒单抗。多西紫杉醇是第一种能够提高患者总生存期的化疗药物,然而,它与显著的血液学和非血液学毒性相关。

与全身化疗不同，亲骨放射性药物可以进行骨的靶向内放射。在亲骨的放射性药物中，发射β粒子的放射性核素，如锶-89和钐-153EDTMP已成功应用于CRPC的骨痛治疗。尽管这些药物有益于姑息性治疗，但对延长生存期的作用有限。一种基于发射α粒子的新型亲骨放射性药物镭-223不仅具有良好的安全性，缓解骨痛，延长mCRPC患者首次症状性骨相关事件（skeletal related events，SREs）的发生时间，而且能延长其总生存期（OS）和提高患者生活质量（quality of life，QOL）。镭-223于2013年在Ⅲ期临床试验后获得FDA批准，这是一项综合了国际、多中心、随机、双盲、安慰剂对照的研究，研究对象是既往接受过或不适合多西他赛化疗的CRPC患者。

一、镭-223物理学和放射生物学特征

虽然镭-223在自然中存在的量很少，但它可以通过对半衰期为1 590 d的镭-226进行中子轰击制成，从而应用于医疗。镭-223在发射了4个半衰期从毫秒到36 min不等的α粒子后，衰变为稳定的铅同位素（Pb-207）。静脉注射（Ⅳ）镭-223的目标是羟基磷灰石 $Ca_5[PO_4]_3$，其是无机骨的主要成分。镭-223将定位于含有羟基磷灰石的成骨细胞转移区域。

与其他放射性核素衰变发射的亚原子粒子相比，α粒子能量高、电离度高，能够在组织（50～100 μm）短程内沉积大量能量。与β粒子相比，α粒子所沉积的能量是β粒子每单位路径能量的1 500倍，这使得"α辐射更具有细胞毒性"。由于α辐射的高LET（100 keV/μm），可使恶性细胞成为靶标，从而保留了正常结构。与β粒子相比，α粒子具有剂量沉积、特异性和低毒性等优点，使其更适合用于肿瘤治疗。

作为一种发射α粒子的放射性药物，镭-223面临着剂量学方面的一些挑战。由医学内部辐射剂量委员会提出的传统剂量学指南对于单一剂量学参数值（如目标体积的平均吸收剂量），有望反映适当的生物效应。然而在临床实践中，α粒子相对于人体器官尺寸和相关的关键结构以及目标体积的短范围照射，导致了目标体积的高度不均匀辐照。目前，对人类α粒子的放射生物学研究尚不清楚。然而，应该指出的是，相对的生物学有效性一直高于统一性。当在细胞中沉积等量的能量时，由α粒子造成的细胞死亡的可能性比β粒子或光子死亡的可能性要大。α粒子主要导致细胞中不可修复的双链DNA断裂，这解释了镭-223的抗肿瘤特性。

二、药物动力学

静脉注射后，镭-223迅速从血液中清除，并主要被吸收入骨和骨转移灶或排入肠道。注射后15 min，约20%的注射活性仍留在血液中。注射4 h后，药物4%的活性仍留在血液中，24 h后降至1%以下，而在4 h后骨中的活性却在44%～77%之间。粪便排泄是药物从身体排出的主要途径，大约5%是通过尿液排出的。镭-223既不被肝脏代谢，也不经胆汁排出。注射后7 d，大约76%的活性已从体内清除。然而，需要注意的是，肠道转运的变化将影响镭-223从胃肠道中消除的速度。

三、安全

镭-223的安全评估是基于在第2和第3阶段研究中，接受治疗的1 000多名患者的数据。根据最新更新的数据，从为期3年的随访来看，镭-223治疗被认为是安全且耐受性良好。最常见的不良

反应(≥10%)是腹泻、恶心、呕吐和外周水肿。与镭-223有关的最常见的血液学异常(≥10%)是贫血、淋巴细胞减少、白细胞减少、血小板减少和中性粒细胞减少。导致镭-223停用的最常见血液学异常是贫血(2%)和血细胞减少(2%)。在13例骨髓衰竭患者中,有54%的患者需要输血,有2人死于骨髓衰竭。在尼尔森等人的第一次临床试验中,报道了5种不同剂量(46 kBq/kg、93 kBq/kg、163 kBq/kg、213 kBq/kg、250 kBq/kg)中,只有一组剂量导致患者在2~4周后出现轻度骨髓抑制,他们中的大多数会在6~8周后出现逆转。在最近的一项回顾性研究中,已经评估了迄今为止25名平均每月剂量为50 kBq/kg镭-223的患者。对于单独接受镭-223(11名)和联合恩杂鲁胺(8名)或阿比特龙(6名)的患者,中性粒细胞计数和血小板计数的最低点约为90 d(3个月)。单独接受镭-223治疗的患者与同时接受,恩杂鲁胺或阿比特龙治疗的患者,血细胞计数的平均变化差异无统计学意义。然而,联合治疗有血小板减少的趋势,但未达到统计学意义。镭-223与恩杂鲁胺或阿比特龙同时给药效果良好,其耐受性与毒性和标准镭-223治疗相似。

四、临床试验

共有922例患者参与了Ⅲ期ALSYMPCA临床试验。患者按2:1的方式随机分为每4周静脉注射1次共6次镭-223(50 kBq/kg体重)或安慰剂配合最佳护理标准的联合治疗,包括比卡鲁胺、地塞米松、氟他胺,以及双膦酸盐和放疗。有内脏转移或淋巴结短径>3 cm的患者被排除在外。

中期分析显示,镭-223治疗有显著的临床获益,使临床试验提早完成。与安慰剂相比,镭-223治疗患者的总生存期(OS)统计学上有显著改善(14.0个月/11.2个月;$HR = 0.70$;95%CI:$0.55 \sim 0.88$;$p = 0.002$)。初步中期分析显示,镭-223组的中位生存期为14.9个月,而安慰剂组为11.3个月($HR = 0.70$;95%CI:$0.58 \sim 0.83$;$p < 0.001$)。重要的是,既往接受多西紫杉醇治疗($HR = 0.71$;95%CI:$0.56 \sim 0.89$)和未接受多西紫杉醇治疗($HR = 0.74$;95%CI:$0.56 \sim 0.99$)的两组患者在接受镭-223治疗后,生存期均有改善。

对首次症状性骨骼事件(SSE)、碱性磷酸酶(ALP)升高的时间,以及前列腺特异性抗原(PSA)进展的时间等次级症状进行评估。镭-223治疗SSE的中位时间为15.6个月,安慰剂治疗为9.8个月($HR = 0.66$;95%CI:$0.52 \sim 0.83$;$p < 0.001$)。与安慰剂相比,大多数镭-223治疗患者的总ALP水平降低了30%或更高(47%),并且ALP升高的时间延长(7.4个月和3.8个月)。统计学上显示,PSA变化幅度没有ALP变化幅度明显,16%接受镭-223的患者组和6%接受安慰剂的患者组在12周时,显示有30%甚至更多的PSA水平下降,而PSA的升高与安慰剂组差不多(3.6个月和3.4个月)。此时,ALP已成为镭-223治疗效果的主要生物标志物。类似地,在使用多西紫杉醇等药物的研究中也表明,ALP与生存期有关,但ALP作为生存预测因子的作用还需要进一步的探索和验证。

2014年,有研究者陆续发表了SSEs的详细分析。镭-223显著延长了SSE的发生时间,并降低了放疗(EBRT)导致骨疼痛和脊髓受压这两种最常见的SSE类型的发生概率。然而,这两种类型发生症状性病理性骨折的风险以及需要转入相关骨科进行干预的必要性,其差异并无统计学意义。无论患者既往是否接受多西紫杉醇治疗、ALP基线水平或是否使用双膦酸盐治疗,镭-223对SSE的影响都是一致的。多变量分析表明,双膦酸盐治疗降低了SSE的发生概率,与镭-223无关。

五、临床适应证

镭-223 可用于治疗有症状性骨转移且无已知内脏转移成年男性前列腺癌。镭-223 仅在指定的有资质的科室使用,静脉注射的时间应超过 1 min。镭-223 剂量方案为:每千克体重 50 kBq,每 4 周注射一次,共 6 次。老年患者不需要调整剂量,因为老年患者(≥65 岁)和年轻患者(<65 岁)之间的安全性或有效性没有总体差异。对于肾脏或肝脏损害的患者,不需要调整剂量。在注射镭-223 后的患者管理中,患者注射完可以回家,与其他人的接触没有任何限制。

骨髓抑制是镭-223 治疗的主要问题。因此,必须保证各项指标在规定范围内,并在每次注射镭-223 之前进行血液学评估。在镭-223 治疗前,中性粒细胞绝对计数(ANC)应 $\geqslant 1.5 \times 10^9$/L,血小板计数 $\geqslant 100 \times 10^9$,血红蛋白 $\geqslant 10.0$ g/dL。在随后的每次镭-223 给药前,ANC 应 $\geqslant 1.0 \times 10^9$/L 和血小板计数 $\geqslant 50 \times 10^9$/L。如果 ANC 或血小板计数在最后一次给药后 6 周内没有恢复,即使进行了适当的标准临床管理,只有在仔细评估风险和获益后,才应考虑使用镭-223 进行进一步治疗。

六、案例系列

匹兹堡大学医学中心核医学科工作人员使用镭-223 治疗了 45 例转移性 CRPC 的临床患者。以下 3 名患者在镭-223 治疗后随访时间最长,并在治疗后显示出了不同的临床结果。因此,案例的选择是非随机的。

(1) 案例 1,男性,71 岁。诊断为前列腺腺癌 15 年,Gleason 评分为 7,并接受了根治性前列腺切除术和挽救性放疗。确诊后 4 年 PSA 提示复发,并在镭-223 治疗前 1 年发生了骨转移。既往药物治疗包括醋酸亮丙瑞林(Lupron)、比卡鲁他胺(卡索托)、西普鲁塞尔-t(普罗维格)、酮康唑加氢化可的松、恩扎鲁胺(Xtandi)和地舒单抗(Xgeva)。镭-223 治疗主要是针对其进行性骨转移伴疼痛。他的背部疼痛放射到臀部,在镭-223 治疗后没有明显改善,因此被认为疼痛是继发于椎管狭窄,而不是因为在镭-223 治疗期间发生肿瘤骨转移。患者同时还接受了地舒单抗和醋酸亮丙瑞林的治疗。随后,患者完成了 8 个月的规律性口服环磷酰胺的治疗,随后停止了针对去势抵抗性前列腺癌的任何额外治疗。患者在镭-223 治疗后存活 25 个月,显示骨转移有进展,但没有内脏或淋巴结的进展(图 10-10),相关实验室结果和影像学检查结果总结见表 10-4。

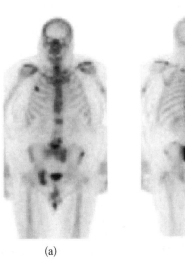
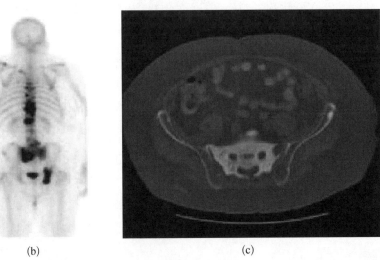

(a)   (b)   (c)

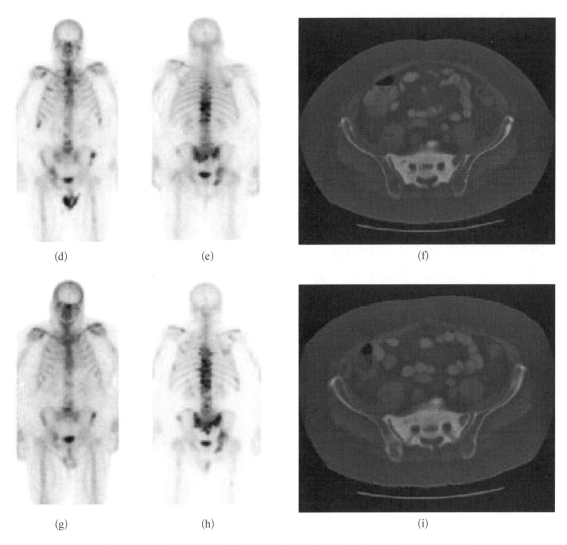

图 10‑10　病例 1(男性,71 岁)最初的骨扫描和 CT(a, b, c),镭 223 治疗
3 个月后(d, e, f),镭 223 治疗 6—12 个月后(g, h, i)

表 10‑4　病例 1 相关实验室结果和影像学检查结果的总结

实验室检查/显像 (正常值)	基础值 (在镭‑223 治疗前 3 个月)	治疗中 (在♯3 和♯4 注射之间)	治疗完成 (在镭‑223 治疗 3 个月内)	后续随访 (镭‑233 治疗后 6～12 个月)
血红蛋白 (12.9～16.9 g/dL)	14.6	13.6	12.8	13.2
血小板 [(156 ～ 369)×10^9/L]	272	256	214	267
绝对中性粒细胞 [(2.240 ～ 7.680)×10^9/L]	3.0	2.1	3.2	4.1
PSA (ng/mL)	133	232	385	1 283
碱性磷酸酶 (38～126 IU/L)	123	51	78	234

续　表

实验室检查/显像 （正常值）	基础值 （在镭-223 治疗前3个月）	治疗中 （在♯3和♯4 注射之间）	治疗完成 （在镭-223 治疗3个月内）	后续随访 （镭-233治疗后 6～12个月）
全身骨扫描	胸椎、腰椎和骨盆的广泛性骨转移		既往骨转移灶随着显像时间间隔吸收减少，没有发现新的骨转移	一些既往骨转移灶随着显像时间间隔吸收减少；一些较前相仿；另有几个新发病灶定位在脊柱和骨盆怀疑是骨转移
CT诊断胸部、腹部和骨盆	广泛性骨转移，没有证据表明软组织转移		与基础图像相比，没有明显变化，没有内脏转移或淋巴结转移	一些弥漫性的骨硬化灶，如右髂后病灶与骨扫描显示一致；没有显著的骨转移的改变

（2）案例2，男性，65岁。诊断为前列腺腺癌9年，Gleason评分为8，接受了根治性前列腺切除术和挽救性放疗。使用单药比卡鲁胺治疗5年后，PSA升高复发，随后在进行镭-223治疗的18个月前给予醋酸亮丙瑞林（卢普隆）、比卡鲁胺（卡索德）、西普鲁塞-T（Sipuleucel-T）（普罗文奇）和多西他赛（泰索帝）以及阿比特龙（Zytiga）。镭-223治疗主要是针对其进行性骨转移伴左肩、下背部和右髋关节疼痛。患者在镭-223治疗后疼痛缓解。由于患者的血红蛋白下降至7.3 g/dL，因此他接受了红细胞输血，并且主诉镭-223治疗2个月后，出现严重疲劳，同时出现全血细胞减少，这归因于镭-223治疗和潜在的骨髓相关疾病（骨髓活检下降）。外周涂片显示，常细胞常色性贫血伴少量泪滴和部分多染，在粒细胞株中没有发现异型增生。镭-223治疗后，患者接受了地舒单抗（Xgeva）和醋酸亮丙瑞林（Lupron）以及恩杂鲁胺（Xtandi）治疗。患者在接受镭-223治疗19个月后死亡，并有进展性骨转移、内脏和淋巴结转移（图10-11），相关实验室结果和影像学检查结果总结见表10-5。

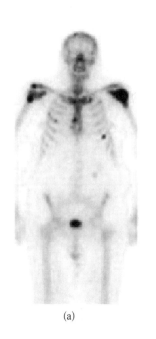
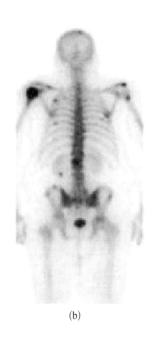
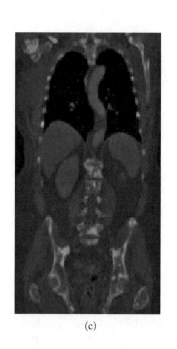

(a)　　　　　　　　　　(b)　　　　　　　　　　(c)

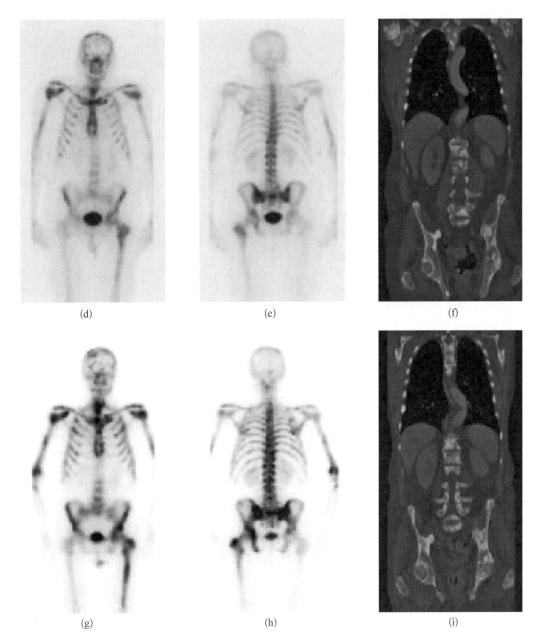

(d)　　　　　　　　　(e)　　　　　　　　　(f)

(g)　　　　　　　　　(h)　　　　　　　　　(i)

图 10‑11　病例 2(男性,65 岁)最初的骨扫描和 CT(a、b、c),镭 223 治疗
3 个月后(d、e、f),镭 223 治疗 6～12 个月后(g、h、i)

表 10‑5　病例 2 相关实验室结果和影像学检查结果的总结

实验室检查/显像 (正常值)	基础值 (在镭‑223 治疗前 3 个月)	治疗中 (在♯3 和♯4 注射之间)	治疗完成 (在镭‑223 治疗 3 个月内)	后续随访 (镭‑223 治疗后 6—12 个月)
血红蛋白 (12.9～16.9 g/dL)	11.2	11.0	8.4	9.6
血小板 [(156～369)×10⁹/L]	209	141	119	37
绝对中性粒细胞 [(2.240～7.680)×10⁹/L]	4.4	1.5	1.3	2.1

续　表

实验室检查/显像 （正常值）	基础值 （在镭-223 治疗前 3 个月）	治疗中 （在♯3 和♯4 注射之间）	治疗完成 （在镭-223 治疗 3 个月内）	后续随访 （镭-223 治疗后 6—12 个月）
PSA （ng/mL）	33	168	310	396
碱性磷酸酶 （38～126 IU/L）	110	79	94	201
全身骨扫描	广泛性骨转移包括右侧矢状面颅骨，胸骨、肋骨、脊柱和骨盆		既往骨转移灶随着显像时间间隔吸收减少，右颅骨、肋骨、右侧肩峰和左股骨转移灶轻度吸收	骨转移灶明显减少，既往治疗过的病灶不明显，镭-223 治疗后的病变更加明显
CT 诊断胸部、腹部和骨盆	广泛性骨转移，没有证据表明前列腺切除术局部复发，右髂总动脉旁 1.1 cm 转移灶		与基础图像比，骨转移灶没有明显变化。有新淋巴结转移包括腋窝、纵隔腹膜后和骨盆	与骨扫描一致的广泛骨转移进展以及广泛的淋巴结进展

（3）案例 3，男性，67 岁。诊断为前列腺腺癌 7 年，Gleason 评分为 7 分，在镭-223 治疗前他接受过放疗和前列腺粒子植入。1 年后，PSA 持续升高提示复发，为此，他接受了比卡鲁胺（Casodex）、醋酸亮丙瑞林（Lupron）、酮康唑和皮质类固醇治疗。伴有腰骶及脊柱骨转移，放疗治疗 2 年，并在镭-223 治疗前 1 年接受了 81 mCi 放射性药物钐-153 治疗。随后，患者参加了使用抗体-药物偶联物的 Ⅱ 期临床试验，但由于严重的手足周围神经病变，在镭-223 治疗前不久停止了治疗。镭-223 治疗主要是针对其进行性骨转移并伴腰痛。在镭-223 起始治疗时有可疑的小面积肝转移。在前两次镭-223 注射后腰痛消失，但随后复发，肩部周围出现了新发的疼痛。他在完成镭-223 治疗后 3 个月内出现 2 级贫血，Hb 为 8.5 g/dL，并发现骨、肝脏、淋巴结、肺和脑的肿瘤转移（图 10-12，表 10-6）。随后，他接受了每日低剂量的环磷酰胺治疗，但在镭-223 治疗 5 个月后死亡。

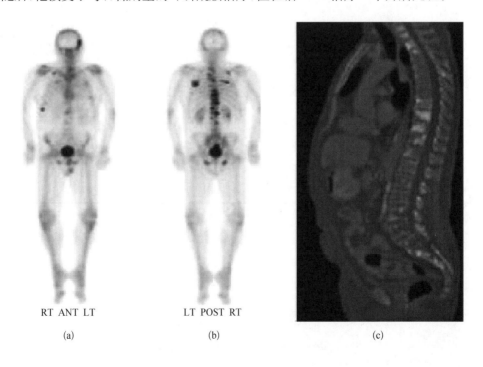

<table>
<tr><td>RT ANT LT</td><td>LT POST RT</td><td></td></tr>
<tr><td>(a)</td><td>(b)</td><td>(c)</td></tr>
</table>

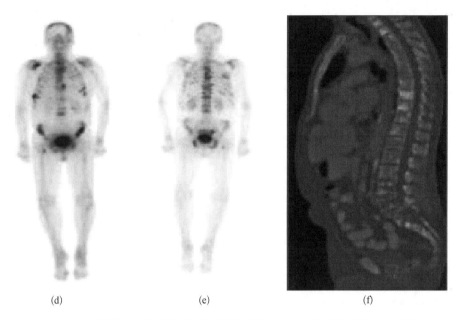

(d)　　　　　　　　(e)　　　　　　　　(f)

图 10‑12　病例 3(男性,67 岁)最初的骨扫描和 CT(a、b、c),镭‑223 治疗 3 个月后(d、e、f)

表 10‑6　病例 3 相关实验室结果和影像学检查结果的总结

实验室检查/显像 (正常值)	基础值 (在镭‑223 治疗前 3 个月)	临时的 (在♯3 和♯4 注射之间)	后续随访 (镭‑223 治疗后 6～12 个月)
血红蛋白 (12.9～16.9 g/dL)	11.5	10.9	8.5
血小板 [(156～369)×10^9/L]	231	273	157
绝对中性粒细胞 [(2.240～7.680)×10^9/L]	4.3	5.3	5.5
PSA (ng/mL)	33	119	597
碱性磷酸酶 (38～126 IU/L)	56	69	246
全身骨扫描	广泛性骨转移,病变最严重处位于胸椎、左侧颅骨和肋骨		既往骨转移灶显示吸收减少,有新的骨转移瘤在其他部位(胸椎、腰椎、骨盆和肋骨)
CT 诊断胸部、腹部和骨盆	广泛的骨转移,与骨扫描图像一致,肝病几处病变怀疑转移,没有淋巴结转移		稳定的成骨细胞转移灶轻度骨硬化,新的在胸椎、腰椎骨转移区域与骨扫描一致,同时发现肝脏转移恶化和新发的肺部转移

七、讨论

镭‑223 已被证明具有良好的治疗效果、良好的耐受性和低毒性。与 β 粒子相比,发射 α 粒子的镭‑223 具有射程短、骨髓辐射损伤小的优势,其导致的骨髓毒性很罕见。在 2 年和 3 年的随访中,未发现骨髓增生异常综合征、急性髓细胞白血病或再生障碍性贫血的病例。在病例 3 中观察到 2 级贫血的原因是由多因素导致的。患者在镭-223 治疗后不久,即发现有广泛的进展性骨转移、内脏和淋巴结转移,并在镭-223 治疗后 5 个月死亡,这 5 个月接受每日低剂量的环磷酰胺治疗。其骨髓毒性很可能是放射性药物钐-153、广泛的骨髓受累与镭-223 副作用多因素影响的综合。3 级、4 级全血细胞减少是罕见的(1%)。然而,案例 2 确实出现了 3 级全血细胞减少(最明显的是 Hb<8.0 g/dL;血小板<50×10⁹/L),这可能是因镭-223 治疗而导致的。1% 既往未接受多西紫杉醇治疗的患者出现 3 级、4 级中性粒细胞减少情况,3% 既往接受多西紫杉醇治疗的患者出现中性粒细胞减少的情况。在临床实践中,不建议同时使用镭-223 和多西紫杉醇,两者联合治疗的安全性和有效性仍需临床试验进一步评估。由 Morris 等人提出,与多西紫杉醇相比,镭-223 在 ALP 正常化方面更加有效。

近期对 ALSYMPCA 的数据分析表明,与安慰剂相比,镭-223 在第 16 周和第 24 周治疗后,对疼痛缓解效果更大(比值为 2.58;95%CI:1.18~5.62;$p = 0.018$)。 然而,在临床实践中也观察到部分患者可能没有显著的疼痛缓解,因镭-223 可以延长 OS 和延迟 SSE 的发生时间,故这些患者仍可以继续接受镭-223 治疗,并根据病情对止痛药进行调整以确保患者能完成足疗程的 6 次镭-223 注射。另一项回顾性分析也显示,镭-223 和放疗同时治疗的血液学安全性与只进行镭-223 治疗的效果相似,当然,这项结果还需要进一步的研究证实。

在病例 1 和病例 2 中,ALP 的显著降低与骨扫描时放射性示踪剂摄取的显著降低相关。ALP 在注射镭-223 之后的 6~12 月内有所升高,但增幅仍低于预期基线值,这与放射性示踪剂摄取的缓慢增加密切相关。在第 2 阶段的试验中,在治疗结束后 4 周镭-223 组骨 ALP 的中位变化为 -65.6%,而安慰剂组为 -9.3%。一份报告指出,14 例患者中有 9 例在治疗开始 3 个月后 ALP 下降,在最后一次镭-223 注射 4 周后有 6 名受试者的 ALP 值等于或低于基线的 30%。研究证明,在 12 例骨扫描的患者中,有 10 例在初次放射性示踪剂摄取高的病变中,发现放射性示踪剂摄取较之前减少。然而,12 例患者中的 11 例,有新的转移性放射性示踪剂病灶出现。在 6~12 个月的随访中观察到,作为成骨细胞的分泌产物 ALP 和骨扫描上摄取强度的变化是监测骨转移的有效生物标志物。然而,这些抑制作用大多是暂时的,在进行镭-223 治疗的 6~12 月后,骨转移会有新的进展。随着放射性示踪剂摄取间隔的增加,可观察到肿瘤复发。所有的临床试验还表明,在骨扫描中骨转移较少的患者从单独镭-223 治疗中获益较少。镭-223 能在多大程度上影响特定的成骨细胞衍生因子需要进一步的研究,这些因子在归巢、休眠、定植和骨转移的增殖中发挥重要作用。在德国,一项具有观察性、前瞻性的单组队列试验目前正在进行,旨在评估现实生活中接受镭-223 治疗的转移性 CRPC 患者的生存期、无 SSE 的生存期和生活质量。

本研究患者的 PSA 水平,在镭-223 治疗期间有不同程度的升高。特别是,病例 1 中 PSA 的升高与内脏转移或淋巴结转移无关,而且确实与 ALP 下降和骨扫描放射性示踪剂摄取下降形成对比。有文献报道表明,骨转移的治疗反应可能与 PSA 的下降无关。在 ALSYMPCA 实验中,只有 16% 的患者在治疗的第 12 周时,PSA 水平降低了 30% 甚至更多。

病例 1 没有内脏和淋巴结转移,在镭-223 治疗后仍然存活了 25 个月。病例 2 在镭-223 治疗期间,在髂总动脉旁发现了一个 1.1 cm 的淋巴结,且在镭-223 治疗期间病情加重,在镭-223 治疗 19 个月后死亡。案例 3 在镭-223 治疗开始时发现了可疑肝转移,该患者在镭-223 治疗完成后的 5 个月后死亡。这些发现与镭-223 最适合用于骨转移初期的患者的观点是一致的。对于伴有内脏转移或淋巴结转移的患者,镭-223 单独治疗可能被认为是一种较差的治疗选择,因为总生存期的获益最小。最佳的接受镭-223 治疗的患者,应仔细考虑疼痛症状和肿瘤负担,包括内脏转移和淋巴结转移。

过去 7 年已获批的治疗药物包括阿比特龙、恩扎鲁胺和比卡鲁胺;免疫治疗药物,如西普鲁塞尔-T;RANK 配体抑制剂,如地舒单抗;化疗药物卡巴他赛在内的治疗药物等。镭-223 与这些新型药物结合治疗的效果和安全性正在临床试验中进行评估。一项涉及 696 例Ⅲb 期患者的初步研究结果显示,与单独使用镭-223 相比,使用阿比特龙或地舒单抗的同时使用镭-223,同步治疗似乎延长了患者生存期,尤其是美国东部肿瘤协作组(ECOG)评分较低,为 0~1 分,无骨痛,ALP 评分较低(低于 220 U/L)的患者的生存期时间延长有统计学意义。然而,有 38% 的患者报告了 3 级和 4 级的不良事件,21% 的患者因不良事件的发生终止了镭-223 治疗。在一个扩大了随访人群的两项研究中,初步数据显示,镭-223 的安全情况与是否同时进行阿比特龙或恩扎鲁胺治疗是相似的。并且,这些治疗药物可能对镭-223 的治疗效果有增加或协同效应。预计未来几年将有更多的转移性 CRPC 的治疗选择。

对 CRPC 骨转移的评估因难以测量,仍是临床实践的挑战。2009 年更新发布的实体肿瘤反应评估标准(RECIST1.1),通常用于衡量肿瘤的治疗效果,但主要针对软组织病变,缺乏一种充分评估骨病变的标准。转移性骨病变只有在显示相关的软组织成分≥为 10 mm 时才被认为是靶病变,这就排除了大多数前列腺癌的骨转移。为了解决评估骨转移的困难,得克萨斯大学安德森癌症中心于 2004 年引入了基于 X 线、骨扫描、CT 和 MRI 的评估骨转移的具体标准。

在 2015 年圣加伦晚期前列腺癌的共识会议上,该小组建议定期进行 CT 扫描(胸部、腹部和骨盆)和骨扫描,以监测治疗。对于接受镭-223 治疗的患者,大多数小组建议每 2~4 个月或每 6 个月进行一次 CT 扫描;30% 的小组建议仅在有临床需要时进行 CT 扫描。对骨扫描的使用没有作出具体评论。然而,该小组认为,其临床价值和图像并不能很好地用于治疗监测。对于骨扫描和 CT 扫描,都需要考虑闪烁现象(flare phenomenon)的潜在缺陷,即由于与治疗反应相关的修复机制而导致的放射性核素摄取和骨密度的虚假增加,以避免假阳性图像。此外,骨扫描和 CT 扫描的诊断准确性落后于更先进的成像技术,如全身 MRI 和[18F]氟化钠(18F-NaF)PET/CT,因此可能导致低估了病变的情况以及对骨骼病变的监测不佳。然而,先进的成像技术也代表着较高的医疗成本,而且在许多成像中心并不容易获得。[18F]氟化钠 PET 目前仅限于美国医疗保险和医疗补助服务中心(CMS)的覆盖范围。此外,与传统的 CT 扫描和骨扫描相比,先进的成像生物标志物在治疗监测和临床结果方面的增量价值尚未在随机前瞻性试验中进行评估。然而,最新的 2016 版美国国家综合癌症网络(NCCN)前列腺癌指南,确实包含了先进的成像生物标志物。对于 MRI,扩散加权成像、光谱学和动态对比度增强成像已被建议。PET/CT 生物标志物可能包括[18F]氟化钠 PET/CT、FDGPET/CT 和[11C]胆碱 PET/CT。

镭-223 在治疗其他原发性疾病,如乳腺癌、甲状腺癌和肾癌的成骨细胞骨转移中的潜在作用,目前正在研究中。在一项Ⅱ期试验中,HER2 阴性、激素受体阳性骨转移患者将接受镭-223 或安慰剂,两组均接受背景激素治疗(NCT02258464)。另一项Ⅱ期临床试验是评估镭-223 在治疗甲状腺癌放射性碘难治性骨转移中的代谢反应(NCT02390934)。在一项Ⅰ期试验中,正在评估镭-223 和 VEGF 靶向联合治疗肾细胞癌骨转移(NCT02406521)。

八、结论

镭-223 是 FDA 批准的第一个发射 α 粒子的靶向放疗药物，Ⅲ期临床研究显示，其能延长总生存期和延迟症状性骨骼事件的发生时间。近期的研究评估了在之前建立的安全性和治疗性分析基础上的镭-223 的疗效及临床结果，镭-223 在治疗 CRPC 早期微量骨转移中的作用尚未确定。正在进行的镭-223 的临床试验，特别是与其他药物联合使用，将进一步研究改善晚期患者预后的方法。试验也在其他原发癌症患者中进行，如乳腺癌、甲状腺癌和肾癌的骨转移。

第五节　铅-212/铋-212 临床前及临床应用研究

^{203}Pb、^{212}Pb 诊疗性同位素近 5 年来得到广泛关注。^{203}Pb 半衰期为 51.87 h，用 ^{203}Pb 标记的放射性化合物可以静脉注射给动物或人，利用其发射的 279 keV 特异性 γ 能量峰可以进行一系列 SPECT 成像，不仅可以确定筛选的动物或人是否有靶向受体的阳性表达，而且可以监测 ^{203}Pb 或所标记的放射性药物在动物或人体内的分布、代谢及排泄等。由于 ^{203}Pb 和 ^{212}Pb 是同一元素，两者在体内有几乎相同的体内分布，利用 ^{203}Pb 参数可以预测并计算出个性化应用 ^{212}Pb 的治疗剂量（dosimetry），从而提高靶向 α 药物疗效，并最大程度地减少对肾脏和血液的潜在毒性。严格意义上讲，^{212}Pb（$T_{1/2}=10.64$ h）100% 通过 β^- 衰变成为 ^{212}Bi，并释放出 75 keV，77 keV 和 239 keV 典型的 γ 射线（丰度分别为 10.3%、17.1%、43.6%）。^{212}Bi（$T_{1/2}=1.01$ h）经过 ^{212}Po 或 ^{208}Tl 最后衰变为稳态的 ^{208}Pb。在常温情况下，用 ^{212}Pb 标记化合物（抗体或小分子肽）时，^{212}Bi 的标记率比 ^{212}Pb 标记效率低，但在有较高温度的标记反应中，^{212}Bi 的标记率也会显著提高。^{212}Bi 约有 35.94% 的部分通过 α^- 粒子衰变为 ^{208}Tl（$T_{1/2}=3$ min），伴有 2.615 MeV 的 γ 射线，所以需要很强的屏蔽防护，因其高的反冲能量（recoil energy），容易引起同位素从螯合剂中脱离而呈游离状态。游离的 ^{212}Bi、^{208}Tl 在血液循环中常富集在骨髓内（bone-seeking nature），从而在局部继续产生辐射效应。因此，放射性偶联药物对于螯合剂、同位素、标记条件的优化有很高的要求，其体内的药物代谢动力学将直接影响治疗的效果及毒性。

一、铅-212/铋-212 临床前及临床研究

针对非靶向 ^{212}Pb 的临床前研究，已经报道了在没有靶向载体的情况下可使用 ^{212}Pb 作为治疗剂。早在 1989 年，在 Rotmensch 等的系列研究中，将 ^{212}Pb 标记的硫胶体用于腹腔注射治疗卵巢癌，结果证明了 ^{212}Pb 的剂量依赖性生存，但当剂量达 70 μCi 时，会造成胃肠道损伤而导致死亡。组织学上，与单独胶体相比，硫胶体中的 ^{212}Pb 导致广泛的肿瘤坏死。然而，硫胶体作为 ^{212}Pb 的载体使用时可能受到限制，因为硫胶体会促使放射性核素在肠表面的不均匀腹膜分布，从而导致较高剂量的胃肠毒性。Rotmensch 等使用氢氧化铁作为 ^{212}Pb 的胶体载体，制备了[^{212}Pb]Fe(OH)$_2$，其在腹腔内的停留时间比硫化铁或氢氧化铁更长。在该应用中，^{212}Pb 以剂量依赖的方式延长了腹腔注射后小鼠的平均生存时间。^{212}Pb 能够增加细胞的放射敏感性和染色体畸变。使用高达 2.6 mCi 的[^{212}Pb]Fe(OH)$_2$ 时，未发现任何严重副作用或毒性。

研究发现，可以利用 ^{212}Pb 和 ^{212}Bi 螯合剂在骨内富集的特性，治疗从原发癌症伴有转移到骨的转移病灶。Hassfjell 等发现，在 BALB/c 小鼠体内注射 ^{212}Bi-DOTMP 2 h 后，^{212}Bi-DOTMP 骨/血液浓度比值高达 490。Juzeniene 等在 ^{224}Ra 溶液中加入螯合剂 EDTMP，静脉注射到伴有乳腺癌骨转移病

灶的小鼠体内,发现^{212}Pb/^{212}Bi-EDTMP在胫骨内存留较长时间,并且显著抑制骨破骨灶的发生率。

更多的临床前研究则是用^{212}Pb和/或^{212}Bi标记抗体或小分子肽,进行靶向治疗。将^{212}Pb螯合在与载体分子偶联的螯合剂中,可以有效地改善短半衰期粒子发射器^{212}Bi的局限性,增加肿瘤和正常器官之间的摄取比率。Ruble等的一项研究,表明了^{212}Pb标记的单克隆抗体103A在治疗白血病病毒RVB3中的有效性,所有动物均在组织学上治愈。在剂量仅为0.74 MBq(20 μCi)的情况下,虽然没有显示出脾脏肿瘤灶的存在迹象,但所有动物最后均死于骨髓毒性,其他器官未显示出任何放射性毒性。

^{212}Pb偶联抗体的临床前试验约在20年前就已陆续开始,但除1项进入临床Ⅰ期外,其他几乎停留在临床前的试验阶段。HER2(human epidermal growth factor receptor,subtype 2)在多种上皮癌中表达,已被证明是放射免疫治疗的理想靶点。Horak等评估了^{212}Pb-AE1-mAb靶向HER2对裸鼠卵巢肿瘤的疗效。静脉注射0.93 MBq(25 μCi)^{212}Pb-AE1-mAb后,观察到短暂的骨髓毒性和长期的肾毒性;1.48 MBq(40 μCi)的剂量导致了所有动物的细胞骨髓毒性并死亡。然而,使用^{212}Pb-AE1-mAb浓度为0.37~0.74 MBq(10~20 μCi)时,显示动物180 d的100%无瘤生存,而所有对照组动物在第20天时都会发生肿瘤。在其他研究中,体积小的肿瘤(15 mm^3)的生长受到适度抑制,而较大的肿瘤(146 mm^3)在^{212}Pb-DOTA-AE1给药后不受影响。较大肿瘤治疗效果不佳的原因可能是药物血液停留时间长、肿瘤靶向性慢、肿瘤局部血液循环不佳、肿瘤穿透性差,从而导致^{212}Pb-AE1-mAb的肿瘤靶本底比率低。

总之,结合肿瘤相关抗原的抗体靶向^{212}Pb放射治疗可能是有效的,^{212}Pb标记的曲妥珠单抗已被建议用于治疗播散性腹膜疾病。一项初步的放射免疫治疗实验,以携带LS174T腹腔内(i.p.)异种移植物的小鼠作为模型,确定了小鼠的最大耐受剂量(MTD)为0.74~1.48 MBq(20~40 μCi)。接受0.37 MBq(10 μCi)治疗的动物的中位生存期从19 d增加到56 d($p = 0.008$)。每月间隔给予^{212}Pb-TCMC-曲妥珠单抗的多剂量给药方案,将携带LS174T i.p.异种移植物的小鼠的中位生存期提高至110 d。

B7-H3(CD276)是另一个靶点,应用于使用^{212}Pb-TCMC-Y5S进行临床前胰腺癌放射性免疫治疗评价。^{212}Pb/^{212}Bi-Y5S的放射性免疫治疗应用mCRPC有好的临床前疗效。

Juzeniene等用^{224}Ra/^{212}Pb液态发生器进行双靶向治疗,将^{212}Pb(包括近80%的^{212}Bi)标记单克隆抗体(如Transtuzumab)或PSMA-617或PSMA配体,靶向血液中的循环肿瘤细胞或PSMA阳性的肿瘤细胞,另外利用^{224}Ra在骨髓富集的特点进一步针对mCRPC转移耐药去势性前列腺癌以及末期癌症常伴有骨髓转移的情况,杀伤骨髓中的肿瘤细胞。按300 kBq/kg ^{224}Ra和^{212}Pb-TCMC-Cetuximab(CTX)治疗全身转移性乳腺癌小鼠模型MBA-MB-231-Luc,显著地延长了小鼠的生存率,并有效地控制骨转移及其他部位转移病灶的发生。

Durand等在小鼠的NHL(非霍奇金淋巴瘤)模型中,277.5 kBq ^{212}Pb-rituximab(靶点为CD20)可以显著延长小鼠生存时间,甚至在肿瘤晚期时给予药物,仍然可以提高其中位存活时间至28 d,对照组仅为9 d。

预靶点(pretargeting)策略是将特异性抗体先送至动物体内,1~3 d后抗体已集中定位在靶向肿瘤细胞上,而其在其他组织的非特异性结合则很低,此时再给予与该抗体有亲合力的放射性治疗药物,则可最大程度地发挥其作用。例如,将链霉亲和素(strepavidin)结合到抗体上,再将^{212}Pb/^{212}Bi标记生物素(biotin)注入动物体内,因生物素与链霉素的强亲和力,可以将^{212}Pb/^{212}Bi输送至肿瘤细胞,达到治疗作用。Su等对此进行了动物体内的药动学评价和定量学计算。近期的另一篇报道,则采用trans-cyclooctene(TCO)修饰胰腺导管腺癌特异性单克隆抗体5B1 mAb,再用放射标记示踪物(radiotracer)^{212}Pb-DO3A-PEG7-Tz(Tz 为 1，2，4，5-tetrazine)定位至肿瘤。该实验详细测定了不同螯合剂的^{212}Pb/^{212}Bi 标记，体外稳定性、体内生物分布和梯度治疗实验，并且在 3.7 MBq 剂量时使中位存活时间从对照组的 5.1 周延长至 10.7 周。

此外，Boudousq 等比较了内吞化(internalization)的^{212}Pb-TCMC-trastuzumab 和未内吞的^{212}Pb-TCMC-37A7 在治疗小鼠鳞状癌，在实验中发现，注射 1.48 MBq 的^{212}Pb-TCMC-37A7 可以递送 35.5 Gy 的药物于肿瘤中，而同样剂量的^{212}Pb-TCMC-trastuzumab 只能递送 27.6 Gy 的药物于肿瘤中。但是，后者在治疗试验中，较^{212}Pb-TCMC-37A7 有更好的肿瘤抑制效果，这也说明了药物的内吞性及在细胞水平的剂量学(dosimetry)计算对于评价 α 粒子放射性治疗的结果十分重要。这些比较成功的临床前试验结果，为^{212}Pb-TCMC-曲妥珠单抗的 I 期临床试验的开展提供了依据。

PSMA 是 II 型跨膜糖蛋白，在正常的前列腺细胞中表达。但是当发生前列腺癌时，约有 90％以上的前列腺癌细胞在腺导管表面过度表达 PSMA，而在正常的细胞中却几乎不表达，因此 PSMA 已成为靶向放射治疗的一个重要靶点。FDA 已于 2022 年批准^{177}Lu-PSMA-617(Pluvicto)用于治疗转移去势耐受性前列腺癌(mCRPC)。综合 10 项临床试验共 455 例患者的结果进行统计分析发现，给予该药后约有 2/3 的患者 PSA 会降低，且约有 1/3 的患者 PSA 的降低会超过 50％，PSA 的降低与其生存时间相关。Banerjee 等合成了一系列含不同螯合剂(DOTA 或 TCMC)和不同连接子的^{203}Pb-PSMA 配体偶联物，根据各自体外结合及体内的生物分布特性，进行^{212}Pb-PSMA 偶联物的治疗试验，发现^{212}Pb-TCMC-PSMA 配体偶联的药物通常比以 DOTA 为螯合剂的偶联物有较高的治疗指数，对肾脏的毒性也显著降低。3.7 MBq ^{212}Pb-L2 在肿瘤抑制、减少肾脏毒性和维持体重方面优于 37 MBq ^{177}Lu-PSMA-617。Santos 等使用^{203}Pb-CA012(以 TCMC 为螯合剂)进行 2 例病人的 SPECT 成像试验，并推测^{203}Pb-CA012 在人体内的安全剂量为 750 MBq 时，就可以达到 18 mSv 的有效剂量。此外，Vilde Stenberg 报道^{212}Pb-标记 PSMA 配体 p-SCN-Bn-TCMC-PSMA(NG001)，按剂量 3～10 kBq/mL 体外作用 4 h 或 48 h，可有效并选择性地控制 C4-2 多细胞 multicellular spheroid 的生成。雄性无胸腺小鼠皮下接种肿瘤细胞，注射 0.25 MBq、0.30 MBq、0.40 MBq 的^{212}Pb-NG001 即可显著地抑制肿瘤的生成，提高中数存活时间，其治疗指数(TI)分别为 1.5、2.3 和 2.7，在 0.05～0.33 MBq 范围内对 BALB/C 小鼠无明显毒性。较^{177}Lu-PSMA-617 在 2～111 MBq 剂量范围内达到 TI 为 1.1～6.7，此结果进一步促进了该药在临床进行的 I 期试验。

目前已有 2 个小分子成功地靶向 SSTR2(somatostatin receptor subtype 2)受体 AlphaMedix 和^{212}Pb-VMT-α-NET，并且都因成功的临床前治疗实验获得 IND 申请并已进行 I 和 I/II 期临床试验，针对表达 SSTR2 的神经内分泌瘤患者。AlphaMedix 是美国 RadioMedix 的管线产品，即^{212}Pb-DOTAMTATE，以 TCMC 为螯合剂。在表达 SSTR2 受体的 AR42J 体外动物模型中，按 3 次、每次 10 μCi 间隔 2 周的静注方案给药，可将中数存活时间由对照组的 3 周延长至 12 周，并且当与化疗药 5-氟尿嘧啶联合给药时，31 周后有 79％的动物表现为无肿瘤存活。

$^{203/212}$Pb-VMT-α-NET(PSC-PEG2-TOC)由美国爱荷华大学研究组研制，该分子以^{3}Tyr-Octreiotide(TOC)为基本骨架，改螯合剂 DOTA 为 PSC(Pb Specific Chelator 为铅特异性螯合剂)，可以在 0～85 ℃范围 20 min 内完成放射性标记反应，并达到大于 95％的标记产率。此外，在其结构中增加了 2 个聚乙二醇分子为连接子，这种结构的改变与 DOTATOC 相比，使其体外细胞结合率提高了 21 倍。在携带 AR42J 肿瘤的裸鼠静脉给药后 30 h，^{203}Pb-VMT-α-NET 在肿瘤中的分布是^{203}Pb-DOTATOC 的 3 倍，并且在肿瘤/肾脏的比例分别为 4.2 和 0.5，这表明^{203}Pb-VMT-α-NET 在

体内通过肾排泄快,对其潜在毒性较小。单次（3.6 MBq)或 3 次每次 1.2 MBq 方案给药,分别达到 120 d 80％和 40％存活率,对照组中数存活时间仅为 15 d。该研究组也同时成功地开发了另一种以 PSC 为螯合剂的靶向 MC1R (melancortin subtype 1 receptor)受体治疗黑色素瘤,[203/212]Pb - VMT01 已应用于临床试验中。此外,单剂量静脉注射 4.1 MBq [212]Pb - VMT01 可显著抑制 B6 - F10 黑色素瘤的生长。与免疫检查点抑制剂(immune checkpoint iinhibitors, ICI)联合用药可以诱导抗肿瘤效果,达到 43％的完全治愈率,其机理可能与增强肿瘤滤过 CD3+、CD4+、CD8+ 淋巴细胞有关。

VCAM - 1(vascular cell adhesion molecule 1) 是一种细胞黏附分子,常在血管腔内皮细胞表面表达,可以作为动脉硬化中血管炎症放射性成像的靶点,也可以应用于人大脑肿瘤转移灶的早期诊断中。在建立的裸鼠 MDA - 231 - Br-GFP 大脑转移性模型中,给予裸鼠 [212]Pb-αVCAM - 1 进行治疗,40 d 总存活率达 29％,显著优于对照组($p < 0.01$),并且未观察到主要毒性反应。GPRP (gastrin-releasing peptide receptor)也常过度分布于前列腺癌和乳腺癌细胞膜外,有关于 [203]Pb - RM2 的临床前测试,但尚无应用[212]Pb 治疗试验的进一步报道。

二、铅-212/铋-212 的临床研究

基于一些成功的[212]Pb 临床前试验,近 10 年来也开展了一些临床试验,多是早期或正在进行的 Ⅰ 期或 Ⅰ/Ⅱ 期试验,其主要目的是确定药物的安全性和疗效,确定有效剂量以进行 Ⅱ 期试验。参照在美国临床试验数据库注册的临床试验情况,共有 10 项审批的临床试验(总结见表 10 - 7)。其中 3 项已完成,6 项正在积极地进行,1 项尚未开始。其中,8 项在美国,1 项在挪威,1 项在澳大利亚。有 8 项试验是近两年相继开展的,可见[212]Pb 靶向治疗已受到很大关注。仅有 1 项是[212]Pb 标记的单克隆抗体,其他都是小分子多肽。5 项是靶向 SSTR2 受体,2 项靶向 PSMA 受体,1 项 GRPR 受体,1 项 MC1R 受体,1 项 CXCR4 受体。项目多为企业资助,也有美国国立卫生研究院等科研机构参与。

2011—2015 年进行了 [212]Pb - [212]Bi 体内发生器的首次临床 α 靶向放射性免疫治疗试验 (NCT01384253)。共有 18 名表达 HER2 的恶性肿瘤(卵巢癌和结肠癌)患者接受了腹膜内治疗。 Meredith 等进行的首次人体研究,对[212]Pb-TCMC -曲妥珠单抗(Trastuzumab)的生物分布、药代动力学、安全性和耐受性、免疫原性及药物的抗肿瘤性进行了评估。采用单次腹腔注射[212]Pb-TCMC - 曲妥珠单抗(7.4 MBq/m²),随后研究人员又进行了剂量递增的研究,测试了 0.2～0.74 mCi/m² (7.4～27.4 MBq/m²)6 种剂量。在研究中观察到腹膜腔外极少的放射性药物重新分布,并且没有显著的骨髓抑制,跟踪 1 年以上,结果表明,药物的毒性很小,即使最高剂量也不会引起严重的血液、肾脏或肝脏毒性,这表明增加[212]Pb-TCMC -曲妥珠单抗剂量并与其他药物联合使用的可能性。当其剂量大于 12.6 MBq/m² 时,50％的病人在 6 周内基本表现为稳定(stable disease,SD),27.5％的病人在 12 周内表现为 SD,而在 24 周后仅有 5.5％的病人表现为 SD。

另一项试验已于 2023 年 7 月在挪威完成,该试验共招收 3 名有转移去势耐受性前列腺癌的患者,旨在用 SPECT/CT 成像来确定 [212]Pb - NG001 在人体内的吸收和排泄率,以及对人的安全性和耐受性,并以 PSA 和/或 ALP 指标来确定其治疗效果,但结果目前尚无报道。

由美国 RadioMedix 公司和 Orano Med 公司合作进行的 AlphaMedix™([212]Pb-DOTAMTATE)治疗生长抑素受体阳性的转移性神经内分泌肿瘤的临床研究,于 2018—2022 年进行了 Ⅰ 期临床试验。受试人员为 20 名确诊神经内分泌瘤的患者。6 名患者接受单剂量,其他受试者再按 1.3 倍梯度递增剂量接受治疗。其中有 10 名患者最终完成共 4 个周期的静脉注射[[212]Pb]Pb-DOTAMATE 治疗,

表 10－7　目前应用 ²¹²Pb 的临床试验一览表

序号	编　号	题　目	条　件	干预－治疗	临床分期	时　间	状态
1	NCT05720130	TheraPb：[²¹²Pb]－ADVC 001 治疗转移性前列腺癌的 I／II a 期剂量评估和毒性研究	① 前列腺肿瘤 ② 去势耐受性前列腺癌	药物：[²¹²Pb]Pb－ADVC001	I／II 期	开始：2023.03.15 主要结束：2024.06	招收中
2	NCT05725070	212 Pb NG 001 在 mCRP 中的 0/I 期研究	转移性去势耐受性前列腺癌	药物：²¹²Pb－NG001	0／I 期	开始：2023.03 主要结束：2023.07	已完成
3	NCT05636618	晚期 SSTR 2 阳性神经内分泌肿瘤的靶向 α 粒子治疗	① 类癌 ② 胃肠道类癌 ③ 转移性神经内分泌癌	药物：[²¹²Pb]VMT-α-NET	I／II a 期	开始：2023.09 主要结束：2026.09	招收中
4	NCT05283330	²¹²Pb-DOTAM-GRPR 1 在复发性或转移性 GRPR 表达肿瘤成人受试者中的安全性和耐受性	① 神经内分泌类癌 ② 宫颈癌 ③ 转移性前列腺癌 ④ 乳腺癌，结肠癌 ⑤ 小细胞肺癌 ⑥ 皮肤黑色素瘤	药物：²¹²Pb-DOTAM-GRPR1	I 期	开始：2022.12 主要结束：2024.08	招收中
5	NCT06148636	一项使用前向剂量计划技术治疗难治性或复发性神经内分泌肿瘤的[²¹²Pb] VMT-alpha-NET 的 1 期，首次人体临床试验	① 1,2 级神经内分泌瘤（肺、胰腺）	药物：[²¹²Pb]VMT-α-NET SPECT/CT 成像诊断测定：[²⁰³Pb] VMT-α-NET	0／I 期	开始：2023.11 主要结束：2026.11	招收中
6	NCT01384253	²¹²Pb TCMC-曲妥珠单抗放射免疫治疗的安全性研究	① 乳腺增生瘤 ② 腹腔肿瘤 ③ 卵巢增生瘤 ④ 胰腺增生瘤 ⑤ 胃增生瘤	药物：²¹²Pb-TCMC Trastuzumab	I 期	开始：2011.07 主要结束：2015.10	已完成

续　表

序号	状态	编　号	题　目	条　件	干预—治疗	临床分期	时　间
7	招收中	NCT05655312	MC1R 靶向 α 粒子治疗成人晚期黑色素瘤的试验	① 黑色素瘤（皮肤） ② 转移性黑色素瘤 ③ Ⅲ期Ⅳ期黑色素瘤 ④ 葡萄膜黑色素瘤	药物：[203Pb]VMT01 药物：[212Pb]VMT01	I / Ⅱ a 期	开始：2023.06 主要结束：2025.06
8	尚未招收	NCT05557708	212Pb 喷替沙坦放射配体治疗的安全性研究	① 肺肿瘤 ② 肺神经内分泌瘤 ③ 肺小细胞癌	药物：212 – Pb-Pentixather SPECT/CT 成像诊断：203 – Pb-Pentixather	0/ I 期	开始：2024.07 主要结束：2026.06
9	招收中	NCT05153772	PRRT 初治和既往 PRRT 神经内分泌肿瘤患者的靶向 α–发射体治疗	神经内分泌瘤	药物：AlphaMedix	Ⅱ 期	开始：2021.12 主要结束：2026.10
10	已完成	NCT03466216	在 SSTR（+）NET 成人受试者中开展的 AlphaMedixm I 期研究	神经内分泌瘤	药物：AlphaMedix	I 期	开始：2018.02； 主要结束：2022.07

每次剂量为 2.5 MBq/kg，每次间隔约 8 周。总体上该治疗手段病人耐受性高、安全性好，主要不良反应为恶心、疲倦和脱发。其客观放射学影像评价治疗效果，反应率高达 83%，远高于[^{177}Lu]Lu-DOTATATE 的 13%。目前，正进行的Ⅱ期临床试验，但无最终结果报道。

由 Orano Med 公司支持的Ⅰ期 ^{212}Pb-DOTAM-GRPR1 临床试验于 2022 年 12 月启动，目前正在进行，适用于 GRPR 阳性的患者（皮肤黑色素瘤、宫颈癌、转移性前列腺癌、非小细胞性肺癌、乳腺癌及结肠癌等）。

针对 SSTR2 受体的临床试验还有正在进行的由 Perspective therapeutics 公司资助的 NCT05636618 试验。^{212}Pb-VMT-α-NET 已获得 FDA 快速通道批准临床用于Ⅰ/Ⅱa 期试验，针对肺、胰腺、胃肠道神经内分泌瘤、转移性神经内分泌癌、副神经节瘤和嗜铬细胞瘤等表达 SSTR2 受体的患者。2023 年 6 月在芝加哥举行的 SNMMI 学术会议中，Ishita 医生报道了，在印度首例应用^{212}Pb-VMT-α-NET 治疗神经内分泌瘤患者的病例报告，图 10-13 所示为患者治疗前和第一次给药后的 MRI 和 PET 成像，从图中可以看到肿瘤显著缩小并且患者生活质量有明显提高。2023 年 11 月 7 日，该公司在美国圣路易斯华盛顿大学成功地开始第一例病人的治疗给药。

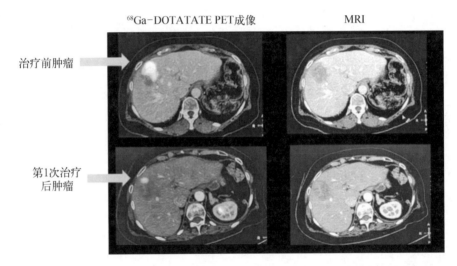

图 10-13 印度首例应用^{212}Pb-VMT-α-NET 治疗 75 岁罹患神经内分泌瘤患者

此外，利用^{212}Pb 特异性 79 keVγ 能量峰，Michler 等首次报道了人的^{212}Pb-VMT-α-NET SPECT/CT 成像病例。该 75 岁患者有 G2 未识别原发位置的肝转移性神经内分泌瘤，7 年内已接受大量用生长素抑制剂药物、多种化疗药物、多轮治疗 Lutatherra 和^{225}Ac-DOTA-TATE 治疗，该病人接受静脉注射 90 MBq ^{212}Pb-VMT-α-NET，并于 2 h、5 h、19 h SPECT/CT 成像。与先前的^{68}Ga-DOTATATE 的 PET/CT 成像有高度的一致性，呈现出高的肿瘤富集，可定量计算其在肾脏及肿瘤的分布，作为转移性神经内分泌病人个性化治疗的给药依据。该公司的另外两项正在进行的临床Ⅰ期试验分别为^{203}Pb-VMT01、^{212}Pb-VMT01，用于 MC1R 阳性黑色素瘤患者的放射性成像诊断与治疗。

^{212}Bi 的半衰期较短，限制其在临床上应用，目前没有单独应用^{212}Bi 进行的临床试验。

总结上述诸多临床前试验及临床试验可知，近 3 年多数研究更多是关于受体-小分子肽配体的^{212}Pb 放射性靶向治疗，而且直接与 FDA 已批准的 Lutathera™ 和 Pluvicto™ 相对应，这两者都是基于^{177}Lu 所标记的 β 粒子治疗。随着更多^{212}Pb α 粒子靶向治疗临床数据的增多，靶向 α 粒子放射性偶联药物单独或联合用药将会给肿瘤患者带来更大的福音。

第六节 铽-149 的制备与分离及临床应用研究

一、介绍

肿瘤治疗中针对癌症的靶向放射性核素治疗近年来受到了较多关注,主要是针对疾病晚期。尽管这种治疗主要集中在 β 放射线发射体的使用上,但由于使用[225]Ac 放射性核素治疗癌症患者取得的有利结果,靶向阿尔法核素治疗(TAT)近年来引起了大家的广泛关注。α 粒子具有高 LET(约80 keV/μm)和短的组织穿透范围(40~100 μm)。这些特性使 α 放射性核素成为治疗微观转移病灶的理想选择,这些病灶是疾病复发的原因,但在正电子发射断层扫描中无法看到。然而,每次 α 衰变都伴随着 1 个充满能量的反冲核,因此,反冲核子会使生物分子和螯合剂形成的化学键断裂,导致子核素的释放。使用锕-225 治疗有良好预后的患者的临床应用,仍可能会受到质疑,因为锕-225 的(α^- 和 β^- 粒子发射的)子核素可能在放射敏感的器官和组织中积累,从而导致潜在的长期不良副作用。此外,由于从碱金属钫到类金属卤素的氡衰变子核素的不同化学性质,如铋和钋,其积累难以预测,迄今为止也无法防止。

20 世纪 90 年代末,在[225]Ac/[213]Bi 发生器推出的类似时期提出了使用铽-149 进行 TAT 的建议。铽-149 是一个部分 α 发射体[$T_{1/2}=4.1$ h, $E_\alpha=3.98$ MeV(16.7%),在组织中的范围为 28 μm],而其余 83.3% 的衰变是通过电子俘获(ε)和正电子发射($E^+_{\beta\,average}=720$ keV, $I=7.1$%)发生的。由于相对容易获得,锕-225 已经被转化为临床应用,但铽-149 仍然可被视为另一种有趣的 α 发射体。由于没有发射 α 粒子的子核素(<0.001%),对其安全性能将是有利的,因此可作为仍然具有良好预后的患者的治疗选择(图 10-14)。

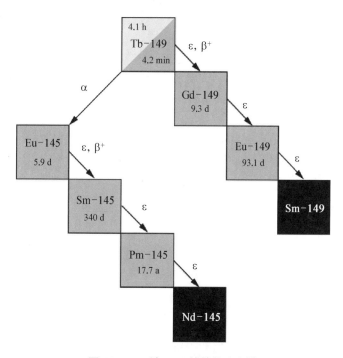

图 10-14 铽-149 的简化衰变链

迄今为止,只发表了少数关于铽-149 的临床前概念验证研究。Beyer 等进行了临床前试验,将[149]Tb 标记的利妥昔单抗应用于白血病小鼠模型,取得了有希望的结果,而在瑞士保罗谢勒研究所(Paul Scherrer Institute，PSI)，使用 DOTA -叶酸共轭物和最近的 PSMA - 617 成功地进行了铽-149 的临床前研究。铽- 149 也因其发射 β⁺ 粒子而具有吸引力，可以通过正电子发射断层扫描进行成像。这一特性的证实是使用[¹⁴⁹Tb]Tb-DOTANOC 和[¹⁴⁹Tb]Tb-PSMA - 617 在生长抑素受体表达瘤和前列腺特异性膜抗原(PSMA)阳性瘤的小鼠模型中进行的。然而，成像活性的应用可能与治疗效果相关，因此，限制了其适用于治疗监测而不是预处理剂量测定和诊断。尽管如此，铽同位素因其在放射疗法和诊断学中的潜力而受到肯定，有 4 种具有医学相关性的放射性同位素：铽-149 用于 α 疗法，铽- 152 用于正电子发射断层扫描(PET)，铽- 155 用于单光子发射计算断层扫描(SPECT)，以及铽- 161 用于联合 β⁺ 转换/俄歇电子疗法(图 10 - 15)。因此，铽- 149 的利用在治疗和治疗监测方面似乎是有意义的，而诊断或预处理剂量测定可以使用相同的靶向载体进行，标记有成像铽同位素。这将准确反映核医学中"配对"同位素的概念。

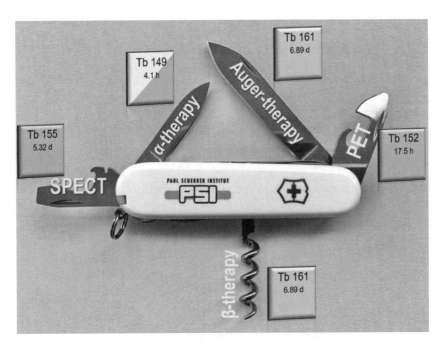

图 10 - 15　铽"瑞士军刀"(¹⁴⁹Tb 用于 α 疗法/PET，¹⁵²Tb 用于 PET，
¹⁵⁵Tb 用于 SPECT，¹⁶¹Tb 用于 β⁻ 和俄歇疗法)

　　铽-149 的有限供应可归因于其复杂的生产程序。首先，通过对天然钆氧化物进行65 MeV 质子辐照，然后，对铽分离部分进行放射化学分离，最后，进行离线质量分离，制备了同位素纯的铽-149样品。后来，针对30%富集的钆-152 靶，确定了质子诱导反应的截面。然而，通过相邻铽同位素的重叠激发曲线发现限制了可实现的放射性纯度(RNP)(<65%)。此外，高度富集的钆-152 靶的制造在技术上是可行的，但由于钆-152 的低自然丰度(0.2%)，在根本上仍然具有挑战性。通过对富集的铕-151 靶(自然丰度为 47.8%)进行¹⁵¹Eu(³He, 5n)¹⁴⁹Tb 或¹⁵¹Eu(⁴He, 6n)¹⁴⁹Tb 反应而被提出，但同样，相邻铽同位素的共同产生导致了低 RNP。已经讨论了多种重离子诱导反应产生铽-149 的方法。其中，实验性地测试了钕靶的¹²C 辐照，然而，低的 RNP 和提供适当能量的强碳离子束(约10 MeV/nucleon)的加速器的缺乏限制了该方法的适用性。最后，通过高能质子(能量约在600 MeV～3 GeV 之间)诱导的重靶材料(如 Ta、W 或 Au)的剥离产生铽-149，以及其他铽同位素。总的来说，已知的所有铽-149 的生产途径都导致了其他铽放射性同位素的共同产生，这反过来导致

了通常不足以用于医学应用的 RNP。因此,在分离方案中必须引入额外的质量分离步骤。原则上,这可以应用于通过任何离线过程产生的铽-149,即首先辐照,然后分离。然而,在实践中,通过使用可重复使用的高熔点靶材,方便同时进行辐照和分离,即所谓的在线同位素分离器(isotope sparator on-line, ISOL)。50 多年来,CERN-ISOLDE 一直在 Ta 箔靶上使用高能质子束来产生并选择性地收集质量为 149 的同位素。值得注意的是,收集到的大多数铽-149 活性是由于镝-149 离子($T_{1/2}=$ 4 min)的衰变产生的,这比铽更容易释放。此外,近年来实施的共振激光电离提高了镝的电离效率,超过了束流中其他同位素。ISOL 生产后,仍然需要化学分离才能获得放射性和化学上纯净的产品。本研究的目标是优化生产、收集和化学分离方法,以生产质量适用于临床前应用的铽-149。

二、材料和方法

(一)辐照条件和在线质量分离

通过在 CERN(瑞士日内瓦)的 ISOLDE 在线同位素分离设施中使用钽靶诱导质子剥离而产生铽-149,使用 CERN PS-Booster 加速器对钽箔靶进行 1.4 GeV 质子辐照。剥离产物从温度保持在约 2 100 ℃的靶材中释放出来,并通过两步和三步 RILIS 方案进行谐振激光电离。所得的单电荷离子束被加速到 30 keV 并在磁场中进行质量分离。质量数为 149 的同位素和分子伪同位素在约 9 h 的时间内注入锌镀金箔中。然后进行了大约 1.5 h 的"冷却"以允许短寿命放射性同位素的衰变,然后取下箔并准备运输。辐照和收集是在夜间进行的,为期 1 周。辐照和收集后,锌镀金箔被运送到瑞士的保罗谢勒研究所(PSI),放射化学分离是在箔到达该所后不久开始的。

(二)α 粒子发射同位素的检测和表征

使用 α 粒子能谱仪可以检测 α-发射体。当使用 70 MeV ^{3}He 粒子在库尔恰托夫研究所的 U-150 环形加速器上辐照富集的^{151}Eu 靶时,获得了铽同位素^{149}Tb、^{150}Tb、^{151}Tb、^{152}Tb。虽然通过 γ 射线谱确定短寿命同位素^{149}Tb 相对较低的活性,使其检测变得具有挑战性,但通过识别其在 3 967 keV(16.7%)处的特征 α 粒子,其检测变得可行。

ULTRA 离子注入硅带电粒子辐射探测器能量分辨率高达 20 keV,在不进行放射化学分离的情况下,进行 α 粒子谱测量,记录从辐照靶表面发射的 α 粒子。利用^{239}Pu 和^{226}Ra 的认证参考源校准 α 粒子检测的效率。

由于 α 粒子在物质中的射程极其有限,为了准确测量 α 谱,必须进行细致的样品制备。在 2 μm 厚的钛箔上从异丙醇溶液中电沉积制备^{151}Eu 靶。富集的铽氧化物粉末在 4 mol/L 硝酸中溶解并蒸发至接近干燥,然后用水蒸发 3 次。残留物在少量乙醇中溶解,用异丙醇稀释,并放置在电解池中。在 100~250 V 的电压、0.058 A/dm^2 的恒定电流密度下,进行电沉积 2.5 h。沉淀层在热板上加热至 400 ℃。^{151}Eu 层的厚度约为 100 μg/cm^2,足够薄,以允许对从靶发出的(^{149}Tb)α 粒子的测量。

(三)放射化学分离

1. 铽-149 的分离

设计了一个专门的放射化学分离系统,该系统被置于一个指定的屏蔽室内,并使用遥操作设备进行铽-149 的放射化学分离,以便在操作人员的辐射剂量暴露最小的情况下处理高活性。

每个接收到的锌镀金箔(用于植入铽-149)都被转移至分离系统中,然后在反应容器中将含有放射性镧系元素的锌层用稀盐酸溶解。一旦锌涂层完全溶解,溶液的 pH 被调整至约 1.5,并加载到装有大孔径阳离子交换树脂的色谱柱上。通过 α-HIBA 梯度洗脱对阳离子交换柱进行分离。在整个过程中,通过 Si PIN 二极管监测镧系放射性元素沿柱的运动，Si PIN 二极管充当探测器。当在阳离子交换柱底部检测到活性时，洗液被引导到第二柱，其中包含 0.08 mL[二(2，4，4-三甲基-1-戊基)膦酸](LN3，颗粒大小为 50~100 μm)。最终产品铽-149 从第二柱中以 1 mL 0.05 mol/L HCl 的溶液洗脱，类似于之前在 PSI 开发的铽-161 和铽-155 的放射化学分离方法。最终产品的 pH 利用 pH 指示纸确定。

2. 质量控制

产量和放射性纯度：使用高纯度锗(HPGe)探测器，通过 γ 谱测量了每个放射性同位素的溶解锌层和分离结束(EOS)时获得的 ^{149}TbCl$_3$ 溶液的样品，对每个放射性同位素的活性估计不确定度为≤5%。污染物可以在分离之前确定，而在 EOS 时确认所需的活性和 RNP。在锌层溶解后，使用相同的方法测量了植入箔。

化学纯度：从 4 个独立生产过程的 EOS 处收集的 ^{149}TbCl$_3$ 5 个分样的化学纯度是通过使用 Element Ⅱ® Sector Field ICP-MS 来进行评估的。样品根据《欧洲药典》(如铅、铁、铜、锌等)的关键金属杂质含量和几种镧系元素进行分析，采用了低和中等质量分辨率的设置，一个气旋状的全氟烷烷氧(PFA-Teflon®)喷雾室，一个"PFA 微流雾化器"(Elemental Scientific)和一个蠕动泵，以实现恒定的分析物消耗速率，约为 50 μL/min。等离子体以热等离子体模式(RF 功率为 1 350 W)运行，离散的二次电子倍增器用作探测器。在每个测量序列之前，机器都会定期进行调整，以获得最佳灵敏度(×10^{-4} B、Rh 和 U)和最低的氧化物生成速率(UO/U<3%)。对样品中的元素浓度的测定是通过使用经认证的多元素标准(TraceCert Mix 1 和 Mix 3)进行的外部标准校准完成的。样品和标准是在 0.028 mol/L HNO$_3$(67%~70% SCP Science PlasmaPURE Plus)中准备的。所有稀释均以重量法进行(Mettler Toledo XP56 Micro-Analytical-Balance)。混合的 Co-Ho-Re 标准(经过重量混合，约为 1∶1∶1，库存：2% HNO$_3$ 中的 10 mg/L，Elemental Scientific)以约 50×10^{-4} 的浓度通过重量法加入所有样品和标准中，由于可用材料有限，样品仅测量一次，标准溶液在每个测量序列的开始和结束时进行测量。仪器背景信号是通过对 0.028 mol/L HNO$_3$ 的先前和间歇性分析进行定义的，并从每个单独的测量中减去它们。

放射性标记产率：铽-149 在 0.05 mol/L HCl 溶液中与 0.5 mol/L CH$_3$COONa(醋酸钠)混合，以达到最终 pH 约为 4.5。添加 DOTATATE(1 mmol/L)，以获得 Apparent Molar Activity(AMA) 高达 50 MBq/nmol 的 ^{149}Tb-DOTATATE。反应混合物在 95 ℃ 孵化 20 min。利用高效液相色谱法(HPLC)，使用放射性检测器(LB 508，Berthold Technologies GmbH)、L-6200A 泵和反相 C18 柱(5 μm，4.6 mm×150 mm)来测定放射标记产物的产率。流动相采用乙腈(5%~80%)和高纯水中的 0.1% TFA(20%~95%)的线性梯度，在 15 min 内以 1 mL/min 的流速进行。分析样品包括约 0.5 MBq 的高纯水中的放射标记溶液，其中含有五钠乙二胺五乙酸脱钠(Na$_5$-DTPA，50 μmol/L)。通过对 HPLC 色谱图的分析，估算了 ^{149}Tb-DOTATATE 的放射化学纯度(RCP)。将产品峰的积分部分相对于所有积分放射性峰的总和(放射标记产品、潜在释放的随后结合到 DTPA 的放射性核素，以及未知结构的降解产物)来进行计算，并将其设置为 100%。

三、临床前 PET/CT 扫描

动物实验按照 ARRIVE 指南和瑞士联邦动物福利法规进行，经由动物实验管理(伦理)委员会审查批准，并得到相关机构的许可(许可证号 79692)。5 周大的雌性小鼠在右肩部亚皮下接种了 AR42J 肿瘤细胞，这是一种大鼠胰腺肿瘤细胞系。PET/CT 扫描在接种肿瘤细胞后的 10~14 d 内进行。

¹⁴⁹Tb‐DOTATATE（5 MBq，0.5 nmol，按照上述方法制备，并稀释在含有 0.05％牛血清蛋白的 PBS 中）被注射到小鼠的侧尾静脉。使用小型台式 PET/CT 扫描仪执行扫描，能量窗口设置在 150～650 keV 之间。注射放射性肽后，2 h 进行 10 min 的全身 PET 静态扫描，然后进行约1.5 min 的 CT 扫描。

四、结果

（一）照射条件和质量分离

CERN‐ISOLDE 行收集的铽‐149 被送往 PSI。多年来的活动有助于提高所需核素的收集能力。运输样品所需的时间涵盖了铽‐149 的一个半衰期。据估计，被用于加工的活动量高达 500 MBq，是 10 多年前的 5 倍。对于每个样品，测量溶解锌层的等分试样，检测到铽‐149 以及其他 $A=149$ 同量异位素和 $A=133$ 氧化物边带（或伪等量异位素）[图 10‐16(a)]。此外，我们还测量了铕‐145，因为它是铽‐149 的衰变产物之一。

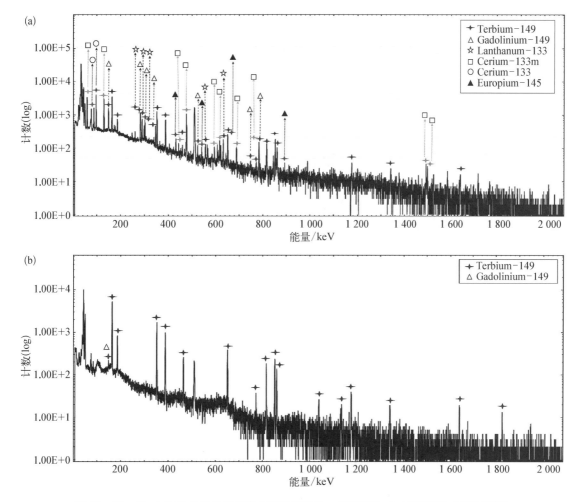

图 10‐16　铽‐149 在放射化学分离之前的代表性 γ 光谱(55 min 测量时间，距离探测器
1 m)(a)；铽‐149 在放射化学分离过程后获得的代表性 γ 光谱(60 min
测量时间，从 EOS 开始的第 11 min，距离探测器 1 m，约 0.5 MBq)(b)

（二）测量 α 粒子谱用于 α 发射体

在生成铽的绝大多数替代放射性同位素的靶材中，通过 γ 射线谱测定¹⁴⁹Tb 的方法被发现不够理想(图 10‐17)。

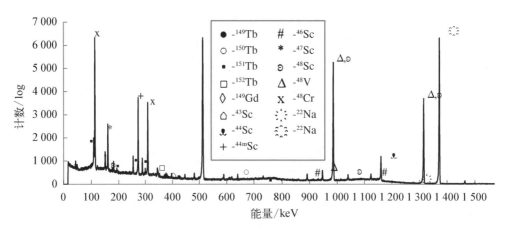

图 10 - 17 ^{151}Eu 目标受到 **45.0 MeV** 的^{3}He 核轰击后的 γ 射线谱图
（测量距离约 **6 cm**,持续 **1.5 h**,在轰炸结束后的 **5 h**)

因此,通过对 α 谱进行分析,实现了对^{149}Tb 的鉴定和表征,有些谱图还显示了可辨认的^{151}Tb 峰(3 407 keV,占 0.009 5%)(图 10 - 18)。

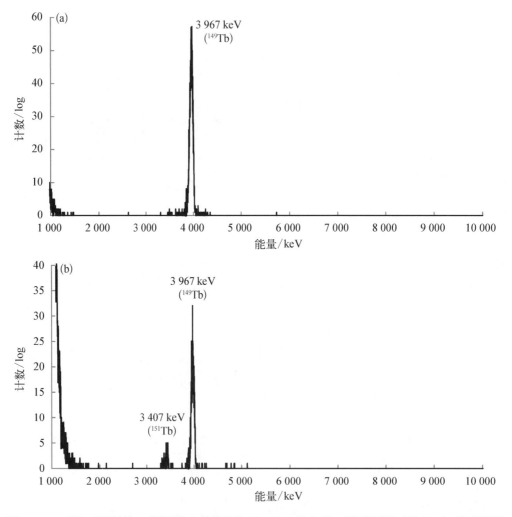

图 10 - 18 ^{151}Eu 靶材被^{3}He 核辐照,入射能量为 **50.0 MeV** 的典型 α 谱图(测量时间 **2 min**,距离探测器 **2 cm**,在结束轰炸后 **5 h** 开始)(a);^{151}Eu 靶材被^{3}He 核辐照,入射能量为 **40.6 MeV** 的 α 谱图(测量时间 **1.25 h**,距离探测器 **2 cm**,在结束轰炸后 **22 h** 开始)(b)

五、放射化学分离

（一）铽-149 的分离

使用上述系统进行的放射化学纯化过程大约需要 4 h,可获得所需的产物。分离过程产生了 0.5～1 mL 0.05 mol/L HCl(pH=1～2)中的铽-149 溶液,通常分 2 次或 3 次洗脱,以评估在最终洗脱步骤期间质量的潜在变化。

（二）质量控制

1. 产量和放射性核纯度

在 EOS 时,从 ^{149}TbCl$_3$ 溶液的小分体中获得的 γ 谱只显示了铽-149 及其衰变产物钆-149 的 γ 线,符合在 EOS 到测量期间其预期的低活性水平的铽同位素的分离过程成功进行。EOS 时的 RNP 确定为大于 99.8%。铽-149 的产量被定量,并在最近的一次活动中达到了 260 MBq,而在 10 年前的最早几次活动中只能获得 40～50 MBq。此外,在 EOS 时,在植入箔中检测到的残留活性微乎其微(2～50 kBq;小于总活性 EOS 的 0.2%)。

2. 化学纯度

在 EOS 时,所有 ^{149}TbCl$_3$ 样品中的钆、铽和镝的含量均低于检测限(LOD < 4 ppb),而根据《欧洲药典》测量的关键金属污染物(铅、铁、铜、锌)处于 ppb 水平。

3. 放射标记产率

作为进一步的质量控制并间接评估产品的化学纯度,研究评估了 ^{149}TbCl$_3$ 溶液的放射标记产率,以验证该放射性核素用于放射标记生物分子的能力,以实现临床前应用。使用铽-149 对 DOTATATE 进行放射标记,在 EOS 洗脱的所有分数中均可重复实现在 10 MBq/nmol AMA 的水平,RCP > 99%。 当 EOS 时的活性>80 MBq 时,可实现更高 AMA,最高可达 50 MBq/nmol,RCP > 99%。

（三）临床前 PET/CT 扫描

对携带 AR42J 肿瘤的小鼠进行的 PET/CT 扫描,成功地可视化了肿瘤组织中 ^{149}Tb - DOTATATE 的聚集,而在注射后 2 h(p.i.)血液中几乎所有活性已被清除,只在尿囊中看到一些残余活性(图 10-19)。

（四）讨论

在多年的努力下,^{149}Tb 生产和收集产量均得到了显著提高。最初,通过表面电离的方式进行生产和收集,随后引入并经过多年修改的激光离子源,确保了短寿命的镝-149 更有效地释放和电离。随着钽靶的老化,收集产量减少,暗示在一段时间后需要更换靶。由于后勤限制(从 CERN 到 PSI 的运输约 4 h)以及额外的放射化学分离需要约 4 h,因此 EOS 时的最终铽-149 活性约为收集活动的 25%。这意味着其在拟议的放大研究中的运输和使用范围将受到限制。在生产和质量分离后,主要使用锌涂层金箔来植入铽-149。使用锌涂层箔使得可以用较少量的锌而不是锌箔本身,对期望的放射性核素进行化学分离。这对纯化过程是有利的,因

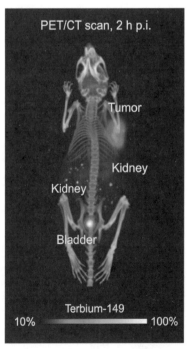

图 10-19　PET/CT 体内图像显示了 149Tb - DOTATATE 在肿瘤中的摄取

为大量的锌材料需要使用更长的柱和更大的体积，这将大大增加处理时间，从而降低产品产量。此外，锌被认为是放射性核素的关键杂质，因为它会极大地影响放射性核素对 DOTA 螯合剂的放射标记能力。其他植入选项正在考虑，以改善该收集过程的这一影响。

放射化学分离方法通常使用大孔径阳离子交换树脂和 LN3 萃取树脂。阴离子交换树脂柱用于分离，而第二柱使铽浓缩，α-HIBA 被冲洗出来，并在所需体积的稀 HCl 中洗脱产品。该程序已在 PSI 的放射性核素发展（radionuclide development）小组发布的其他铽放射性核素分离中得到常规使用。该方法使铽-149 与锌分离开来，因此，^{149}TbCl$_3$ 最终溶液适用于 AMA 高达 50 MBq/nmol 的临床前肽放射标记。这一摩尔活性比之前的活动大了 8 倍以上，之前只实现了 6 MBq/nmol（尽管最初的活动只能达到 3～4 MBq/nmol）。铽-149 的化学纯度，通过对 EOS 时取样的 ^{149}TbCl$_3$ 样品进行的 ICP-MS 测量得到确认，仅检测到铅、铜、铁和锌的 ppb 量。元素的浓度水平并不影响放射性核素的标记能力，因为 EOS 时的 ^{149}TbCl$_3$ 溶液展现出一致的放射性标记能力，证明了分离的良好可重复性。放射化学分离对所讨论的其他放射性镧系元素的分离也是有效的，ICP-MS 研究和从 ^{149}TbCl$_3$ 溶液中得到的 γ 光谱研究（RNP ＞99.8％）均证明了这一点。根据 ^{149}Tb - DOTATATE 所实现的 RNP 和 AMA，铽-149 的质量被认为足以用于临床前应用，并用于体外和体内研究。报道了 PET/CT 体内图像，展示了 ^{149}Tb - DOTATATE 的成功临床前应用。

（五）结论

在过去的 10 年中，铽-149 的生产和放射化学分离得到了优化，获得了高数量和高质量的铽-149。这使得在高摩尔活性下对 DOTATATE 进行放射性标记成为可能，从而实现了对携带肿瘤的小鼠进行临床前研究。由于铽-149 的正电子分支，可以进行 PET 成像研究，并可视化 ^{149}Tb - DOTATATE 在异种移植物中的积累。关于使用生长抑素类似物进行 TAT 的治疗效果的初步数据是有希望的，并将在最终分析后发布。

虽然铽-149 被认为是 TAT 的理想选择，但目前还没有适用于临床应用的核素生产手段。此类项目设施的准备，需要更多机构对这类设施的投资，以确保将放射性核素成功引入核医学医生的实践中。

（作者：李雅雯　冯钰天　李子婧　陈跃　邱琳

李建国　高洁　刘兴党　楼菁菁　刘涤洁）

第十一章

阿尔法核素药物治疗的
发展现状与趋势

第一节　阿尔法核素药物治疗的发展现状

一、阿尔法核素药物复兴

2013 年以前,前列腺癌晚期患者如果发现有骨转移的病灶,这些患者没有任何可供选择的临床治疗方案。同年 6 月,全球第一个针对前列腺癌晚期伴随骨转移适应证的阿尔法核素药物治疗的临床试验(alsympca trial)正式结束,极其振奋人心的结果被正式提交到美国食品药品监督管理局(FDA)。这个Ⅲ期双盲选多中心对照的临床试验使用了 α 核素镭-223,它的化学形式为氯化镭。二价的镭-223 离子因为和钙离子的生物表现类似,能够高效地在骨头生长速度较快的地方聚集,从而可以对骨癌肿瘤进行靶向辐射杀伤。在此临床试验中,接受治疗的患者的平均生存期被延长了 11.3 个月,而除此之外的其他各种临床指标都表明镭-223 具有显著的治疗效果。更加重要的是,患者在接受镭-223 治疗时并没有出现副作用,而生活质量明显提高,疼痛指数下降。因此,镭-223 在 2013 年顺利获得美国食品药品监督管理局批准上市,这标志着全球第一个阿尔法核素药的成功。而这个给无药可治的患者带来福音的故事并没有到此结束,2016 年,Nilsson 等进行了更进一步的调查,发现患者在接受镭-223 治疗后,与控制组相比有更少的疼痛感,因此降低了对鸦片类止疼药的依赖,而这种疼痛减轻的效果可以持续 12 周之久。同时,需要住院治疗的患者数量也显著下降。这也代表了核素药这一类治疗方案的一个显著特点:患者在接受治疗后身体和心情感受良好,与传统的放化疗给患者带来的感受截然相反。对于癌症晚期患者来说,治疗方案在能够提高平均生存期的同时,如果能够给患者带来显著的生活质量提高,或许更重要。在镭-223 获批后,仍旧不断地有临床试验在拓展该药的适应证,探索该药在临床上和其他治疗方法相结合的可能性。

镭-223 的成功,标志着 α 核素药物治疗在全球的兴起。仅在 2013—2014 年间,各种关于 α 核素药物的预临床和临床研究就比镭-223 获批前有 6 倍的数量增加——从每年不到 100 篇文献增加到了 600 多篇。另一个方面,镭-223 的成功也让临床一线的医务工作者和广大癌症患者对 α 核素有了重新的认识,在一定程度上减轻了人们对核素药尤其是 α 核素药的恐惧和抗拒。这也极大地促进了全球范围内 α 核素药在临床上的应用。2016 年,德国海德堡大学医学院报道了一个轰动全球的临床试验,这项临床试验对前列腺癌晚期并且伴随骨转移的患者,使用了一个全新的 α 核素靶向药物-

锕-225 PSMA-617。该药用α核素锕-225标记了一个靶向前列腺肿瘤细胞的小分子PSMA-617，利用靶向分子的载药功能将α核素递送到前列腺癌细胞中，并且能够降低α核素在正常组织和细胞的积累所产生的毒性。这项临床试验选择了已经使用过β核素镥-177 PSMA-617靶向药，并且已经产生抗药性的患者，并且所使用的α核素药也只是在同一个靶向分子PSMA-617中将核素从β核素镥-177换成α核素锕-225，从而直接对比α核素和β核素的效果。从治疗效果来看，该患者治疗前遍布全身的转移病灶在治疗后的伴随诊断中，已经完全看不见了，而患者的PSA水平也已经从3 000 ng/mL降低到了0.26 ng/mL。患者除了有中级并且可以忍受的口干症之外，并没有其他明显的副作用。

而比这项临床试验更加有意义的是，这个案例充分地体现了核素药在临床应用中的优势。核素药可以利用同一个靶向分子，通过置换具有不同物理性质的核素，就可以做到诊断和治疗相结合。在这个案例中，患者在治疗前首先接受镓-68 PSMA药物配合PET/CT正电子扫描诊断，通过产生的图像可以清晰地看出PSMA靶向分子聚集的组织，也就是前列腺癌肿瘤可能出现的地方。尤其是对于已经转移的癌症，核素药诊断可以无创地给出患者全身转移肿瘤的位置和肿瘤负荷。以此为基础，就可以选择PSMA靶点阳性的患者进行治疗，而避免对PSMA靶点阴性的患者进行治疗，避免浪费患者的时间和资源。患者接受治疗的过程中，因为治疗核素药和诊断核素药运用了相同或类似的靶向分子，并且具有相同或类似的药物动力学和生物分布，所以可以达到每一个被诊断出来的肿瘤包括转移瘤，都可以接受治疗。而伴随治疗的诊断，又可以动态地给出肿瘤对治疗的响应，可以给临床医务工作者提供宝贵的信息来调整治疗方案。综上所述，诊断和治疗相结合的核素药可以给精准治疗提供实现途径，达到给正确的患者正确的药，并且给最优的剂量。另一方面，伴随诊断，核素药的开发也能够极大程度地降低α核素药在临床转化和商业化中的失败率，使得绝大多数临床转化了的α核素药都有极大的成功概率。

与体外照射放疗相比，α核素靶向治疗出现的时间还相对较短，所以α核素治疗的发展仍面临许多需要解决的问题和需要填补的知识空白。只有在充分了解阿尔法核素的治疗特点、物理性质、杀伤机制、生产方式和供应链，还有临床应用场景的情况下，才能赋予α核素药大展宏图的机遇。

（1）α放射性核素的衰变特性：与β核素相比，不到10次的α核素衰变足以引发细胞死亡，而同样的结果需要数百次β粒子穿过细胞核。

（2）传能线密度（LET）：α核素的高效性归因于更高的传能线密度（LET）。β粒子可能穿过细胞而不与细胞成分发生相互作用，而α粒子在短距离内（几个细胞直径内）传递所有能量。

（3）DNA损伤机制：α粒子引起多方面的DNA损伤，包括通过活性氧物质（ROS）引起的间接损伤或直接引起双链DNA断裂、DNA交联和复杂的染色体重排。而引起DNA双链断裂是α核素独有的优势，并且双链断裂比β粒子引起的单链断裂更难修复。

（4）抗癌机制：α粒子不仅直接引起细胞毒性效应，还可能激活抗肿瘤免疫反应，潜在地提高其在初始细胞毒性打击之外的效果。

（5）耐药性：α核素与β核素相比，更不容易产生耐药性。接受镥-177 DOTATATE治疗并且产生耐药性的患者，在接受锕-225 DOTATATE治疗之后仍然产生了明显的抗肿瘤反应。类似地，前列腺癌患者在接受锕-225 PSMA治疗之后也有相同的效果。

（6）穿透深度：α粒子在组织中的穿透深度有限（40～100 μm），表明它们的治疗效果局限于特定区域。

（7）剂量学：因为α核素药临床数据的不足，伴随诊断的核素药就显得至关重要，因为伴随诊断的核素药可以安全地提供α核素药的临床数据，从而指导临床试验中的剂量学。而未来的α核素药临床试验需要非常谨慎地设计，以免产生非必要的毒性。

据不完全统计，截至目前，全球共有28项关于α核素药治疗的临床试验。其中，基于锕-225的临床试验有17项，砹-211的有6项，铅-212的有4项，钍-227有1项。值得注意的是，其中有20项临床试验是由药企资助并且主导的，在这20项中，有15项是锕-225的临床试验。相反地，由学术界发起的8项临床试验中，有6项是砹-211的临床试验，而锕-225的只有2项。在中国国内，目前暂时没有通过药监局批准的企业赞助发起的α核素药临床试验。而在全球范围内，除了镭-223之外，并没有已经批准上市的α核素药。因此，对于大众来说，α核素药的广泛应用仍然是遥不可及的。总体而言，锕-225的发展和临床应用是领先于其他α核素的。尽管存在实际供应需求的问题，但替代的生产途径将有助于在未来几年内提高其可用性。全球药企巨头们对锕-225的兴趣来源于它近10 d的半衰期。较长的半衰期使集中化的生产和供应成为可能，也对开展多中心临床试验提供了便利。需要注意的是，锕-225在商业化生产的实现过程中，会面临一些非常严峻的挑战。目前绝大多数的锕-225产能来源于铀-233战略和储备的衰变，此种生产方式有非常明显的上限。除此之外，目前已经验证实现的大规模生产方法是利用高能加速器（大于100 MeV）产生的质子轰击钍-232靶材，而此种方法会产生1.5%左右的锕-227杂质。此处有一个常见的误区：虽然看起来1.5%并不高，但是因为锕-227超长的半衰期，将活度换算成物质的量时，可以得到每13个锕-227原子，才有1个锕-225原子。所以此种方法生产出来的锕-225在临床应用上会有较大的局限。除此之外，锕-225还可以通过医用加速器轰击镭-226靶材来获得，但是由于镭-226靶材的稀缺性、高放射性和高危险性，这种方法目前并没有得到实现和验证。在2032年以前，锕-225的产量都很难达到足以承担多个上市药物的水平。即便未来锕-225能够实现产量化生产，达到每年百万患者的产量，锕-225仍旧是一个非常昂贵的核素，这取决于锕-225生产原材料的稀缺性和前期的巨大资本投入。锕-225的子核素毒性在近期才得到广泛关注。由于α核素在衰变时释放出高能α粒子，而衰变产生的子核素因为动量守恒会产生反弹的行为，而反弹所产生的动能远远超过靶向分子螯合的化学键能量。同时，核素衰变产生的子核素往往由于核外电子的丧失而产生高正电的离子，也会对靶向分子的螯合产生不稳定的因素。从其物理化学性质来看，砹通常被视为最有前景的α核素。尽管砹的化学性质研究较少，但一些替代方法的发展使得研究者进行了一些临床前研究，其中少数已经转化为临床阶段。砹的可得性一直以来是其发展的制约因素，这也是目前砹-211临床试验都是学术界所发起的一个主要原因。目前，全球范围内并没有已实现商业化大规模供应砹-211的企业，主要供应来源都是高校和科研单位。但是，大家对[211]At的兴趣都在增加，研究团队逐渐形成3个主要网络：美国（能源部）、日本和欧洲一些国家。与此同时，一些私营公司也将注意力转向砹-211的供应，要么提供α粒子加速器，要么直接投资于砹的生产。

二、中国国内阿尔法核素的应用现状

我国是核医学大国：截至2019年，我国国内共有1 149个核医学科室，而其中770个科室具有核素药治疗的经验。另外，我国国内有427台PET及其配套仪器、903台SPECT及其配套设备，还有120台医用回旋加速器。对于治疗型核素药的发展来说，我国共有2 544个用于核素药治疗的床位，每年开展约530 000核素药治疗人次。因此，我国在核医学发展，治疗型核素药尤其是α核素药的发展上有得天独厚的优势。从政策角度来看,近几年来核素药的发展在我国各个行业得到了很大的重视。中国国家药品监督管理局从政策角度鼓励创新核素药的开发,结合具有放射性药品使用第四类证的医疗机构广泛开展了核素药新药的研发和临床转化,使得核素药的发展在近几年得到了长足的发展。截至 2021 年,我国国内共有 3 项治疗型核素药的Ⅲ期临床试验,2 项Ⅱ期临床试验和 1 项Ⅰ期临床试验。

近几年来我国国内的科研单位和企业在创新药,尤其是靶向创新药的研发上有着突飞猛进的发展。在新肿瘤靶点的发现验证、靶向分子的开发,尤其是单抗类药物的开发上已经取得了世界领先地位,这也为 α 核素药的发展提供了良好的土壤和坚实的基础。

目前,我国 α 核素药的研发和转化面临的主要问题就是 α 核素的供应不足。由于核素药研发转化的特殊性,依赖进口的核素进行研发和临床转化成本巨大,并且由于核素的国际供应不稳定,导致 α 核素药研发和转化的难度巨大。2021 年 3 月,国家原子能机构联合 7 部委发布了《医用同位素中长期发展规划(2021—2035 年)》,总结了我国医用同位素和其药物研发的现状,为未来的发展指明了方向。政策导向下,国内的各行各业都在 α 核素的生产和供应上有大行动。国家国防科技工业局负责在核素制备的关键技术研发并且促进创新发展,并且和科技部联手在放射性新药研发方面加大研发力度。另一方面,几个部委将联合开展医用同位素质量标准与规范化体系研究,建立标准体系。在民营企业中,目前已有近 10 家创新型企业获得数亿元人民币的融资,致力于发展 α 核素的生产和供应。α 核素的产业链也在众多努力下逐渐成形,为后续的发展打下基础。

第二节　阿尔法核素药物治疗的未来趋势

由于 α 核素药具有显著的临床治疗效果优势、较低的毒性和较高的安全性,还有较高的临床转化以及商业化成功的概率。α 核素在可预见的未来都将是整个医药健康行业备受瞩目的赛道。更重要的是,α 核素药领域是我国在癌症控制方面可以弯道超车达到世界领先水平的一个巨大机遇。国际药企公司诺华已经公开将其内部研发的重点放在 α 核素药领域,而其他的国内外药企都纷纷在核素药以及 α 核素药领域布局。未来 α 核素药将面临前所未有的机遇和大发展。虽然目前 α 核素药在临床上仍然只是用于挽救疗法或二线疗法,α 核素独特的杀伤机制和克服抗药性的优势,使得 α 核素在传统治疗方案失效的癌症治疗上有极大的优势。同时,α 核素药和其他治疗手段,如 DNA 修复抑制剂、免疫疗法、细胞微环境靶向治疗等治疗方案联合使用,有可能在 α 核素现有的治疗效果上进一步提高临床的治疗响应。同时,α 核素药和 β 核素药并不是竞争关系,而是互补的关系,针对不同的疾病和肿瘤负荷,选择不同的核素药可以更大程度提高治疗的效果、药物使用效率、经济性选择。相信在大家的努力赋能下,α 核素药将成为未来攻克癌症的重要手段。与此同时,α 核素药的发展也面临着巨大的挑战。笔者对此作出以下展望。

一、阿尔法核素的供应链问题

α 核素的供应链是目前发展的瓶颈,也是未来 α 核素药能够实现突破的最关键因素。不仅限于 α 核素药,整个核素药领域对于供应链的要求和依赖都远超于普通药物。2000 年初上市的 2 个治疗性核素药,Bexxar© 和 Zevalin©,虽然有非常优异的临床数据支持,却在市场上遭遇了失败。其失败的主要原因之一就是供应链的问题。由于核素药的半衰期和辐射自裂解限制,核素药的有效期远远低于普药,通常只有几个小时到几天的时间。对于α核素药来说,辐射自裂解更加严重,使得α核素药的有效期变得更短,这对供应链的要求更高。如果采取集中生产的模式,那么如何建立高效的、快速的供应网络就会是最大的挑战,采取核药房网络供应的方式可能更加可取。

对于依赖核反应堆生产的核素,或者是可能会产生长半衰期核废料(如钍-229)的核素,包括需要用到涉及核安全(如镭-226)的α核素,如锕-225、钍-227和铅-212等,它们的生产和供应更多地依赖政府的政策导向和投入。因为不管是从监管角度讲,还是资本投入的角度讲,这些核素都对生产设施有极高的要求,并且需要非常严格的安全管理。对于用回旋加速器生产的α核素,如砹-211,可能更加适合民营企业和资本的投入和运营。同时,核素生产的成本是需要考虑的条件之一。考虑到癌症患者的经济状况,过于昂贵的α核素药会使绝大多数癌症患者望而却步。如何选择并且开发适合我国国情的α核素也是供应链问题的一部分。

目前来看,中国国内核素药供应的现状是基于核药房供应网络的供应。核素在核药房中标记生产成为可以给患者直接注射的核素药,直接运输到医院的终端用户。医院核医学科经过质量控制和剂量计算给患者注射。这种现状决定了绝大多数医院核医学科不具备商业化生产核素药的能力,而核素药生产的角色由遍布全国的核药房网络所替代。因此,适合现有供应链条件的核素药将会对其市场开发前期所需的资金投入有较低的要求。

二、下一代核医学从业人员及产业链上下游专业人员的培养

α核素药的开发和临床转化在本质上就是一个多学科交叉合作的领域。α核素的生产和分离纯化涉及核物理、核化学;核素药的标记、生产和开发涉及药物化学、药学、放射化学、放射药学;核素药的临床转化又涉及临床医学、核医学、核药学。由于α核素药是一个新兴领域,上下游所涉及的各个领域都急缺下一代的从业人员。美国能源部在2010年左右就鼓励各大高校建立核素药科学的相关培养计划,并且给予资金支持。以此为借鉴,笔者希望本书能够激发广大学者对α核素药的兴趣和热情,投入到α核素药开发事业中来。

三、阿尔法核素药剂量学

不同于传统的体外放射治疗,α核素药的临床剂量学仍然是一门新兴的科学,还停留在发展的初期。α核素的剂量学建立在对α核素杀伤机制的研究基础上,这方面仍需要巨大的科研投入。辐射剂量学提供了一种标准化和比较不同辐射治疗方法效果的手段。它为理解不同辐射质量对生物物质的影响提供了逻辑基础。对于α核素而言,准确的剂量计算需要了解细胞和亚细胞水平上活性分布随时间的变化。此外,还需要在这个水平上准确表示其几何结构。对于体外实验(即细胞存活研究),活性分布是直观的,包括表面或细胞内的摄取以及周围溶液中已知比例的摄取。在这些实验中,细胞和细胞核可以近似为同心球体,其尺寸可以轻松测量。然而,对于临床应用,这些理想化的情况让位于复杂的活性和组织几何结构。在这些情况下,对一个类圆体的三维几何结构进行建模,或者使用组织活检样本的显微数据,可以提供有关靶区的信息。然而,确定核素药的生物分布仍然是困难的。因此,开发α核素药的诊断配对,或者利用α核素自身的γ射线或正电子直接对α核素进行扫描诊断,可以为α核素的临床剂量限定提供非常强有力的信息。例如,α核素砹-211本身衰变产生的X射线在临床上可以用SPECT/CT来测定生物分布,因此,一个基于低于治疗剂量的砹-211核素药0期临床试验就可以在很大程度上避免临床试验剂量设计的不足。

四、阿尔法核素药的标准制定和审批标准制定

不同于普通药,核素药对于临床的生产和质量控制有比较独特的要求。因为放射性核素独特的物理性质,成药之后药物的有效成分,也就是核素药本身的浓度是极低的,所以不能用传统的普通药质检方式来做质量控制。在通常情况下,对核素药的放射性进行测定是质量控制常用的手段。但是,对于一些α核素药来说,本身的放射性检测对检测设备要求很高,检测难度较大。例如,锕-225,衰变时并没有释放出可供检测的γ射线或X射线,所以对锕-225的检测一般通过检测其子核素钫来准确测定。

五、阿尔法核素药的临床应用场景

α核素在核安全、核辐射管理上对于终端的使用机构——医院,有着不同的要求。因为α核素可能对人体造成的潜在伤害大于β核素,故对其管理要求也不同。尤其是对于长半衰期的α核素,如何在医院建立有效的、安全的管理机制至关重要。参考目前医院对碘-131治疗的管理条例,患者需要住铅屋以避免对普通大众可能造成的辐射。

此外,结合α核素的供应链问题,临床应用场景也对硬件设备条件不同的核医学科室有不同的要求。α核素药的临床应用场景需要能够针对不同的硬件条件作出适应,以便更好地服务患者。

α核素药研究虽然是一个"年轻"的领域,但是它的出现也已超过15年了。这个领域发展的最终驱动力和发动机,仍然是α核素的稳定和长期供应。目前,α核素的供应能力是远低于需求的。如果供应能力能够满足使用需求,那下游的发展就会持续增长。此外,α核素药领域的发展离不开相关从业人员持续的付出和努力。这个领域需要大量的化学家、药学家、核医学科医生、护士、药剂师,以及肿瘤科等相关科室的工作人员。这将是一个长期持久的项目。笔者希望本书可以让同行看到α核素药的独特优势和巨大应用前景,鼓励大家为这个领域的发展而努力奋斗。

(冯钰天　余飞　杨梦蝶)

参 考 文 献

ABBOTT E M, FALZONE N, LENZO N, et al. Combining external beam radiation and radionuclide therapies: Rationale, radiobiology, results and roadblocks[J]. Clin Oncol, 2021, 33(11): 735 – 743.

ABOU D S, PICKETT J, MATTSON J E, et al. A radium-223 microgenerator from cyclotron-produced trace actinium-227[J]. Applied Radiation & Isotopes, 2017, 119: 36 – 42.

ABOU D S, THIELE N A, GUTSCHE N T, et al. Towards the stable chelation of radium for biomedical applications with an 18 – membered macrocyclic ligand[J]. Chemical Science, 2021, 12(10): 3733 – 3742.

ABRIOLA D, BAGLIN C, DEMETRIOU V, et al. Nuclear data sheets for A = 211 [J]. Nuclear Data Sheets, 2013, 114(6 – 7): 661 – 749.

ACKERMAN N L, DE LA FUENTE ROSALES L, FALZONE N, et al. Targeted alpha therapy with (^{212})Pb or (^{225})Ac: Change in RBE from daughter migration[J].Physica Medica, 2018, 51: 91 – 98.

ADUMEAU P, SHARMA S K, BRENT C, et al. Site-specifically labeled immunoconjugates for molecular imaging — Part 1: Cysteine residues and glycans[J]. Molecular Imaging and Biology, 2016, 18: 1 – 17.

ADUMEAU P, SHARMA S K, BRENT C, et al. Site-specifically labeled immunoconjugates for molecular imaging — Part 2: Peptide tags and unnatural amino acids[J]. Molecular Imaging and Biology, 2016, 18: 153 – 165.

AHENKORAH S, CASSELLS I, DEROOSE CM, et al. Bismuth-213 for targeted radionuclide therapy: From atom to bedside[J]. Pharmaceutics, 2021, 13(5): 599.

AHMADZADEHFAR H, RAHBAR K, BAUM RP, et al. Prior therapies as prognostic factors of overall survival in metastatic castration-resistant prostate cancer patients treated with [^{177}Lu]Lu-PSMA-617: A WARMTH multicenter study (the 617 trial)[J]. European Journal of Nuclear Medicine and Molecular Imaging, 2021, 48(1): 113 – 122.

ALIEV R A, ERMOLAEV S V, VASILIEV A N, et al. Isolation of medicine-applicable actinium-225 from thorium targets irradiated by medium-energy protons[J]. Solvent Extraction and Ion Exchange, 2014, 32(5): 468 – 477.

ALIEV R A, ZAGRYADSKIY V A, LATUSHKIN S T, et al. Production of a short-lived therapeutic α-emitter ^{149}Tb by irradiation of Europium by 63 MeV α-particles[J]. Atomic Energy, 2021, 129: 337 – 340.

ALLEN B J .A comparative evaluation of Ac – 225 vs Bi – 213 as therapeutic radioisotopes for targeted alpha therapy for cancer[J]. Australasian Physical & Engineering Sciences in Medicine, 2017, 40(2): 369.

ALLEN B J, BLAGOJEVIC N. Alpha- and beta-emitting radiolanthanides in targeted cancer therapy: The potential role of terbium-149[J]. Nuclear Medicine Communications, 1996, 17(1): 40 – 47.

ALLEN B J, GOOZEE G, SARKAR S, et al. Production of terbium-152 by heavy ion reactions and proton induced spallation[J]. Applied Radiation and Isotopes, 2001, 54(1): 53 – 58.

ALLEN B J, GOOZEE G, SARKAR S, et al. Production of terbium-152 by heavy ion reactions and proton induced spallation[J]. Appl Radiat Isot. 2001, 54(1): 53 – 58.

AL-MASRI M S, AL ABDULLAH J, AMIN Y, et al. Separation of actinium-227 and its daughter radium-223 from phosphogypsum[J]. Journal of Radioanalytical and Nuclear Chemistry, 2020, 325: 463 – 470.

ALVAREZ R. Managing the uranium-233 stockpile of the United States[J]. Science & Global Security, 2013, 21(1): 53 – 69.

ANDERSON P M, BIELACK S S, GORLICK R G, et al. A phase II study of clinical activity of SCH 717454 (robatumumab) in patients with relapsed osteosarcoma and Ewing sarcoma[J]. Pediatr Blood Cancer, 2016, 63(10): 1761 – 1770.

ANEHEIM E, ALBERTSSON P, BÄCK T, et al. Automated astatination of biomolecules — a stepping stone towards multicenter clinical trials[J]. Scientific Reports, 2015, 5: 12025.

APOSTOLIDIS C, MOLINET R, MCGINLEY J, et al. Cyclotron production of Ac-225 for targeted alpha therapy[J]. Applied Radiation and Isotopes, 2005, 62(3): 383 – 387.

APOSTOLIDIS C, MOLINET R, RASMUSSEN G, et al. Production of Ac-225 from Th-229 for targeted α therapy[J]. Analytical Chemistry, 2005, 77(19): 6288 – 6291.

ASIMOV I. The natural occurrence of short-lived radioisotopes [J]. Journal of Chemical Education, 1953, 30(12): 616.

ASTI M, TEGONI M, FARIOLI D, et al. Influence of cations on the complexation yield of DOTATATE with yttrium and lutetium: a perspective study for enhancing the 90Y and 177Lu labeling conditions[J]. Nuclear Medicine & Biology, 2012, 39(4): 509 – 517.

ATALLAH E L, OROZCO J J, CRAIG M, et al. A phase 2 study of actinium-225 (^{225}Ac)-lintuzumab in older patients with untreated acute myeloid leukemia (AML)-interim analysis of 1.5 μCi/kg/dose[J]. Blood, 2018, 132: 1457.

ATCHER R W, FRIEDMAN A M, HINES J J. An improved generator for the production of ^{212}Pb and ^{212}Bi from ^{224}Ra[J]. International Journal of Radiation Applications & Instrumentation, Part A: Applied Radiation & Isotopes, 1988, 39(4): 283 – 286.

ATCHER R W, FRIEDMAN A M, HUIZENGA J R, et al. Radionuclide generator for the production of ^{211}Pb and its daughters[J]. Journal of Radioanalytical and Nuclear Chemistry Letters, 1989, 135(3): 215 – 221.

ATCHER R W, HINES J J, FRIEDMAN A M. Remote system for the separation of ^{228}Th and ^{224}Ra[J]. Journal of Radioanalytical and Nuclear Chemistry, 1987, 117(3): 155 – 162.

AURLIEN R L, AKABANI G, OLSEN D R, et al. Exposure of human osteosarcoma and bone marrow cells to tumour-targeted α-particles and γ-irradiation: Analysis of cell survival and microdosimetry[J]. International journal of Radiation Biology, 2000, 76(8): 1129 – 1141.

BAETSLE L, BENGSCH E. Ion-exchange characteristics of the radium-ethylene-diaminetetraacetate complex [J]. Journal of Chronic Diseases, 1962, 8: 265 – 273.

BAGHERI R, AFARIDEH H, GHANNADI-MARAGHEH M, et al. Production of ^{223}Ra from 226Ra in Tehran Research Reactor for treatment of bone metastases[J]. Journal of Radioanalytical and Nuclear Chemistry, 2015, 304: 1185 – 1191.

BAIDOO K E, MILENIC D E, BRECHBIEL M W. Methodology for labeling proteins and peptides with lead-212 (^{212}Pb)[J]. Nuclear Medicine and Biology, 2013, 40(5): 592 – 599.

BAIDOO K E, YONG K, BRECHBIEL M W. Molecular pathways: Targeted α-particle radiation therapy[J]. Clinical Cancer Research, 2013, 19(3): 530 – 537.

BALKIN E R, HAMLIN D K, GAGNON K, et al. Evaluation of a wet chemistry method for isolation of cyclotron produced [^{211}At] astatine[J]. Applied Sciences, 2013, 3(3): 636 – 655.

BALLAL S, YADAV M, BAL C, et al. Broadening horizons with ^{225}Ac-DOTATATE targeted alpha therapy for gastroenteropancreatic neuroendocrine tumour patients stable or refractory to 177Lu-DOTATATE PRRT: first clinical experience on the efficacy and safety[J]. European Journal of Nuclear Medicine and Molecular Imaging, 2020, 47(4): 934 – 946.

BALLAL S, YADAV M P, DAMLE N A, et al. Concomitant ^{177}Lu-DOTATATE and capecitabine therapy in patients with advanced neuroendocrine tumors: A long-term-outcome, toxicity, survival, and quality-of-life study[J]. Clinical Nuclear Medicine, 2017, 42(11): e457 – e466.

BALLAL S, YADAV M P, SAHOO R K, et al. (²²⁵) Ac-PSMA-617 - targeted alpha therapy for the treatment of metastatic castration-resistant prostate cancer: A systematic review and meta-analysis[J]. Prostate, 2021, 81(9): 580 - 591.

BALLAL S, YADAV M, TRIPATHI M, et al. Survival outcomes in metastatic gastroenteropancreatic neuroendocrine tumor patients receiving concomitant ²²⁵Ac-DOTATATE-targeted α-therapy and capecitabine: A real-world-scenario management-based long-term outcome study [J]. The Journal of Nuclear Medicine, 2022, 64: 211 - 218.

BALLANGRUD, A M. Alpha-particle emitting atomic generator (Actinium-225)-labeled trastuzumab (herceptin) targeting of breast cancer spheroids: Efficacy versus HER2/neu expression[J]. Clinical Cancer Research: An Official Journal of the American Association for Cancer Research, 2004, 10(13): 4489.

BANERJEE S R, MINN I, KUMAR V, et al. Preclinical evaluation of (²⁰³/²¹²) Pb-labeled low-molecular-weight compounds for targeted radiopharmaceutical therapy of prostate cancer[J]. Journal of Nuclear Medicine, 2020, 61(1): 80 - 88.

BANNIK K, BALáZS MADAS, JARZOMBEK M, et al. Radiobiological effects of the alpha emitter Ra-223 on tumor cells[J]. Scientific Reports, 2019, 9(1): 18489.

BARBER T W, SINGH A, KULKARNI H R, et al. Clinical outcomes of (177)Lu-PSMA radioligand therapy in earlier and later phases of metastatic castration-resistant prostate cancer grouped by previous taxane chemotherapy[J]. Journal of Nuclear Medicine, 2019, 60(7): 955 - 962.

BARENDSEN GW. Dose-survival curves of human cells in tissue culture irradiated with alpha-, beta-, 20 - kV. X- and 200 - kV. X-radiation[J]. Nature, 1962, 193: 1153 - 1155.

BAUER D, CARTER L M, ATMANE M I, et al. (²¹²)Pb-pretargeted theranostics for pancreatic cancer [J]. Journal of Nuclear Medicine, 2024, 65(1): 109 - 116.

BAUER D, REISSIG F, PIETZSCH H J, et al. Calixarene based ligands for radium and barium[J]. Journal of Medical Imaging and Radiation Sciences, 2019, 50(1): S39.

BEHLING K, MAGUIRE W F, DI GIALLEONARDO V, et al. Remodeling the vascular microenvironment of glioblastoma with α-particles[J]. Journal of Nuclear Medicine, 2016, 57(11): 1771 - 1777.

BEHLING K, MAGUIRE W F, LÓPEZ PUEBLA J C, et al. Vascular targeted radioimmunotherapy for the treatment of glioblastoma[J]. Journal of Nuclear Medicine. 2016, 57(10): 1576 - 1582.

BELL M M, GUTSCHE N T, KING A P, et al. Glypican-3 - targeted alpha particle therapy for hepatocellular carcinoma[J]. Molecules, 2020, 26(1): 4.

BENABDALLAH N, SCHEVE W, DUNN N, et al. Practical considerations for quantitative clinical SPECT/CT imaging of alpha particle emitting radioisotopes[J]. Theranostics, 2021, 11(20): 9721 - 9737.

BENEŠOVÁ M, UMBRICHT C A, SCHIBLI R, et al. Albumin-binding PSMA ligands: Optimization of the tissue distribution profile[J]. Molecular Pharmaceutics, 2018, 15(3): 934 - 946.

BENTOUHAMI E, BOUET G M, MEULLEMEESTRE J, et al. Physicochemical study of the hydrolysis of rare-earth elements (III) and thorium (IV)[J]. Comptes Rendus Chimie, 2004, 7(5): 537 - 545.

BEYER G J, ČOMOR J J, DAKOVIĆ M, et al. Production routes of the alpha emitting 149Tb for medical application[J]. Radiochimica Acta, 2002, 90(5): 247 - 252.

BEYER G J, MIEDERER M, VRANJES-DURIĆ S, et al. Targeted alpha therapy in vivo: Direct evidence for single cancer cell kill using 149 Tb-rituximab[J]. European Journal of Nuclear Medicine and Molecular Imaging, 2004, 31(4): 547 - 554.

BEYER G J. Radioactive ion beams for biomedical research and nuclear medical application[J]. Hyperfine Interactions, 2000, 129(1 - 4): 529 - 553.

BEYER G J, RUTH T J. The role of electromagnetic separators in the production of radiotracers for bio-medical research and nuclear medical application[J]. Nuclear Instruments and Methods in Physics Research, Section B: Beam Interactions with Materials and Atoms, 2003, 204: 694 - 700.

BJØRNSTAD T, HAGEBØ E, HOFF P, et al. Methods for production of intense beams of unstable nuclei: New developments at ISOLDE[J]. Physica Scripta, 1986, 34(6A): 578.

BLOWER P J. A nuclear chocolate box: The periodic table of nuclear medicine[J]. Dalton Transactions, 2015, 44(11): 4819 - 4844.

BOERMAN O C, STORM G, OYEN W J, et al. Sterically stabilized liposomes labeled with indium-111 to image focal infection [J]. Journal of Nuclear Medicine: Official Publication, Society of Nuclear Medicine, 1995, 36(9): 1639 - 1644.

BOLDYREV P P, BORTASH A I, ZAGRYADSKII V A, et al. 212 Pb/212 Bi Generator for nuclear medicine [J]. Atomic Energy, 2012, 111: 422 - 427.

BOLL R A, MALKEMUS D, MIRZADEH S. Production of actinium-225 for alpha particle mediated radioimmunotherapy[J]. Applied Radiation and Isotopes, 2005, 62(5): 667 - 679.

BORGNA F, BARRITT P, GRUNDLER PV, et al. Simultaneous visualization of 161Tb- and 177Lu-labeled somatostatin analogues using dual-isotope SPECT imaging[J]. Pharmaceutics, 2021, 13(4): 536.

BOROS E, HOLLAND J P. Chemical aspects of metal ion chelation in the synthesis and application antibody-based radiotracers[J]. Journal of Labelled Compounds and Radiopharmaceuticals, 2018, 61(9): 652 - 671.

BOROS E, PACKARD A B. Radioactive transition metals for imaging and therapy [J]. Chemical reviews, 2018, 119(2): 870 - 901.

BOUDOUSQ V, BOBYK L, BUSSON M, et al. Comparison between internalizing anti-HER2 mAbs and non-internalizing anti-CEA mAbs in alpha-radioimmunotherapy of small volume peritoneal carcinomatosis using 212Pb[J].PLOS ONE, 2013, 8(7): e69613.

BRAY L A, TINGEY J M, DESCHANE J R, et al. Development of a unique bismuth (Bi-213) automated generator for use in cancer therapy[J]. Industrial & Engineering Chemistry Research, 2000, 39(9): 3189 - 3194.

BROUWERS A H, BUIJS W C A M, MULDERS P F A, et al. Radioimmunotherapy with [131I] cG250 in patients with metastasized renal cell cancer: dosimetric analysis and immunologic response[J]. Clinical Cancer Research, 2005, 11(19): 7178s-7186s.

BROWN I. Astatine: Its organonuclear chemistry and biomedical applications[M]//Advances in Inorganic Chemistry. Pittsburgh, USA: Academic Press, 1987, 31: 43 - 88.

BRYAN R A, JIANG Z, JANDL T, et al. Treatment of experimental pancreatic cancer with 213 - Bismuth-labeled chimeric antibody to single-strand DNA[J]. Expert Review of Anti-infective Therapy, 2014, 14 (10): 1243 - 1249.

BURAHMAH N, GRISWOLD J R, HEILBRONN L H, et al. Transport model predictions of [225]Ac production cross sections via energetic p, d and α irradiation of 232Th targets[J]. Applied Radiation and Isotopes, 2021, 172: 109676.

BURNETT A K, MILLIGAN D, PRENTICE A G, et al. A comparison of low-dose cytarabine and hydroxyurea with or without all-trans retinoic acid for acute myeloid leukemia and high-risk myelodysplastic syndrome in patients not considered fit for intensive treatment[J]. Cancer: Interdisciplinary International Journal of the American Cancer Society, 2007, 109(6): 1114 - 1124.

BURNS J D, TERESHATOV E E, AVILA G, et al. Rapid recovery of At-211 by extraction chromatography [J]. Separation and Purification Technology, 2021, 256: 117794.

BUTKALYUK P S, BUTKALYUK I L, ANDREEV O I, et al. Production of pilot batches 223Ra and 227Th of medical purpose[J]. Applied Radiation and Isotopes, 2022, 184: 110205.

CASTILLO SEOANE D, DE SAINT-HUBERT M, AHENKORAH S, et al. Gamma counting protocols for the accurate quantification of [225]Ac and [213]Bi without the need for a secular equilibrium between parent and gamma-emitting daughter[J]. EJNMMI Radiopharmacy and Chemistry, 2022, 7(1): 28.

CASTILLO SEOANE D, DE SAINT-HUBERT M, CRABBE M, et al. Targeted alpha therapy: a critical review of translational dosimetry research with emphasis on actinium-225 [J]. The Quarterly Journal of Nuclear Medicine and Molecular Imaging: Official Publication of the Italian Association of Nuclear Medicine (AIMN) [and] the International Association of Radiopharmacology (IAR), [and] Section of the Society of, 2020, 64(3): 265 - 277.

CĘDROWSKA E, PRUSZYNSKI M, MAJKOWSKA-PILIP A, et al. Functionalized TiO(2) nanoparticles labelled with (^{225})Ac for targeted alpha radionuclide therapy[J]. Journal of Nanoparticle Research: An Interdisciplinary Forum for Nanoscale Science and Technology, 2018, 20(3): 83.

CELLER A, LUONTAMA M, KANTELE J, et al. Cross sections of ^{232}Th (p, xn+ yp) reactions at Ep= 6.8 to 20.2 MeV[J]. Physica Scripta, 1981, 24(6): 930.

CHAMPION J, ALLIOT C, RENAULT E, et al. Astatine standard redox potentials and speciation in acidic medium[J]. Journal of Physical Chemistry A, 2010, 114(1): 576 − 582.

CHAN H S, DE BLOIS E, MORGENSTERN A, et al. In vitro comparison of ^{213}Bi- and ^{177}Lu-radiation for peptide receptor radionuclide therapy[J]. PLOS ONE, 2017, 12(7): e0181473.

CHAN H S, KONIJNENBERG M W, DANIELS T, et al. Improved safety and efficacy of ^{213}Bi-DOTATATE-targeted alpha therapy of somatostatin receptor-expressing neuroendocrine tumors in mice pre-treated with l-lysine[J]. EJNMMI Research, 2016, 6(1).

CHARLTON D E, KASSIS A I, ADELSTEIN S J. A comparison of experimental and calculated survival curves for V − 79 cells grown as monolayers or in suspension exposed to alpha irradiation from ^{212}Bi distributed in the growth medium[J]. Radiation Protection Dosimetry, 1994, 52(1 − 4): 311 − 315.

CHARLTON D E. Radiation effects in spheroids of cells exposed to alpha emitters[J]. International Journal of Radiation Biology, 2000, 76: 1555 − 1564.

CHARLTON D E. The survival of monolayers of cells growing in clusters irradiated by ^{211}At appended to the cell surfaces[J]. Radiation Research, 1999, 151(6): 750 − 753.

CHARLTON D E, TURNER M S. Use of chord lengths through the nucleus to simulate the survival of mammalian cells exposed to high LET alpha-radiation[J]. International Journal of Radiation Biology, 1996, 69(2): 213 − 217.

CHEN J, XU M, LIU Y, et al. Isolation of ^{212}Pb from natural thorium for targeted alpha-therapy[J]. Chinese Chemical Letters, 2022, 33(7): 3474 − 3477.

CHEN X, JI M, FISHER D R, et al. Ionizable calixarene-crown ethers with high selectivity for radium over light alkaline earth metal ions[J]. Inorganic Chemistry, 2009, 38(23): 5449 − 5452.

CHOPPIN G R, TOFE A J. Charged particle fission of ^{232}Th [J]. Journal of Inorganic and Nuclear Chemistry, 1971, 33(6): 1535 − 1541.

CHOUIN N, BERNARDEAU K, DAVODEAU F, et al. Evidence of extranuclear cell sensitivity to alpha-particle radiation using a microdosimetric model. II. Application of the microdosimetric model to experimental results[J]. Radiation Research, 2009, 171(6): 657 − 663.

CHÉREL M, GOUARD S, GASCHET J, et al. ^{213}Bi radioimmunotherapy with an anti-mCD138 monoclonal antibody in a murine model of multiple myeloma[J]. Journal of Nuclear Medicine Official Publication Society of Nuclear Medicine, 2013, 54(9): 1597 − 1604.

COENEN H H, GEE A D, ADAM M, et al. Consensus nomenclature rules for radiopharmaceutical chemistry — Setting the record straight[J]. Nuclear Medicine and Biology, 2017, 55: v-xi.

CONNICK R E. Oxidation states of the rare-earth and actinide elements [J]. Journal of the Chemical Society (Resumed), 1949: S235 − S241.

CORROYER-DULMONT A, JAUDET C, FRELIN A M, et al. Radioimmunotherapy for brain metastases: The potential for inflammation as a target of choice[J]. Frontiers in Oncology, 2021, 11: 714514.

CORSON D R, MACKENZIE K R, SEGRÈ E. Artificially radioactive element 85 [J]. Physical Review, 1940, 58(8): 672.

CORSON D R, MACKENZIE K R, SEGRE E. Astatine: The element of Atomic Number 85 [J]. Nature, 1947, 159(4027): 24 − 24.

COX R, THACKER J, GOODHEAD D T, et al. Mutation and inactivation of mammalian cells by various ionising radiations[J]. Nature, 1977, 267(5610): 425 − 427.

CRAWFORD J R, YANG H, KUNZ P, et al. Development of a preclinical ^{211}Rn/^{211}At generator system for targeted alpha therapy research with [211]At[J]. Nuclear Medicine and Biology, 2017, 48: 31 - 35.

CURRENT K, MEYER C, MAGYAR C E, et al. Investigating PSMA-targeted radioligand therapy efficacy as a function of cellular PSMA levels and intratumoral PSMA heterogeneity[J]. Clinical Cancer Research, 2020, 26(12): 2946 - 2955.

CURRIE G M, WHEAT J M, DAVIDSON R, et al. Radionuclide production[J]. Radiographer, 2011, 58(3): 46 - 52.

CZERWIŃSKA M, FRACASSO G, PRUSZYŃSKI M, et al. Design and evaluation of [223]Ra-labeled and anti-PSMA targeted naa nanozeolites for prostate cancer therapy — Part I[J]. Materials, 2020, 13(17): 3875.

DEBERLE L M, BENEŠOVÁ M, UMBRICHT C A, et al. Development of a new class of PSMA radioligands comprising ibuprofen as an albumin-binding entity[J]. Theranostics, 2020, 10(4): 1678 - 1693.

DEBLONDE G J, STURZBECHER-HOEHNE M, ABERGEL R J. Solution thermodynamic stability of complexes formed with the octadentate hydroxypyridinonate ligand 3,4,3 - LI(1,2 - HOPO): A critical feature for efficient chelation of lanthanide(IV) and actinide(IV) ions[J]. Inorganic chemistry, 2013, 52(15): 8805 - 8811.

DEJESUS O T. Chemical consequences of radioactive decay and their biological implications[J]. Curr Radiopharm, 2017, 10(3): 155 - 165.

DE KRUIJFF R M, WOLTERBEEK H T, DENKOVA A G. A critical review of alpha radionuclide therapy — how to deal with recoiling daughters? [J]. Pharmaceuticals, 2015, 8(2): 321 - 336.

DELPASSAND E S, TWOROWSKA I, ESFANDIARI R, et al. Targeted a-emitter therapy with 212Pb-DOTAMTATE for the treatment of metastatic SSTR-expressing neuroendocrine tumors: First-in-humans dose-escalation clinical trial[J]. The Journal of Nuclear Medicine, 2022, 63(9): 1326 - 1333.

DENARDO G L, DENARDO S J, GOLDSTEIN D S, et al. Maximum-tolerated dose, toxicity, and efficacy of (131) I-Lym-1 antibody for fractionated radioimmunotherapy of non-Hodgkin's lymphoma[J]. Journal of Clinical Oncology, 1998, 16(10): 3246 - 3256.

DESPOTOPULOS J D, KMAK K N, MOODY K J, et al. Development of a [212]Pb and [212]Bi generator for homolog studies of flerovium and moscovium[J]. Journal of Radioanalytical and Nuclear Chemistry, 2018, 317: 473 - 477.

DIAMOND W T, ROSS C K. Actinium-225 production with an electron accelerator[J]. Journal of Applied Physics, 2021, 129(10).

DIETZ M L, HORWITZ E P. Applications of extraction chromatography in the development of radionuclide generator systems for nuclear medicine[J]. Industrial & Engineering Chemistry Research, 2000, 39(9): 3181 -3188.

DOS SANTOS J C, SCHÄFER M, BAUDER-WÜST U, et al. Development and dosimetry of (203)Pb/(212) Pb-labelled PSMA ligands: bringing "the lead" into PSMA-targeted alpha therapy? [J]. European Journal of Nuclear Medicine and Molecular Imaging, 2019, 46(5): 1081 - 1091.

DUCHEMIN C, GUERTIN A, HADDAD F, et al. [232]Th(d, 4n)[230]Pa cross-section measurements at ARRONAX facility for the production of [230]U[J]. Nuclear Medicine and Biology, 2014, 41: e19 - e22.

DŁUGOSZ-LISIECKA M, JAKUBOWSKA T, ZBROJEWSKA M. Formation of (107) Cd radionuclide impurities during (18)F production [J]. Appl Radiat Isot, 2019, 147: 48 - 53.

ŠEBESTA F, STARÝ J. A generator for preparation of carrier-free [224]Ra[J]. Journal of Radioanalytical Chemistry, 1974, 21(1): 151 - 155.

ELGQVIST J, AHLBERG D, ANDERSSON H, et al. Intraperitoneal alpha-radioimmunotherapy of advanced ovarian cancer in nude mice using different high specific activities[J]. World Journal of Oncology, 2010, 1(3): 101.

EMFIETZOGLOU D, KOSTARELOS K, SGOUROS G. An analytic dosimetry study for the use of radionuclide-liposome conjugates in internal radiotherapy[J]. Journal of Nuclear Medicine: Official Publication, Society of Nuclear Medicine, 2001, 42(3): 499 - 504.

ENGLE J W. The production of Ac-225[J]. Current Radiopharmaceuticals, 2018, 11(3): 173 - 179.

ENGLE J W, WEIDNER J W, BALLARD B D, et al. Ac, La, and Ce radioimpurities in ^{225}Ac produced in 40 - 200 MeV proton irradiations of thorium[J]. Radiochimica Acta, 2014, 102(7): 569 - 581.

ERMOLAEV S V, SKASYRSKAYA A K, VASILIEV A N. Rapid elution of 226Th from a two-column 230U/226Th generator with diluted and buffer solutions[J]. Molecules, 2023, 28(8): 3548.

ERMOLAEV S V, ZHUIKOV B L, KOKHANYUK V M, et al. Production of actinium, thorium and radium isotopes from natural thorium irradiated with protons up to 141 MeV[J]. Radiochimica Acta, 2012, 100(4): 223 - 229.

EYCHENNE R, CHÉREL M, HADDAD F, et al. Overview of the most promising radionuclides for targeted alpha therapy: The "hopeful eight"[J]. Pharmaceutics, 2021, 13(6): 906.

FAILLA G, HENSHAW P S. The relative biological effectiveness of X-rays and gamma rays [J]. Radiology, 1931, 17(1): 1 - 43.

FARZIPOUR S, SHAGHAGHI Z, ABBASI S, et al. Recent achievements about targeted alpha therapy-based targeting vectors and chelating agents[J]. Anticancer Agents Med Chem, 2022, 22(8): 1496 - 1510.

FAVARETTO C. Development of terbium radioisotopes towards clinical theragnostics applications in nucelar medicine[D]. ETH Zurich, 2023.

FAVARETTO C, TALIP Z, BORGNA F, et al. Cyclotron production and radiochemical purification of terbium-155 for SPECT imaging[J]. EJNMMI Radiopharm Chem, 2021, 6(1): 37.

1.FAVARETTO, et al. Terbium-149 production: A Focus on yield and quality improvement towards preclinical application[J]. Scientific Reports, under review, 2023.

FEDOSSEEV V N, BERG L E, FEDOROV D V, et al. Upgrade of the resonance ionization laser ion source at ISOLDE on-line isotope separation facility: New lasers and new ion beams [J]. Review of Scientific Instruments, 2012, 83(2): 550.

FENG Y, ZALUTSKY M R. Production, purification and availability of 211At: Near term steps towards global access[J]. Nuclear Medicine and Biology, 2021, 100 - 101: 12 - 23.

FEDOSSEEV V N, MARSH B A, FEDOROV D V, et al. Ionization scheme development at the ISOLDE RILIS[J]. Hyperfine Interactions, 2005, 162: 15 - 27.

FERRIER MG, BATISTA ER, BERG JM, et al. Spectroscopic and computational investigation of actinium coordination chemistry[J]. Nature Communications, 2016(7): 12312.

FERRIER M G, LI Y, CHYAN M K, et al. Thorium chelators for targeted alpha therapy: Rapid chelation of thorium-226 [J]. Journal of Labelled Compounds & Radiopharmaceuticals, 2020, 63(12): 502 - 516.

FERRIER M G, RADCHENKO V. An appendix of radionuclides used in targeted alpha therapy[J]. Journal of Medical Imaging and Radiation Sciences, 2019, 50(4): S58 - S65.

FERRIER M G, RADCHENKO V, WILBUR D S. Radiochemical aspects of alpha emitting radionuclides for medical application[J]. Radiochimica Acta, 2019, 107(9 - 11): 1065 - 1085.

FEUERECKER B, TAUBER R, KNORR K, et al. Activity and adverse events of actinium-225 - PSMA-617 in advanced metastatic castration-resistant prostate cancer after failure of lutetium-177 - PSMA[J]. European Urology, 2021, 79(3): 343 - 350.

FILOSOFOV D V, RAKHIMOV A V, BOZHIKOV G A, et al. Isolation of radionuclides from thorium targets irradiated with 300 - MeV protons[J]. Radiochemistry, 2013, 55(4): 410 - 417.

FISHER D R, FRAZIER M E, ANDREWS JR T K. Energy distribution and the relative biological effects of internal alpha emitters[J]. Radiation Protection Dosimetry, 1985, 13(1 - 4): 223 - 227.

FISHER D R, MCNAMARA B K, SODERQUIST C Z. Production of high-purity radium-223 from legacy actinium-beryllium neutron sources[J]. Current Radiopharmaceuticals, 2012, 5(3): 244 - 252.

FISHER D R. The microdosimetry of monoclonal antibodies labeled with alpha emitters [C]//Fourth International Radiopharmaceutical Dosimetry Symposium. Oak Ridge, TN: Oak Ridge Associated Universities, 1986: 26 - 36.

FORMENTO-CAVAIER R, HADDAD F, ALLIOT C, et al. New excitation functions for proton induced reactions on natural gadolinium up to 70 MeV with focus on [149]Tb production [J]. Nuclear Instruments & Methods in Physics Research Section B-Beam Interactions with Materials and Atoms, 2020, 478: 174 – 181.

FRANCIS G E, MULLIGAN W, WORMALL A. Labelling of proteins with iodine-131, sulphur-35 and phosphorus-32[J]. Nature, 1951, 167(4254): 748 – 751.

FRANZ E M, FRIEDLANDER G. Cross sections for production of [149]Tb from Au by high-energy protons[J]. Nuclear Physics, 1966, 76(1): 123 – 128.

FREESMEYER M, WEIGAND W, WEISHEIT T. Examination of the complexation ability of different calixarene derivatives towards [[223]Ra] RaCl[2] in a hospital radiopharmaceutical laboratory [J]. Nuklearmedizin (Nuclear Medicine), 2018, 57(6): 242 – 246.

FRIEND M T, MASTREN T, PARKER T G, et al. Production of [230]Pa by proton irradiation of [232]Th at the LANL isotope production facility: Precursor of [230]U for targeted alpha therapy[J]. Applied Radiation and Isotopes, 2020, 156: 108973.

GAGNON K, RISLER R, PAL S, et al. Design and evaluation of an external high-current target for production of [211]At[J]. Journal of Labelled Compounds and Radiopharmaceuticals, 2012, 55(12): 436 – 440.

GARASHCHENKO B L, KORSAKOVA V A, YAKOVLEV R Y. Radiopharmaceuticals based on alpha emitters: preparation, properties, and application[J]. Physics of Atomic Nuclei, 2018, 81: 1515 – 1525.

GARG R, ALLEN KJH, DAWICKI W, et al. [225]Ac-labeled CD33 – targeting antibody reverses resistance to Bcl-2 inhibitor venetoclax in acute myeloid leukemia models[J]. Cancer Medicine, 2021, 10(3): 1128 – 1140.

GAUVIN H. Reactions (p, 2pxn) sur le thorium 232 de 30 à 120 MeV[J]. Journal de Physique, 1963, 24(11): 836 – 838.

GAWĘDA W, PRUSZYŃSKI M, CĘDROWSKA E, et al. Trastuzumab modified barium ferrite magnetic nanoparticles labeled with radium-223: A new potential radiobioconjugate for alpha radioimmunotherapy[J]. Nanomaterials, 2020, 10(10): 2067.

GEERLINGS M W, KASPERSEN F M, APOSTOLIDIS C, et al. The feasibility of [225]Ac as a source of alpha-particles in radioimmunotherapy[J]. Nuclear Medicine Communications, 1993, 14(2): 121 – 125.

GERAS'KIN S A. Ecological effects of exposure to enhanced levels of ionizing radiation[J]. Journal of Environmental Radioactivity, 2016, 162 – 163: 347 – 357.

GHITA M, FERNANDEZ-PALOMO C, FUKUNAGA H, et al. Microbeam evolution: From single cell irradiation to pre-clinical studies[J]. International Journal of Radiation Biology, 2018, 94(8): 708 – 718.

GOLDSMITH S J. Targeted Radionuclide Therapy: A Historical and Personal Review[C]. Seminars in Nuclear Medicine, 2020, 50(1): 87 – 97.

GOODHEAD D T, MUNSON R J, THACKER J, et al. Mutation and inactivation of cultured mammalian cells exposed to beams of accelerated heavy ions. IV: Biophysical interpretation[J]. International Journal of Radiation Biology and Related Studies in Physics, Chemistry and Medicine, 1980, 37(2): 135 – 167.

GOODWIN J F, SCHIEWER M J, DEAN J L, et al. A hormone — DNA repair circuit governs the response to genotoxic insult[J]. Cancer Discovery, 2013, 3(11): 1254 – 1271.

GOTT M, YANG P, KORTZ U, et al. A [224]Ra-labeled polyoxopalladate as a putative radiopharmaceutical[J]. Chemical Communications, 2019, 55(53): 7631 – 7634.

GRACHEVA N, MÜLLER C, TALIP Z, et al. Production and characterization of no-carrier-added [161]Tb as an alternative to the clinically-applied ^{177}Lu for radionuclide therapy [J]. EJNMMI Radiopharm Chem. 2019, 4(1): 12.

GREENAWAY F. History of IUPAC, 1919 – 1987 [J]. Isis, 2000, 91(1): 186 – 186.

GREGORY J N, MOORBATH S. The diffusion of thoron in solids. Part II — The emanating power of barium salts of the fatty acids[J]. Transactions of the Faraday Society, 1951, 47: 1064 – 1072.

GRIEVE M L, PATERSON B M. The evolving coordination chemistry of radiometals for targeted alpha therapy [J]. Australian Journal of Chemistry, 2021, 75(2): 65 – 88.

GRISWOLD J R, JOST C U, STRACENER D W, et al. Production of [229]Th for medical applications:

Excitation functions of low-energy protons on ^{232}Th targets[J]. Physical Review C, 2018, 98(4): 044607.

GRISWOLD J R, MEDVEDEV D G, ENGLE J W, et al. Large scale accelerator production of ^{225}Ac: Effective cross sections for 78 – 192 MeV protons incident on ^{232}Th targets[J]. Applied Radiation and Isotopes, 2016, 118: 366 – 374.

GUERRA LIBERAL FDC, O'SULLIVAN JM, MCMAHON SJ, et al. Targeted alpha therapy: Current clinical applications[J]. Cancer Biotherapy and Radiopharmaceuticals, 2020, 35(6): 404 – 417.

GUSEVA L. A tandem generator system for production of ^{223}Ra and ^{211}Pb/^{211}Bi in DTPA solutions suitable for potential application in radiotherapy[J]. Journal of Radioanalytical and Nuclear Chemistry, 2009, 281(3): 577 – 583.

GUSEVA L, DOGADKIN N. A generator system for production of medical alpha-radionuclides Ac-225 and Bi-213[J]. Journal of Radioanalytical and Nuclear Chemistry, 2010, 285(3): 667 – 673.

GUSEVA L I. A ^{228}Ra-^{212}Pb tandem generator for potential application in biomedical studies[J]. Journal of Radioanalytical and Nuclear Chemistry, 2007, 272: 153 – 159.

GU Z, TASCHEREAU R, VU NT, et al. Performance evaluation of G8, a high-sensitivity benchtop preclinical PET/CT tomograph[J].The Journal of Nuclear Medicine, 2019, 60(1): 142 – 149.

HADI U A M, MALCOLMELAWES D J, OLDHAM G. The labelling of small molecules with radioiodine[J]. International Journal of Applied Radiation & Isotopes, 1978, 29(11): 621 – 623.

HAGEMANN F. The isolation of actinium1[J]. Journal of the American Chemical Society, 1950, 72(2): 768 – 771.

HAGEMANN U B, ELLINGSEN C, SCHUHMACHER J, et al. Mesothelin-targeted thorium-227 conjugate (MSLN-TTC): Preclinical evaluation of a new targeted alpha therapy for mesothelin-positive cancers[J]. Clinical Cancer Research: An Official Journal of the American Association for Cancer Research, 2019, 25(15): 4723 – 4734.

HAGEMANN U B, WICKSTROEM K, WANG E, et al. In vitro and in vivo efficacy of a novel CD33 – targeted thorium-227 conjugate for the treatment of acute myeloid leukemia [J]. Molecular Cancer Therapeutics, 2016, 15(10): 2422 – 2431.

HASHIMOTO T, KOMATSU S, KIDO K, et al. Elution behaviour of alpha-recoil atoms into etchant and ovservation of their tracks on the mica surface[J]. Nuclear Instruments and Methods, 1980, 178(2 – 3): 437 – 442.

HASSFJELL S. A ^{212}Pb generator based on a ^{228}Th source[J]. Appl Radiat Isot. 2001, 55(4): 433 – 439.

HASSFJELL S, BRECHBIEL M W. The Development of the α-particle emitting radionuclides ^{212}Bi and ^{213}Bi, and their decay chain related radionuclides, for therapeutic applications[J]. Chemical Reviews, 2001, 101(7): 2019 – 2036.

HASSFJELL S P, BRULAND O S, HOFF P. ^{212}Bi-DOTMP: An alpha particle emitting bone-seeking agent for targeted radiotherapy[J]. Nuclear Medicine & Biology, 1997, 24(3): 231 – 237.

HASSFJELL S P, HOFF P. A generator for production of 212Pb and 212Bi[J]. Applied Radiation and Isotopes, 1994, 45(10): 1021 – 1025.

HATCHER-LAMARRE JL, SANDERS VA, RAHMAN M, et al. Alpha emitting nuclides for targeted therapy[J]. Nuclear Medicine and Biology, 2021, 92: 228 – 240.

HAVLENA G T, KAPADIA N S, HUANG P, et al. Cure of micrometastatic B-cell lymphoma in a SCID mouse model using (213) Bi-Anti-CD20 monoclonal antibody [J]. The Journal of Nuclear Medicine, 2023, 64(1): 109 – 116.

HAWKINS R B. A microdosimetric-kinetic model of cell killing by irradiation from permanently incorporated radionuclides[J]. Radiation Research: Official Organ of the Radiation Research Society,2018, 189(1): 104 – 116.

HDEIB A, SLOAN A. Targeted radioimmunotherapy: The role of ^{131}I-chTNT-1/B mAb (Cotara) for treatment of high-grade gliomas[J]. Future Oncology. 2012, 8(6): 659 – 669.

HENRIKSEN G, HOFF P, ALSTAD J, et al. 223Ra for endoradiotherapeutic applications prepared from an immobilized ^{227}Ac/^{227}Th source[J]. Radiochimica Acta, 2001, 89(10): 661－666.

HENRIKSEN G, HOFF P, LARSEN R H. Evaluation of potential chelating agents for radium[J]. Applied Radiation and Isotopes, 2002, 56(5): 667－671.

HERTZ S, ROBERTS A. Radioactive iodine in the study of thyroid physiology: the use of radioactive iodine therapy in hyperthyroidism[J]. Journal of the American Medical Association, 1946, 131: 81－86.

HESKAMP S, HERNANDEZ R, MOLKENBOER-KUENEN J D M, et al. α-versus β-emitting radionuclides for pretargeted radioimmunotherapy of carcinoembryonic antigen-expressing human colon cancer xenografts [J].The Journal of Nuclear Medicine, 2017, 58(6): 926－933.

HOBBS R F, SONG H, WATCHMAN C J, et al. A bone marrow toxicity model for ^{223}Ra alpha-emitter radiopharmaceutical therapy[J]. Physics in Medicine & Biology, 2012, 57(10): 3207－22.

HOFMAN M S, VIOLET J, HICKS R J, et al. [^{177}Lu]-PSMA-617 radionuclide treatment in patients with metastatic castration-resistant prostate cancer (LuPSMA trial): A single-centre, single-arm, phase 2 study[J]. The Lancet Oncology, 2018, 19(6): 825－833.

HOFMANN W, LI W B, FRIEDLAND W, et al. Internal microdosimetry of alpha-emitting radionuclides[J]. Radiat Environ Biophys, 2020, 59(1): 29－62.

HOGLE S, BOLL R A, MURPHY K, et al. Reactor production of thorium-229[J]. Applied Radiation and Isotopes, 2016, 114: 19－27.

HOLLIGER P, HUDSON P J. Engineered antibody fragments and the rise of single domains[J]. Nature Biotechnology, 2005, 23(9): 1126－1136.

HONG M, XU A, ZHOU H, et al. Mechanism of genotoxicity induced by targeted cytoplasmic irradiation[J]. British Journal of Cancer. 2010, 103(8): 1263－8.

HOOIJMAN E L, CHALASHKAN Y, LING S W, et al. Development of [^{225}Ac] Ac-PSMA-I&T for targeted alpha therapy according to GMP guidelines for treatment of mCRPC[J]. Pharmaceutics, 2021, 13(5): 715.

HORWITZ E P, BOND A H. Purification of radionuclides for nuclear medicine: The multicolumn selectivity inversion generator concept[J]. Czechoslovak Journal of Physics, 2003, 53(s1): A713－A716.

HOWELL R W, AZURE M T, NARRA V R, et al. Relative biological effectiveness of alpha-particle emitters in vivo at low doses[J]. Radiation Research, 1994, 137(3): 352－360.

HOWELL R W, GODDU S M, NARRA V R, et al. Radiotoxicity of gadolinium-148 and radium-223 in mouse testes: relative biological effectiveness of alpha-particle emitters in vivo[J]. Radiation Research, 1997, 147(3): 342－348.

HUANG X, WANG B. Evaluation of decay data of Bi-213[J]. Nuclear Science and Techniques, 2007, 18(5): 261－267.

HULL A, HSIEH W, BORYSENKO A, et al. Development of [^{225}Ac]Ac-DOTA-C595 as radioimmunotherapy of pancreatic cancer: In vitro evaluation, dosimetric assessment and detector calibration [J]. EJNMMI Radiopharmacy and Chemistry,2023, 8(1): 22.

HUMM J, CHIN L. A model of cell inactivation by alpha-particle internal emitters [J]. Radiation Research, 1993, 134(2): 143－150.

HUMM J L, SARTOR O, PARKER C, et al. Radium-223 in the treatment of osteoblastic metastases: A critical clinical review[J].International Journal of Radiation Oncology, Biology, Physics, 2015, 91(5): 898－906.

HURSH J B, LOVAAS A I. Preparation of a dry 228Th source of thoron[J]. Journal of Inorganic and Nuclear Chemistry, 1967, 29(3): 599－600.

ILHAN H, GOSEWISCH A, BÖNING G, et al. Response to (^{225}) Ac-PSMA-I&T after failure of long-term (^{177}) Lu-PSMA RLT in mCRPC [J]. European Journal of Nuclear Medicine and Molecular Imaging, 2020, 48(4): 1262－1263.

ŠIMEČEK J, HERMANN P, SEIDL C, et al. Efficient formation of inert Bi-213 chelates by tetraphosphorus acid analogues of DOTA: Towards improved alpha-therapeutics[J]. Ejnmmi Research,2018,8(1): 78.

IVANOV P I, COLLINS S M, VAN ES E M, et al. Evaluation of the separation and purification of ^{227}Th from its decay progeny by anion exchange and extraction chromatography[J]. Applied Radiation and Isotopes, 2017, 124: 100 – 105.

JADVAR H. Targeted α-therapy in cancer management: Synopsis of preclinical and clinical studies[J]. Cancer Biother Radiopharm, 2020, 35(7): 475 – 484.

JAIN L, THAKARE S V, GUNDRA K. Theoretical investigation for optimizing the production of ^{223}Ra in research reactors for treatment of bone metastases[J]. Journal of Radioanalytical & Nuclear Chemistry, 2020, 325: 905 – 911.

JURCIC J G. Clinical studies with bismuth-213 and actinium-225 for hematologic malignancies[J]. Current Radiopharmaceuticals, 2018, 11(3): 192 – 199.

JURCIC J G, LARSON S M, SGOUROS G, et al. Targeted alpha particle immunotherapy for myeloid leukemia[J]. Blood, 2002, 100(4): 1233 – 1239.

JURCIC J G, RAVANDI F, PAGEL J M, et al. Phase I trial of the targeted alpha-particle nano-generator actinium-225 (^{225}Ac)-lintuzumab (anti-CD33) in combination with low-dose cytarabine (LDAC) for older patients with untreated acute myeloid leukemia (AML) [J]. Blood, 2013, 122(21): 1460.

JURCIC J G, ROSENBLAT T L. Targeted alpha-particle immunotherapy for acute myeloid leukemia[J]. American Society of Clinical Oncology — Educational Book, 2014, 34(34): e126 – 31.

JUWEID M, SHARKEY R M, SWAYNE L C, et al. Pharmacokinetics, dosimetry and toxicity of rhenium-188 – labeled anti-carcinoembryonic antigen monoclonal antibody, MN-14, in gastrointestinal cancer[J]. Journal of Nuclear Medicine, 1998, 39(1): 34 – 42.

JUZENIENE A, BERNOULLI J, SUOMINEN M, et al. Antitumor activity of novel bone-seeking, α-emitting (224)Ra-solution in a breast cancer skeletal metastases model [J]. Anticancer Research, 2018, 38(4): 1947 – 1955.

JUZENIENE A, STENBERG V Y, BRULAND Ø S, et al. Dual targeting with (^{224})Ra/(^{212})Pb-conjugates for targeted alpha therapy of disseminated cancers: A conceptual approach [J]. Frontiers of Medicine (Lausanne), 2022, 9: 1051825.

KADASSERY K J, KING A P, FAYN S, et al. H(2)BZmacropa-NCS: A bifunctional chelator for actinium-225 targeted alpha therapy[J]. Bioconjugate Chemistry, 2022(6): 33.

KALIDINDI T M, LEE S G, JOU K, et al. A simple strategy to reduce the salivary gland and kidney uptake of PSMA-targeting small molecule radiopharmaceuticals[J]. European Journal of Nuclear Medicine and Molecular Imaging, 2021: 1 – 10.

KALOFONOS H P, PAWLIKOWSKA T R, HEMINGWAY A, et al. Antibody guided diagnosis and therapy of brain gliomas using radiolabeled monoclonal antibodies against epidermal growth factor receptor and placental alkaline phosphatase[J]. Journal of Nuclear Medicine, 1989, 30(10): 1636 – 1645.

KANG C S, SONG H A, MILENIC D E, et al. Preclinical evaluation of NETA-based bifunctional ligand for radioimmunotherapy applications using ^{212}Bi and ^{213}Bi: Radiolabeling, serum stability, and biodistribution and tumor uptake studies[J]. Nuclear Medicine & Biology, 2013, 40(5): 600 – 605.

KARALOVA Z K, IVANOV R N, MYASOEDOV B F, et al. Production of Ac-227 and Th-228 isotopes by irradiation of radium in the SM-2 reactor [J]. Soviet Atomic Energy, 1972, 32(2): 133 – 136.

KASSIS A I. Therapeutic radionuclides: Biophysical and radiobiologic principles[J]. Seminars in Nuclear Medicine, 2008, 38(5): 358 – 366.

KASTEN B B, GANGRADE A, KIM H, et al. (^{212})Pb-labeled B7 – H3 – targeting antibody for pancreatic cancer therapy in mouse models [J]. Nuclear Medicine & Biology, 2018, 58: 67 – 73.

KAVANAL A J, SATAPATHY S, SOOD A, et al. Subclinical hypothyroidism after 225Ac-DOTATATE therapy in a case of metastatic neuroendocrine tumor: Unknown adverse effect of PRRT [J]. Clinical Nuclear Medicine, 2022, 47(2): e184 – e186.

KELLEY M P, DEBLONDE G J, SU J, et al. Bond covalency and oxidation state of actinide ions complexed with therapeutic chelating agent 3,4,3 – LI(1,2 – HOPO) [J]. Inorganic Chemistry, 2018, 57(9): 5352 –

5363.

KELLY J M, AMOR-COARASA A, SWEENEY E, et al. A suitable time point for quantifying the radiochemical purity of [225]Ac-labeled radiopharmaceuticals[J]. EJNMMI Radiopharm Chem. 2021 Dec 20; 6(1): 38.

KENNEL S J, CHAPPELL L L, DADACHOVA K, et al. Evaluation of [225]Ac for vascular targeted radioimmunotherapy of lung tumors [J]. Cancer Biother Radiopharm, 2000, 15(3): 235 – 244.

KENNEL S J, LANKFORD T, GARLAND M, et al. Biodistribution of 225Ra citrate in mice: retention of daughter radioisotopes in bone[J]. Nuclear Medicine and Biology, 2005, 32(8): 859 – 867.

KENNEL S, STABIN M, ROESKE J, et al. Radiotoxicity of bismuth-213 bound to membranes of monolayer and spheroid cultures of tumor cells[J]. Radiation Research, 1999, 151: 244 – 256.

KIM G J, CHANDRASEKARAN K, MORGAN W F. Mitochondrial dysfunction, persistently elevated levels of reactive oxygen species and radiation-induced genomic instability: A review[J]. Mutagenesis, 2006, 21(6): 361 – 367.

KIM Y J, KIM Y I. Therapeutic responses and survival effects of ^{177}Lu-PSMA-617 radioligand therapy in metastatic castrate-resistant prostate cancer: A meta-analysis [J]. Clinical Nuclear Medicine, 2018, 43(10): 728 – 734.

Kim Y S, Brechbiel M W. An overview of targeted alpha therapy[J]. Tumor Biology, 2012, 33: 573 – 590.

KLEIN S A, HERMANN S, DIETRICH C F, et al. Transplantation-related toxicity and acute intestinal graft-versus-host disease after conditioning regimens intensified with rhenium 188-labeled anti-CD66 monoclonal antibodies[J]. Blood, The Journal of the American Society of Hematology, 2002, 99(6): 2270 – 2271.

KLEYNHANS J, DUATTI A. The determination of the radiochemical purity of actinium-225 radiopharmaceuticals: A conundrum. EJNMMI Radiopharmacy and Chemistry, 2022, 7 (1), 1 – 3. ·

KOKOV K V, EGOROVA B V, GERMAN M N, et al. ([212])Pb: Production approaches and targeted therapy applications [J]. Pharmaceutics, 2022, 14(1): 189.

KOLBERT K S, HAMACHER K A, JURCIC J G, et al. Parametric images of antibody pharmacokinetics in [213]Bi- HuM195 therapy of leukemia [J]. The Journal of Nuclear Medicine, 2001, 42(1): 27 – 32.

KONDO M, CAI Z, CHAN C, et al. [[225]Ac]Ac- and [111In]In-DOTA-trastuzumab theranostic pair: cellular dosimetry and cytotoxicity in vitro and tumour and normal tissue uptake in vivo in NRG mice with HER2 – positive human breast cancer xenografts[J]. EJNMMI Radiopharmacy and Chemistry, 2023, 8(1): 24.

KORKISCH J, KRIVANEC H. Application of ion-exchange separations to determination of trace elements in natural waters — IX: Simultaneous isolation and determination of uranium and thorium[J]. Talanta, 1976, 23(4): 295 – 300.

KOTOVSKII A A, NEROZIN N A, PROKOF'EV I V, et al. Isolation of actinium-225 for medical purposes [J]. Radiochemistry, 2015, 57(3): 285 – 291.

KOTOVSKII A A, NEROZIN N A, PROKOF'EV I V, et al. Isolation of radium-224[J]. Radiochemistry, 2015, 57 (4): 448 – 450.

KRAMER K, PANDIT-TASKAR N, HUMM J L, et al. A phase II study of radioimmunotherapy with intraventricular [131]I – 3F8 for medulloblastoma[J]. Pediatric Blood & Cancer, 2018, 65(1): e26754.

KRATOCHWIL C, APOSTOLIDIS L, RATHKE H, et al. Dosing [225]Ac-DOTATOC in patients with somatostatin-receptor-positive solid tumors: 5 – year follow-up of hematological and renal toxicity[J]. European Journal of Nuclear Medicine and Molecular Imaging, 2021: 1 – 10.

KRATOCHWIL C, BRUCHERTSEIFER F, GIESEL FL, et al. [225]Ac-PSMA-617 for PSMA-targeted α-radiation therapy of metastatic castration-resistant prostate cancer[J]. Journal of Nuclear Medicine, 2016, 57 (12): 1941 – 1944.

KRATOCHWIL C, BRUCHERTSEIFER F, RATHKE H, et al. Targeted α-therapy of metastatic castration-resistant prostate cancer with ([225])Ac-PSMA-617: Dosimetry estimate and empiric dose finding [J]. The Journal of Nuclear Medicine, 2017, 58(10): 1624 – 1631.

KRATOCHWIL C, BRUCHERTSEIFER F, RATHKE H, et al. Targeted α-therapy of metastatic castration-resistant prostate cancer with 225Ac-PSMA-617: Swimmer-plot analysis suggests efficacy regarding duration of tumor control[J]. Journal of Nuclear Medicine, 2018, 59(5): 795 - 802.

KRATOCHWIL C, GIESEL FL, BRUCHERTSEIFER F, et al. ^{213}Bi-DOTATOC receptor-targeted alpha-radionuclide therapy induces remission in neuroendocrine tumours refractory to beta radiation: A first-in-human experience[J]. European Journal of Nuclear Medicine and Molecular Imaging, 2014, 41(11): 2106 - 2119.

KRATOCHWIL C, GIESEL F L, HEUSSEL C P, et al. Patients resistant against PSMA-targeting alpha-radiation therapy often harbor mutations in DNA damage-repair-associated genes[J]. The Journal of Nuclear Medicine, 2020,61(5): 683 - 688.

KRATOCHWIL C, GIESEL F L, STEFANOVA M, et al. PSMA-targeted radionuclide therapy of metastatic castration-resistant prostate cancer with ^{177}Lu-labeled PSMA-617 [J].The Journal of Nuclear Medicine, 2016, 57(8): 1170 - 1176.

KRATOCHWIL C, SCHMIDT K, AFSHAR-OROMIEH A, et al. Targeted alpha therapy of mCRPC: Dosimetry estimate of (^{213}) bismuth-PSMA-617[J]. European Journal of Nuclear Medicine and Molecular Imaging, 2018, 45(1): 31 - 37.

KRÓLICKI L, BRUCHERTSEIFER F, KUNIKOWSKA J, et al. Safety and efficacy of targeted alpha therapy with (^{213})Bi-DOTA-substance P in recurrent glioblastoma[J]. European Journal of Nuclear Medicine and Molecular Imaging, 2019, 46(3): 614 - 622.

KRÓLICKI L, KUNIKOWSKA J, BRUCHERTSEIFER F, et al. ^{225}Ac- and ^{213}Bi-substance P analogues for glioma therapy.[J].Seminars in Nuclear Medicine, 2020, 50(2), 141 - 151.

KROLICKI L, BRUCHERTSEIFER F, KUNIKOWSKA J, et al. Prolonged survival in secondary glioblastoma following local injection of targeted alpha therapy with (^{213})Bi-substance P analogue [J]. European Journal of Nuclear Medicine and Molecular Imaging, 2018, 45(9): 1636 1644.

KÖSTER U, ASSMANN W, BACRI C O, et al. Electromagnetic isotope separation of gadolinium isotopes for the production of ^{152,155}Tb for radiopharmaceutical applications[J]. Nuclear Instruments and Methods in Physics Research Section B: Beam Interactions with Materials and Atoms, 2020, 463: 111 - 114.

KU A, FACCA V J, CAI Z, et al. Auger electrons for cancer therapy — A review[J]. EJNMMI Radiopharmacy and Chemistry, 2019, 4(1): 1 - 36.

KUDO H, MURAMATSU H, NAKAHARA H, et al. Fission fragment yields in the fission of Th - 232 by protons of energies 8 to 22 MeV[J].Physical Review C, 1982, 25(6): 3011 - 3023.

KUDRYASHEVA N S, ROZHKO T V. Effect of low-dose ionizing radiation on luminous marine bacteria: Radiation hormesis and toxicity[J]. Journal of Environmental Radioactivity, 2015, 142: 68 - 77.

KUKLEVA E, KOZEMPEL J, VLK M, et al. Preparation of ^{227}Ac/^{223}Ra by neutron irradiation of ^{226}Ra[J]. Journal of Radioanalytical and Nuclear Chemistry, 2014, 304(1): 263 - 266.

KULYUKHIN S A, AUERMAN L N, NOVICHENKO V L, et al. Production of microgram quantities of einsteinium-253 by the reactor irradiation of californium[J/OL]. Inorganica Chimica Acta, 1985, 110(1): 25 - 26.

KUZNETSOV R A, BUTKALYUK P S, TARASOV V A, et al. Yields of activation products in ^{226}Ra irradiation in the high-flux SM reactor [J]. Radiochemistry, 2012, 54, 4: 383 - 387.

KVINNSLAND Y, STOKKE T, AURLIEN E. Radioimmunotherapy with alpha-particle emitters: Microdosimetry of cells with a heterogeneous antigen expression and with various diameters of cells and nuclei [J]. Radiation Research, 2001,155: 288 - 296.

LAMBERT B, DE KLERK J M H. Clinical applications of ^{188}Re-labelled radiopharmaceuticals for radionuclide therapy[J]. Nuclear Medicine Communications, 2006, 27(3): 223 - 229.

LARSEN RH, AKABANI G, WELSH P, ZALUTSKY MR. The cytotoxicity and microdosimetry of astatine-211 - labeled chimeric monoclonal antibodies in human glioma and melanoma cells in vitro. [J]. Radiation Research, 1998,149: 155 - 162.

LARSEN R H, WIELAND B W, ZALUTSKY M R. Evaluation of an internal cyclotron target for the production of 211At via the ^{209}Bi（α,2n）^{211}At reaction［J］. Applied Radiation and Isotopes, 1996,47（2）: 135 – 143.

LARSON S M, CARRASQUILLO J A, CHEUNG N K V, et al. Radioimmunotherapy of human tumours［J］. Nature Reviews Cancer, 2015, 15(6): 347 – 360.

LAWAL, I O, et al. Hematologic toxicity profile and efficacy of［^{225}Ac］Ac-PSMA-617 α-radioligand therapy of patients with extensive skeletal metastases of castration-resistant prostate cancer［J］. European Journal of Nuclear Medicine and Molecular Imaging, 2022. 49(10): 3581 – 3592.

LEBEDA O, JIRAN R, RÁLIS J, STURSA J. A new internal target system for production of（^{211}）At on the cyclotron U-120M［J］. Applied Radiation & Isotopes Including Data Instrumentation & Methods for Use in Agriculture Industry & Medicine, 2005,63(1): 49 – 53.

LEE D, LI M, LIU D, et al. Structural modifications toward improved lead-203/lead-212 peptide-based image-guided alpha-particle radiopharmaceutical therapies for neuroendocrine tumors［J］. European Journal of Nuclear Medicine and Molecular Imaging, 2023: 1 – 16.

LEE D Y, KIM Y I. Effects of（^{225}）Ac-labeled prostate-specific membrane antigen radioligand therapy in metastatic castration-resistant prostate cancer: A meta-analysis［J］.The Journal of Nuclear Medicine, 2022, 63(6): 840 – 846.

LEICHNER P K, KWOK C S. Tumor dosimetry in radioimmunotherapy: Methods of calculation for beta particles［J］. Medical Physics, 1993, 20(2): 529 – 534.

LEWIS J S, WINDHORST A D, ZEGLIS B M. Radiopharmaceutical chemistry［M］. Berlin, Germany: Springer,2019.

LIBANOVA O N, ERMOLAEV S V, GOLUBEVA S, et al. Experimental cross sections and mass distribution of fission products of thorium-232 irradiated with protons in energy range 20 – 140 MeV［J］. Journal of Radioanalytical & Nuclear Chemistry, 2020, 324(3): 1435 – 1454.

LIBANOVA O N, GOLUBEVA E S, ERMOLAES S V, et al. Experimental cross sections of fission fragments of thorium-232 irradiated with medium-energy protons［J］. Physics of Particles and Nuclei Letters, 2018, 15 (3): 284 – 297.

LI F, YANG Y, LIAO J, et al. Recent progress of astatine-211 in endoradiotherapy: Great advances from fundamental properties to targeted radiopharmaceuticals［J］. 中国化学快报（英文版）, 2022, 33(7): 14.

LI L, ROUSSEAU J, JARAQUEMADA-PELÁEZ MG, et al. ^{225}Ac-H4py4pa for targeted alpha therapy［J］. Bioconjug Chem. 2021,32(7): 1348 – 1363.

LI M, BAUMHOVER N J, LIU D, et al. Preclinical evaluation of a lead specific chelator (PSC) conjugated to radiopeptides for（^{203}）Pb and（^{212}）Pb-based theranostics［J］. Pharmaceutics, 2023, 15(2): 414.

LI M, LIU D, LEE D, et al. Enhancing the efficacy of melanocortin 1 receptor-targeted radiotherapy by pharmacologically upregulating the receptor in metastatic melanoma［J］. Molecular Pharmaceutics, 2019, 16 (9): 3904 – 3915.

LI M, LIU D, LEE D, et al. Targeted alpha-particle radiotherapy and immune checkpoint inhibitors induces cooperative inhibition on tumor growth of malignant melanoma［J］. Cancers (Basel), 2021, 13(15): 3676.

LI M, YOUNIS M H, ZHANG Y, et al. Clinical summary of fibroblast activation protein inhibitor-based radiopharmaceuticals: Cancer and beyond［J］. European Journal of Nuclear Medicine and Molecular Imaging, 2022, 49(8): 2844 – 68.

LI M, ZHANG X, QUINN T P, et al. Automated cassette-based production of high specific activity［$^{203/212}$Pb］ peptide-based theranostic radiopharmaceuticals for image-guided radionuclide therapy for cancer［J］. Applied Radiation and Isotopes, 2017, 127: 52 – 60.

LINDEGREN S, ALBERTSSON P, BÄCK T, et al. Realizing clinical trials with astatine-211: The chemistry infrastructure［J］. Cancer Biotherapy & Radiopharmaceuticals, 2020, 35(6): 425 – 436.

LINDEGREN S, BÄCK T, JENSEN H J. Dry-distillation of astatine-211 from irradiated bismuth targets: A time-saving procedure with high recovery yields［J］. Applied Radiation and Isotopes, 2001, 55(2): 157 – 160.

LINDNER M, OSBORNE R N. Nonfission inelastic events in uranium and thorium induced by high-energy protons[J]. Physical Review，1956，103：378 - 385.

LI R G，STENBERG V Y，LARSEN R H. An experimental generator for production of high-purity [212]Pb for use in radiopharmaceuticals[J].The Journal of Nuclear Medicine，2023，64(1)：173 - 176.

LIU Y，WATABE T，KANEDA-NAKASHIMA K，et al. Fibroblast activation protein targeted therapy using [(177)Lu]FAPI-46 compared with [225Ac]FAPI-46 in a pancreatic cancer model [J]. European Journal of Nuclear Medicine and Molecular Imaging，2022，49(3)：871 - 80.

LI Y，HAMLIN D K，CHYAN M K，et al. cGMP production of astatine-211 - labeled anti-CD45 antibodies for use in allogeneic hematopoietic cell transplantation for treatment of advanced hematopoietic malignancies [J]. PLOS ONE，2018，13(10)：e0205135

LI Y W，HAMLIN D K，CHYAN M K，et al. Investigation of a tellurium-packed column for isolation of astatine-211 from irradiated bismuth targets and demonstration of a semi-automated system [J]. Scientific Reports，2019,9(1)：16960.

LI Y，TIAN Z，RIZVI S M，et al. In vitro and preclinical targeted alpha therapy of human prostate cancer with Bi-213 labeled J591 antibody against the prostate specific membrane antigen [J]. Prostate Cancer and Prostatic Diseases，2002，5(1)：36 - 46.

LI Y，WANG J，RIZVI S M，et al. In vitro targeting of NG2 antigen by [213]Bi-9.2.27 alpha-immunoconjugate induces cytotoxicity in human uveal melanoma cells [J].Investigative Ophthalmology & Visual Science，2005，46(12)：4365 - 4371.

LUDWIG D L，BRYAN R A，DAWICKI W，et al. Preclinical development of an Actinium-225 - Labeled antibody radio-conjugate directed against CD45 for targeted conditioning and radioimmunotherapy[J].Biology of Blood and Marrow Transplantation，2020，26(3)：S160 - S161.

LUK C Y L. Radium，biophysics，and radiobiology：Tracing the history of radiobiology in twentieth-century China[J].History and Philosophy of the Life Sciences，2018，40(1)：2.

MAEDA E，YOKOYAMA A，TANIGUCHI T，WASHIYAMA K，NISHINAKA I. Extraction of astatine isotopes for development of radiopharmaceuticals using a [211]Rn –[211]At generator [J]. Journal of Radioanalytical & Nuclear Chemistry，2015,303(2)：1465 - 1468.

MAGUIRE W F，MCDEVITT M R，SMITH-JONES P M，et al. Efficient 1 - step radiolabeling of monoclonal antibodies to high specific activity with [225]Ac for α-particle radioimmunotherapy of cancer[J].The Journal of Nuclear Medicine. 2014，55(9)：1492 - 1498.

MAJKOWSKA-PILIP A，GAWĘDA W，ŻELECHOWSKA-MATYSIAK K，et al. Nanoparticles in targeted alpha therapy[J]. Nanomaterials,2020，10(7)：1366.

MAJKOWSKA-PILIP A，RIUS M，BRUCHERTSEIFER F，et al. In vitro evaluation of ([225])Ac-DOTA-substance P for targeted alpha therapy of glioblastoma multiforme [J]. Chemical Biology & Drug Design，2018，92(1)：1344 - 1356.

MAKVANDI M，DUPIS E，ENGLE J W，et al. Alpha-emitters and targeted alpha therapy in oncology：from basic science to clinical investigations [J]. Target Oncol，2018，13(2)：189 - 203.

MASTREN T，AKIN A，COPPING R，et al. A reverse [230]U/[226]Th radionuclide generator for targeted alpha therapy applications[J]. Nuclear Medicine and Biology，2020，90 - 91：69 - 73.

MASTREN T，STEIN B W，PARKER T G，et al. Separation of protactinium employing sulfur-based extraction chromatographic resins [J]. Analytical Chemistry，2018，90(11)：7012 - 7017.

MATYSKIN A V，HANSSON N L，BROWN P L，et al. Barium and radium complexation with ethylenediaminetetraacetic acid in aqueous alkaline sodium chloride media[J]. Journal of Solution Chemistry，2017，46：1951 - 1969.

MA W，WANG X，LIU W，et al. A theoretical model for predicting and optimizing in vitro screening of potential targeted alpha-particle therapy drugs [J]. Radiation Research，2019,191：475 - 482.

MCALISTER D R，HORWITZ E P. Selective separation of radium and actinium from bulk thorium target material on strong acid cation exchange resin from sulfate media[J]. Applied Radiation and Isotopes，2018，140：18 - 23.

MCALISTER D R, PHILIP HORWITZ E. Automated two column generator systems for medical radionuclides [J]. Applied Radiation and Isotopes, 2009, 67(11): 1985 – 1991.

MCDEVITT M R, MA D, LAI L T, et al. Tumor therapy with targeted atomic nanogenerators [J]. Science, 2001, 294(5546): 1537 – 1540.

MCDEVITT M R, MA D, SIMON J, et al. Design and synthesis of ^{225}Ac radioimmunopharmaceuticals[J]. Applied Radiation and Isotopes, 2002, 57(6): 841 – 847.

MCDEVITT M R, SGOUROS G, FINN R D, et al. Radioimmunotherapy with alpha-emitting nuclides[J]. European Journal of Nuclear Medicine, 1998, 25: 1341 – 1351.

MCDEVITT M R, SGOUROS G, FINN R D, et al. Radioimmunotherapy with alpha-emitting nuclides[J]. European Journal of Nuclear Medicine, 1998, 25(9): 1341 – 1351.

MCDEVITT M R, THOREK D L J, HASHIMOTO T, et al. Feed-forward alpha particle radiotherapy ablates androgen receptor-addicted prostate cancer[J]. Nature Communications, 2018, 9(1): 1629.

MCLAUGHLIN M F, WOODWARD J, BOLL R A, et al. Gold coated lanthanide phosphate nanoparticles for targeted alpha generator radiotherapy [J]. PLOS ONE, 2013, 8(1): e54531.

MCNEIL B L, ROBERTSON A K H, FU W, et al. Production, purification, and radiolabeling of the ^{203}Pb/ ^{212}Pb theranostic pair [J]. EJNMMI Radiopharm Chem. 2021, 6(1): 6

MEDVEDEV D D. Ac-225 production effort: Targetry update [R]. New York: Brookhaven National Laboratory, 2019.

MELVILLE G, MERIARTY H, METCALFE P, et al. Production of Ac-225 for cancer therapy by photon-induced transmutation of Ra-226[J]. Applied Radiation and Isotopes, 2007, 65(9): 1014 – 1022.

MEREDITH R, TORGUE J, SHEN S, et al. Dose escalation and dosimetry of first-in-human α radioimmunotherapy with ^{212}Pb-TCMC-trastuzumab [J]. The Journal of Nuclear Medicine, 2014, 55(10): 1636 – 1642.

MICHEL R B, ROSARIO A V, BRECHBIEL M W, et al. Experimental therapy of disseminated B-Cell lymphoma xenografts with 213Bi-labeled anti-CD74 [J]. Nuclear Medicine and Biology, 2003, 30(7): 715 – 723.

MICHLER E, KÄSTNER D, BROGSITTER C, et al. First-in-human SPECT/CT imaging of [(^{212})Pb]Pb-VMT-α-NET in a patient with metastatic neuroendocrine tumor [J]. European Journal of Nuclear Medicine & Molecular Imaging, 2023.

MIEDERER M, HENRIKSEN G, ALKE A, et al. Preclinical evaluation of the α-particle generator nuclide ^{225}Ac for somatostatin receptor radiotherapy of neuroendocrine tumors[J]. Clinical Cancer Research, 2008, 14(11): 3555 – 3561.

MIEDERER M, SEIDL C, BEYER G J, et al. Comparison of the radiotoxicity of two alpha-particle-emitting immunoconjugates, terbium-149 and bismuth-213, directed against a tumor-specific, exon 9 deleted (d9) E-cadherin adhesion protein [J]. Radiation Research, 2003, 159(5): 612 – 620.

MILENIC D E, GARMESTANI K, BRADY E D, et al. Alpha-particle radioimmunotherapy of disseminated peritoneal disease using a (^{212})Pb-labeled radioimmunoconjugate targeting HER2 [J]. Cancer Biotherapy & Radiopharmaceuticals, 2005, 20(5): 557 – 68.

MINE S G, MERVE K, OZER A Y. Targeted alpha therapy and nanocarrier approach. [J]. Cancer Biotherapy and Radiopharmaceuticals, 2020, 35(6): 446 – 458.

MIRZADEH S. Generator-produced alpha-emitters[J]. Applied Radiation and Isotopes, 1998, 49(4): 345 – 349.

MÜLLER C, BÉHÉ M, GEISTLICH S, et al. Targeted radiotherapeutics from "bench-to-bedside"[J]. Chimia (Aarau), 2020, 74(12): 939 – 945.

MÜLLER C, REBER J, HALLER S, ET AL. Direct in vitro and in vivo comparison of (161)Tb and (177)Lu using a tumour-targeting folate conjugate[J]. European Journal of Nuclear Medicine and Molecular Imaging, 2014, 41(3): 476 – 485.

MÜLLER C, REBER J, HALLER S, et al. Folate receptor targeted alpha-therapy using terbium-149[J]. Pharmaceuticals (Basel), 2014, 7(3): 353 – 365.

MÜLLER C, VAN DER MEULEN N P, BENEŠOVÁ M, et al. Therapeutic radiometals beyond (^{177})Lu and (^{90})Y: Production and application of promising α-particle, β(-)-particle, and auger electron emitters [J]. The Journal of Nuclear Medicine, 2017, 58(s2): 91s-96s.

MÜLLER C, VERMEULEN C, KÖSTER U, et al. Alpha-PET with terbium-149: Evidence and perspectives for radiotheragnostics[J]. Ejnmmi Radiopharmacy & Chemistry, 2017, 1(1): 5.

MÜLLER C, ZHERNOSEKOV K, KÖSTER U, et al. A unique matched quadruplet of terbium radioisotopes for PET and SPECT and for α-and β-radionuclide therapy: An in vivo proof-of-concept study with a new receptor-targeted folate derivative [J]. Journal of Nuclear Medicine: Official Publication, Society of Nuclear Medicine, 2012, 53(12): 1951-9.

MOISEEVA A N, ALIEV R A, UNEZHEV V N, et al. Cross section measurements of ^{151}Eu(3He,5n) reaction: New opportunities for medical alpha emitter ^{149}Tb production[J]. Scientific Reports, 2020, 10(1): 508.

MOORE M A, COUNCE R M, WATSON J S, et al. The Performance of two silica based ion exchange resins in the separation of ^{213}Bi from its parent solution of ^{225}Ac[J]. Applied Radiation and Isotopes, 2018, 141: 68-72.

MOREIRA H M, GUERRA LIBERAL F D, MCMAHON S J, et al. Characterization of a custom-made (^{241}) Am alpha-source for radiobiological studies[J]. Appl Radiat Isot, 2021, 177: 109931.

MORGENSTERN A, ABBAS K, SIMONELLI F, et al. Measurement and modeling of the cross sections for the reaction ^{230}Th(3He,3n)^{230}U[J]. Physical Review C, 2013, 87(6): 064602.

MORGENSTERN A, APOSTOLIDIS C, BRUCHERTSEIFER F, et al. Cross-sections of the reaction ^{232}Th(p, 3n)^{230}Pa for production of ^{230}U for targeted alpha therapy [J]. Appl Radiat Isot, 2008, 66(10): 1275-1280.

MORGENSTERN A, APOSTOLIDIS C, BRUCHERTSEIFER F. Supply and clinical application of actinium-225 and bismuth-213 [J]. Seminars in Nuclear Medicine, 2020, 50(2): 119-123.

MORGENSTERN A, APOSTOLIDIS C, KRATOCHWIL C, et al. An overview of targeted alpha therapy with ^{225}Actinium and ^{213}Bismuth[J]. Current Radiopharmaceuticals, 2018, 11(3): 200-208.

MORGENSTERN A, BRUCHERTSEIFER F, APOSTOLIDIS C. Targeted alpha therapy with ^{213}Bi[J]. Current Radiopharmaceuticals, 2011, 4: 295-305.

MORGENSTERN A, LEBEDA O, STURSA J, et al. Cross sections of the reaction ^{231}Pa(d,3n)^{230}U for the production of ^{230}U/^{226}Th for targetedαtherapy [J]. PhRvC, 2009, 80(5).

MORGENSTERN A, LEBEDA O, STURSA J, et al. Cross sections of the reaction ^{231}Pa(d,3n)^{230}U for the production of ^{230}U/^{226}Th for targeted α therapy[J]. Physical Review C, 2009, 80(5): 054612.

MORGENSTERN A, LEBEDA O, STURSA J, et al. Production of ^{230}U/^{226}Th for targeted alpha therapy via proton irradiation of ^{231}Pa [J]. Analytical Chemistry, 2008, 80(22): 8763-8770.

MORSCHHAUSER F, KRAEBER-BODÉRÉ F, Wegener W A, et al. High rates of durable responses with anti-CD22 fractionated radioimmunotherapy: results of a multicenter, phase I/II study in non-Hodgkin's lymphoma[J]. Journal of Clinical Oncology, 2010, 28(23): 3709-3716.

MURRAY I, ROJAS B, GEAR J, et al. Quantitative dual-isotope planar imaging of thorium-227 and radium-223 using defined energy windows [J]. Cancer Biotherapy & Radiopharmaceuticals, 2020, 35(7): 530-539.

MUSLIMOV A R, ANTUGANOV D, TARAKANCHIKOVA Y V, et al. An investigation of calcium carbonate core-shell particles for incorporation of (^{225})Ac and sequester of daughter radionuclides: In vitro and in vivo studies[J]. J Control Release, 2021, 330: 726-737.

NAGATSU K, MINEGISHI K, FUKADA M, SUZUKI H, HASEGAWA S, ZHANG MR. Production of ^{211}At by a vertical beam irradiation method [J]. Applied Radiation and Isotopes, 2014, 94: 363-371.

NARBUTT J, BILEWICZ A. Gamma emitting radiotracers ^{224}Ra, ^{212}Pb, and ^{212}Bi from natural thorium [J]. Appl Radiat Isot, 1998, 49: 89-91.

NAVALKISSOOR S, GROSSMAN A. Targeted alpha particle therapy for neuroendocrine tumours: The next generation of peptide receptor radionuclide therapy[J]. Neuroendocrinology, 2019, 108(3): 256-264.

NELSON BJB, ANDERSSON JD, WUEST F. Targeted alpha therapy: Progress in radionuclide production, radiochemistry, and applications[J]. Pharmaceutics, 2020,13(1): 49.

NELSON F, DAY JR R A, KRAUS K A. Anion exchange studies — XXX A number of elements in ethylenediaminetetraacetic acid solutions[J]. Journal of Inorganic and Nuclear Chemistry, 1960, 15(1-2): 140-150.

N. G. ZAITSEVA, et al. Terbium-149 for nuclear medicine. The production of 149Tb via heavy ions induced nuclear reactions. Czechoslovakia[J]. J. Phys. 53, 2003, A455-A458.

NIKOLSKY B P, TROFIMOV A M, VYSOKOOSTROVSKAYA N B. Complex formation of barium and radium in Trilon B solutions[J]. Radiochemistry, 1959, 1(2): 147-154.

NILSSON J, BAUDEN M P, NILSSON J M, et al. Cancer cell radiobiological studies using in-house-developed α-particle irradiator[J]. Cancer Biother Radiopharm, 2015, 30(9): 386-94.

NILSSON S, CISLO P, SARTOR O, et al. Patient-reported quality-of-life analysis of radium-223 dichloride from the phase III ALSYMPCA study[J]. Annals of Oncology, 2016, 27(5): 868-874.

NISHINAKA I, YOKOYAMA A, WASHIYAMA K, et al. Production and separation of astatine isotopes in the 7Li + natPb reaction[J]. Journal of Radioanalytical and Nuclear Chemistry, 2015, 304(3): 1077-1083.

NOLEN J, MUSTAPHA B, GOTT M, et al. Development of ^{211}At production via continuous extraction of ^{211}Rn [J]. Journal of Medical Imaging and Radiation Sciences, 2019,50(4): S107.

NOVRUZOV F, ALIYEV J A, ALLAHVERDIYEVA Z, et al. Positive effect of Actinium-225-PSMA treatment on ECOG performance status: A case report on a patient with castration resistant stage IV prostate carcinoma [J]. Revista Espaola De Medicina Nuclear E Imagen Molecular, 2019, 38(4): 260-261.

O'DONOGHUE J A, BARDIES M, WHELDON T E. Relationships between tumor size and curability for uniformly targeted therapy with beta-emitting radionuclides[J]. Journal of Nuclear Medicine, 1995, 36(10): 1902-1909.

O'HARA M J, KRZYSKO A J, NIVER C M, et al. An automated flow system incorporating in-line acid dissolution of bismuth metal from a cyclotron irradiated target assembly for use in the isolation of astatine-211 [J]. Applied Radiation and Isotopes, 2017,122: 202-210.

OLKO P, BOOZ J. Energy deposition by protons and alpha particles in spherical sites of nanometer to micrometer diameter. [J]. Radiation and Environmental Biophysics, 1990,29: 1-17.

ORTU F, FORMANUIK A, INNES J R, et al. New vistas in the molecular chemistry of thorium: Low oxidation state complexes[J]. Dalton Transactions, 2016, 45(18): 7537-7549.

PACILIO M, VENTRONI G, DE VINCENTIS G, et al. Dosimetry of bone metastases in targeted radionuclide therapy with alpha-emitting (^{223}) Ra-dichloride [J]. European Journal of Nuclear Medicine & Molecular Imaging, 2016, 43(1): 21-33.

PAGANELLI G, BARTOLOMEI M, FERRARI M, et al. Pre-targeted locoregional radioimmunotherapy with 90Y-biotin in glioma patients: phase I study and preliminary therapeutic results[J]. Cancer biotherapy and radiopharmaceuticals, 2001, 16(3): 227-235.

PALM S, BÄCK T, LINDEGREN S, et al. Model of intraperitoneal targeted α-particle therapy shows that posttherapy cold-antibody boost enhances microtumor radiation dose and treatable tumor sizes[J]. The Journal of Nuclear Medicine, 2018, 59(4): 646-651.

PANDYA DN, HANTGAN R, BUDZEVICH MM, et al. Reliminary therapy evaluation of (^{225}) Ac-DOTA-c (RGDyK) demonstrates that cerenkov radiation derived from (^{225}) Ac daughter decay can be detected by optical imaging for in vivo tumor visualization[J]. Theranostics. 2016 Mar 1;6(5): 698-709.

PARKER C, LEWINGTON V, SHORE N, et al. Targeted alpha therapy, an emerging class of cancer agents: a review[J]. JAMA Oncology, 2018, 4(12): 1765-1772.

PARKER C, NILSSON S, HEINRICH D, et al. Alpha emitter radium-223 and survival in metastatic prostate cancer[J]. New England Journal of Medicine, 2013, 369(3): 213-223.

PARLANI M, BOCCALATTE F, YEATON A, et al. (^{223}) Ra induces transient functional bone marrow toxicity[J]. The Journal of Nuclear Medicine, 2022, 63(10): 1544-1550.

PATHAK P N, VEERARAGHAVAN R, PRABHU D R, et al. Separation studies of uranium and thorium using di-2-ethylhexyl isobutyramide (D2EHIBA) [J]. Separation Science and Technology, 1999, 34(13): 2601-2614.

PELLETIER K, CÔTÉ G, FALLAH-RAD N, et al. CKD after [225]Ac-PSMA617 therapy in patients with metastatic prostate cancer [J]. Kidney International Reports, 2021, 6(3): 853-856.

PENG D, LIU H, HUANG L, et al. [225]Ac-DOTATATE therapy in a case of metastatic pheochromocytoma [J]. European Journal of Nuclear Medicine & Molecular Imaging, 2022, 49(10): 3596-3597.

PETRINEC B, ŠOŠTARIĆ M, BABIĆ D. The role of physics in radioecology and radiotoxicology[J]. Arh Hig Rada Toksikol, 2019, 70(1): 3-13.

PFOST B, SEIDL C, AUTENRIETH M, et al. Intravesical alpha-radioimmunotherapy with [213]Bi-anti-EGFR-mAb defeats human bladder carcinoma in xenografted nude mice [J]. The Journal of Nuclear Medicine, 2009, 50(10): 1700-1708.

PHAM T A, XU J, RAYMOND K N. A macrocyclic chelator with unprecedented Th affinity[J]. Journal of the American Chemical Society, 2014, 136(25): 9106-9115.

POLKINGHORN W R, PARKER J S, LEE M X, et al. Androgen receptor signaling regulates DNA repair in prostate cancers[J]. Cancer Discovery, 2013, 3(11): 1245-1253.

POTY S, CARTER LM, MANDLEYWALA K, et al. Leveraging bioorthogonal click chemistry to improve [225]Ac-radioimmunotherapy of pancreatic ductal adenocarcinoma[J]. Clin Cancer Res. 2019, 25(2): 868-880.

POZZI O R, AND M R, ZALUTSKY. Radiopharmaceutical chemistry of targeted radiotherapeutics, Part 1: Effects of solvent on the degradation of radiohalogenation precursors by [211]At α-particles [J]. Journal of Nuclear Medicine, 2005, 46(4): 700-706.

POZZI O R, AND M R, ZALUTSKY. Radiopharmaceutical chemistry of targeted radiotherapeutics, Part 3: α-particle-induced radiolytic effects on the chemical behavior of [211]At[J]. Journal of Nuclear Medicine, 2007, 48(7): 1190-1196.

POZZI O R, AND M R, ZALUTSKY. Radiopharmaceutical chemistry of targeted radiotherapeutics, Part 2: Radiolytic effects of [211]At α-particles influence N-succinimidyl 3-[211]At-astatobenzoate synthesis[J]. Journal of Nuclear Medicine, 2005, 46(8): 1393-1400.

POZZI O R, AND M R, ZALUTSKY. Radiopharmaceutical chemistry of targeted radiotherapeutics, Part 4: Strategies for [211]At labeling at high activities and radiation doses of [211]At α-particles[J].Nuclear Medicine and Biology, 2017, 46: 43-49.

PRICE E W, ORVIG C. Matching chelators to radiometals for radiopharmaceuticals[J]. Chemical Society Reviews, 2014, 43(1): 260-290.

PRUSZYNSKI M, D'HUYVETTER M, BRUCHERTSEIFER F, et al. Evaluation of an anti-HER2 nanobody labeled with [225]Ac for targeted α-particle therapy of cancer[J]. Molecular Pharmaceutics, 2018,15(4): 1457-1466.

PRUSZYŃSKI M, WALCZAK R, RODAK M, et al. Radiochemical separation of [224]Ra from [232]U and [228]Th sources for [224]Ra/[212]Pb/[212]Bi generator[J]. Applied Radiation and Isotopes, 2021, 172: 109655.

ALIEV R A, ZAGRYADSKIY V A, LATUSHKIN S T, et al. Production of a short-lived therapeutic α-emitter [149]Tb by irradiation of europium by 63 MeV α-particles[J].Atomic Energy, 2021, 129(6): 337-340.

RADCHENKO V, ENGLE J, WILSON J J, et al. A new strategy for isolation of Ac from proton-irradiated thorium [J]. Journal of Labelled Compounds & Radiopharmaceuticals, 2015, 58: S27-S27.

RADCHENKO V, ENGLE J W, WILSON J J, et al. Application of ion exchange and extraction chromatography to the separation of actinium from proton-irradiated thorium metal for analytical purposes[J]. Journal of Chromatography A, 2015, 1380: 55-63.

RADCHENKO V, ENGLE J W, WILSON J J, et al. Formation cross-sections and chromatographic separation of protactinium isotopes formed in proton-irradiated thorium metal[J]. Radiochimica Acta, 2016, 104(5): 291-304.

RADCHENKO V, ENGLE J W, WILSON J J, et al. Formation cross-sections and chromatographic separation of protactinium isotopes formed in proton-irradiated thorium metal [J]. Radiochimica Acta, 2016, 104(5):

291 – 304.

RADCHENKO V, MORGENSTERN A, JALILIAN AR, et al. Production and supply of α-particle-emitting radionuclides for targeted α-therapy[J]. The Journal of Nuclear Medicine, 2021,62(11): 1495 – 1503.

RAJA C, GRAHAM P, ABBAS RIZVI SM, et al. Interim analysis of toxicity and response in phase 1 trial of systemic targeted alpha therapy for metastatic melanoma[J]. Cancer Biology & Therapy, 2007, 6 (6): 846 – 852.

RÉAL F, TRUMM M, VALLET V, et al. Quantum chemical and molecular dynamics study of the coordination of Th(IV) in aqueous solvent [J]. The Journal of Physical Chemistry B, 2010, 114(48): 15913 – 24.

RAMDAHL T, BONGE-HANSEN H T, RYAN O B, et al. An efficient chelator for complexation of thorium-227[J]. Bioorganic & Medicinal Chemistry Letters, 2016, 26(17): 4318 – 4321.

RAMOGIDA CF, ROBERTSON AKH, JERMILOVA U, et al. Evaluation of polydentate picolinic acid chelating ligands and an α-melanocyte-stimulating hormone derivative for targeted alpha therapy using ISOL-produced ^{225}Ac [J]. EJNMMI Radiopharm Chem, 2019 Aug 6;4(1): 21.

RATHKE H, BRUCHERTSEIFER F, KRATOCHWIL C, et al. First patient exceeding 5 – year complete remission after (^{225})Ac-PSMA-TAT [J]. European Journal of Nuclear Medicine and Molecular Imaging, 2021, 48(1): 311 – 312.

RATHKE H, KRATOCHWIL C, HOHENBERGER R, et al. Initial clinical experience performing sialendoscopy for salivary gland protection in patients undergoing (^{225})Ac-PSMA-617 RLT [J]. European Journal of Nuclear Medicine and Molecular Imaging, 2019, 46(1): 139 – 147.

REISSIG F, HÜBNER R, STEINBACH J, et al. Facile preparation of radium-doped, functionalized nanoparticles as carriers for targeted alpha therapy[J]. Inorganic Chemistry Frontiers, 2019, 6(6): 1341 – 1349.

REISSIG F, ZARSCHLER K, HÜBNER R, et al. Sub-10 nm radiolabeled barium sulfate nanoparticles as carriers for theranostic applications and targeted alpha therapy[J]. Chemistry Open, 2020, 9(8): 797 –805.

RILEY P E, ABU-DARI K, RAYMOND K N. Specific sequestering agents for the actinides. 9. Synthesis of metal complexes of 1 – hydroxy-2 – pyridinone and the crystal structure of tetrakis (1 – oxy-2 – pyridinone) aquathorium (IV) dihydrate[J]. Inorganic Chemistry, 1983, 22(26): 3940 – 3944.

RIVA P, ARISTA A, FRANCESCHI G, et al. Local treatment of malignant gliomas by direct infusion of specific monoclonal antibodies labeled with ^{131}I: Comparison of the results obtained in recurrent and newly diagnosed tumors[J]. Cancer Research, 1995, 55(23s): 5952s-5956s.

ROBERTSON A K H, MCNEIL B L, YANG H, et al. ^{232}Th-spallation-produced ^{225}Ac with reduced ^{227}Ac content[J/OL]. Inorganic Chemistry, 2020, 59(17): 12156 – 12165.

ROBERTSON A K H, RAMOGIDA C F, SCHAFFER P, et al. Development of ^{225}Ac Radiopharmaceuticals: TRIUMF perspectives and experiences[J]. Current Radiopharmaceuticals, 2018, 11(3): 156 – 172.

ROBERTSON A, LOBBEZOO A, MOSKVEN L, et al. Design of a thorium metal target for ^{225}Ac production at TRIUMF[J]. Instruments, 2019, 3(1): 18.

RODAK M, DEKEMPENEER Y, WOJEWÓDZKA M, et al. Preclinical evaluation of ^{225}Ac-labeled single-domain antibody for the treatment of HER2pos cancer [J]. Molecular Cancer Therapeutics, 2022, 21(12): 1835 – 45.

RODRIGUEZ C, DELANEY S, SARRETT SM, et al. Antibody engineering for nuclear imaging and radioimmunotherapy[J]. The Journal of Nuclear Medicine, 2022, 63(9): 1316 – 1322.

ROESCH W. Microdosimetry of internal sources[J]. Radiation Research, 1977,70: 494 – 510.

ROESKE J C, AYDOGAN B, BARDIES M, HUMM J L. Small-scale dosimetry: Challenges and future directions[J]. Seminars in Nuclear Medicine,2008,38(5): 367 – 383.

ROESKE J C, HOGGARTH M. Alpha-particle Monte Carlo simulation for microdosimetric calculations using a commercial spreadsheet[J]. Physics in Medicine & Biology, 2007,52: 1909.

ROESKE J C, STINCHCOMB T G. The average number of alpha-particle hits to the cell nucleus required to eradicate a tumour cell population[J]. Physics in Medicine & Biology, 2006, 51(9): N179.

ROJAS J V, WOODWARD J D, CHEN N, et al. Synthesis and characterization of lanthanum phosphate nanoparticles as carriers for ^{223}Ra and ^{225}Ra for targeted alpha therapy[J]. Nuclear Medicine and Biology, 2015, 42(7): 614-620.

ROSAR F, HAU F, BARTHOLOMÄM, et al. Molecular imaging and biochemical response assessment after a single cycle of [(^{225})Ac]Ac-PSMA-617/[(^{177})Lu]Lu-PSMA-617 tandem therapy in mCRPC patients who have progressed on [(^{177})Lu]Lu-PSMA-617 monotherapy [J]. Theranostics, 2021, 11(9): 4050-4060.

ROSAR F, KRAUSE J, BARTHOLOMÄ M, et al. Efficacy and safety of [(^{225})Ac]Ac-PSMA-617 augmented [(^{177})Lu]Lu-PSMA-617 radioligand therapy in patients with highly advanced mCRPC with poor prognosis [J]. Pharmaceutics, 2021, 13(5): 722.

ROSCHER M, HORMANN I, LEIB O, et al. Targeted alpha-therapy using [Bi-213] anti-CD20 as novel treatment option for radio- and chemoresistant non-Hodgkin lymphoma cells [J]. Oncotarget, 2013, 4(2): 218-230.

ROSENBLAT T L, MCDEVITT M R, MULFORD D A, et al. Sequential cytarabine and alpha-particle immunotherapy with bismuth-213 - lintuzumab (HuM195) for acute myeloid leukemia [J]. Clinical Cancer Research, 2010, 16(21): 5303-5311.

ROSHCHIN A, YAVSHITS S, JAKOVLEV V, et al. Cross sections for nonfission reactions induced in ^{232}Th by low-energy protons [J]. Physics of Atomic Nuclei, 1997, 60(12): 1941-1945.

ROTHE S, ANDREYEV A N, ANTALIC S, et al. Measurement of the first ionization potential of astatine by laser ionization spectroscopy [J]. Nature Communications, 2013, 4: 1835.

ROTMENSCH J, ATCHER R W, SCHLENKER R, et al. The effect of the alpha-emitting radionuclide lead-212 on human ovarian carcinoma: a potential new form of therapy [J]. Gynecol Oncol, 1989, 32(2): 236-239.

ROUSSEAU E, LAU J, KUO H T, et al. Monosodium glutamate reduces (68)Ga-PSMA-11 uptake in salivary glands and kidneys in a preclinical prostate cancer model [J]. The Journal of Nuclear Medicine, 2018, 59(12): 1865-1868.

RÖSCH F, HERZOG H, QAIM SM. The beginning and development of the theranostic approach in nuclear medicine, as exemplified by the radionuclide pair 86Y and 90Y[J]. Pharmaceuticals (Basel), 2017, 10(2): 56.

RUBLE G, WU C, SQUIRE R A, et al. The use of ^{212}Pb-labeled monoclonal antibody in the treatment of murine erythroleukemia [J]. International Journal of Radiation Oncology Biology Physics, 1996, 34(3): 609-616.

SALVANOU E A, STELLAS D, TSOUKALAS C, et al. A proof-of-concept study on the therapeutic potential of Au nanoparticles radiolabeled with the alpha-emitter actinium-225 [J]. Pharmaceutics, 2020, 12(2): 188.

SALVATORI M, INDOVINA L, MANSI L. Targeted α-particle therapy: A clinical overview[J]. Current Radiopharmaceuticals, 2008, 1(3): 251-253.

SANTANA P, PEÑA LA, HAIMOVITZ-FRIEDMAN A, MARTIN S, GREEN D, MCLOUGHLIN M, et al. Acid sphingomyelinase-deficient human lymphoblasts and mice are defective in radiation-induced apoptosis [J]. Cell, 1996; 86(2): 189-99.

SATAPATHY S, MITTAL B R, SOOD A, et al. Health-related quality-of-life outcomes with actinium-225 - prostate-specific membrane antigen-617 therapy in patients with heavily pretreated metastatic castration-resistant prostate cancer [J]. Indian The Journal of Nuclear Medicine, 2020, 35(4): 299-304.

SATAPATHY S, SOOD A, DAS C K, et al. Alpha before beta: Exceptional response to first-line 225Ac-DOTATATE in a patient of metastatic neuroendocrine tumor with extensive skeletal involvement [J]. Clin Nucl Med, 2022, 47(2): e156-e157.

SATAPATHY S, SOOD A, DAS C K, et al. Evolving role of (^{225})Ac-PSMA radioligand therapy in metastatic castration-resistant prostate cancer-a systematic review and meta-analysis [J]. Prostate Cancer Prostatic Dis, 2021, 24(3): 880-890.

SATHEKGE M，BRUCHERTSEIFER F，KNOESEN O，et al. [225]Ac-PSMA-617 in chemotherapy-naive patients with advanced prostate cancer：a pilot study[J]. European Journal of Nuclear Medicine and Molecular Imaging，2019，46(1)：129 - 138.

SATHEKGE M，BRUCHERTSEIFER F，KNOESEN O，et al. ([225])Ac-PSMA-617 in chemotherapy-naive patients with advanced prostate cancer：A pilot study [J]. European Journal of Nuclear Medicine and Molecular Imaging，2019，46(1)：129 - 138.

SATHEKGE M，BRUCHERTSEIFER F，VORSTER M，et al. Predictors of overall and disease-free survival in metastatic castration-resistant prostate cancer patients receiving ([225])Ac-PSMA-617 radioligand therapy [J].The Journal of Nuclear Medicine，2020，61(1)：62 - 69.

SATHEKGE M，KNOESEN O，MECKEL M，et al. (213)Bi-PSMA-617 targeted alpha-radionuclide therapy in metastatic castration-resistant prostate cancer [J]. European Journal of Nuclear Medicine and Molecular Imaging，44(6)：1099 - 1100.

SATHEKGE M M，BRUCHERTSEIFER F，LAWAL I O，et al. Treatment of brain metastases of castration-resistant prostate cancer with [225]Ac-PSMA-617[J]. European Journal of Nuclear Medicine and Molecular Imaging，2019，46(8)：1756 - 1757.

SATHEKGE M M，BRUCHERTSEIFER F，LAWAL I O，et al. Treatment of brain metastases of castration-resistant prostate cancer with ([225])Ac-PSMA-617 [J]. European Journal of Nuclear Medicine and Molecular Imaging，2019，46(8)：1756 - 1757.

SATTIRAJU A，XIONG X，PANDYA D N，et al. Alpha particle enhanced blood brain/tumor barrier permeabilization in glioblastomas using integrin alpha-v beta-3 - targeted liposomes [J]. Molecular Cancer Therapeutics，2017，16(10)：2191 - 200.

SCHEINBERG D A，MCDEVIT M R. Actinium-225 in targeted alpha-particle therapeutic applications[J]. Current Radiopharmaceuticals，2011，4(4)：306 - 320.

SCHOFFELEN R，BOERMAN O C，GOLDENBERG D M，et al. Development of an imaging-guided CEA-pretargeted radionuclide treatment of advanced colorectal cancer：First clinical results[J]. British Journal of Cancer，2013，109(4)：934 - 942.

SCOTT A M，WOLCHOK J D，OLD L J. Antibody therapy of cancer[J]. Nature Reviews Cancer，2012，12(4)：278 - 287.

SEABORG，G.T. Artificial radioactivity[J].Chemical Reviews，1940，27(1)：199 - 285.

SEIDEMAN J H，STANCEVIC B，ROTOLO J A，MCDEVITT M R，et al. Alpha particles induce apoptosis through the sphingomyelin pathway[J]. Radiation Research. 2011，176(4)：434 - 46.

SEYHAN S，MERDIVAN M，DEMIREL N. Use of o-phenylene dioxydiacetic acid impregnated in Amberlite XAD resin for separation and preconcentration of uranium(VI) and thorium(IV)[J]. Journal of Hazardous Materials，2008，152(1)：79 - 84.

SGOUROS G，BODEI L，MCDEVITT MR，NEDROW JR. Radiopharmaceutical therapy in cancer：clinical advances and challenges [J]. Nature Reviews Drug Discovery，2020，19(9)：589 - 608.

SGOUROS，G，et al. MIRD pamphlet no. 22 (abridged)：radiobiology and dosimetry of α-particle emitters for targeted radionuclide therapy[J]. Journal of Nuclear Medicine，2010，51(2)：311 - 328.

SGOUROS，G，et al. Radiopharmaceutical therapy in cancer：clinical advances and challenges[J]. Nature Reviews Drug Discovery，2020，19(9)：589 - 608.

SGOUROS G，HOBBS R，JOSEFSSON A. Dosimetry and radiobiology of alpha-particle emitting radionuclides [J]. Curr Radiopharm，2018，11(3)：209 - 214.

SHANNON R D. Effective ionic radii for six-coordinate metal centers：Y3+ 0.900 Å；Sm3+ 0.958 Å；Nd3+ 0.983 Å[J]. Acta Crystallogr.，Sect. A：Cryst. Phys.，Diffr.，Theor. Gen. Crystallogr，1976，32：751 -767.

SHARMA J N，RUHELA R，HARINDARAN K N，et al. Separation studies of uranium and thorium using tetra(2 - ethylhexyl) diglycolamide (TEHDGA) as an extractant[J]. Journal of Radioanalytical and Nuclear Chemistry，2008，278(1)：173 - 177.

SHARMA P，ALLISON J P. The future of immune checkpoint therapy[J]. Science，2015，348(6230)：56 - 61

SHI M, JAKOBSSON V, GREIFENSTEIN L, et al. Alpha-peptide receptor radionuclide therapy using actinium-225 labeled somatostatin receptor agonists and antagonists [J]. Frontiers in Medicine, 2022, 9: 1034315.

SHISHKIN D N, KRUPITSKII S V, KUZNETSOV S A. Extraction generator of ^{223}Ra for nuclear medicine [J]. Radiochemistry, 2011, 53(4): 404 – 406.

SILINDIR-GUNAY M, KARPUZ M, OZER A Y. Targeted alpha therapy and nanocarrier approach[J]. Cancer Biotherapy & Radiopharmaceuticals, 2020, 35(6): 446 – 458.

SINGH B, CHEN J. Nuclear structure and decay data for A= 149 isobars[J]. Nuclear Data Sheets, 2022, 185: 2 – 559.

SINGH JAGGI J, HENKE E, SESHAN S V, et al. Selective alpha-particle mediated depletion of tumor vasculature with vascular normalization [J]. PLOS ONE, 2007, 2(3): e267.

SIVA KESAVA RAJU Ch, SUBRAMANIAN M S. Sequential separation of lanthanides, thorium and uranium using novel solid phase extraction method from high acidic nuclear wastes[J]. Journal of Hazardous Materials, 2007, 145(1): 315 – 322.

SOFOU S, THOMAS J L, LIN H Y, et al. Engineered liposomes for potential alpha-particle therapy of metastatic cancer [J]. Journal of Nuclear medicine: Official Publication, Society of Nuclear Medicine, 2004, 45(2): 253 – 60.

SOTNIK N V, AZIZOVA T V. Using mFISH and mBAND for bioindication of internal α-radiation [J]. Radiats Biol Radioecol, 2016, 56(2): 156 – 162.

S.ROTHE, et al. Laser ion beam production at CERN-ISOLDE: New features — More possibilities[J]. Nucl. Instruments Methods Phys. Res. Sect. B Beam Interact. with Mater. Atoms 376, 2016, 91 – 96.

STALLONS T A R, SAIDI A, TWOROWSKA I, et al. Preclinical investigation of (^{212})Pb-DOTAMTATE for peptide receptor radionuclide therapy in a neuroendocrine tumor model [J]. Molecular Cancer Therapeutics, 2019, 18(5): 1012 – 1021.

STAUDACHER A H, BEZAK E, BORYSENKO A, et al. Targeted α-therapy using ^{227}Th-APOMAB and cross-fire antitumour effects: Preliminary in-vivo evaluation[J]. Nuclear Medicine Communications, 2014, 35 (12): 1284 – 1290.

STEIN B W, et al. Advancing chelation chemistry for actinium and other+ 3 f-elements, Am, Cm, and La.[J]. Journal of the American Chemical Society, 2019, 141(49): 19404 – 19414.

STENBERG V Y, JUZENIENE A, BRULAND, LARSEN R H. In situ generated ^{212}Pb-PSMA ligand in a ^{224}Ra solution for dual targeting of prostate cancer selerotic stroma and PSMA-positive cells [J]. Current Radiopharmaceuticals, 2020, 13: 130 – 141.

STENBERG V Y, JUZENIENE A, CHEN Q, et al. Preparation of the alpha-emitting prostate-specific membrane antigen targeted radioligand [(^{212})Pb]Pb-NG001 for prostate cancer [J]. J Labelled Comp Radiopharm, 2020, 63(3): 129 – 143.

STENBERG V Y, LARSEN R H, MA L W, et al. Evaluation of the PSMA-binding ligand (^{212})Pb-NG001 in multicellular tumour spheroid and mouse models of prostate cancer [J]. International Journal of Molecular Sciences, 2021, 22(9): 4815.

STENBERG V Y, TORNES A J K, NILSEN H R, et al. Factors influencing the therapeutic efficacy of the PSMA targeting radioligand (^{212})Pb-NG001 [J]. Cancers (Basel), 2022, 14(11): 2784.

STEYN G F, MOTETSHWANE M A, SZELECSENYI F, et al. Pairing of thorium with selected primary target materials in tandem configurations: Co-production of ^{225}Ac/^{213}Bi and ^{230}U/^{226}Th generators with a 70 MeV H(-) cyclotron [J]. Appl Radiat Isot, 2021, 168: 109514.

STEYN G F, VERMEULEN C, SZELECSÉNYI F, et al. Cross sections of proton-induced reactions on ^{152}Gd, ^{155}Gd and ^{159}Tb with emphasis on the production of selected Tb radionuclides[J]. Nuclear Instruments and Methods in Physics Research Section B: Beam Interactions with Materials and Atoms, 2014, 319: 128 – 140.

STINCHCOMB TG, ROESKE JC. Analysis of survival of C-18 cells after irradiation in suspension with chelated and ionic bismuth-212 using microdosimetry[J]. Radiation Research, 1994, 40: 48 – 54.

STINCHCOMB T, ROESKE J. Analytic microdosimetry for radioimmunotherapeutic alpha emitters[J]. Medical Physics, 1992,19: 1385 – 1393.

STINCHCOMB T, ROESKE J. Survival of alpha particle irradiated cells as a function of the shape and size of the sensitive volume (nucleus)[J]. Radiation Protection Dosimetry, 1995,62: 157 – 164.

STOKKE C, KVASSHEIM M, BLAKKISRUD J. Radionuclides for targeted therapy: Physical properties[J]. Molecules, 2022, 27(17).

SUCHÁNKOVÁ P, KUKLEVA E, NYKL E, et al. Hydroxyapatite and titanium dioxide nanoparticles: Radiolabelling and in vitro stability of prospective theranostic nanocarriers for ^{223}Ra and ^{99m}Tc [J]. Nanomaterials, 2020, 10(9): 1632.

SU F M, BEAUMIER P, AXWORTHY D, et al. Pretargeted radioimmunotherapy in tumored mice using an in vivo ^{212}Pb/^{212}Bi generator [J]. Nuclear Medicine and Biology, 2005, 32(7): 741 – 747.

SUN H, LI H, SADLER P J. The Biological and medicinal chemistry of bismuth[J]. Berichte der Deutschen Chemischen Gesellschaft, 2010, 130(6): 669 – 681.

SURYANARAYANA M V. Laser isotope separation of ^{223}Ra[J]. Scientific Reports, 2023, 13(1): 7001.

TAFRESHI N K, DOLIGALSKI M L, TICHACEK C J, et al. Development of targeted alpha particle therapy for solid tumors[J]. Molecules, 2019, 24(23): 4314.

TAFRESHI N K, PANDYA D N, TICHACEK C J, et al. Preclinical evaluation of [^{225}Ac]Ac-DOTA-TATE for treatment of lung neuroendocrine neoplasms[J]. European Journal of Nuclear Medicine and Molecular Imaging,2021,48(11): 3408 – 3421.

TAFRESHI N K, TICHACEK C J, PANDYA D N, et al. Melanocortin 1 receptor-targeted α-particle therapy for metastatic uveal melanoma[J]. The Journal of Nuclear Medicine. 2019, 60(8): 1124 – 1133.

TAPROGGE J, MURRAY I, GEAR J, et al. Compartmental model for (223)Ra-dichloride in patients with metastatic bone disease from castration-resistant prostate cancer [J]. International Journal of Radiation Oncology, Biology, Physics, 2019, 105(4): 884 – 892.

TEILUF K, SEIDL C, BLECHERT B, GAERTNER FC, et al. α-Radioimmunotherapy with ^{213}Bi-anti-CD38 immunoconjugates is effective in a mouse model of human multiple myeloma[J]. Oncotarget, 2015, 6(7): 4692 – 4703.

TEWES H A. Excitation functions for some proton-induced reactions of thorium [J]. Physical Review, 1955, 98 (1): 25 – 27.

TEWES H A, JAMES R A. Proton induced reactions of thorium — Fission yield curves [J]. Physical Review, 1952, 88(4): 860 – 867.

THAKRAL P, SIMECEK J, MARX S, et al. In-house preparation and quality control of ac-225 prostate-specific membrane antigen-617 for the targeted alpha therapy of castration-resistant prostate carcinoma[J]. Indian The Journal of Nuclear Medicine,2021,36(2): 114 – 119.

THIELE NA, WILSON JJ. Actinium-225 for targeted α therapy: Coordination chemistry and current chelation approaches [J]. Cancer Biother Radiopharm, 2018,33(8): 336 – 348.

THIELE N A, WILSON J J. Actinium-225 for targeted α therapy: Coordination chemistry and current chelation approaches [J]. Cancer Biother Radiopharm, 2018, 33(8): 336 – 348.

TICKNER B J, STASIUK G J, DUCKETT S B, et al. The use of yttrium in medical imaging and therapy: Historical background and future perspectives[J]. Chemical Society Reviews, 2020, 49(17): 6169 – 6185.

TOOHEY R E, STABIN M G, WATSON E E. The Aapm/Rsna physics tutorial for residents: internal radiation dosimetry: Principles and applications 1 (Cme available in print version and on Rsna link)[J]. Radiographics, 2000, 20(2): 533 – 546.

TOTH K S, BJØRNHOLM S, JØRGENSEN M H, et al. The light terbium isotopes a survey of half-lives and γ-ray spectra with the use of mass-separated samples[J]. Journal of Inorganic and Nuclear Chemistry, 1960, 14(1 – 2): 1 – 7.

TRONCHIN S, FORSTER J C, HICKSON K, et al. Dosimetry in targeted alpha therapy. A systematic review: current findings and what is needed[J]. Physics in Medicine & Biology, 2022, 67(9).

TSAI W K, WU A M. Aligning physics and physiology: Engineering antibodies for radionuclide delivery[J]. J Labelled Comp Radiopharm, 2018, 61(9): 693-714.

TSOUPKO-SITNIKOV V, NORSEEV Y, KHALKIN V. Generator of actinium-225 [J]. Journal of Radioanalytical and Nuclear Chemistry Articles, 1996, 205(1): 75-83.

TUTSON C D, GORDEN A E V. Thorium coordination: A comprehensive review based on coordination number[J]. Coordination Chemistry Reviews, 2017, 333: 27-43.

UCAR B. Synthesis and characterization of natural lanthanum labelled DOTA-Peptides for simulating radioactive Ac-225 labeling[J]. Applied Radiation and Isotopes: Including Data, Instrumentation and Methods for Use in Agriculture, Industry and Medicine, 2019, 153: 108816.

UMBRICHT CA, KÖSTER U, BERNHARDT P, et al. Alpha-PET for prostate cancer: Preclinical investigation using 149Tb-PSMA-617[J]. Scientific Reports, 2019, 9(1): 17800.

URBANSKA A M, KHANIN R, ALIDORI S, et al. A Genomic profile of local immunity in the melanoma microenvironment following treatment with α particle-emitting ultrasmall silica nanoparticles [J]. Cancer Biotherapy & Radiopharmaceuticals, 2020, 35(6): 459-73.

UTTERIDGE E, ALLEN D. Theoretical treatment of human haemopoietic stem cell survival following irradiation by alpha particles [J]. International Journal of Radiation Biology, 1998, 74: 111-118.

UTTERIDGE T, CHARLTON D, ALLEN B. Monte Carlo modeling of the effects of injected short-, medium- and longer-range alpha-particle emitters on human marrow at various ages[J]. Radiation Research, 2001, 156: 413-418.

VAIDYANATHAN G, ZALUTSKY M R. Astatine radiopharmaceuticals: Prospects and problems [J]. Current Radiopharmaceuticals, 2008, 1(3): 177-177.

VAN LEEUWEN F W, BEIJLEVELD H, MIERMANS C J, et al. Ionizable (Thia)calix[4]crowns as highly selective ^{226}Ra^{2+} ionophores [J]. Analytical Chemistry, 2005, 77(14): 4611-4617.

VAN LEEUWEN F W, BEIJLEVELD H, VELDERS A H, et al. Thiacalix[4]arene derivatives as radium ionophores: A study on the requirements for Ra2+ extraction [J]. Organic & Biomolecular Chemistry, 2005, 3(10): 1993-2001.

VAN LEEUWEN F W, MIERMANS C J, BEIJLEVELD H, et al. Selective removal of ^{226}Ra^{2+} from gas-field-produced waters [J]. Environmental Science & Technology, 2005, 39(14): 5455-5459.

VAN LEEUWEN F W, VERBOOM W, REINHOUDT D N. Selective extraction of naturally occurring radioactive Ra^{2+}[J]. Chemical Society Reviews, 2005, 34(9): 753-761.

VAN LEEUWEN F W, VERBOOM W, SHI X, et al. Selective ^{226}Ra^{2+} ionophores provided by self-assembly of guanosine and isoguanosine derivatives [J]. Journal of the American Chemical Society, 2004, 126(50): 16575-16581.

VASILIEV A, ERMOLAEV S, LAPSHINA E, et al. Various chromatographic schemes for separation of 213Bi from 225Ac[J]. Journal of Medical Imaging and Radiation Sciences, 2019, 50(4): S90.

VASILIEV A N, ERMOLAEV S V, LAPSHINA E V, et al. Production of ^{230}Pa as a source for medical radionuclides ^{230}U and ^{226}Th including isolation by liquid-liquid extraction [J]. Solvent Extraction and Ion Exchange, 2022, 40(7): 735-55.

V. FEDOSSEEV, B. MARSH, D. V. FEDOROV, et al. Ionization scheme development at the ISOLDE MLIS Ionization Scheme Development at the ISOLDE MLIS[J]. Hyperfine Interact, 2005, 3: 1-13.

V. GADELSHIN, et al. Laser resonance ionization spectroscopy on lutetium for the MEDICIS project[J]. Hyperfine Interact, 2017, 238: 1-7.

VINNIKOV V, BELYAKOV O. Clinical applications of biomarkers of radiation exposure: Limitations and possible solutions through coordinated research[J]. Radiat Prot Dosimetry, 2019, 186(1): 3-8.

WALSH P J. Stopping power and range of alpha particles[J]. Health Physics, 1970, 19(2): 312-316.

WANG L S, SONG L J, MA L N, DAI X X, et al. A method for determining ^{212}Bi by TDCR Cherenkov counting [J]. J Radioanal Nucl Chem, 2022, 332(1): 143-152.

WASHIYAMA K, AMANO R, SASAKI J, et al. ^{227}Th-EDTMP: A potential therapeutic agent for bone metastasis[J]. Nuclear Medicine and Biology, 2004, 31(7): 901 – 908.

WATABE T, LIU Y, KANEDA-NAKASHIMA K, et al. Theranostics targeting fibroblast activation protein in the tumor stroma: (^{64})Cu- and (^{225})Ac-labeled FAPI-04 in pancreatic cancer xenograft mouse models [J]. Journal of Nuclear Medicine: Official Publication, Society of Nuclear Medicine, 2020, 61(4): 563 – 569.

WEIDNER, J. W, MASHNIK, et al. ^{225}Ac and ^{223}Ra production via 800 MeV proton irradiation of natural thorium targets[J]. Applied Radiation and Isotopes: Including Data, Instrumentation and Methods for Use in Agriculture, Industry and Medicine, 2012, 70(11): 2590 – 2595.

WEIDNER J W, MASHNIK S G, JOHN K D, et al. ^{225}Ac and ^{223}Ra production via 800 MeV proton irradiation of natural thorium targets[J]. Applied Radiation and Isotopes, 2012, 70(11): 2590 – 2595.

WEIDNER J W, MASHNIK S G, JOHN K D, et al. Proton-induced cross sections relevant to production of ^{225}Ac and ^{223}Ra in natural thorium targets below 200 MeV[J]. Applied Radiation and Isotopes, 2012, 70(11): 2602 – 2607.

WEINEISEN M, SCHOTTELIUS M, SIMECEK J, et al. ^{68}Ga- and ^{177}Lu-labeled PSMA I&T: Optimization of a PSMA-targeted theranostic concept and first proof-of-concept human studies [J]. The Journal of Nuclear Medicine, 2015, 56(8): 1169 – 1176.

WEN X, SHI C, ZHAO L, et al. Immuno-SPECT/PET imaging with radioiodinated anti-PD-L1 antibody to evaluate PD-L1 expression in immune-competent murine models and PDX model of lung adenocarcinoma[J]. Nuclear Medicine and Biology, 2020, 86: 44 – 51.

WESTRØM S, GENERALOV R, BØNSDORFF T B, LARSEN RH. Preparation of ^{212}Pb-labeled monoclonal antibody using a novel ^{224}Ra-based generator solution [J]. Nuclear Medicine & Biology, 2017, 51: 1 – 9.

WHARTON L, KURAKINA E, RADCHENKO V, et al. Chemical promiscuity of non-macrocyclic multidentate chelating ligands for radiometal ions: H4neunpa-NH2vs H4noneunpa [J]. Inorganic Chemistry, 2021, 60(6): 4076 – 4092.

WICK R R, CHMELEVSKY D, GSSNER W. ^{224}Ra: Risk to bone and haematopoietic tissue in ankylosing spondylitis patients[J]. Strahlentherapie Sonderbnde, 1985, 80: 38.

WICKSTROEM K, HAGEMANN U B, CRUCIANI V, et al. Synergistic effect of a mesothelin-targeted (^{227}) Th conjugate in combination with DNA damage response inhibitors in ovarian cancer xenograft models [J]. Journal of Nuclear Medicine: Official Publication, Society of Nuclear Medicine, 2019, 60(9): 1293 – 300.

WILKINSON J T, BARRETT K E, FERRAN S J, et al. A heavy-ion production channel of (^{149})Tb via (^{63})Cu bombardment of (^{89})Y [J]. Appl Radiat Isot, 2021, 178: 109935

WILSON JJ, FERRIER M, RADCHENKO V, et al. Evaluation of nitrogen-rich macrocyclic ligands for the chelation of therapeutic bismuth radioisotopes[J]. Nuclear Medicine & Biology, 2015, 42(5): 428 – 438.

WISSLER R W, BARKER P A, FLAX M H, et al. A study of the preparation, localization, and effects of antitumor antibodies labeled with I – 131[J]. Cancer Research, 1956, 16(8): 761 – 773.

WITZIG T E, FLINN I W, GORDON L I, et al. Treatment with ibritumomab tiuxetan radioimmunotherapy in patients with rituximab-refractory follicular non-Hodgkin's lymphoma[J]. Journal of Clinical Oncology, 2002, 20(15): 3262 – 3269.

WITZIG T E, GORDON L I, CABANILLAS F, et al. Randomized controlled trial of yttrium-90-labeled ibritumomab tiuxetan radioimmunotherapy versus rituximab immunotherapy for patients with relapsed or refractory low-grade, follicular, or transformed B-cell non-Hodgkin's lymphoma [J]. Journal of Clinical Oncology, 2002, 20(10): 2453 – 2463.

WOEN D H, EIROA-LLEDO C, AKIN A C, et al. A solid-state support for separating astatine-211 from bismuth[J]. Inorganic Chemistry, 2020, 59(9): 6137 – 6146.

WOODWARD J, KENNEL S J, STUCKEY A, et al. LaPO$_4$ nanoparticles doped with actinium-225 that partially sequester daughter radionuclides [J]. Bioconjugate Chemistry, 2011, 22(4): 766 – 76.

WU C, BRECHBIEL M W, GANSOW O A. An improved generator for the production of ^{213}Bi from ^{225}Ac[J]. Radiochimica Acta, 1997, 79(2): 141 – 144.

WULBRAND C, SEIDL C, GAERTNER F C, et al. Alpha-particle emitting 213Bi-anti-EGFR immunoconjugates eradicate tumor cells independent of oxygenation[J]. PLOS ONE. 2013, 8(5): e64730.

XIANG H, WU Y, ZHU X, et al. Highly stable silica-coated bismuth nanoparticles deliver tumor microenvironment-responsive prodrugs to enhance tumor-specific photoradiotherapy [J]. Journal of the American Chemical Society, 2021, 143(30): 11449 – 11461.

YADAV M P, BALLAL S, SAHOO R K, et al. Efficacy and safety of (^{225}) Ac-PSMA-617 targeted alpha therapy in metastatic castration-resistant Prostate Cancer patients [J]. Theranostics, 2020, 10(20): 9364 – 9377.

YADAV M P, BALLAL S, SAHOO R K, et al. Radioligand therapy with ^{177}Lu-PSMA for metastatic castration-resistant prostate cancer: A systematic review and meta-analysis [J]. American Journal of Roentgenology, 2019, 213(2): 1 – 11.

YANG, H, Zhang C, Yuan Z, et al. Synthesis and evaluation of a macrocyclic actinium – 225 chelator, quality control and in vivo evaluation of ^{225}Ac – crown – αMSH peptide[J].Chemistry — A European Journal, 2020, 26(50): 11435 – 11440.

YANG H, WILSON J J, ORVIG C, et al. Harnessing α-emitting radionuclides for therapy: Radiolabeling method review[J].The Journal of Nuclear Medicine, 2022,63(1): 5 – 13.

YANO N S. Development of a production technology of ^{211}At at the RIKEN AVF cyclotron: (ii)Production of ^{211}At by a dry distillation method[J]. Radiochemistry & Nuclear Chemist, 2017, 50: 262.

YEONG C H, CHENG M, NG K H. Therapeutic radionuclides in nuclear medicine: Current and future prospects[J]. Journal of Zhejiang University (Science B), 2014, 15(10): 845.

YILMAZ B, NISLI S, ERGUL N, et al. Effect of external cooling on (^{177})Lu-PSMA uptake by the parotid glands [J].The Journal of Nuclear Medicine, 2019, 60(10): 1388 – 1393.

YONG K, BRECHBIEL M. Application of (^{212})Pb for targeted α-particle therapy (TAT): Pre-clinical and mechanistic understanding through to clinical translation[J]. AIMS Medical Science, 2015, 2(3): 228.

YORDANOV A, POZZI O, CARLIN S, et al. Wet harvesting of no-carrier-added ^{211}At from an irradiated 209Bi target for radiopharmaceutical applications[J]. Journal of Radioanalytical and Nuclear Chemistry, 2005, 262(3): 593 – 599.

YOSHIDA T, JIN K, SONG H, et al. Effective treatment of ductal carcinoma in situ with a HER-2 – targeted alpha-particle emitting radionuclide in a preclinical model of human breast cancer[J]. Oncotarget, 2016, 7 (22): 33306 – 15.

ZACHERL M J, GILDEHAUS F J, MITTLMEIER L, et al. First clinical results for PSMA-targeted α-therapy using (^{225})Ac-PSMA-I & T in advanced-mCRPC patients [J].The Journal of Nuclear Medicine, 2021, 62(5): 669 – 674.

ZAITSEVA N G, DMITRIEV S N, MASLOV O D, et al. Terbium-149 for nuclear medicine: The production of ^{149}Tb via heavy ions induced nuclear reactions[J]. Czechoslovak Journal of Physics, 2003, 53: A455 –A458.

ZALUTSKY A M R. Microdosimetry of astatine-211 using histological images: Application to bone marrow [J]. Radiation Research, 1997, 148(6): 599 – 607.

ZALUTSKY M R, et al. Labeling monoclonal antibodies and F (ab') 2 fragments with the alpha-particle-emitting nuclide astatine-211: Preservation of immunoreactivity and in vivo localizing capacity[J]. Proceedings of the National Academy of Sciences. 1989, 86(18): 7149 – 7153.

ZALUTSKY M R, PRUSZYNSKI M. Astatine-211: Production and availability [J]. Curr Radiopharm, 2011,4 (3): 177 – 185.

ZALUTSKY M R, REARDON D A, AKABANI G, et al. Clinical experience with α-particle — emitting ^{211}At: Treatment of recurrent brain tumor patients with 211At-labeled chimeric antitenascin monoclonal antibody 81C6[J]. Journal of Nuclear Medicine, 2008, 49(1): 30 – 38.

ZALUTSKY M R, VAIDYANATHAN G. Astatine-211 – labeled radiotherapeutics an emerging approach to targeted alpha-particle radiotherapy[J]. Current Pharmaceutical Design, 2000, 6(14): 1433 – 1455.

ZALUTSKY M R, ZHAO X G, ALSTON K L,et al. High-level production of alpha-particle-emitting At-211 and preparation of At-211 – Labeled antibodies for clinical use[J]. Journal of Nuclear Medicine，2001，42(10)：1508 – 1515.

ZANZONICO P B，BIGLER R E，SGOUROS G，et al. Quantitative SPECT in radiation dosimetry [J]. Seminars in Nuclear Medicine，1989，19(1)：47 – 61.

ZANZONICO P B. Internal radionuclide radiation dosimetry：A review of basic concepts and recent developments [J].The Journal of Nuclear Medicine，2000，41(2)：297 – 308.

ZEGLIS B M，LEWIS J S. A practical guide to the construction of radiometallated bioconjugates for positron emission tomography[J]. Dalton Transactions，2011，40(23)：6168 – 6195.

ZHANG B，DAVIDSON MM，ZHOU H，WANG C，WALKER WF，HEI TK. Cytoplasmic irradiation results in mitochondrial dysfunction and DRP1 – dependent mitochondrial fission[J].Cancer Research. 2013，73(22)：6700 – 6710.

ZHU H，HEINITZ S，EYLEY S，et al. Selective separation of Bi^{3+} from La^{3+}/Ac^{3+} by sorption on sulfonated carbon materials for use in an inverse $^{225}Ac/^{213}Bi$ radionuclide generator：Batch and column tests[J]. Chemical Engineering，2023，468：143416.

ZHU H，HEINITZ S，EYLEY S，et al. Sorption and desorption performance of La^{3+}/Ac^{3+} by surface-modified activated carbon for potential application in medical $^{225}Ac/^{213}Bi$ generators[J]. Chemical Engineering Journal，2023，464：142456.

ZHUIKOV B L，KALMYKOV S N，ERMOLAEV S V，et al. Production of ^{225}Ac and ^{223}Ra by irradiation of Th with accelerated protons[J]. Radiochemistry，2011，53(1)：73 – 80.

ZHUIKOV B L. Production of medical radionuclides in Russia：Status and future — A review[J]. Appl Radiat Isot，2014，84：48 – 56.

ZIEGLER J F. Stopping of energetic light ions in elemental matter[J]. Journal of Applied Physics，1999，85：1249 – 1272.

ZIELINSKA B，APOSTOLIDIS C，BRUCHERTSEIFER F，et al. An improved method for the production of Ac – ‰ $^{225}/Bi$ – 213 from Th – 229 for targeted alpha therapy[J]. Solvent Extraction and Ion Exchange，2007，25(3)：339 – 349.

ZIMMERMANN R. Is actinium really happening[J] The Journal of Nuclear Medicine，2023，64(10)：1516 – 1518.

ZONA C，BONARDI M，GROPPI F，et al. Wet-chemistry method for the separation of no-carrier-added $^{211}At/^{211g}Po$ from ^{209}Bi target irradiated by alpha-beam in cyclotron[J]. Journal of Radioanalytical and Nuclear Chemistry，2008，276(3)：819 – 824.

陈德胜,刘葳豪,黄清钢,等.加速器生产医用同位素^{211}At及单抗标记[J].化学学报,2021,79(11)：1376 – 1384.

陈俊艺,刘宇,徐梦欣,等.$^{225}Ac-^{213}Bi$发生器的制备与使用 [J].中华核医学与分子影像杂志,2022,42(6)：330 – 334.

陈俊艺,吕银龙,王峰,等.基于100 MeV质子回旋加速器与固相萃取方法制备与纯化靶向放射治疗核素锕-225(英文)[J].化学通报,2021,84(11)：1210 – 1218.

何遥,李刚,陈琪萍,等.锕系核靶制备与应用[J].强激光与粒子束,2022,34(5)：10.

余飞,林岩松.甲状腺疾病的核医学诊断与治疗[M].北京：人民卫生出版社,2022.

环境保护部核与辐射安全中心.核安全综合知识[M].北京：中国原子能出版社,2018.

李明起,潘俊男,段玉春,等.α放射核素靶向治疗研究进展[J].同位素,2014,27(4)：241 – 250.

刘丙岩.70—100 MeV质子与ADS关键材料铜、铅、铋和钍反应的实验研究[D].北京：中国科学院大学(中国科学院近代物理研究所),2022.

刘宁,马欢,杨远友,等.α核素肿瘤靶向治疗药物研究的进展与挑战[J].核化学与放射化学,2015,37(5)：366 – 375.

罗胤芳,颜鑫亮,王猛,等.核素图评述与新设计[J].原子核物理评论,2023,40(1)：121 – 139.

美国FDA批准二氯化镭[～^{223}Ra]上市[J].中国执业药师,2013,10(7)：56.

崔海平,沈浪涛.α放射性金属药物的研究现状与展望[J].核化学与放射化学,2020,42(6)：524 – 538.

牛芳，马桃桃，孙秀华，等.^{212}Pb-^{212}Bi 发生器的分离研究[J].核化学与放射化学，1991，13(2)：71－77.

王路生，宋丽娟，戴雄新.α放射性核素靶向治疗研究进展：α核素的制备与分离[J].核化学与放射化学，2022，44(3)：326－338.

王祥云，刘元方.核化学与放射化学[M].北京：北京大学出版社，2007.

肖伦.放射性同位素技术[M].北京：原子能出版社，2000.

杨晖，关志伟，徐白萱.α核素用于放射治疗：从基础放射化学到临床研究(第一部分)[J].中华核医学与分子影像杂志，2020，40(11)：698－704.

昝亮彪，刘宁，杨远友，等.α核素用于肿瘤靶向治疗研究的进展[J].核技术，2006(4)：279－285.

赵紫宇，温凯，马承伟，等.α核素^{225}Ac 的制备及医学应用现状[J].同位素，2022，35(3)：179－188.

朱梦琴，杨梦蝶，余飞.α核素治疗联合免疫疗法治疗肿瘤的机制及研究进展[J].中华核医学与分子影像杂志，2022，42(7)：424－427.